实用血液病鉴别诊断指导

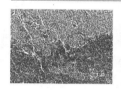 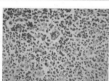 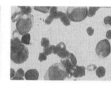 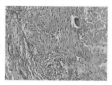 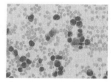

闫树旭　周合冰　李晓辉｜编著

人民卫生出版社

图书在版编目（CIP）数据

实用血液病鉴别诊断指导 / 闫树旭，周合冰，李晓辉编著．
—北京：人民卫生出版社，2016
ISBN 978-7-117-22155-9

Ⅰ.①实…　Ⅱ.①闫…　②周…　③李…　Ⅲ.①血液病 – 鉴别
诊断　Ⅳ.①R552.04

中国版本图书馆 CIP 数据核字（2016）第 074423 号

人卫智网　www.ipmph.com	医学教育、学术、考试、健康，	
	购书智慧智能综合服务平台	
人卫官网　www.pmph.com	人卫官方资讯发布平台	

实用血液病鉴别诊断指导

编　　著：闫树旭　周合冰　李晓辉
出版发行：人民卫生出版社（中继线 010-59780011）
地　　址：北京市朝阳区潘家园南里 19 号
邮　　编：100021
E - mail：pmph @ pmph.com
购书热线：010-59787592　010-59787584　010-65264830
印　　刷：北京人卫印刷厂
经　　销：新华书店
开　　本：787×1092　1/16　印张：25　插页：4
字　　数：562 千字
版　　次：2016 年 6 月第 1 版　2016 年 6 月第 1 版第 1 次印刷
标准书号：ISBN 978-7-117-22155-9/R·22156
定　　价：68.00 元

打击盗版举报电话：010-59787491　E-mail：WQ @ pmph.com
（凡属印装质量问题请与本社市场营销中心联系退换）

"鉴别诊断"是每个学医者重要的必修课。

学医者，没有捷径，需要多读书，勤实践，

常总结。只有基础知识扎实，熟练掌握

其原理与方法，思路宽，逻辑清，才可能

将临床病史采集的资料、体检所见表现，

相关辅助检查结果，通过全面综合分析，

去伪存真，获取疾病正确诊断，从而体现

"必修课"的真正意义，从医者的鉴别诊断水平。

序

　　《实用血液病鉴别诊断指导》由长期工作在医院的血液专科医师与具有专长的医生编著,他们均曾在国内知名大型综合医院血液专科进修,并在面向血液病患者一线专科实践中积累了丰富的临床经验,结合专著和文献资料撰写成别具一格、足够实用的血液病鉴别诊断科技著作,国内外较为少见。

　　本书有以下特点:

　　1. 分别横向描述血液病的症状、体征、实验室检查(包括血细胞、骨髓细胞、生化免疫、流式细胞学、染色体、分子学等)、影像学在各种血液病鉴别诊断中的地位及价值,使读者对血液病鉴别诊断手段产生较为系统的概念。

　　2. 纵向描述了各种血液病的临床表现、实验室检查特征诊断依据和几种易混淆疾病的鉴别要点,使读者对某一种独立的血液病有较为清晰的了解和把握。

　　3. 简明扼要地介绍了各种血液病的发病机制,为读者深入了解某一血液病起到引路指向的作用。

　　4. 有较多篇幅叙述了血液病和其他常见各系统疾病的关系,有助于血液专科医师掌握更为全面扎实的内科学知识,能更好地应对千变万化的临床患者。

　　本书较适合于刚进血液专科的年轻血液科医师阅读,也可供其他各科医师遇到所在科室病人有血液学异常时的参考。

　　本书为基层医院专科医师撰写实用的专科著作树立了样板。

北京协和医院　血液科

单渊东

2016 年 3 月

前　言

　　血液病是内科系统性疾病之一,其专科性强,基础理论与临床密切相关,临床表现缺乏特异性,许多疾病可引起血液学改变,因此血液病定性诊断主要依赖于实验室检查结果。血液病临床特点使得医学院校新毕业生、社区医生、基层医院医生、全科医生、低年住院医生,以及刚从事血液专科医生对血液病诊断与鉴别诊断生疏,临床易于误诊、漏诊,延误病人的治疗,十分需要一本指导血液病诊断与鉴别诊断的工具书。

　　例如急性早幼粒细胞白血病,现在已经是完全可以治愈的疾病,然而一旦误诊,延误治疗,就会导致患者死亡。又如感染是血液病常见症状,感染也常引起血液学改变,甚至诱发血液病,容易导致临床诊断错误。

　　《实用血液病鉴别诊断指导》一书全面介绍了血液病诊断与鉴别诊断的基础知识,重视实用,突出要点,内容与基础医学相结合,使临床医生增强了血液病的认识能力,掌握血液病诊断与鉴别诊断的技巧,提高血液病的诊断水平。

　　全书共编写22部分,包括血液病诊断方法、症状鉴别诊断、相关实验室检查鉴别诊断、血细胞学鉴别诊断、骨髓细胞学鉴别诊断、溶血检查鉴别诊断、出凝血鉴别诊断、抗凝系统鉴别诊断、流式细胞学鉴别诊断、染色体鉴别诊断、基因鉴别诊断、血液病影像学鉴别诊断、血液病超声鉴别诊断、血液病各论鉴别诊断、血液病综合征鉴别诊断、与血液病相关疾病鉴别、血液病中医辨证(鉴别)、血液病实验室检查正常值、血液病实验室检查的选择、血液病病情评估,并附有符号与缩写语。

　　《实用血液病鉴别诊断指导》以纲带目的形式编写,将血液病症状、一般检验、专科实验室检查、辅助检查、疾病鉴别归在一起,以横向、纵向、横纵交错等方式讨论血液病诊断、鉴别诊断。内容全面,条目清晰,深入浅出,便于医生临床诊断分析查找。可作为医学生、社区医生、基层医生、全科医生、低年住院医师及刚进血液病专科医生的实用手册、应试参考书。

　　非常感谢北京协和医院血液科单渊东教授为本书作序。单教授曾任《中华内科杂志》及《中华医学杂志》编委,在协和医院从事血液病几十年,积累了诊治血液病的丰富经验。他主持协和医院临床病例讨论15年,疾病鉴别诊断水平很高,曾合作主编了《内科疑难疾病诊断》与《协和血液病学》等3本著作,发表血液病论文40余篇,是名副其实的临床医学家。他为本书作序,是我们的荣幸,更多的是勉励。感谢原我院血液科博士黎金庆医生和现血液实验室研究生陈婷婷对书稿的认真校对,病理科刘凤阁主任医师与刘彤医生给予提供淋巴结病变相关病理片,血液实验室检验师部伟峰给予挑选恶性血液病骨髓片的帮助,医疗部康凯同志对全书表格与图谱的绘制整理。同时真心地向被摘录有关文字与图表的原书刊作者深表谢意。

　　当今医学进展迅速,血液学基础研究与临床诊疗方法不断出新,而编者专业知识有限,书中难免有不妥之处。此外,由于鉴别诊断以各章节形式编写,致使书中部分内容前后重复,望医学同道见谅。

作　者

首都医科大学附属北京潞河医院

2016 年 3 月

编者的话

　　血液病鉴别诊断是整个鉴别诊断学中的一部分，不同学科疾病，发病机制不同，临床表现各异，其诊断与鉴别诊断方法有别。血液病专科性强，临床常缺少典型表现，发病与多学科基础医学相关，所需实验室检查多，加上非专科医生对血液病接触较少，临床易于误诊、漏诊。

　　多年的临床工作，特别是通过医学会疑难病例讨论、院内专科会诊我们体会到，掌握血液病的基本临床特点，进行选择性的实验室检查，抓住基本诊断的要点，是避免误诊与漏诊的最好方法。我们也正是本着这样的意愿编写本书的。

　　当今医学教育模式仍然分为基础与临床两个阶段。学生从见习到生产实习阶段，真正接触血液病（按教学大纲）的时间很短。而现在临床医学分科越来越细，步入临床医生要经过内科各系统轮转才能了解、认识、熟悉、逐步掌握内科整个系统性疾病。

　　在内科各系统性疾病中，血液病诊断更多的是依赖于实验室检查，涉及的基础医学知识多，要想在短时间里熟悉血液病鉴别诊断较为困难，需要一定的专科培养，更多的学习与临床实践。若基础知识不牢，例如不清楚人体的生理凝血过程、胆红素代谢途径，就很难懂得APTT试验临床意义、血友病患者检查APTT为什么延长，溶血性贫血间接胆红素为什么会升高；若不亲眼所见，例如显微镜下观察血细胞形态，就不会识别什么是急性髓系白血病M_1、M_2、M_4、M_5、M_6和急性早幼粒细胞白血病等。

　　出血与感染是血液病两大常见症状，而感染几乎涉及各个科室疾病。需要指出是，临床医生如不认识血液病的感染特点，很难将感染引起血液学改变（例如感染性白细胞增多、感染性血小板减少）与血液病并发感染（例如白血病并发感染、免疫性血小板减少并发感染）相鉴别。也很难较早地认识、诊断那些因为感染所导致（或诱发）的血液病（例如传染性单核细胞增多症、噬血细胞综合征、弥散性血管内凝血）。因此，诊断与鉴别"存有血液学异常并伴有感染性疾病"无疑是各科医生必须掌握的基本内容。因而本书编写了较多感染与血液病相关的内容。

病历书写是临床基本功之一,首次病程又是病历书写中十分重要的部分。首次病程通过对病史资料综合、归纳、分析,提出疾病诊断依据与相关疾病鉴别诊断。写好首次病程中的鉴别诊断,医生应具有各科全面知识,鉴别诊断思路要宽,可借助书刊或医学网络查找所需要的资料。

中华医学会血液学分会主任,北京大学人民医院、北京大学血液病研究所黄晓军教授为提高血液科医生临床鉴别诊断水平,在北京血液年会上曾特意安排有关血液病鉴别诊断讲座内容。

协和医院著名医学家张之南教授指出,有必要把血液病的鉴别诊断方法列为普通医务人员继续教育的内容。强调了血液病鉴别诊断应是医生掌握的基本功及学习的重要内容。

鉴别诊断水平来自临床实践,需要时间磨炼与专业培养,需要刻苦学习与认真总结。鉴别诊断的水平反映一个医生知识的深度与广度,专业技能掌握的全面性,是衡量一个医生成熟的标志之一。

综上所述,医学院校新毕业生、社区医生、基层医院医生、全科医生、低年住院医生,以及刚从事血液专科的医生,十分需要一本《实用血液病鉴别诊断指导》作为手册,为临床随时查阅、帮助诊断与思维、扩展鉴别诊断思路,为书写病历首次病程的鉴别诊断内容以及血液病继续教育提供参考,以提高血液病的诊疗水平。

愿本书起到一个抛砖引玉的作用,为普通医务人员在血液病学习与诊疗中有所帮助!

目　录

第三篇　实验室异常检验结果鉴别诊断

第四篇　血细胞异常鉴别诊断

第十一篇　基　因　检　查

第十二篇　血液病影像学检查与鉴别诊断

第十五篇　血液病综合征鉴别诊断

第十六篇 相关性血液病鉴别诊断

第十七篇 血液病感染性疾病鉴别

第十八篇　各系统疾病与血液病之间鉴别诊断

第十九篇　血液病中医辨证（鉴别诊断）

第二十篇　血液病分类、程度与预后评估

第二十一篇 血液病实验室检查的选择与标本采集

第二十二篇　血液病实验室检查内容与正常值

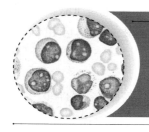

第一篇
血液病诊断与鉴别诊断思维

第一章　血液病诊断基础

第一节　血液病诊断特点

诊断学是每一位从医者的必修课,运用医学基本理论、基本知识和技能以及包括实验室、心电图、X线、超声等各项检查所获取的临床资料,通过整理分析,对疾病提出的判断。

血液病的诊断与其他各系统疾病诊断一样,包括详细的病史采集、认真的体格检查、选择性的实验室与其他辅助检查等。血液病,顾名思义,与血液相关,故血液病在诊断方面有如下特点:

一、血液病常缺少特有的临床症状与体征

例如,多发性骨髓瘤,临床缺乏特异性表现,患者常因骨痛、骨折首诊于骨科;因尿蛋白、肾功能异常就诊于肾科;因反复呼吸道感染而就诊呼吸科。若医生不全面检查患者,仔细分析临床表现,选择性过筛检查,很容易误诊与漏诊。

二、血液疾病依靠外在表现不能诊断

例如,典型急性白血病以发热、紫癜或黏膜出血、骨痛为主要表现,血常规白细胞升高、血红蛋白降低、血小板减低,外周血涂片可找到幼稚细胞。而不典型者,白细胞计数不高,甚至减低,外周血涂片找不到幼稚细胞。单靠外在表现缺少白血病诊断依据,必须进行骨髓细胞学(获取内在资料)才能诊断白血病。

三、许多疾病可引起血液学改变

临床上许多疾病可引起血液学改变,如消化系统溃疡病、萎缩性胃炎可引起缺铁性贫血,慢性肝病引起血细胞减少与凝血异常,风湿免疫性疾病引起白细胞或血小板减少,传染性疾病引起淋巴细胞增多,妊娠引起血小板减少等。诊断原发性血液病时,应除外继发性血液学改变。

四、血液病的诊断依赖于实验室检查

例如,骨髓增生异常综合征诊断必须行骨髓细胞学检查,明确病态造血的存在。自身免疫性溶血要进行 Coombs 试验检查,以判断是否存在红细胞抗体。淋巴瘤必须行淋巴结组织活检,以取得病理依据。

五、血液疾病诊断与基础医学紧密相关

例如,溶血性贫血实际上是红细胞破溃所致,只有了解红细胞的内容物,才会知道红细胞破溃释放出什么物质,从而进行相关检查。内源性凝血途径与外源性凝血激活途径参与的凝血因子不同,只有了解各自参与的凝血因子,才能评价凝血酶原时间(PT)与活化部分促凝血酶原激酶时间(APTT)的临床意义。

六、诊断常涉及免疫学、细胞遗传与分子生物学

血液病的发病机制涉及医学免疫学、细胞遗传学与分子生物学。例如,获得性免疫缺陷综合征,是人类免疫缺陷病毒(HIV)感染后导致 $CD4^+$ T 细胞免疫功能受损。血友病、葡糖 -6- 磷酸脱氢酶缺乏症存在基因异常,为遗传性疾病。慢性粒细胞白血病、急性早幼粒细胞白血病存在异常染色体。慢性淋巴细胞白血病有免疫球蛋白重链可变区(IgVH)基因突变与 T 细胞受体(TCR)基因重排异常,慢性粒细胞白血病 BCR-ABL 基因异常等。应用免疫学、遗传学及分子生物学相关检查才能使诊断更明确。

第二节　血液病诊断基本功

医生,特别是血液病专科医生,掌握血液病临床基本功是诊断第一要素。基本功包括详细的病史采集,全面的体格检查,选择性实验室检查与异常结果分析,基础与临床的紧密结合,才能提高疾病判断能力。

一、详细的病史采集

许多血液病可以从病史采集直接获得诊断线索。如不明原因的淋巴结肿大,提示是否为淋巴瘤;反复皮下紫癜伴有血小板减少,是否免疫性血小板减少;发作性酱油色尿,有无阵发性睡眠性血红蛋白尿;男性患者、自幼关节活动后出血,并有家族史,应注意血友病诊断等。

二、重视重要的体征发现

例如,贫血的患者出现黄疸,应除外溶血性贫血。白细胞明显增多伴有巨脾,应考虑是否为慢性粒细胞白血病。对称性的、突出皮肤的紫癜,应想到过敏性紫癜。无痛性淋巴结肿大、质硬、较大(一般在 $2cm \times 2cm$),应除外淋巴瘤。

三、学会对实验室检查结果异常分析

例如,阅读血常规可直接获取是否存在贫血、贫血是否伴有白细胞与血小板异常,并可依据平均红细胞体积将贫血分为大细胞性与小细胞性。又如,当一个患者红细胞沉降率(简称血沉)明显增快、球蛋白明显升高,伴有贫血时,通过综合分析应考虑有无多发性骨髓瘤。

四、用医学基础理论解释检查阳性结果

例如,缺铁性贫血时红细胞体积为什么会小,而缺乏维生素 B_{12} 红细胞体积为什么会大,再生障碍性贫血红细胞体积为什么多数正常。又如血管性血友病其出血时间为什么会延长,血友病患者凝血活酶时间为什么会延长;肝病患者为什么出血与凝血时间均可延长;抗磷脂抗体综合征为什么凝血活酶时间也延长。再如,再生障碍性贫血为什么淋巴结不肿大,而淋巴瘤与白血病淋巴结为什么会肿大。用基础医学理论解释阳性结果,诊断的层次、思路就会更宽、更准确。

五、具有全面综合分析能力

将采集的病史、体格检查、所有的检查资料综合分析,然后诊断疾病。全面综合分析的能力来自临床基础知识掌握的程度,能否抓住要点,条理是否清晰,思维正确与否,临床实践经验的积累程度。多参加病历讨论、不断总结、阅读文献是提高全面分析能力的最好方法。

六、血液科医生要掌握更多基础医学

血液病发生与遗传学、细胞学、病理学、免疫学、分子生物化学、微生物学、药物学等基础医学密切相关。不管是血液病致病因素、发病机制、临床表现和实验室检查,还是临床诊断、治疗和预后判断都离不开基础医学。因此,基础医学是血液科医生重要的必修课。

第二章　血液病诊断

第一节　血液病诊断方法

一、培养血液病诊断思维能力

疾病诊断的时效性、准确性与医生掌握医学知识的深度、广度、思维和综合能力以及临床实践密切相关。临床疾病诊断一般常遵循“一元论”。但每个医生的思维程度不同。有横向思维、竖向思维、横竖交错思维、环形思维、逆向思维等。北京协和医院张之南教授在《治学与从业——一名协和老医生的体会》一书中将内科临床思维方法归结为:①从事物的联系性、整体性看问题。②以矛盾统一的观点,善用分析综合。③注意时空的连续性和扩展性,动态观察和看待问题。④注意事物的共性和个性,学会对比分析,综合推理。⑤观察与思维关系。⑥原有知识和经验的运用。一位医生的诊断思维能力决定于基础知识是否扎实,临床实践是否全面,理论与实践是否密切结合,诊断思路是否清晰,逻辑推理是否正确。良好的诊断思维培养可明显地提高诊疗水平。

二、基础与临床不要脱节

很多医生,特别是从事临床工作后,逐渐把基础知识丢失,其实只有基础知识扎实,才能成为一名优秀的医生。例如临床上诊治男性缺铁性贫血患者,当患者在没有胃肠道基础病及明确出血的情况下,也需进行胃肠道检查。为什么呢? 因铁在体内的代谢呈闭式循环,男性不应有过多的铁丢失,而男性铁的丢失途径主要在胃肠道。又如,当一位患者贫血并发生黄疸,临床医生就要解释患者黄疸发生的机制,了解胆红素代谢过程,从而认识贫血与黄疸有无关系。假如是红细胞破溃引起的黄疸,其贫血就与黄疸有关,其主要表现为间接胆红素升高。医生若不了解铁的吸收、利用与代谢,不知道胆红素的生成与代谢过程,就不可能把贫血与缺铁、贫血与黄疸联系起来,解释临床表现,制定检查计划,明确诊断方向。

三、重视临床实践总结

医生应重视临床工作总结,只有不断总结经验,才能提高自己的诊断水平。例如,每

一种疾病都有其临床表现与相关实验室检查结果,然而同一种疾病在不同患者或疾病不同期,其临床表现可有区别,如果将同一疾病几百例或几千例进行总结分析,就会找到此类疾病的临床特点。在临床工作中,医生对于少见病、危重病、疑难病,要多观察、多总结,要结合文献复习,丰富相关的知识。

四、正确的诊断来源

疾病的诊断包括病史、临床表现、实验室检查证据。详细病史的采集常为遗传性疾病诊断提供线索,如血友病、地中海贫血、遗传性球形红细胞增多症。认真的体格检查发现可提示某些血液病的存在,如检查发现巨脾,应注意慢性粒细胞白血病、多毛细胞白血病、骨髓纤维化等。仔细分析实验室异常结果有助于疾病的指向,如贫血,铁蛋白降低应考虑缺铁性贫血,凝血活酶时间延长提示内源性凝血异常。正确的诊断来源于可靠的病史采集、体检阳性与阴性的发现,实验室有诊断价值的检测结果。

五、排除与存在

"排除"是诊断血液病的基本方法。在诊断前,应排除继发性疾病、良性疾病、功能性疾病、常见疾病等,例如,一位贫血的患者,若诊断骨髓增生异常综合征,应除外继发慢性病性贫血,肾性贫血,良性的、常见的营养性贫血,恶性肿瘤所引起的贫血等。"排除"的过程是一个去伪存真的过程,是个判断的过程。

第二节　血液病鉴别诊断

一、依据血液病分类鉴别

血液病分类诊断依据血液成分,分为白细胞疾病、红细胞疾病、血小板与凝血因子病、淋巴增殖性疾病及其他血液病等。如此分类查阅方便,易于鉴别。例如白细胞疾病鉴别,分为白细胞增多与白细胞减少,血液系统疾病所致的白细胞增多或减少,非血液病导致的白细胞增多与减少等。

二、依据病史鉴别

详细的病史采集对血液病诊断非常重要,如血友病、地中海贫血,可以从家族史获取重要信息,提供诊断线索。又如,有胃肠道疾患或手术史,月经过多的患者,易发生缺铁性贫血或巨幼细胞贫血。慢性肝病患者可发生血小板减少、凝血异常。

三、依据实验室检测结果鉴别

以实验室检测的异常结果鉴别疾病追查致病因素是临床最常用的方法。例如检测提示贫血,可以从营养因素、造血器官因素、细胞破坏因素以及其他相关因素进行鉴别,也可从红细胞平均体积(大小)给予分析,还可从网织红细胞计数来考虑,或从是否伴有白细胞或和血小板异常来综合分析。又如,常规检查血沉明显增快,提示血液中可能存在抗体、异常球蛋白,如果检测发现单克隆球蛋白升高,要除外多发性骨髓瘤。

四、依据定性实验室检查鉴别

有些实验室检测结果可作为血液病定性检查,如骨髓细胞学检查原始细胞大于20%,可直接诊断为白血病。凝血因子Ⅷ检测水平降低,支持血友病的诊断。淋巴结活检是诊断淋巴瘤的重要依据。异常染色体的存在支持慢性粒细胞白血病或急性早幼粒细胞白血病等。

五、血液病鉴别诊断的内容

血液病的鉴别诊断包括血液病与非血液病引起的血液学异常鉴别、血液病之间的鉴别。主要内容包括症状与体征鉴别、异常实验室检查结果鉴别、血细胞异常鉴别、骨髓细胞学异常鉴别、溶血试验相关检查异常、止血、凝血实验室检查异常与疾病鉴别、抗凝系统与高黏滞状态异常鉴别、流式细胞学检查鉴别、染色体检查鉴别、基因检查鉴别、血液病影像学检查鉴别和血液病超声检查鉴别、血液病各论鉴别、血液病综合征鉴别、相关性血液病鉴别、血液病感染性疾患的鉴别、各系统疾病与血液病之间鉴别和血液病的中医辨证（鉴别诊断）。

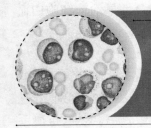

第二篇
症状与体征鉴别诊断

第一章　总　论

第一节　症状与体征概念

　　症状是患者主观感受的不适或痛苦的异常感觉或某些客观病态改变。症状来源于患者主诉，是医生采集病史重要内容。体征是指医生或其他检查发现的客观改变，可视为是疾病的反应。研究症状与体征的病因、发病机制、症状体征与疾病相互关系，是临床对疾病诊断、鉴别诊断线索和依据。

　　例如：一位紫癜患者，从病因上考虑可由血管脆性异常，或过敏、或血小板减少引起。老年人血管脆性增加，容易发生血管性紫癜；过敏所致小血管炎可发生过敏性紫癜；血小板低于 $30 \times 10^9/L$ 可发生血小板性紫癜。

　　又如脾大患者，可以是慢性肝病、肝硬化引起，也可以是慢性粒细胞白血病所致。如何分析肿大的脾，就要综合病史、结合检查才能做出正确的诊断。慢性肝病、肝硬化发生的脾大，常有肝病史、存在消化道症状、检查可见蜘蛛痣、腹壁静脉曲张。而慢性粒细胞白血病患者则以血常规异常为主要表现。

第二节　常见症状、体征与疾病

　　血液病常见症状与疾病密切相关，如贫血，可引起乏力、头晕；血小板减少可引起紫癜、出血；白细胞减少可引起发热、感染；白血病可引起骨痛、淋巴结及肝脾大。血液病某一体征常提示一组疾病的存在，如淋巴结肿大提示有无白血病、淋巴瘤、坏死淋巴结病等；脾大提示有无脾淋巴瘤、慢性粒细胞白血病、骨髓纤维化等。

　　血液病常见症状与体征主要有发热、贫血、出血（紫癜）、血红蛋白尿、黄疸、骨痛、淋巴结肿大、肝脾大。临床上若能全面了解血液病常见症状、体征与疾病关系，又能应用基础理论给予解释，其诊断逻辑就会更正确，鉴别诊断就会更清晰。

第二章 常见症状与体征鉴别诊断

第一节 乏 力

一、概念

乏力是主观上的感受,客观上是自身完成相对称的工作感到体力不足。

二、发生机制

贫血因血液供应不足可导致乏力。运动神经损害可使传导障碍会发生乏力。肌肉萎缩或肌炎能引起乏力。低血钾使人感到无力。研究发现,血小板减少患者多伴有乏力症状。

三、相关检查

贫血应检查血常规、血清叶酸、血清维生素 B_{12}、血清铁蛋白。怀疑有神经或肌肉性疾病时,应检查肌电图、肌酶谱、血清钾等。

四、诊断步骤

血常规为贫血过筛性检查。

神经与肌肉性疾病应请神经内科会诊。

五、常见疾病

(一)血液性疾病

1. 各种原因贫血,如缺铁性贫血、巨幼细胞贫血、溶血性贫血、慢性病性贫血等。有贫血表现,检查血红蛋白降低。

2. 血小板减少,如免疫性血小板减少,肝病性血小板减少等。临床上可有紫癜、黏膜出血,检查血小板降低。

3. 恶性血液病,如急性白血病、慢性白血病、淋巴瘤、骨髓瘤等。患者可有发热、骨痛、淋巴结肿大、肝脾大、血细胞异常,骨髓细胞学或淋巴结活检为诊断提供依据。

(二)非血液性疾病

1. 营养不良 患者常有慢性消耗性基础性疾病,或存在摄入障碍性消化道性疾病。体格检查消瘦、体重减轻、皮肤弹性减低,生化检查白蛋白降低。

2. 结核病、肿瘤 结核病多有午后低热、盗汗、咳嗽、咯血。胸部 X 线检查可见结核病灶,痰液中找到结核分枝杆菌。肿瘤患者常有相关脏器肿瘤症状,肿瘤特点为恶性增生,可见局部肿块或局部破坏或浸润,肿瘤标志物升高。结核病与肿瘤为消耗性疾病,患者多有乏力。

3. 艾滋病 艾滋病为获得性免疫缺陷综合征,是人类免疫缺陷病毒(HIV)通过性接触或血液或母婴传播。HIV 可杀灭人体的辅助性淋巴细胞,导致患者机体免疫能力降低,患者可表现为淋巴结肿大、发热、腹泻、无力、机会性感染,引起死亡。HIV 检测阳性。$CD4^+$ 细胞明显减低。

4. 重症肌无力 本病是肌肉传导突触传导阻滞,产生骨骼肌异常疲劳。见于胸腺瘤、甲状腺功能亢进患者。起病隐袭、缓慢,早期感到眼肌无力、眼睑下垂、面肌无表情,四肢无力,以上肢明显,应用新斯的明药物后可改善症状。

5. 周期性瘫痪 是神经肌肉系统一种特殊钾代谢障碍性疾病。可有家族史,于夜间或清晨醒来,或在劳累、过度饱餐、饥饿时发病。自觉周身酸痛、肢体发僵。瘫痪自下肢开始,缺少活动能力。检查血清钾明显降低,补钾后症状改善。

六、小结

乏力为主观症状,血液病引起的乏力与贫血有关。非血液病性乏力有消耗性疾病或神经科疾患。血常规为血液病的初筛检查。消耗性疾病主要除外肿瘤、结核病以及艾滋病。疑为神经科疾患请神经科会诊。

第二节 头 晕

一、概念

头晕与眩晕两者之间是不同的,头晕主观上患者感到头沉、头昏、头胀,平衡无障碍,视物正常。眩晕是患者感到自身或周围环境物体旋转或摇动,伴有客观的平衡障碍,但无意识障碍。

二、发生机制

头晕可由人体过于劳累,疲倦、失眠、思虑过度等功能性疾患引起;也可由于贫血、中枢神经性疾病,或动脉硬化,或脑供血不足等疾病引起。

三、相关检查

应检查血压、五官科、血常规、颈内动脉与椎动脉超声、血糖、血脂、检眼镜。

四、诊断步骤

血常规为贫血过筛性检查。

应除外三高(高血压、高血脂、高血糖)疾病引起的动脉硬化与狭窄。

应区别头晕还是眩晕。

结合实验室检查判断是功能性的还是器质性的。

五、常见疾病

(一)血液性疾病

1. 各种贫血 有贫血表现,血常规检查提示贫血。

2. 中枢神经系统白血病 白血病侵犯中枢神经系统,患者头痛、恶心,可有肢体麻木或无力,常有发热、贫血,检查脑脊液压力升高,显微镜下可找到白血病细胞。

3. 淋巴瘤 中枢神经系统淋巴瘤,临床多为 B 细胞淋巴瘤,常为弥漫性大 B 型。患者有颅内压增高表现,如头痛、恶心,可引起偏瘫、语言障碍、记忆力丧失、意识模糊,也可引起抽搐、痉挛等癫痫样表现。影像学可见单发或多发的深部脑实质或脑膜病变,呈圆形或卵圆形等密度或高密度占位,边界相对清楚,周围有水肿带。增强 CT 检查显示为均匀一致影。立体定位穿刺脑组织病理为首选诊断方法,也助于与其他恶性肿瘤鉴别。

(二)非血液病性

1. 神经衰弱,多有失眠、多梦、记忆力减退,头晕性质变化较大,无明确病理体征。

2. 高血压,有高血压病史,检测血压升高。

3. 脑动脉硬化,有糖尿病或高血压或高脂血症病史,检查眼底动脉硬化、超声或血管造影提示颈内动脉或椎动脉有斑块或狭窄。

六、小结

诊断头晕时,应注意与眩晕进行鉴别。眩晕具备位置性感官异常,耳鸣或耳聋,眼震,多伴有恶心或呕吐。头晕主要表现为头沉、头昏。贫血引起的头晕与血红蛋白减低相关,中枢神经系统白血病、淋巴瘤与瘤细胞浸润、颅内压增高有关。非血液病头晕以神经性头晕为多,为功能性,血管性头晕可见于动脉硬化或血管痉挛或血管狭窄。

第三节 心 悸

一、概念

心悸是一种自觉心脏跳动的不适感或心慌感。心悸有神经性、非心源性和心源性之分。其表现可有心率加快、心律不齐、心率减慢等。

二、发生机制

神经性心悸多见于神经症患者,发病与自主神经功能紊乱有关。非心源性心悸可见于电解质紊乱、血容量不足等,为反应性心悸。心源性心悸为器质性,因心肌缺血、心肌损伤、瓣膜狭窄、冠状动脉供血不足、传导系统异常等疾病所引起。

三、相关检查

非心源性心悸应检查血常规、电解质、甲状腺功能等。

心源性心悸应检查心电图、动态心电图、心脏彩超、冠状动脉造影等。

四、诊断步骤

引起心悸的血液病有贫血、淀粉样变性、血色病等。检测血常规、铁蛋白、组织活检病理刚果红染色。

要除外心脏疾病,应选择相关检查,如心瓣膜疾病应进行心脏彩超检查,冠心病行冠状动脉血管造影,心肌炎检查心肌酶谱,心律失常可进行 24 小时心电图监测。

五、常见疾病

(一)血液病性

1. 贫血　见于各种原因所致贫血,贫血程度不一。行血常规检查。

2. 血色病　皮肤色素沉着,常伴有糖尿病。铁蛋白升高。

3. 淀粉样变　可有巨舌、心肌肥厚、血沉增快,免疫电泳可发现血及尿中存在单克隆抗体轻链。病理活检刚果红染色阳性。

(二)非血液性疾病

1. 冠心病　临床多有三高(高血糖、高血脂、高血压)病史,可有心绞痛,冠状动脉造影是诊断的"金标准"。

2. 心肌病　可有家族史,心电图显示心肌缺血、心律失常,心脏彩超可对心肌病进行分型。

3. 风心病 有风湿病史,常累及主动脉瓣和二尖瓣,超声心动图常有特征性改变。

4. 预激综合征 有阵发性室上性心动过速或房颤病史,心电图可见 P-R 缩短、δ 波。

5. 甲状腺功能亢进 患者临床多汗、体重减轻、性格急躁、突眼、甲状腺肿大并有血管性杂音。代谢增强,心率加快。

六、小结

贫血时红细胞携带氧能力降低,心肌缺氧可引起心悸;血色病铁沉积心肌、淀粉样变使心肌变性,致使心肌受损,心肌收缩无力与心律失常,引起心悸。非血液病心悸见于有基础心脏病患者,心电图、超声心动图有助于鉴别诊断。

第四节 发 热

一、概念

正常人的体温受体温调节中枢所调控,通过神经、体液等因素使产热与散热过程处于平衡状态,保持体温在相对恒定的范围,一般为 36~37℃。体温升高超出正常范围,为发热。

二、发生机制

发热的致热原包括内源性致热原与外源性致热原。内源性致热原主要有白介素、干扰素、肿瘤坏死因子等物质,通过血 - 脑脊液屏障直接作用体温调节中枢所引起发热。外源性致热原包括各种微生物病原体及其产物、炎性渗出物、抗原抗体复合物等,激活血液中的中性粒细胞与单核吞噬细胞系统,然后再释放出内源性致热原,再作用体温调节中枢导致发热。

三、相关检查

针对发热致病因素相关检查,如判断是感染性疾病行血常规、C 反应蛋白、降钙素原、细菌培养、血清半乳甘露聚糖抗原、β-D- 葡聚糖试验检查等。

针对传染性疾病行相关病毒检测、肥达反应、嗜异性凝集试验检查。

针对风湿免疫性疾病检查血沉、类风湿因子、抗核抗体、抗双链 DNA 抗体等。

针对肿瘤行超声或影像学检查,检测肿瘤标志物,获取病理组织等。

四、诊断步骤

血常规与血细胞形态学可作为白血病、粒细胞缺乏症初筛检查。

骨髓细胞学检测可明确有无白血病、骨髓瘤诊断,有助于淋巴瘤、噬血细胞综合征诊断鉴别。

间接胆红素、网织红细胞,有助于溶血诊断。

淋巴结肿大应进行病理活检。

五、常见疾病

(一) 血液疾病

1. 急性白血病 由于自身核蛋白代谢亢进,可引起发热。患者白细胞质的异常使其防御功能低下,易于并发各种感染,导致发热。无感染时,患者体温一般在 38℃ 以下,并发感染后体温多在 38℃ 以上,伴有寒战。可存在感染病灶。

2. 淋巴瘤　患者多有发热,发热特点为持续性或周期性,一般较高,伴有盗汗、消瘦、皮肤瘙痒。临床检查缺少感染证据,淋巴结肿大是诊断线索。

3. 多发性骨髓瘤　多发性骨髓瘤患者由于恶性单克隆免疫球蛋白异常增高,致使体液免疫功能低下,瘤细胞髓内浸润影响血细胞生成引起贫血、白细胞与血小板减少。患者易于被各种致病菌感染,引起感染导致发热。

4. 溶血性贫血　急性溶血患者可引起发热。患者除贫血外常伴有腰酸、乏力、尿的颜色加深、黄疸。体温一般中等发热以下。检查网织红细胞增多,胆红素升高。自身免疫性溶血存在相关抗体,阵发性睡眠性血红蛋白尿存在克隆性 CD55 与 CD59 阴性细胞增多。

5. 急性粒细胞缺乏症　中性粒细胞绝对值小于 $0.5 \times 10^9/L$($500/mm^3$) 时称之为粒细胞缺乏症。临床存在致病因素,多有咽喉肿痛,发热较高,可找不到具体感染灶。血常规显示粒细胞缺乏。

6. 噬血细胞综合征(HPS)　是由于大量炎症细胞因子引起的一个临床综合征,不是一个独立性疾病。主要表现为长时间发热,发热程度不一,伴有肝脾大与全血细胞减少。实验室检查是甘油三酯、铁蛋白升高,纤维蛋白原降低。流式细胞仪检查 SCD25 升高,NK 细胞活性降低。

(二)非血液性疾病

1. 风湿免疫性疾病　常见为系统性红斑狼疮、类风湿性关节炎、干燥综合征。此类疾病以往易于误诊,自从免疫性相关检查项目广泛开展后,早期诊断率明显提高。临床表现为体温在 38℃ 左右,常伴有皮肤、关节、肾损害。血沉增快、多克隆免疫球蛋白升高为其共性。抗核抗体、抗双链 DNA 抗体、抗 SSA、抗 SSB 可为阳性。

2. 结核病　常有发热,近年关于不明原因发热病例分析表明,结核病易于误诊。结核病为中等程度发热,午后发热、夜间盗汗、乏力、体重减轻是常见症状。一般抗生素治疗无效。诊断肺结核应动态观察肺部影像改变,采用集菌法痰液找结核菌具有重要的诊断意义。肺外结核需要更多的临床资料诊断。

3. 肿瘤　发病率逐年增加,由于检查方法和手段的增多,早期诊断率有所提高。有些器官肿瘤易于发现和诊断。而有些肿瘤可能已经转移,临床的确未能找到原发病灶。肿瘤患者可有不同程度发热,发热缺少规律性,抗生素治疗无效。影像学或超声有助于发现病灶,肿瘤标志物升高有一定的提示意义。

4. 传染性疾病　是引起发热最常见的致病因素。急性传染病发病急,传染病多有较为典型临床表现,存在特异性的相关检查。全面分析患者发病季节、流行过程、临床特征、实验室检查是诊断传染性疾病要点。导致血细胞异常的传染性疾病有:传染性单核细胞增多症、急性肝炎、伤寒、疟疾、布氏杆菌病、艾滋病等。患者体温一般在 38℃ 以上,有传染病接触史。

5. 感染　感染是一个总概念,按不同的致病原有细菌感染、真菌感染、病毒感染、寄生虫感染等,按感染部位有呼吸道感染、消化道感染、泌尿系感染等,按感染菌形态有球菌感染、杆菌感染等。细菌与真菌感染所致的发热,检查白细胞与分类中性粒细胞比例升高,C反应蛋白、降钙素原升高。病毒感染一般白细胞不升高甚至反而降低,淋巴比例可增高,血涂片常有异型淋巴细胞,C反应蛋白、降钙素原正常。

六、小结

血液病发热包括两个方面:一是由白细胞减少或质的异常、免疫球蛋白异常,人体防御功能降低,继发感染引起发热,见于白血病、多发性骨髓瘤。二是由细胞代谢增加引起发热,如急性白血病或淋巴瘤。感染性发热体温较高,存在感染病灶,有感染相关症状,C反应蛋白与降钙素原升高。血液疾病本身引起的发热一般体温在38℃以下,缺少感染征象,检查C反应蛋白与降钙素原正常。

第五节 黄 疸

一、概念

正常血清总胆红素为 1.7~17μmol/L(0.1~1.0mg/dl),(注:胆红素单位以毫克换算成为微摩,换算系数为17.10)

当总胆红素浓度大于 34.2μmol/L(2.0mg/dl)时,临床上可出现黄疸。表现为巩膜、皮肤发黄,尿颜色深黄。

二、发生机制

红细胞(衰老的,髓内未成熟的,或病态的)破溃释放出血红蛋白。血红蛋白被肝、脾、骨髓内的单核巨噬细胞系统吞噬分解为血红素。血红素经微粒体加氧酶催化转变为胆绿素,在还原酶作用下成为胆红素。正常胆红素代谢与溶血性贫血时黄疸见(图1A、B)。

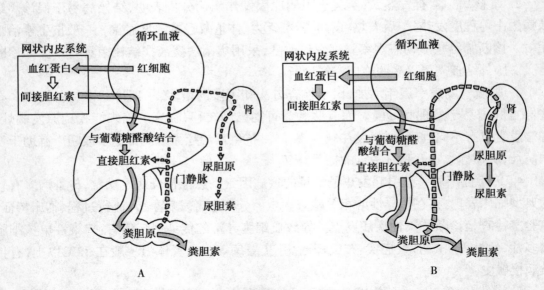

图 1 胆红素代谢与溶血性贫血

A.胆红素正常代谢;B.溶血性黄疸

血液中的胆红素为游离胆红素,附着在白蛋白上,因没有经过肝脏处理,未与葡萄糖醛酸结合,称之为非结合型胆红素(也称间接胆红素,游离胆红素)。非结合型游离胆红素进入肝脏被肝细胞摄取,与肝细胞微粒体内葡萄糖醛酸基结合,形成结合型胆红素(也叫胆红素葡萄糖醛酸酯,直接胆红素)。

直接胆红素通过主动运输进入胆管,排入肠道。进入肠道的直接胆红素大部分通过粪便排除,称之为粪胆原。剩下的一小部分进入肠道在细菌作用下形成尿胆原,直接被肠道吸收,进入肝肠循环。还有部分在肠道形成的尿胆原进入血液循环,通过尿以尿胆素排出体外。

胆红素代谢中的任何一个环节发生异常,都会导致胆红素升高。如红细胞破坏过多,肝脏处理胆红素能力降低,胆管阻塞,这就是临床上所说的溶血性、肝病性、阻塞性三大黄疸。

三、相关检查

血清胆红素测定,正常血清总胆红素 1.7~17μmol/L。

血清结合胆红素 0~6.8μmol/L,血清非结合胆红素 1.7~10.2μmol/L。

四、诊断步骤

首先检查胆红素是否升高,明确黄疸是否存在。如胆红素升高要分析是直接胆红素升高还是间接胆红素升高。如是间接胆红素升高,可进步检查:网织红细胞、B 型超声、Ham 与 Coombs 试验、流式细胞 CD55 与 CD59 检查。

第二鉴别黄疸类型

梗阻性黄疸特点是直接胆红素增高,尿胆红素阳性,大便可呈灰白色。常见疾病有淋巴瘤、胆石症、胆道肿瘤等。

肝性黄疸特点是直接和间接胆红素均增高,尿胆红素和尿胆原均增加。常见传染性肝炎、传染性单核细胞增多症可引起肝细胞损害,也见于弥散性血管内凝血。

溶血性黄疸特点是间接胆红素增高,尿胆红素阴性,尿胆原增加。先天性或遗传性溶血性疾病见于地中海贫血,蚕豆病等,为遗传性红细胞病。抗体引起的如自身免疫性溶血,获得性溶血性疾病如阵发性睡眠性血红蛋白尿。

五、常见疾病

(一)血液性疾病

1. 自身免疫性溶血　多见于女性,有黄疸,脾轻度肿大,贫血,MCV 偏大,可伴有白细胞或血小板减少。Coombs 试验阳性。继发于风湿免疫性疾病可有相关抗体存在。

2. 其他溶血性疾病　可见于遗传性溶血性疾病,如地中海贫血、球形红细胞增多症、蚕豆病等。也见于获得性溶血性疾病,如阵发性睡眠性血红蛋白尿。

遗传性溶血性疾病常有家族史,血细胞检查存在特征性形态学改变,多为血管外溶血,脾大,检查染色体异常。阵发性睡眠性血红蛋白尿为血管内溶血,Ham 试验阳性,流式细胞学可检测到克隆性 CD55、CD59 阴性细胞。

3. 巨幼细胞贫血　常见于老年患者或有胃肠道手术史患者,贫血,无力,可有肢体麻木、舌质干燥感。检查血红蛋白降低、平均红细胞体积增大。有原位溶血表现,间接胆红素与乳酸脱氢酶升高。

4. 淋巴瘤　无痛性淋巴结肿大为主要临床表现,有发热、消瘦、盗汗、组织器官被肿大淋巴结压迫。若淋巴瘤浸润肝脏,或压迫胆道,或淋巴瘤合并免疫性溶血,可引起黄疸。

（二）非血液性疾病

1. 胆道疾病　胆囊结石、胆囊炎、肿瘤、胆管结石引起黄疸,超声是诊断胆囊疾患最重要的检查。

2. 肝疾病　见于急性肝炎、肝硬化、肝癌等。肝性黄疸有肝病史,肝脏生理功能常同时受累,引起血清酶谱升高、白蛋白合成降低、凝血因子减少、血氨代谢紊乱等异常。超声或 CT 或磁共振成像检查可显示病变,帮助疾病性质鉴别。药物性肝损害也可导致黄疸,其特点是存在使用药物史,黄疸发生与药物使用相关。

3. 胰腺疾病　胰腺与胆道系统为邻近器官,如胰腺癌、胰腺囊肿压迫或浸润胆道系统导致胆汁循环障碍引起黄疸。

4. 传染性疾病　许多传染病可引起黄疸,如急性肝炎、钩端螺旋体病、传染性单核细胞增多症等。传染病发病存在传染源,有一定的潜伏期,具有典型的临床表现,黄疸发生与肝受损相关。

六、小结

梗阻性、肝性与溶血性为临床常见三种黄疸。溶血性黄疸存在溶血证据,包括血管内溶血与血管外溶血。梗阻性黄疸见于淋巴瘤,也见于遗传性红细胞病继发胆石症;肝性黄疸可见于白血病细胞肝浸润,也见于化疗药物、免疫抑制药物或雄性激素引起的肝损害。

第六节　运动与感觉障碍

运动障碍多表现在眼部肌肉、面部肌肉、四肢肌肉无力以及排便与排尿困难等。感觉障碍常表现在五官、皮肤,包括视觉、味觉、听觉、触觉,引起疼痛、麻木,或视觉、味觉、听觉、触觉等异常。

一、概念

感觉障碍是血液病最常见表现。麻木实际上是患者主观上的一种感觉,可表现在四肢、面部、舌唇部位。血液病见于巨幼细胞贫血,中枢神经系统白血病、淋巴瘤等。非血液病与中枢神经或神经受损有关。运动是指活动的能力,导致运动障碍的血液病可见于巨幼细胞贫血、中枢神经性白血病、淋巴瘤、骨髓瘤、POEMS 综合征。

二、发生机制

维生素 B_{12} 缺乏可导致神经病变,白血病细胞浸润中枢,淋巴瘤可压迫神经,骨髓瘤可导致椎体破坏损伤神经,引起感觉或运动障碍。

三、相关检查

第一是基础病相关检查,第二是相关疾病的检查。包括血清维生素 B_{12}、血清叶酸水平检测,脑脊液检查,免疫球蛋白与本周蛋白检测,头颅 CT 或磁共振成像等。

四、诊断步骤

对于巨幼细胞贫血,应认真进行病史采集,血常规了解贫血程度与分类归属,血清叶酸和维生素 B_{12} 水平有助于诊断。恶性血液病(白血病、骨髓瘤)检查外周血、免疫球蛋白为诊断线索,骨髓细胞学为诊断依据。淋巴结肿大应进行淋巴结活检,深部淋巴结与结外病变可通过组织穿刺或手术获取病变组织。

五、常见疾病

(一)血液性疾病

1. 巨幼细胞贫血　多见老年患者,饮食差,或有胃肠道疾病,检查贫血、MCV 增大,可有胆红素及乳酸脱氢酶升高原位溶血表现。血清叶酸和(或)血清维生素 B_{12} 水平减低。骨髓细胞学巨幼红细胞增多。

2. 多发性骨髓瘤　见于中老年患者,常有骨痛、贫血、反复感染、不明原因蛋白尿等。检查血沉明显增快,免疫球蛋白升高。磁共振成像可见骨质破坏或骨折,骨髓细胞学显示瘤细胞。

3. 白血病　中枢神经系统白血病时可引起头痛、头晕,肢体麻木、运动障碍。骨髓原始细胞大于或等于 20% 符合白血病诊断,脑脊液中蛋白升高和颅内压增高,脑脊液离心涂片可见白血病细胞。

4. 淋巴瘤　淋巴瘤中枢浸润或中枢性淋巴瘤均可引起运动与感觉异常。淋巴瘤患者常有发热、淋巴结肿大,淋巴结病理活检为诊断主要依据。

5. POEMS 综合征　这是一种多系统损害的疾病。临床上以多发性神经病(polyneuropathy),脏器肿大(organomegaly),内分泌病(endocrinopathy),有 M 蛋白(monoclonal immunoglobulin)和皮肤改变(skin changes)为特征。临床具有多发性神经病,对称性、进行性感觉异常,肝、脾、淋巴结肿大,女性月经异常,性功能降低,皮肤色素沉着。血液中存在 M 蛋白。

(二)非血液性疾病

1. 周围神经性疾病　多发性神经炎可表现为肢体无力,并可迅速发展为广泛对称性周围肢体瘫痪,有 50%~90% 的患者伴有脑神经麻痹。不存在或仅有轻的感觉障碍。特点是脑脊液检查存在蛋白细胞分离现象。有多种致病因素,表现为对称性、肢体远端感觉障碍和迟缓性瘫痪。因营养障碍皮肤发冷、干燥、起裂,指甲松脆。

2. 中枢神经系统疾病　例如脑血管病,发病年龄多大于 45 岁,既往有高血压或糖尿病或高脂血症病史,超声检查常提示脑动脉存在狭窄与斑块,有头晕、肢体感觉与运动障碍,出现锥体束征,头颅 CT 检查有助于诊断。

六、小结

巨幼细胞贫血神经症状由于维生素 B_{12} 缺乏引起。腺苷钴胺作为辅酶促使甲基丙二酰辅酶 A 与琥珀酰辅酶 A 转换,维生素 B_{12} 缺乏,血液中甲基丙二酸增多,形成异常脂肪酸,影响神经髓鞘磷脂形成,造成神经脱髓鞘改变,引起神经系统症状。多发性骨髓瘤、中枢神经系统白血病、淋巴瘤均为恶性血液病,恶性克隆细胞可浸润中枢神经系统或病变压迫导致神经系统损害。

第七节 骨痛与骨质破坏

一、概念

骨骼是支撑人体的重要器官。骨骼由骨细胞、胶原纤维及骨基质组成。骨骼有丰富的血管和神经以维持自身新陈代谢与生长发育。骨骼的表面为骨膜,骨膜下有骨密质和骨松质相互组成的骨质。骨松质内有许多窦状隙,骨松质内为骨髓腔。骨膜和髓腔血管和神经丰富。骨损伤后具有强的再生能力。骨痛是指主观上感到骨疼痛或按压骨骼时产生的疼痛反应。骨质破坏是指骨组织发生损害。

二、发生机制

因为骨骼有丰富的血管和神经,当骨质发生炎症、损伤或癌细胞浸润破坏后常引起骨痛。

三、相关检查

骨髓细胞学、骨髓活检、血清蛋白电泳、血清免疫固定电泳、本周蛋白;头颅、肋骨、胸腰椎、骨盆影像学(X线摄片或CT或磁共振成像)检查。 病变组织活检病理,肿瘤标志物检测。

四、诊断步骤

临床对于骨痛患者初筛可进行血常规、血沉、肿瘤标志物检查。疑有骨质性疾病要进行X线、CT或MRI检查。若考虑有多发性骨髓瘤,应检查骨髓细胞学、血清蛋白电泳、血清免疫球蛋白测定。如考虑骨转移癌,应积极寻找原发病灶,或肿大淋巴结组织活检。对于原发性骨质性疾病,应局部组织病理检查。

五、常见疾病

(一)血液性疾病

1. 白血病 白血病是骨髓恶性克隆增生性疾病,由于白血病细胞不可控制恶性增生和浸润导致造血异常,全身淋巴结、肝和脾大,骨痛。白血病患者骨痛特点为全身性或局限某一部位,疼痛性质不一,应用一般止痛药效果不显著,对激素或化疗药敏感。检查外周血可见幼稚细胞,骨髓呈特异性(清一色)改变。

2. 多发性骨髓瘤 为恶性浆细胞增生性肿瘤,由于发生在骨髓,所以称之为骨髓瘤。多发性骨髓瘤临床特点是多发生在40岁以上的患者中,起病隐匿。骨痛可为早期表现,最常见的是负重部位或扁骨,如腰椎、股骨头、骨盆、头颅骨。骨痛明显,骨折后疼痛持续性。X线检查骨质疏松,溶骨甚至骨折,影像学可显示成骨和破骨共存特征性改变(即破坏骨处有新骨形成)。实验室检查贫血,血沉明显增快,多在100mm/h以上。蛋白电泳出现M带,有单克隆抗体增高,骨髓细胞学骨髓瘤细胞存在是诊断的重要依据之一。

3. 骨髓纤维化 是骨髓增殖性疾病,基本的病理变化是骨髓被不同程度纤维组织所代替,从而引起一组临床表现。临床特点是骨髓纤维化后造血障碍引起髓外造血,表现为脾大,髓外造血因无骨髓屏障作用,外周血出现幼稚粒细胞和幼稚红细胞。当患者骨膜下造血时,可引起剧烈骨痛。骨髓穿刺多次呈"干抽",骨髓活检病理具有特征性改变。

4. 类脂质沉积症 属于遗传性代谢病,由于类脂质分解代谢途径缺乏某种酶,致使代谢中间产物贮积体内。检查血和骨髓可发现异常细胞,因患者多有贫血,白细胞和血小板减少,所以此类疾病常在血液病学论述。戈谢病是一种遗传性糖脂代谢性疾病。临床特征是肝脾大,皮肤色素沉着,眼球结膜楔形黄斑及骨病变。骨痛主要在下肢,髋关节和肩关节。病情发展可引起骨折。脾脏内和骨髓细胞学可见戈谢细胞。

(二)非血液性疾病

1. 骨质纤维化 此病由甲状旁腺功能亢进所致。甲状旁腺素作用于骨组织使之脱钙,血钙增高,抑制磷酸盐吸收使血磷降低,使骨组织为纤维组织代替。增生后形成骨质纤维化。临床特点为骨质变硬,常有腰椎及长骨疼痛。实验室检查血钙升高,血磷降低。

2. 骨瘤和转移癌 原发于骨的肿瘤为骨肿瘤。其中良性肿瘤中发病率最高的是骨软骨瘤,其次为骨巨细胞瘤、软骨瘤、骨瘤。在恶性骨肿瘤中骨肉瘤最高,其次为软骨肉瘤、纤维肉瘤、骨髓瘤、尤因肉瘤、恶性骨巨细胞瘤。骨转移癌常见于肺癌、乳腺癌、胃癌等。

原发性骨瘤的临床特点是骨瘤早期可有骨痛,骨瘤发生在四肢可见局部膨胀,发生在脊柱可引起压迫症状。X 线检查可见骨质膨胀、破坏、骨折等表现。病理检查是确诊重要手段。转移癌临床特点患者多有原发病灶,骨痛明显,常呈多部位性。X 线检查骨质以破坏为主,缺少新骨形成影像学改变。

3. 骨髓转移癌 癌症患者癌细胞转移至骨髓称之为骨髓转移癌,骨髓穿刺涂片可找到癌细胞。骨髓转移癌临床特点是存在癌症病史,多有骨痛,可为间歇性或持续性。以腰、下肢和腰骶关节为主。由于骨髓浸润,常伴有贫血。骨髓细胞学检查可见到癌细胞。

4. 骨结核 95% 以上的骨结核是由原发病变(肺结核)继发而来。临床发病多见于儿童和青年,常累及脊柱、髋关节。临床特点多有低热,患病部位关节和骨痛,疼痛性质不一,多数不剧烈。检查血沉增快,X 线检查可见结核引起骨质改变,PPD 试验阳性。

5. 骨质疏松症 单位体积的骨组织低于正常,使骨皮质和骨小梁变薄变少为骨质疏松。骨质疏松可引起骨痛或骨折等临床表现,X 线显示骨质普遍脱钙。临床特点多见于中老年,早期多有乏力、全身酸痛、时有骨痛,骨密度检查有助于诊断。

六、小结

骨痛为临床症状,患者初诊多于骨科,常规的筛查有助于早期诊断与分诊就医。骨质破坏是在 X 线、CT、MRI 或放射性扫描检查中被发现的,见于临床各个科室的患者。对于骨质破坏,当诊断不明确,又不能进行病变组织活检时,则应常规进行骨髓穿刺与骨髓活检。

第八节 出血点、紫癜、瘀斑

一、概念

皮下出血有三种表现:出血点、紫癜、瘀斑。出血点直径在 2mm 以内,加压后不退色;出血直径在 3~5mm 为紫癜,特点为紫红色;出血直径大于 5mm 为瘀斑,相互之间多有融合。

二、发生机制

血小板减少性或血小板功能异常使止血能力降低引起紫癜。过敏反应可引起小血管炎发生紫癜。瘀斑见于血管脆性异常（常为老年人）或存在凝血功能异常患者。

三、相关检查

血常规、血小板聚集试验与黏附试验、凝血项目、嗜酸粒细胞、免疫球蛋白（IgE）检测等。

四、诊断步骤与思维

紫癜初筛检查是血常规，血常规检查可了解血小板计数，判断紫癜是血小板减少性还是非血小板减少性。血小板聚集与黏附试验可了解血小板功能。疑有过敏因素存在时行嗜酸粒细胞计数与免疫球蛋白（IgE）检查。有凝血机制异常者应进行 PT、APTT、凝血酶时间（TT）、纤维蛋白原（FIB）等凝血项目检查。

临床通过望诊首先应评估是出血点、紫癜还是瘀斑。再判断紫癜是过敏性还是血小板减少性。血小板性紫癜不突出皮肤，非对称性，常伴有口腔或鼻黏膜出血。过敏性紫癜则突出皮肤，呈对称性。瘀斑应注意有无凝血机制异常。

五、常见疾病

（一）血液性疾病

1. 免疫性血小板减少性紫癜　这是一种自身免疫性疾病，特点是多见于年轻女性，脾不大或轻度增大。血小板减少，常低于 60×10^9/L。骨髓细胞学显示巨核细胞增多，伴有成熟障碍。血小板寿命缩短，存在血小板抗体。应用肾上腺皮质激素治疗或脾切除治疗有效。除外继发性血小板减少。

2. 获得性低巨核细胞性血小板减少性紫癜　该病原因尚不明，认为与内在性干细胞缺陷或祖细胞分化缺陷以及存在直接 CFU-M 抑制物或抗体有关。特点具有出血体征，血小板减少，无贫血和白细胞减少。两次不同部位骨髓细胞学检查其巨核细胞缺如或减少。肾上腺皮质激素治疗改善不明显。

3. 过敏性紫癜　这是常见的血管变态反应出血性疾病，存在过敏因素，青少年发病多见。紫癜特点以四肢多见，对称性分布，分批出现，大小不等，突出皮肤，形态不一、具有自限性。可并发关节、胃肠道和肾临床表现。检查血小板值正常。

4. 血栓性血小板减少性紫癜　起病急，常有发热、神经精神异常、黄疸，全身可见紫癜，血小板减少。多有肾损害，尿蛋白、血肌酐可升高，存在微血管病性溶血性贫血表现。多合并微血栓。

5. 骨髓增生异常综合征并发紫癜　属于恶性克隆性疾病，血小板减少，皮肤可见紫癜。发病年龄多在 50 岁以上，可导致两系或三系造血异常，存在病态造血，常有染色体异常。血小板减少应用激素治疗无效。有少数患者早期可以血小板减少为其表现，治疗无明显疗效，随病情发展出现病态造血。

6. 再生障碍性贫血并发紫癜　临床血常规表现三系减少（红细胞、粒细胞、血小板都减少），以贫血为主要表现，皮肤可见紫癜，可合并口腔或鼻黏膜出血，淋巴结和肝脾不大，血小板减少,骨髓细胞增生低下,缺少巨核细胞。

7. 急性白血病　发病急,常有发热,皮肤可见出血点、紫癜或瘀斑。检查淋巴结与肝脾可肿大,胸骨有压痛。血常规白细胞增多或减少,血红蛋白和血小板降低。血涂片可见幼稚细胞。骨髓原始细胞等于或大于 20%。

8. 弥散性血管内凝血(DIC)　DIC 是由各种致病因素导致凝血因子激活,致使广泛微血栓形成,继而发生凝血因子消耗,纤溶活性增加,临床以出血和凝血障碍为表现。患者皮肤紫癜、多为瘀斑。实验室检查血小板降低、PT 延长、D- 二聚体升高。

(二)非血液病性紫癜

1. 肝病性紫癜　有慢性肝病史,检查脾可增大,肝功能异常或白蛋白降低,PT 延长,血小板轻度或中度减少,骨髓检查巨核细胞增多,激素治疗无明显疗效。

2. 药物性紫癜　除应用化疗药物引起的血小板减少性紫癜外,抗血小板药物或抗凝类药物也可引起紫癜。药物性紫癜有药物应用史,紫癜与药物使用相关,药物停用后紫癜能逐渐消失。

3. 血管性紫癜　多见于老年,由于血管脆性降低,皮肤弹性差,在加压或损伤处或针刺部位常可出现紫癜、皮下瘀斑。检查凝血项目与血小板值正常。

4. 流行性出血热　也称为肾综合征出血热。由流行性出血热病毒通过鼠传播引起的一种急性病毒性传染病。临床上以发热、休克、充血、出血、急性肾衰竭为表现。常有头痛、腰痛、眼眶痛,即"三痛"。颜面、颈部与前胸部皮肤潮红即"三红"症。尿蛋白、少尿、眼结膜出血、皮肤瘀斑。血清病毒相关抗体检查阳性。

六、小结

出血点、紫癜、瘀斑是血液科常见临床表现。血液病性出血、紫癜、瘀斑主要由血小板和(或)凝血功能异常引起。特点是血小板减少 $<30 \times 10^9/L$,凝血项目检查异常,其检测值至少超过正常值两倍以上。血小板与凝血项目同时异常见于弥散性血管内凝血、血栓性血小板减少性紫癜、急性早幼粒细胞白血病以及重症肝病。

第九节　出　　血

一、概念

临床上自发性出血主要表现在鼻腔、口腔、消化道(呕血或便血)、呼吸道(咯血)、泌尿道(尿血)、阴道等出血。自发性出血包括内脏出血与非内脏出血,内脏出血又分为实质内脏与空腔内脏出血。非内脏出血主要见于皮肤与黏膜部位。

二、发生机制

自发性出血可因血管破溃所致出血,如外伤性出血、门静脉高压出血。血管破溃出血其血小板与凝血项目正常。血小板减少性出血,其血小板数值一般低于 $20 \times 10^9/L$。凝血障碍与纤溶亢进也可引起出血。如凝血因子缺乏见于血友病,凝血因子合成降低见于慢性肝病,凝血因子消耗过多见于 DIC,干扰凝血因子合成药物华法林或双香豆素,影响凝血酶活性药物肝素等。

三、相关检查

血常规、凝血项目（PT、APTT、TT、FIB）、纤溶项目（D-二聚体）。

四、诊断步骤与思维

血管性出血，此类疾病不属于血液病范畴，诊断应详细了解病史，如有无外伤（关节、胸部、腹部），有无消化道溃疡、支气管扩张等病史。血管性出血特点是血常规、凝血项目、纤溶项目检查正常。血小板明显减少出血，应追查导致血小板减少的病因。血小板正常凝血机制异常时，应进一步分析是外源性出血性疾病、内源性出血性疾病，还是共同途径异常出血性疾病。

五、常见疾病

（一）血液性疾病

1. 血小板性出血　常见有免疫性血小板减少、再生障碍性贫血、骨髓增生异常综合征、急性白血病等。临床实验室检查血小板减少，低于 $30 \times 10^9/L$，轻者表现为皮肤出血点、紫癜，较少有瘀斑、鼻出血、口腔牙龈出血。女性月经增多或持续不断。重者可发生消化道出血、呼吸道出血、泌尿道出血，甚至脑出血。检查凝血象基本正常。

2. 外源性凝血异常性出血　见于维生素 K 缺乏症（维生素 K 依赖性凝血因子缺乏性出血），有拮抗或影响维生素 K 吸收因素（如口服华法林药物或胆道疾病），使维生素 K 依赖凝血因子合成障碍。临床表现为迟发性出血，出血部位多见胃肠道出血、血尿、月经过多，或手术后渗血。实验室检查 PT 延长，维生素 K 治疗有效。

3. 内源性凝血异常性出血　见于血友病，为遗传性凝血因子缺乏病。有一定的遗传方式和性别倾向，属于迟发性出血。多见于活动的下肢关节和深部组织出血，以及外伤处理后出血。APTT 延长，凝血Ⅷ因子水平降低。一般药物止血无效，输入凝血Ⅷ因子或新鲜血浆有效。

4. 血管性血友病出血　此病为遗传性疾病，是血浆中缺乏冯威利布兰德因子（vWF）引起的凝血障碍及出血。vWF 是因子Ⅷ组合成分之一。vWF 具有止血和维持血小板功能作用，当水平下降则引起出血。属于常染色体显性遗传病。儿童期开始发病，表现为黏膜出血，月经过多，较少有关节出血和紫癜。实验室检查出血时间延长，Ⅷ因子活动度降低。出血时输注新鲜血浆有效。

5. 共同途径异常引起的出血　见于肝素或肝素类似物药物使用剂量过量、纤维蛋白原缺乏症。肝素导致的出血有药物应用史，实验室检查 APTT 与 TT 延长，血小板正常或有轻度减低。纤维蛋白原缺乏症临床出血少见，一般纤维蛋白原只有降低到一定程度才会引起出血。

6. 继发性凝血异常　见于弥散性血管内凝血（DIC），其特点为存在致病因素、休克，有出血、微血栓以及溶血表现。实验室检查血小板减少、纤维蛋白原降低，凝血酶原时间延长（凝血因子消耗性减少表现）、纤维蛋白降解产物 D-二聚体明显增多（纤溶亢进存在依据）。

（二）非血液性疾病

1. 慢性肝病性出血　有肝病史，患者呈肝病容表现，可见蜘蛛痣、肝掌、脾大。实验室检查乙型肝炎或丙型肝炎病毒抗体阳性,血小板可减少,白蛋白降低,凝血酶原时间延长,胆红素与转氨酶升高,胃镜检查或上消化道造影显示食管和胃底静脉曲张。肝硬化脾功能亢进时血小板减少常引起紫癜、口腔或鼻腔出血。门静脉高压导致食管静脉曲张、胃底静脉曲张破裂出血发病急、呕血或便血、出血量较大。

2. 血管性出血　主要见于外伤、手术、女性,特别要警惕宫外孕。病史是诊断主要依据,患者于外伤或手术后出血、血红蛋白降低明显,伴有头晕、出汗、心悸、四肢冰凉、血压降低。检查血小板、凝血项一般正常,血红蛋白逐渐下降。

六、小结

出血可表现为口腔、鼻腔出血,咯血,呕血,便血,尿血,阴道流血以及腹腔出血。血管性出血其血小板数值和凝血项目检查正常,有一定的致病因素。血液病出血则检查血小板减少和(或)凝血功能异常引起。

第十节　血红蛋白尿

一、概念

尿液中出现血红蛋白或肌红蛋白可使尿液呈浓茶或葡萄酒或酱油颜色,临床称为血红蛋白尿或肌红蛋白尿。

二、发生机制

正常情况下红细胞在血管内很少破溃释放出血红蛋白,发生血管内溶血。当红细胞膜存在缺陷、血型不合输血时,红细胞在血管内破溃则发生血红蛋白尿。挤压综合征时可引起肌红蛋白尿。

三、相关检查

尿常规检查,其尿隐血试验阳性,镜下红细胞阴性。

血管内溶血证据检查,血清游离血红蛋白大于 40mg/L,血清结合珠蛋白低于 0.5g/L,尿液 Rous 试验阳性(含有铁血黄素)。

四、诊断步骤与思维

患者主诉尿液颜色改变是诊断检查的重要线索。尿常规作为初筛检查,隐血阳性提示存在血红蛋白尿可能。应进步检查血清游离血红蛋白、血清结合珠蛋白,判断是否存在血管内溶血证据。若存在溶血证据,应该积极寻找致病因素,如 CD55、CD59 检查。

五、常见疾病

(一)血液性疾病

1. 阵发性睡眠性血红蛋白尿　发病年龄不一,多见于 20~40 岁之间。晨起尿外观呈酱油或葡萄酒样,可伴有腰痛,感到乏力。尿隐血试验阳性,有不同程度贫血。伴有或不伴有白细胞和(或)血小板减少。也可全血细胞减少。并发血栓形成。检查骨髓增生活跃,红系明显,若并发再生障碍性贫血骨髓增生低下。酸溶血试验阳性,CD55、CD59 异常。

2. 溶血尿毒症综合征　病因不明,起病急,病初有呕吐、腹泻、发热,之后发生急性血管内溶血贫血与肾衰竭。出现尿少,呈暗红色。可有黄疸、紫癜或瘀斑。血小板减少,胆红素轻度升高,尿中可见血红蛋白、含铁血红素、大量蛋白尿。

3. **急性输血相关性溶血** 常见血型不合输血,患者于输血中或输血后数分钟内发生溶血反应,表现为高热、寒战、心悸、胸闷、气短、腰背疼痛、血红蛋白尿、尿少甚至尿闭、血肌酐升高。

4. **红细胞葡糖-6-磷酸脱氢酶缺乏症** 遗传性疾病,有家族史,自幼发病,食入蚕豆后发病。一般急性起病,为血管内溶血。实验室检查高铁血红蛋白还原试验阳性。

5. **阵发性冷性血红蛋白尿** 患者遇冷引起血红蛋白尿,伴有发热、腹痛、腰背痛、恶心、呕吐、含铁血黄素尿。检查可有黄疸,脾轻度肿大。实验室检查冷热溶血试验阳性。

(二)非血液性疾病

运动性血红蛋白尿,剧烈劳动后出现血管内溶血。多见于12~19岁男性,发病前多有急行军或跑步运动史。运动后出现红褐色尿,持续仅数小时。偶感到恶心、腹痛、腰背不适。胆红素略有升高。检查肝脾不大。剧烈运动后有再次发作。

六、小结

血红蛋白尿的出现提示存在血管内溶血,红细胞之所以在血管内破溃,或红细胞存在缺陷、或红细胞发生机械性损伤、或红细胞的环境发生了变化、或红细胞发生抗体攻击。详细病史采集有助于诊断,实验室的检查内容包括原发病与血管内溶血依据。

第十一节 腹 痛

一、概念

腹痛是临床最常见症状。腹部疾患如炎症、溃疡、痉挛、刺激、过敏、梗阻等均可引起腹痛。腹痛可由腹部脏器疾病引起,包括有内科性腹痛、外科性腹痛、妇科性腹痛、实质脏器腹痛、空肠脏器腹痛、非脏器性腹痛。腹痛程度分为轻、中、重、极重。按时间又有慢性腹痛与急性腹痛之分。

二、发生机制

腹痛是人体对炎症、溃疡、痉挛、刺激、过敏、梗阻、压迫等因素所产生的一种反应,或因病变通过痛觉信号经交感神经传入脊髓;或因腹膜或腹壁受到刺激经过体神经传入脊神经根,或因内脏痛觉信号传至相应脊髓节段;或病变累及脊髓反射引起腹痛等。

三、相关检查

病史的采集和相关检查对于腹痛诊断非常重要,如考虑炎症性腹痛应进行血常规检查,并依据炎症脏器做相关检查。如胰腺炎检查血清淀粉酶。怀疑胃肠道梗阻或穿孔,应进行影像学检查。考虑胸腰椎病变,应进行磁共振成像检查。认为是空肠脏器病变,应进行内镜检查等。

四、诊断步骤与思维

腹痛致病因素不同,其诊断步骤与思维有别,但必须遵循如下原则:第一要鉴别是内科性腹痛还是外科性腹痛,有无妇科急腹症;第二,要除外炎症、梗阻、穿孔、出血四大急腹症,做必要检查;第三要除外致命性疾病(例如心血管系统疾病心肌梗死、主动脉夹层,消化系统急性胰腺炎);第四应想到可引起腹痛的血液性疾病。

五、常见疾病

(一)血液性疾病

1. 淋巴瘤 腹部淋巴瘤可引起腹痛,可有发热、腹部可触及包块,或通过超声或影像学发现肿大淋巴结。脾淋巴瘤并发脾周围炎亦可导致腹痛。临床上一般药物治疗止痛差。手术或病理活检是诊断的主要依据。

2. 过敏性紫癜 典型的患者以皮肤紫癜为表现。紫癜特点是突出皮肤,反复发作,可找到致病因素。过敏性紫癜腹痛型患者,发病时皮肤可无紫癜,而以腹痛为早期表现,腹痛特点部位不固定,呈阵发性绞痛,以脐周、下腹多见,可伴有恶心、呕吐、腹泻甚至便血。腹部检查腹软,无反跳痛,无肌紧张。

3. 血色病 由于过多铁沉积在组织中,导致患者皮肤色素沉着,肝、胰腺、心脏、垂体、睾丸功能损害。引起肝硬化、糖尿病、性腺功能减退、心功能不全。血色病可引起腹痛。检查铁蛋白明显升高。

4. 多发性骨髓瘤 患者多在 45 岁以上,早期缺少典型症状。多数患者因腰痛就诊于骨科,或因反复感染就诊于呼吸科,或因尿蛋白、肾功能异常就诊于肾科。贫血伴有血沉明显增快是诊断的线索。多发性骨髓瘤患者的血液可表现为高黏滞性,可引起肠系膜血管血栓发生腹痛。若是胸腰椎骨质破坏压迫神经也可引起腹痛。

5. 骨髓增殖性疾病 主要为真性红细胞增多症、原发性血小板增多症、骨髓纤维化。骨髓增殖性疾病血液黏滞可引起肠系膜血栓导致腹痛。脾大,并发脾周围炎也可引起腹痛。

6. 嗜酸粒细胞增多 嗜酸粒细胞增多包括一组疾病,原因不明者称为特发性嗜酸粒细胞增多,由过敏性疾病、某些感染、皮肤病等引起者为反应性嗜酸粒细胞增多。嗜酸粒细胞也可继发于结缔组织病、肿瘤等疾患。某些恶性血液病如慢性粒细胞白血病、急性粒细胞白血病 M_4Eo 伴有嗜酸粒细胞增多。特发性嗜酸粒细胞增多其嗜酸粒细胞表现持续升高,为成熟嗜酸粒细胞,其绝对值大于 $1.5 \times 10^9/L$,常有器官受累。嗜酸粒细胞增多引起的腹痛与过敏反应有关。应与过敏性疾病、寄生虫性疾病、其他胃肠道疾病引起的腹痛鉴别。

7. 卟啉病 这是一种常染色体显性遗传性疾病,主要为染色体 18q21.3 的亚铁螯合酶基因缺陷,导致亚铁螯合酶缺乏,使卟啉代谢障碍,在体内蓄积进入血液,沉积皮肤毛细血管,引起皮肤光敏感反应。而神经症状型卟啉病则是由于位于 11 号染色体 11q24 上卟胆原脱氨酶等位基因发生突变,使 δ- 氨基 -γ- 酮戊酸和卟胆原发生蓄积,引起腹部与神经系统症状。腹痛可一年发作 1~3 次,腹痛较明显,尿呈深棕色,发作后可很长时间无症状。尿卟胆原二甲氨基苯甲醛定性试验阳性。

(二)非血液性疾病

1. 炎症 腹部实质脏器炎症引起的腹痛,特点定位症状明显,如急性胰腺炎左上腹压痛、胆囊炎右上腹压痛、阑尾炎右下腹压痛。白细胞多升高,可有超声或影像学检查改变。相关脏器实验室检查异常,如胰腺炎血清淀粉酶升高、胆囊炎胆红素异常等。

2. **梗阻** 多有腹部手术病史或腹部存在占位性病变。肠道梗阻后腹部可见肠形和蠕动波,听诊有气过水声。影像学可见腹部胀气,肠管可见"液气平"。

3. **穿孔** 消化道空腔脏器穿孔后内容物流进腹腔,可刺激和污染腹腔,引起剧烈腹痛,特点为全腹痛、腹部拒按、呈板状、肠鸣音消失。影像学可见膈下"游离气体"。

4. **出血** 出血直接影响血容量,腹腔脏器出血后,患者血压降低,心率增快,出汗,面色渐失血色,引起贫血,检查肢体发凉,患者精神差,无力状态。

5. **痉挛** 胃肠道痉挛是引起腹痛常见致病因素。多发生在不洁饮食或食入生冷食物之后,腹痛呈阵发性绞痛,可伴有腹泻和呕吐。检查腹痛点不固定,按之感到舒服、肠鸣音活跃。血常规检查正常。

6. **蛔虫** 既往有蛔虫病史,腹痛为阵发性,若胆道蛔虫,疼痛剧烈。超声检查有助于诊断。粪便检查镜下可见虫卵。

六、小结

腹痛是临床上最常见的症状,致病因素多。诊断血液病腹痛的前提是必须明确存在血液病,腹痛症状可以用血液病解释,腹痛症状随血液病治疗好转或改善或消失。排除非血液病存在的可能。

第十二节 牙 龈 受 损

一、概念

牙龈损害主要包括牙龈出血、牙龈肿胀、牙龈炎。引起牙龈受损的血液病可见维生素 C 缺乏、急性白血病、再生障碍性贫血、骨髓增生异常综合征以及口服免疫抑制剂等因素。

二、发生机制

维生素 C 缺乏影响胶原组织合成,可引起牙龈出血;急性白血病患者血小板减少,白细胞降低,可导致牙龈出血或感染;白血病细胞浸润(如 M_4 与 M_5 型白血病),可引起牙龈增生、肿胀。再生障碍性贫血与骨髓增生异常综合征白细胞减少,可引起牙龈炎。服用免疫制剂环孢素可引起牙龈增生。

三、相关检查

应进行口腔科必要的检查,如血常规检查,口腔分泌物涂片与细菌培养,抗 SAA、抗 SBB 相关抗体检查。

四、诊断步骤与思维

血常规检查异常行血涂片,依据检查结果骨髓细胞学检查。抗 SSA、抗 SSB 阳性患者应进一步做免疫方面的检查。

五、常见疾病

(一) 血液性疾病

1. **维生素 C 缺乏症引起牙龈损害** 维生素 C 缺乏也称为坏血病。维生素 C 参与体内各种物质羟化反应,协助胶原蛋白肽链上脯氨酸与赖氨酸羟化为羟脯氨酸及羟赖氨酸,使之合成胶原蛋白。维生素 C 缺乏胶原蛋白合成障碍,使骨骼、牙、毛细血管间壁组织的间质形成不良,发生出血。表现为牙龈、关节、腱鞘、皮下出血,牙龈肿胀、并发溃疡,X 线显示普遍骨质疏松。毛细血管脆性增加,维生素 C 治疗有效。

2. 白血病引起牙龈损害　发病急,常发热、紫癜、牙龈出血。血常规白细胞增多或减少、血涂片见幼稚细胞。血红蛋白与血小板降低。骨髓呈清一色幼稚细胞。

3. 再生障碍性贫血牙龈损害　患者牙龈肿胀可并发出血、发热、贫血,无淋巴结与肝脾大、血常规表现为三系(红细胞、粒细胞、血小板)减少,网织红细胞降低,骨髓增生低下,非造血细胞增多。

4. 骨髓增生异常综合征牙龈损害　多见于老年患者,牙龈肿胀或出血,常发生在牙齿脱落处。血常规白细胞减少,多有贫血与血小板降低。骨髓检查见病态造血,遗传学显示染色体异常。常规治疗 6 个月血象无改善。

(二)非血液性疾病

1. 牙龈炎　牙龈肿胀、疼痛、检查可见龋齿。血常规检查白细胞升高。
2. 药物性牙龈增生　有服用某些药物(如环孢素、抗癫痫药)史,牙龈肿胀。
3. 干燥综合征　患者口干,眼干涩,易发生牙龈炎,甚至导致牙齿脱落。实验室检查抗 SSA、SSB 阳性。

六、小结

血液病导致的牙龈受损主要与白细胞减少、免疫功能降低致局部感染相关。非血液病性牙龈受损与患者存在牙齿疾患,或继发于其他疾病或口服某种药物有关。

第十三节　皮 肤 病 变

一、概念

皮肤病变包括皮肤颜色、紫癜、皮疹、结节、肿块等。关于皮肤颜色改变的疾病可参见贫血、黄疸、血色病及紫癜等相关章节。本节主要讨论皮疹、结节、肿块等皮肤病变。

二、发生机制

皮疹可见于淋巴瘤和白血病,与恶性细胞浸润有关;嗜酸粒细胞增多与过敏反应有关。皮肤结节、肿块是由于恶性细胞聚集所致,见于绿色瘤。

三、相关检查

血常规检查,骨髓细胞学检查,病灶、淋巴结病理活检。

四、诊断步骤与思维

血常规显示嗜酸粒细胞增多,应除外过敏因素,血细胞学检查有助于白血病的发现,骨髓细胞学检查可诊断白血病。组织病理活检为淋巴瘤诊断依据。

五、常见疾病

(一)血液性疾病

1. 急性白血病　少数患者在皮肤上出现蓝灰色斑丘疹或皮下结节,局部皮肤隆起,变硬,呈紫蓝色结节。患者发病急、发热、出血,淋巴结与肝脾大,血常规异常、有贫血和(或)血小板减少,血涂片可见幼稚细胞。

2. 非霍奇金淋巴瘤　患者多有局部或全身皮肤瘙痒、皮疹。有部分患者可发生带状疱疹、皮下肿块、皮下结节、浸润性斑块甚至发生溃疡。临床特点发热、盗汗、体重减轻、无痛性淋巴结肿大和(或)伴有脾大。B 型超声或 CT 检查可发现深部淋巴结肿大。淋巴瘤侵犯骨髓涂片可见淋巴瘤细胞,淋巴结病理活检符合淋巴瘤诊断。

3. 嗜酸粒细胞增多　患者可有皮疹,呈多样性,伴有瘙痒。可伴有咳喘呼吸道症状,或有腹痛、腹泻等消化道症状。血常规分类嗜酸粒细胞明显增多。

(二)非血液性疾病

1. 过敏性荨麻疹　其皮疹特点反复发作性,呈多样性,瘙痒,划痕试验阳性。部分患者可找到致病因素。血常规检查嗜酸粒细胞增多。

2. 风湿免疫性疾病　此类疾病常有皮疹、皮下结节、红斑等皮肤表现。检查血沉增快,存在相关抗体,多克隆免疫球蛋白升高,补体降低。累及肝或肾可导致肝功能异常、尿蛋白阳性。

3. 肾功能不全　有慢性肾病史或有伤害肾脏靶器官相关性疾病,如高血压、糖尿病、系统性红斑狼疮等。检查呈慢性肾病容,皮肤瘙痒,散在皮疹。实验室检查蛋白尿、血尿,血肌酐明显升高。B 型超声显示肾缩小。

六、小结

血液病可由机体过敏反应引起皮疹,恶性血液病浸润引起皮下结节或肿块,血小板减少引起紫癜,凝血机制异常可引起瘀斑,溶血性贫血出现黄疸,血色病引起皮肤色素沉着。

第十四节　淋巴结肿大

一、概念

淋巴系统是由淋巴管、淋巴液和淋巴结组成,是一个将组织液向血液回流的重要辅助系统。淋巴结可分为浅表淋巴结与深处淋巴结,多沿血管周围分布,常群集于身体凹窝之处,如耳后、下颌下、锁骨上、腋窝、腹股沟。深部淋巴结在器官附近,或腹膜、大血管周围。

淋巴系统主要生理作用有:增加人体细胞免疫和体液免疫功能,淋巴结具有防御屏障作用,调节血浆和组织液之间的平衡,回收组织液中营养物质进入血液。

二、发生机制

淋巴结是淋巴系统的二级淋巴器官,是接受抗原刺激产生应答的场所,具有过滤、增殖和免疫三大作用。当机体受到致病因素作用后,人体的 T、B 细胞常通过不同方式将信息传递给淋巴结,引起淋巴结肿大。

三、相关检查

相关检查包括血常规、血细胞形态学、淋巴细胞亚群、骨髓细胞学、骨髓活检、流式细胞学、基因重排检测、血沉、病毒检测、结核筛查、艾滋病筛查、风湿性疾病筛查、全身浅表淋巴结检查、深部淋巴结检查、超声、CT 或磁共振成像(MRI)、肝与脾检查、淋巴结穿刺细胞学检查、淋巴结组织活检病理。

四、诊断步骤与思维

详细的病史采集是诊断的主要线索,认真体格检查,必要的相关检查。首先要预测肿大淋巴结基本性质(良性、恶性)争取获取病理资料(穿刺或组织活检)。临床可从病理角度判断疾病,包括淋巴结炎症、反应性增生、淋巴结核、结节病、坏死性淋巴结炎(病)、霍奇金病、非霍奇金淋巴瘤、转移癌等,其各类疾病病理学改变不同,见书后彩图(图1、图2、图3、图4、图5、图6、图7、图8)。第二要从淋巴结肿大部位考虑疾病。如锁骨上、腋下、腹股沟,是局部还是全身。第三应从是否伴有相关检查异常,如血细胞有无异常、肝脾是否肿大,综合分析疾病。

五、常见疾病

(一)血液性疾病

1. 白血病　白血病细胞浸润常引起淋巴结肿大,以急性淋巴细胞白血病、急性单核细胞白血病以及慢性淋巴细胞白血病最常见。淋巴结肿大的特点是:多为全身性,大小不一,可有压痛,淋巴结缺少破坏。外周血检查可发现幼稚细胞,骨髓细胞学符合白血病诊断。病理检查淋巴结内为白血病细胞浸润。

2. 淋巴瘤　淋巴瘤是淋巴系统肿瘤,常播散到血液及骨髓,可发生浅表或深部淋巴结肿大,淋巴结特点是:淋巴结呈进行性肿大,多为无痛性,淋巴结触之质韧硬。常伴有发热,出汗,皮肤瘙痒。饮酒后可诱发淋巴结疼痛。对肾上腺皮质激素敏感,使用后淋巴结可缩小,临床症状减轻。病理检查具有特异性改变。

3. 嗜酸细胞肉芽肿　这是一种原因不明发生在皮下的肿物。临床病程长发展缓慢,多有全身淋巴结肿大,因病变常累及腮腺,耳后和颈部淋巴结肿大多见。病变部位可有瘙痒。血细胞形态学分类中嗜酸粒细胞明显增多,病理显示淋巴组织增生,嗜酸粒细胞浸润。

4. 血管性免疫母细胞淋巴结病　该病是一种异常的非肿瘤性免疫增殖性疾病。临床多见于女性,发热,全身淋巴结肿大,可有皮疹与皮肤瘙痒。血常规白细胞增多,血沉增快,抗生素使用无效,肾上腺皮质激素可改善症状。淋巴结病理表现为淋巴结组织破坏,毛细血管壁增生,为免疫母细胞,血管内皮细胞间 PAS 阳性,无定形物质沉积,细胞间有嗜伊红、无结构物质沉积。

(二)非血液性疾病

1. 急性传染性单核细胞增多症　本病发生与 EB 病毒感染有关。典型临床表现具有三大特征:发热(热型不定),咽痛,浅表淋巴结肿大。肿大的淋巴结主要在颈部、下颌下,淋巴结大小不一,可有压痛。血细胞形态学检查可见异型淋巴细胞,其值大于10%。嗜异凝集试验 1:32 以上,抗 EBV 抗体阳性,淋巴结病理特点为组织良性增生。

2. 坏死性淋巴结病　这是一种原因不明、独立性、非肿瘤性疾病,多发生在青壮年,常有不同程度发热。表现为浅表淋巴结肿大且以颈部、锁骨上和腋下多见。淋巴结大小不一,互不粘连,可伴有疼痛。可伴有肝脾大。血常规白细胞减少或正常,血沉增快,转氨酶轻中度升高。抗生素治疗无效,肾上腺皮质激素有效。淋巴结病理特点有大小不等的凝固性坏死,组织细胞增生,常有吞噬核碎片,无中性粒细胞浸润。

3. 获得性免疫缺陷综合征 临床称之为艾滋病,病毒通过性接触或血源感染,作用是导致 T 细胞免疫功能下降。临床上多有发热,机会感染。检查病毒和血清学 HIV 阳性。外周血检查中性粒细胞减少,流式细胞学显示辅助性 T 细胞降低。

4. 结节病 属于原因不明的非干酪性肉芽肿病变。70% 以上患者淋巴结肿大,大小不一,大者如核桃、质硬。伴有发热、咳嗽、胸痛,肺部检查呼吸音减低或存在湿性啰音,皮肤可有结节性红斑。病理检查符合结节病所见。

5. 皮肤黏膜淋巴结综合征 这是一种原因不明的,以血管炎为主要病理变化改变的病症。临床多见于儿童,发热,皮肤可出现多样性皮疹,躯干处为多,无水疱及痂皮形成,球结膜充血,口唇和颊黏膜鲜红,急性期出现非化脓性淋巴结肿大。

6. 风湿免疫性疾病 如系统性红斑狼疮、干燥综合征。15%~20% 的患者可伴有淋巴结肿大,肿大程度不一。病理显示淋巴结组织增生。系统性红斑狼疮常有面部红斑、关节疼痛、尿蛋白、浆膜炎、白细胞减少或(和)血小板减少,ANA 阳性、抗 ds-DNA 抗体阳性。干燥综合征有干燥性角膜炎,滤纸试验阳性。口腔干燥,唾液减少,免疫实验室检查抗 SSA、抗 SSB 阳性。

六、小结

淋巴结肿大按性质分为三类:良性淋巴结肿大、恶性淋巴结肿大与界于良性和恶性之间的淋巴结肿大。良性肿大特点是存在感染或免疫反应等非恶性致病因素,少数患者原因不明,如坏死性淋巴结炎。恶性淋巴结肿大多数可找到恶性病因,如淋巴瘤、白血病、转移癌。患者病情进展快,得不到及时、有效治疗可引起死亡。界于良性和恶性之间的淋巴结肿大见于血管免疫母细胞淋巴结病、血管滤泡性淋巴结增生等。淋巴结肿大根据时间分为:急性淋巴结肿大和慢性淋巴结肿大。急性淋巴结肿大见于各种感染或超敏反应,慢性淋巴结肿大见于各种感染、结核病、结缔组织病、血液病等。依据淋巴结病理检查分为转移癌性、结核性、反应性淋巴结增生、炎症性、坏死性淋巴结病、结节病、淋巴瘤等。淋巴结组织活检病理是诊断淋巴结肿大的定性检查。

第十五节 肝 大

一、概念

肝是人体内最大的腺体和最重要的消化和代谢器官。肝脏能合成各种消化酶、代谢酶以及白蛋白,并合成和分泌胆汁,具有解毒以及参与免疫等作用。肝呈楔形,大部分位于右季肋部和上腹部。肝上界于右侧在锁骨中线第五肋,腋中线第七肋。超声检查肝右叶最大斜径为 12~14cm,前后径 8~11cm,横径不超过 8~10cm。肝重量一般在 1100~1450g 之间。物理检查肝肋下触不到。当肝上界下移或肝大时,临床上可在肋缘下触到肝脏。B型超声是检查肝大小最好、最简单的方法。

二、发生机制

许多致病因素可引起肝大,如损害肝的病毒引起的急性肝炎、传染性单核细胞增多症;某些细菌或寄生虫感染,如斑疹伤寒与伤寒、血吸虫病等。肿瘤如肝癌。

三、相关检查

原发病相关项目检查,肝炎病毒抗原抗体系统检查、肝功能检查、肝形态检查(超声、CT)、肿瘤标志物检查如甲胎蛋白。

四、诊断步骤与思维

腹部触诊可以发现肝大,B 型超声是检查肝大小、了解肝实质回声最好方法,可了解肝形态,鉴别实性与囊性病变。当肝脏存在实性占位或较小病变时,可进行 CT 检查。肝酶谱检查可提示肝细胞有无损害,白蛋白检查可了解肝合成功能,胆红素水平可评判肝的代谢能力。

五、常见疾病

(一)血液性疾病

1. 白血病 白血病患者由于白血病细胞肝脏浸润,常引起不同程度肝大。特点为临床治疗缓解后,肝脏可明显缩小或正常。病史是诊断主要依据。

2. 恶性组织细胞病 是全身网状内皮系统恶性组织增生性疾病。来源于 T 区组织细胞的增生。临床表现为发热、肝脾大、贫血和出血,进行性衰竭最终引起患者死亡。特点有发热、发热无规律性、持续性、耗竭性(消耗体重)、应用抗生素治疗无效,可有皮疹、黄疸、进行性贫血。常累及肝、脾和淋巴结,引起淋巴结、肝脾大。有人总结了 110 例病人,其中 103 例肝脏有程度不同的肿大。诊断依据淋巴结或肝脾病理活检。血片或骨髓细胞学可见到恶性网状细胞。

3. 免疫性血液病 由自身抗体引起的血液病见于原发性血小板减少性紫癜、自身免疫性溶血性贫血等。免疫性血液病常有肝脾大,有人统计,肝大可占 45%~50%。血中相关抗体阳性,肾上腺皮质激素治疗有效。

4. 遗传性红细胞性疾病 包括遗传性球形红细胞增多症、遗传性椭圆形红细胞增多症、口形红细胞增多症。此类病有遗传性,血涂片可见一定量特异形态细胞,如口形、球形、椭圆形红细胞。相关试验检查阳性。

5. 血色病 由于铁的病理性沉积导致脏器功能障碍性疾病。铁可沉积在皮肤和内脏,表现为色素沉着,肝大,肝硬化体征。胰腺受损引起糖尿病,心脏受损心功能障碍,性腺受损性欲减低。实验室检查铁蛋白明显增高。

(二)非血液性疾病

1. 传染性疾病 许多传染性疾病可引起肝大,如肝炎、传染性单核细胞增多症、伤寒与斑疹伤寒等。肝炎表现为恶心、腹胀、肝区痛、黄疸等消化道症状,实验室检查转氨酶升高。传染性单核细胞增多症发热、淋巴结肿大、扁桃体肿大伴有白色假膜,外周血异型淋巴细胞增多,嗜异凝集反应阳性。

2. 酒精性肝病 长期饮酒史,肝大或酒精性肝硬化。检查肝功能多轻度升高,早期以 γ- 谷氨酰转移酶(GGT)升高为主。血清酶谱值很少大于 500U/L,其天冬氨酸氨基转移酶(AST)/丙氨酸氨基转移酶(ALT)常大于 2。

3. 自身免疫性肝病 为特异性免疫反应引起的肝损害性疾病,包括自身免疫性肝炎、原发性胆汁性肝硬化、原发性硬化性胆管炎。自身免疫性肝炎以肝脏慢性炎症、高免疫球蛋白血症、循环自身抗体以及组织学界面性肝炎、门管区大量浆细胞浸润为特征。患者可有消化道症状,检查有肝大或脾大,存在肝脏的免疫相关抗体。

4. 风湿免疫性疾病 引起肝大的风湿免疫性疾病见于系统性红斑狼疮、干燥综合征等。系统性红斑狼疮为多系统损害的慢性自身免疫性疾病,典型患者多有颊部红斑或盘状红斑、光过敏、口腔溃疡、关节炎、浆膜炎、肾病变、免疫学异常以及血液学改变等表现。若临床具备其中 4 条,除外了其他疾病可诊断。干燥综合征是一种侵犯泪腺、唾液腺等外分泌腺体,具有高度淋巴细胞浸润为特征的弥漫性结缔组织病。发病多见于中年以后,由于腺体分泌减少,患者口干燥、眼干涩异物感,牙齿易脱落,抗 SSA 或抗 SSB 阳性。

六、小结

肝大是血液病常见体征之一,引起肝大病因不同。白血病是恶性克隆细胞浸润所致,免疫性血液病(自身免疫性溶血、免疫性血小板减少)与机体免疫反应有关,异常红细胞病(遗传性球形红细胞增多症、遗传性椭圆形红细胞增多症)与肝、脾功能增加相关,血色病为铁沉积肝脏过多所致。血液病性肝大临床特点为:实验室检查存在血液学异常,与非血液病引起的肝大易于鉴别。

第十六节 脾 大

一、概念

脾脏是人体最大的淋巴样组织,是血液循环系统中的有效滤过器,具有识别和清除异物,产生免疫抗体,储存血细胞,清除衰老细胞等作用。正常的脾脏呈椭圆形,位于左季肋区深部,胃底和左膈顶之间,上缘平第 9 肋,下缘平第 11 肋,脾脏的大小差别很大。成人脾一般长 11~20cm,宽 6~8cm,厚 3~4cm,重 110~250g。物理检查正常人触不到脾脏。脾增大可通过超声检查早期发现。临床上根据脾增大程度将其分为轻度、中度和重度(巨脾)。脾大其功能亢进,导致血细胞减少。

二、发生机制

脾功能代偿性增加可引起肿大,见于遗传性球形红细胞增多症、地中海贫血、红细胞增多症、血小板增多症。脾脏是人体免疫器官,免疫相关性疾病脾可肿大,如系统性红斑狼疮、某些急性传染性疾病等。脾是血液的储藏器官与髓外造血器官,恶性细胞可侵袭、聚集脾脏,如各种白血病、淋巴瘤可引起脾大。髓外造血如骨髓纤维化可导致脾大。任何原因引起的门静脉高压均可引起脾大。

三、相关检查

原发病相关项目检查,脾脏形态学检查(超声、CT)。肝形态与门静脉检查(超声、CT),肝炎病毒抗原抗体系统检查、肝功能检查。血细胞学、骨髓细胞学检查。

四、诊断步骤与思维

物理检查触诊脾大,可进一步行 B 型超声和(或)CT 检查。若疑为血液病应进行血常规、血细胞形态学、骨髓细胞学、骨髓活检以及免疫球蛋白重链(IgH)和 T 细胞受体(TCR)基因重排检查、Ph 染色体检查。如考虑传染性疾病应进行相关病原学检查。

五、常见疾病

(一)轻、中度脾大的血液性疾病

1. 自身免疫性血液病,如自身免疫性溶血。

2. 急性白血病、骨髓增生异常综合征。

3. 遗传性球形红细胞增多症、地中海贫血等。

(二)巨脾血液性疾病

1. **慢性粒细胞白血病** 这是恶性克隆性疾病。疾病处于慢性期症状可不典型,有乏力、多汗、消瘦。脾大占92%,其巨脾占86%。外周血白细胞多在 30×10^9/L 以上。涂片分类呈"百花异样"(血片中存在各种和各阶段血细胞,如早幼粒、中幼粒、晚幼粒、中幼红和晚幼红等细胞)。骨髓检查增生极度活跃,以中晚幼粒细胞为主。中性粒细胞碱性磷酸酶降低。存在 Ph 染色体、BCR/ABL 基因。

2. **多毛细胞白血病** 这是一种特殊类型的白血病,特征是细胞膜呈毛状物,或似发卡、裙边、锯齿状,称之为多毛细胞白血病。多有贫血、发热、肝脾大,常在 10cm 以上。病程进展缓慢。实验室检查外周血和骨髓细胞可见多毛细胞。组织化学染色酸性磷酸酶阳性,且不被酒石酸盐抑制。流式细胞学检查 sIg$^+$(膜表面免疫球蛋白),CD19$^+$,CD20$^+$,CD21$^-$,CD22$^+$,CD11c$^+$,CD25$^+$,CD103$^+$。

3. **幼淋巴细胞白血病** 属于慢性淋巴细胞白血病一种类型,起源于 B 或 T 细胞的外周淋巴细胞肿瘤。临床症状较慢性淋巴细胞白血病明显,病程进展较快,常有脾大。症状期短、乏力、多汗、消瘦。脾大明显,多在肋缘下 10cm 以上,淋巴结较少肿大。实验室检查血涂片及骨髓细胞学见大量幼淋巴细胞,几乎所有淋巴细胞均可见到核仁。流式细胞学依据 B 细胞性(B-PLL)与 T 细胞性(T-PLL)不同免疫表型有别。B-PLL:CD19$^+$,CD20$^+$,CD22$^+$,CD79α$^+$,sIg$^+$,FMC$^+$,CD23$^-$。T-PLL:CD$_1$α$^-$,TDT$^-$(末端脱氧核苷酸转移酶),CD2$^+$,CD5$^+$,CD7$^+$。

4. **慢性淋巴细胞白血病** 这是一种淋巴细胞增生与蓄积克隆性疾病,临床上发病多见于老年人,其自然病程较长。临床症状早期不典型,可有乏力、发热、出汗、皮肤瘙痒、全身淋巴结、肝脾肿大。Ⅰ期患者多轻度脾肿大,Ⅱ、Ⅲ期患者可中、重度肿大。实验室检查外周血涂片为成熟淋巴细胞,大于60%,其绝对值大于或等于 5×10^9/L。骨髓有核细胞增生活跃,成熟淋巴细胞大于或等于40%,组织活检成熟淋巴细胞浸润表现。免疫表现型 CD5$^+$,CD22$^\pm$,CD23$^+$,CD10$^-$,FMC7$^-$,CD103$^-$。

5. **脾淋巴瘤** 诊断标准是首发症状为脾大,脾大可在 10cm 以上。可伴有局部不适。经临床、生化、血液学及放射等检查排除了身体其他部位淋巴瘤存在可能。肝组织活检阴性,肠系膜及腹主动脉淋巴结均无淋巴瘤的证据。确诊后至少 6 个月内未见身体其他部位出现淋巴瘤。

6. **骨髓纤维化** 这是一种慢性骨髓增殖性疾病,由于骨髓被纤维组织所代替致使造血障碍,骨髓穿刺呈干抽现象,有髓外造血表现(外周血涂片见幼稚红、幼稚粒细胞)。发病多在 40 岁以上,有乏力、低热、脾大。呈"幼红 - 幼粒"细胞性贫血。白细胞和血小板正常或降低。血涂片可见明显泪滴红细胞。骨髓活检病理具有特征性改变。

7. **Niemann-Pick 病（尼曼 - 匹克病）** 这是一种少见的先天性家族性类脂代谢性疾病。为基因突变引起酶缺陷，致使类脂水解障碍，沉积在单核巨噬细胞内，检查肝脾及骨髓可见的尼曼氏细胞。患者发病早，常有呕吐，消化不良，逐渐消瘦，皮肤脂肪消失，呈蜡黄色，眼底检查黄斑部有樱桃红斑点，可伴有神经症状，常有脾大。显微镜下淋巴细胞或单核细胞质中可见空泡。骨髓细胞学检查有典型泡沫细胞。

8. **Gaucher 病（戈谢病）** 为先天性家族性类脂代谢性疾病。儿童起病，皮肤和黏膜呈茶黄色，病情发展全血细胞减少，可有眼球运动障碍等神经系统症状。检查脾增大。骨髓检查可见较大的 Gaucher 细胞。

9. **真性红细胞增多症** 是骨髓造血干细胞疾病，属于骨髓增生性疾病。特征是皮肤呈紫红色，眼结膜充血，有头晕、乏力、血压升高。病程中可并发血栓。80% 以上患者脾大，多在 10cm 以上。血红蛋白大于 180g/L，红细胞大于 6×10^{12}/L。红细胞压积常大于 50%。要除外假性红细胞增多症。

10. **脾功能亢进（脾亢）** 这是由许多病引起脾功能增强的一组综合征，临床上常见于肝硬化患者。不同病因引起的脾功能亢进其临床表现是有区别的。检查脾大，外周血可表现为一系或两系或三系减少，骨髓增生活跃，脾切除后血细胞可改善。

（三）非血液病脾大

1. **传染性疾病引起的脾大** 常见于急性肝炎、伤寒、传染性单核细胞增多症等。传染性疾病临床上多有发热，不同传染性疾病相关的特征性表现，可检查出特异性抗体，脾脏一般轻度肿大。

2. **风湿免疫性疾病引起的脾大** 常见于系统性红斑狼疮、类风湿性关节炎等。此类病多见于年轻女性，不规则发热，症状表现多样性，特异性抗体阳性。脾脏轻中度肿大。

3. **慢性肝病** 肝硬化脾大，以慢性乙型肝炎多见，诊断分析时医生可根据患者的具体临床情况，进行选择性检查。

六、小结

脾大是血液病重要体征之一，检查患者有无脾大对于某些血液疾病鉴别诊断具有重要意义。免疫性血液病（自身免疫性溶血、免疫性血小板减少）脾脏一般为轻度肿大；急性恶性血液病（急性白血病）脾脏可轻度或中度肿大；慢性恶性血液病（慢性粒细胞白血病、慢性淋巴细胞白血病、幼淋巴细胞白血病、多毛细胞白血病）脾脏多为中度肿大或重度肿大；原发性脾淋巴瘤脾大并伴有形态异常。骨髓增殖性疾病（真性红细胞增多症、原发性血小板增多症、骨髓纤维化）其病期不同，脾大程度不一。再生障碍性贫血脾脏则不大。

第十七节 血栓形成

一、概述

血栓形成系指在血管内流动状态的血液在致病因素作用下，血小板活化及凝血因子激活相互作用，使血液在受损的血管某一部位产生稳定性栓块。

二、发生机制

血栓的形成必须具备三个条件：首先是存在血管内膜病变，使血管管腔口径狭窄，血液流动改变，增加了血小板黏附和聚集可能。第二是血小板的活化，血管内膜胶原组织暴露黏附血小板，血小板活化形成了血小板性血栓。第三是凝血因子激活，激活的凝血因子促使可溶性的纤维蛋白原变成固体性纤维蛋白，并与血小板性血栓相互交织，最终形成稳定混合的血栓。

血栓按发生的部位分为动脉血栓、静脉血栓和微血管血栓。动脉血栓是在血流的情况形成的，因此与血小板的功能关系密切，血管内膜病变为必备条件。血栓特点白色、头大、较少拖有长的红色尾巴。静脉血栓发生有两个方面：一是与血液中抗凝因子缺乏有关，如先天性抗凝血酶Ⅲ缺乏。临床将其归属于易栓症范畴；二是与静脉回流缓慢，致使静脉血管分叉处血液淤滞相关。静脉血栓特点是有一个小白头，其后边常拖着长长的红色尾巴。微血栓常是由于微动脉血管内皮损伤所引起。

三、相关检查

预测动脉血栓应常规检查血压、血脂、血糖、血小板和红细胞计数、血管超声、D-二聚体、CT或磁共振成像、动脉造影等。

预测静脉血栓应常规检查纤维蛋白原、抗凝血酶Ⅲ（ATⅢ）、蛋白C（PC）、蛋白S（PS）、狼疮抗凝物（LA）、血管超声。诊断静脉血栓应检查D-二聚体、B型超声、静脉血管造影、胸部CT或磁共振成像。

四、诊断步骤与思维

动脉血栓，动脉粥样硬化是引起动脉血栓基础。高脂血症、糖尿病、高血压是引起动脉粥样硬化基础病。红细胞增多症与血小板增多症，吸烟、肥胖可为重要危险因素。因此诊断动脉血栓形成首先确定致病因素，进行危险分层。第二，要检查血压、血脂、血糖、血小板、红细胞。第三要对病变血管进行检查，评估血管损害程度。特别是了解脑血管、心血管、肾血管受损情况。超声检查可提示血管斑块形成或血管狭窄，CT或磁共振成像可进行进一步的诊断。

静脉血栓发生为多种因素。首先要除外易栓症，如遗传性抗凝血酶Ⅲ和蛋白C缺陷或质的异常性疾病。深静脉炎、静脉瓣异常也是常见病因。静脉血栓最易发生在下肢，血栓形成后局部或肢体出现疼痛、肿胀。少数患者的深静脉栓子脱落可引起肺栓塞。多普勒超声检查可提示血栓形成。实验室检查D-二聚体升高有助于血栓形成判断。静脉造影可提供诊断。

典型的微血栓见于弥散性血管内凝血、血栓性血小板减少性紫癜和溶血性尿毒症综合征。检查外周血可见红细胞碎片、血小板减少、网织红细胞升高、血红蛋白降低、胆红素可升高。微血栓也见于风湿免疫性疾病，如系统性红斑狼疮、干燥综合征、抗磷脂抗体综合征等。检查血沉增快，球蛋白增高，相关抗体阳性。

五、常见疾病

（一）血液性疾病

1. 真性红细胞增多症 属于骨髓增殖性疾病，临床易于发生动脉血栓。表现为皮肤、黏膜呈绛红色,犹如醉酒貌相,血压可升高,脾大。检查血红蛋白与红细胞明显升高。*JAK2* 基因突变阳性。

2. 原发性血小板增多症 属于骨髓增殖性疾病范畴,可发生出血或血栓。检查脾大。血小板升高,常大于 1000×10^9/L。骨髓检查巨核细胞增多,可见成堆血小板。*JAK2* 基因阳性。

3. 多发性骨髓瘤 为恶性克隆性浆细胞疾病,多见于 45 岁以上的患者,由于血液高黏滞性易发生血栓。临床表现有骨痛、易于感染、蛋白尿。血涂片检查红细胞呈缗钱样排列,血沉明显增快,血清单克隆免疫球蛋白(M 蛋白)明显升高,尿中单克隆免疫球蛋白轻链(本周蛋白)大于 1g/24h,骨髓中异常浆细胞明显升高,骨质可见破坏。

4. 阵发性睡眠性血红蛋白尿 为后天获得性红细胞膜缺陷异常克隆疾病,临床多见于 20~40 岁的患者,血红蛋白尿为早期最典型症状。血浆中的补体与血小板膜相互作用可引起血栓形成。本病诊断重要条件应具备血管内溶血。Hams 试验检查为阳性。流式细胞学存在克隆性 CD55、CD59 阴性细胞。

5. 易栓症 此类疾患主要包括抗凝血酶Ⅲ缺乏、蛋白 C 或蛋白 S 缺乏。体内抗凝因子缺乏后,凝血活性增强易于发生血栓形成。此类病临床发病年龄早,反复发生血栓,深静脉血栓形成患者可并发肺栓塞。检查抗凝因子活性明显降低,D- 二聚体升高。

(二)非血液性疾病

1. "三高"病 高血压、高血脂、高血糖是引起动脉粥样硬化三大疾病,也是导致动脉粥样硬化的基础性疾病。动脉内膜斑块破溃引起血栓形成。检查患者血压升高、血脂异常、高血糖。超声检查可见血管壁增厚、斑块形成、狭窄、血栓形成。动脉造影可直接观察到血管损害程度。

2. 免疫性疾病 常见为系统性红斑狼疮、抗磷脂抗体综合征。相关抗体的存在是诊断此类疾病的基本条件。

六、小结

血液病引起动脉血栓主要见于血小板增多症、红细胞增多症、高球蛋白血症等高黏滞血症。与血液病相关的静脉血栓常见于抗凝血酶Ⅲ缺乏、蛋白 C 缺乏或蛋白 S 缺乏症。动脉血栓易发生有动脉粥样硬化的高血压、高血脂、高血糖患者;静脉血栓多发生有静脉内膜损伤或静脉回流障碍、长时间卧床、手术后、妊娠、口服避孕药患者。

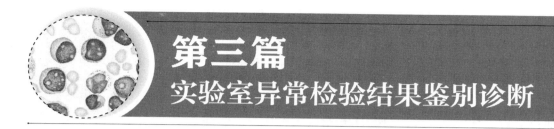

第三篇
实验室异常检验结果鉴别诊断

------ 第一章　总　　论 ------

第一节　实验室异常结果与血液病关系认识

实验诊断是诊断学中重要部分。对血液病而言,除与专科疾病相关检测项目外,还包括肾功能检测、肝功能检测、生物化学检测、免疫学检测、染色体、流式细胞学、基因等检查。认识专科以外的检查项目异常与血液病的关系,可早期帮助发现和诊断血液病。例如,一位患者血沉明显增快,提示患者血液存在过多的丙种球蛋白,应注意除外骨髓瘤。反过来,也可以将血沉检查作为一个过筛性检查,如果明显增快,可能存在异常免疫球蛋白血症。又如,一位贫血患者,当检查间接胆红素升高,推测可能为溶血性贫血所致,进一步检查网织红细胞若明显升高,提示溶血存在。了解实验室检查中的每一项检查临床意义,认真分析异常结果与血液病是否存在相关性,可提高血液病的诊断水平。

第二节　用医学基础理论分析实验室检查异常结果

医学基础是指导临床工作的根基。医学基础扎实,分析临床表现就会全面深入,扩展面就会宽,思维清晰,就可透过现象看到本质。例如一位患者贫血、平均红细胞体积大,检查乳酸脱氢酶升高,轻度胆红素升高、网织红细胞偏高。经分析则首先考虑为巨幼细胞贫血引起的原位溶血,而应将自身免疫性溶血性贫血作为鉴别诊断对象。又如,一位患者检查铁蛋白升高,如果临床上有反复输血史(2 个单位红细胞含有 200mg 铁),铁在体内为闭式循环,因而可考虑为继发性血色病。如果一位患者全血细胞减少,持续发热、伴有肝脾淋巴结肿大、铁蛋白明显升高,应进一步检查除外噬血细胞综合征。临床实验室方法来源于被检查物质的生物特性,当人体组织或细胞遭到破坏时,实验室检查就会发生异常结果。医学正是通过这些方法去发现问题、诊断疾病的。

第二章 与血液病相关实验室检查

第一节 血 沉

血沉全称为红细胞沉降率（ESR），是指红细胞在一定条件、一定的时间内沉降的速率，通常以毫米/第一小时（mm/1h）表示。

一、正常值
正常男性为 0~15mm/1h，女性 0~20mm/1h。

二、机制
红细胞的沉降速率与血浆内存在各种蛋白比例、有无抗体存在以及红细胞数量与形状相关。如血浆中球蛋白或纤维蛋白原升高血沉加快；血浆中存在抗体、C 反应蛋白、炎性刺激物等血沉增快。红细胞数量减少如贫血时血沉可增快。

三、常见疾病

（一）常见血液病

1. 多发性骨髓瘤 多发性骨髓瘤（轻链型除外）血沉明显增快，常超过 100mm/1h。多见于老年患者，有四大临床表现：骨痛，检查骨质疏松或骨折；尿蛋白：为本周蛋白，血肌酐升高；易于反复肺部感染；不能用营养性贫血所解释的贫血，白细胞与血小板常正常。血涂片可见红细胞呈缗钱样排列，骨髓细胞学检查可见骨髓瘤细胞，一般在 10% 以上。血清蛋白电泳有异常 M 带。

2. 巨球蛋白血症 为免疫增殖性疾病，骨髓细胞学检查以浆细胞样淋巴细胞增殖为主。有肝脾淋巴结肿大，常累及神经系统，血沉增快，血清中单克隆 IgM 明显升高，大于 10g/L。

3. 淋巴瘤 非霍奇金淋巴瘤患者常伴有血沉增快，但一般都在 50mm/1h 以内，有局部或全身淋巴结肿大，肿大的淋巴结质硬，抗生素治疗无效，未经治疗肿大的淋巴结不会自然消退。病理检查符合淋巴瘤诊断。

4. 自身免疫性溶血 属于免疫性疾病，存在红细胞抗体，为血管外溶血。检查有溶血证据，间接胆红素升高，网织红细胞升高，脾常肿大，Coombs 试验阳性。

（二）常见的非血液性疾病

1. 感染性疾病 急性细菌感染由于C反应蛋白与纤维蛋白原升高，炎性刺激物增加，可致血沉增快。特点为随着炎症控制、治愈，血沉则逐渐恢复正常。特异性感染常见肺结核，血沉可增快。

2. 恶性肿瘤 肿瘤细胞分泌的糖蛋白，肿瘤组织坏死的作用，可使血沉增快，特别是肿瘤转移并发贫血或感染时，

3. 结缔组织病 此类疾病由于存在相关抗体，球蛋白升高，因此血沉增快。常见系统性红斑狼疮，其表现多见于女性，可有面部红斑、关节疼痛、脱发、尿蛋白、浆膜腔积液、抗核抗体阳性等。也见于类风湿性关节炎、干燥综合征等。

四、小结

血沉临床检查上虽然没有特异性,但可作为初筛性(或者说过筛性)检查,可为血液病诊断提供线索。如血沉超过 100mm/1h,应注意有无浆细胞病:多发性骨髓瘤、巨球蛋白血症。血沉增快并发黄疸,应除外自身免疫性溶血性贫血、淋巴瘤。

第二节 胆 红 素

一、正常值

正常血清总胆红素(TBIL)为 3.4~17.1μmol/L(0.1~1mg/dl)。血清结合胆红素(CB)0~6.8μmol/L,血清非结合胆红素(UCB)1.0~10.2μmol/L。胆红素在 17.1~34.2μmol/L(1~2mg/dl)为隐性黄疸,超过 34.2μmol/L(2mg/dl)时临床可见黄疸。

二、机制

衰老的红细胞破溃降解为血红蛋白,血红蛋白在组织蛋白酶作用下形成血红素和珠蛋白。血红素在催化酶的作用下转变为胆绿素,再经还原酶作用还原为胆红素。胆红素通过血液循环运送到肝脏,与白蛋白分离,在肝细胞内与葡糖醛酸结合,为结合胆红素。结合胆红素特点溶于水,可通过肾小球排除。结合胆红素可从肝细胞经胆管排入肠道,经肠道的胆红素代谢途径为:变为粪胆原排除、被门静脉回吸收再通过肠道排除,一小部分进入体循环由肾排除。非结合胆红素是指未与葡糖醛酸结合的胆红素,特点是不溶于水,不能从肾小球滤过。胆红素生成增加与排泄障碍都可引起胆红素升高。

三、常见疾病

(一) 常见的血液性疾病

任何导致红细胞破溃增多都可引起胆红素升高,见于溶血性疾病。

1. 自身免疫性溶血 特点为血管外溶血,存在红细胞相关抗体,Coombs 试验阳性。

2. 遗传性红细胞疾病 遗传性球形红细胞增多症,红细胞形态异常,红细胞脆性增加。

3. 遗传性血红蛋白异常疾病 海洋性贫血,血涂片可见靶形红细胞,血红蛋白电泳异常。

4. 红细胞酶的异常疾病 葡糖 -6- 磷酸脱氢酶缺乏症——蚕豆病,发病存在诱发因素,葡糖 -6- 磷酸脱氢酶活性降低,高铁血红蛋白还原试验低于正常值。

5. 阵发性睡眠性血红蛋白尿 获得性造血干细胞良性克隆性疾病,为血管内溶血,可见血红蛋白尿,Ham 试验阳性,流式细胞学 CD55、CD59 异常。

6. 血栓性血小板减少性紫癜 为一种较少见的弥散性微血管血栓 - 出血综合征,存在微血管溶血,常有神经症状,血片可见破碎红细胞,有肾损害、尿蛋白等。

7. 弥散性血管内凝血(DIC) 是致病因素引起的凝血与纤溶系统激活,导致全身微血栓形成,大量凝血因子消耗和纤溶亢进,临床表现为全身出血及微循环衰竭、微血管性溶血贫血。实验室检查 PT 延长,血小板降低、D- 二聚体升高。

8. 巨幼细胞贫血 缺乏叶酸和(或)维生素 B_{12} 导致红细胞成熟障碍,引起原位性溶血。检测红细胞体积增大,血清叶酸和(或)血清维生素 B_{12} 水平降低。

9. 淋巴瘤 可引起溶血,导致胆红素升高。

(二) 常见的非血液性疾病

1. 各种原因引起的肝损害 见于各种肝病、某些急性传染病、某些药物应用等。肝脏受损后肝细胞内容物可进入到血液,肝的代谢功能降低,可引起直接与间接胆红素升高(双相性胆红素),形成双相性黄疸。

2. 胆道疾患 如胆囊炎、胆石症等,由于胆汁排泄功能障碍引起黄疸。肿瘤浸润或压迫引起黄疸,可见肝癌、胰腺癌等。

四、小结

胆红素的检查临床一般放在生化检查项目中,也常作为肝功能检查项目之一。当胆红素升高时,应分析是直接胆红素升高为主还是间接胆红素升高为主。间接胆红素升高应除外血液病的溶血性贫血,直接胆红素升高应注意肝损害或胆道疾患。间接胆红素与直接胆红素都升高者支持肝病。胆红素升高实际上可认为是溶血性黄疸、阻塞性黄疸、肝细胞性黄疸鉴别。

第三节 乳酸脱氢酶

一、正常值

乳酸脱氢酶是一种糖酵解酶,广泛存在于机体的各种组织中。速率法正常值为95~200U/L。

二、机制

乳酸脱氢酶在心肌、骨骼肌和肾含量最丰富,肝、脾、红细胞、肿瘤组织也存在乳酸脱氢酶,故当发生溶血性贫血、巨幼细胞贫血、淋巴瘤等血液病时,可引起乳酸脱氢酶升高。溶血性贫血、巨幼细胞贫血乳酸脱氢酶升高可能与红细胞破溃后乳酸脱氢酶释放增加有关,肿瘤性乳酸脱氢酶升高与肿瘤组织侵袭有关。乳酸脱氢酶是非霍奇金淋巴瘤预后判断条件之一。

三、常见疾病

(一) 常见的血液性疾病

1. 巨幼细胞贫血 叶酸或维生素 B_{12} 缺乏导致巨幼细胞贫血,有贫血、MCV 增大,也可三系减少。检测血清叶酸和(或)血清维生素 B_{12} 水平减低,乳酸脱氢酶明显升高。

2. 溶血性贫血 由于红细胞破溃,乳酸脱氢酶常升高,网织红细胞增多。

3. 淋巴瘤表现 无痛性、进行性淋巴结肿大,发热,乳酸脱氢酶升高。

(二) 非血液性疾病

1. 急性心肌梗死 有典型的胸痛发作,心电图出现心肌梗死图形,心肌坏死标志物肌钙蛋白、肌酸激酶明显升高,乳酸脱氢酶升高。

2. 各种肌炎 如多发肌炎、心肌炎等,

3. 肝疾病 病毒性肝炎、酒精性肝病、肝硬化,肝癌。肝细胞破溃可引起乳酸脱氢酶升高。肝功能检查、相关病毒抗体检测、超声、甲胎蛋白等有助于肝脏疾病诊断。

四、小结

乳酸脱氢酶主要分布在肌肉、肝、脾、胰腺、肺和肿瘤组织,红细胞含量极丰富。由于红细胞内含有丰富的乳酸脱氢酶,任何致病因素导致红细胞破溃都可引起乳酸脱氢酶升高。

第四节 免疫球蛋白

一、正常值

免疫球蛋白是由浆细胞合成、分泌的一组具有活性的球蛋白。按其功能与理化性质分为 IgG、IgA、IgM、IgD、IgE 五大类。IgG 含量最多,是人体主要的抗体,可对抗病毒、细菌等感染。IgA 主要由呼吸道、消化道、泌尿生殖道的淋巴样组织合成,存在支气管与胃肠道、泌尿生殖系的分泌液中。IgM 是初次免疫应答的抗体。IgE 是介导变态反应性抗体。采用单向免疫扩散法测:IgG 7.0~16.6g/L,IgA 0.7~3.5g/L,IgM 0.5~2.6g/L,IgD 0.6~1.2g/L,IgE 0.1~0.9g/L。

二、机制

免疫应答可相应地刺激身体产生相关抗体,每类抗体都有其生理变化与病理变化。致病因素不同所表现的免疫反应与产生的抗体有别。可引起单克隆抗体升高,也可引起多克隆的抗体增加。

三、常见疾病

（一）IgG

1. 增高 血液性疾病,单克隆的升高,见于多发性骨髓瘤、华氏巨球蛋白血症、淋巴瘤、IgG 增高性免疫性增殖性疾病。

非血液性疾病,表现为多克隆的增高,见于自身免疫性疾病,如系统性红斑狼疮、类风湿性关节炎等,也见于慢性肝病、各种慢性感染。

2. 降低 血液病可见于重链病、轻链病、体液免疫缺陷病。

非血液病,见于甲状腺功能亢进、营养不良。

（二）IgA

1. 增高 血液性疾病,见于 IgA 型多发性骨髓瘤。

非血液性疾病,见于风湿免疫性疾病、肝硬化、湿疹和肾疾病。

2. 降低 血液性疾病,可见于非 IgA 型多发性骨髓瘤、重链病、轻链病。

非血液性疾病,见于自身免疫性疾病、原发或继发性免疫性缺陷病、代谢性疾病如肌营养不良、甲状腺功能亢进,也见于反复呼吸道感染。

（三）IgM

1. 增高 血液性疾病,见于巨球蛋白血症,也可见于淋巴瘤。

非血液性疾病,见于类风湿性关节炎、系统性红斑狼疮、病毒性肝炎早期。

2. 降低 血液性疾病,见于 IgA 型多发性骨髓瘤、重链病、淋巴系统肿瘤。

非血液性疾病,见于肾病综合征、免疫性缺陷、代谢障碍性疾病。

（四）IgE

增高 血液性疾病,可见于 IgE 型多发性骨髓瘤、重链病。

非血液性疾病,过敏性疾病如皮炎、哮喘、过敏性鼻炎、荨麻疹,嗜酸粒细胞增多,寄生虫病、曲霉病、肝病、结节病、类风湿性关节炎。

四、小结

1. 血清免疫球蛋白 IgG、IgA、IgM、IgD、IgE 各自升高其生理意义与病理意义不同。良性的免疫球蛋白升高是指血清免疫球蛋白水平仅为正常高限或略高于正常值,尚没有找到致病因素,动态观察无明显变化与疾病发现。病态的多克隆免疫球蛋白升高主要见于风湿免疫性疾病、肝病。病态的单克隆免疫球蛋白升高多见于多发性骨髓瘤、巨球蛋白血症及恶性淋巴系统疾病。

2. 血液病引起的单克隆免疫球蛋白升高主要见于多发性骨髓瘤、巨球蛋白血症、淋巴瘤。骨髓瘤患者分泌其血清 IgG>35g/L,IgA>20g/L,IgM>15g/L,IgD2.0g/L,IgE2.0g/L。其尿本周蛋白阳性(>1.0g/L)。骨髓细胞学检查可见幼稚浆细胞,其浆细胞在 10% 以上。巨球蛋白血症患者 IgM 升高,骨髓细胞学为异常淋巴样浆细胞增生。

3. 非血液病引起的免疫球蛋白升高表现为多克隆性,临床见于肝病、风湿免疫性疾病、肾病综合征。慢性肝病患者常有消化道表现,由于肝合成功能降低,白蛋白下降,球蛋白相对升高。实验室检查胆红素升高,凝血酶原时间延长,血清酶谱如 ALT、GGT 升高。风湿免疫性疾病常有皮肤损害、关节疼痛、小血管炎、血细胞减少等临床表现。实验室检查存在疾病相关抗体。肾病综合征患者临床以高脂血症、大量蛋白尿、高度水肿、低白蛋白血症(三高一低)为表现。非血液病患者骨髓细胞学检查一般正常或可见反应性浆细胞增多。

第五节 铁 蛋 白

一、正常值

成人体内含铁总量约 3~4g。其中 65% 的铁组成血红蛋白,30% 为储存铁。人体的铁以血红素铁和铁蛋白两种方式储存。铁蛋白有蛋白质外壳,分布在人体的不同组织,铁蛋白调节铁的吸收,反映体内储存铁状况。正常铁蛋白男性为 15~200ng/ml,女性12~150ng/ml。

二、机制

缺铁性贫血由于铁的摄入不足或需要增加,动用储存铁,铁蛋白减低。铁蛋白升高可见于铁的负荷过多,如反复的输血(400ml 血液中含有 200mg 铁),急性感染性疾病铁蛋白升高与组织细胞受到刺激和巨噬细胞发生反应有关。恶性肿瘤引起的铁蛋白升高认为与瘤细胞合成与释放铁蛋白增加相关。肝、心脏含有较多的铁蛋白,肝细胞坏死或心肌梗死常引起铁蛋白升高。

三、常见疾病

(一) 血液病性疾病

1. 铁蛋白减低,见于缺铁性贫血。

2. 铁蛋白升高,见于血色病、溶血性贫血、反复输血,也见于再生障碍性贫血、恶性贫血、白血病。

（二）非血液性疾病

1. 铁蛋白降低见于大量失血、长期腹泻、营养不良、月经过多。

2. 铁蛋白升高见于急性感染或慢性感染导致的炎症、肿瘤、甲状腺功能亢进、肝坏死。

四、小结

铁蛋白是反映机体储存铁多少较为灵敏的实验室检查。机体缺铁时血清铁蛋白降低，主要见于缺铁性贫血。机体储存铁增加后，铁蛋白升高。有些疾病可引起铁蛋白反应性升高，如炎症、肿瘤、甲状腺功能亢进等。

第六节　尿　蛋　白

一、正常值

肾脏在正常情况下，尿蛋白定性试验为阴性，定量仅 0~80mg/24h。肾受损后，肾小球滤过率异常，肾小管重吸收障碍，可尿出不同分子量蛋白尿，包括以白蛋白为主的选择性蛋白尿与大分子的非选择性蛋白尿。

二、机制

肾小球损害，滤过率增加可引起肾小球蛋白尿，肾小管吸收障碍可致肾小管性蛋白尿，血浆异常小分子增多影响肾小管吸收，也可发生溢出性蛋白尿。

三、常见疾病

（一）血液性疾病

1. 过敏性紫癜　过敏性紫癜肾型患者，因肾小球毛细血管袢发生变态反应性炎症，可引起蛋白尿与血尿。患者发病存在致病因素，皮肤可见对称性、突出皮肤紫癜，检查血小板正常。

2. 血栓性血小板减少性紫癜　这是一种以弥散性微血管血栓-出血为表现的综合征。典型患者有发热、血小板减少性紫癜、微血管溶血、神经精神症状和肾损害，因而发生蛋白尿。

3. 多发性骨髓瘤　多见于 50 岁以上的患者，骨髓瘤细胞常引起肾损害，导致蛋白尿，多数为本周蛋白，其特点是将尿液逐渐加热至 45~60℃时，尿蛋白开始凝固，继续加热至沸点时凝固的蛋白重新溶解，若再冷至 60℃以下又出现沉淀。

（二）非血液性疾病

1. 肾本身疾病，常见慢性肾炎、肾病综合征、肾小管疾病等。

2. 继发性肾疾病，可见系统性红斑性狼疮、中毒、过敏性疾病等。

四、小结

蛋白尿主要来自肾小球，任何致病因素导致肾小球损伤或肾小管吸收障碍，都可引起蛋白尿。蛋白尿包括选择性蛋白尿与非选择性蛋白尿。选择性蛋白尿以白蛋白为主，分子量小，见于肾病综合征。非选择蛋白尿分子量大，滤出提示肾小球毛细血管壁损伤严重。血浆中异常蛋白质增多也可引起蛋白尿。

第七节 β₂微球蛋白

一、正常值

体内有核细胞可产生一种分子量 11 800 的小分子球蛋白,为 β_2- 微球蛋白,可自由通过肾小球,之后在近端小管几乎全部吸收。正常人血 β_2- 微球蛋白 1~2mg/L。

二、机制

β_2- 微球蛋白为组织相容性抗原轻链的组成部分,骨髓瘤细胞分泌 β_2- 微球蛋白,并与骨髓瘤细胞总量有关。β_2- 微球蛋白主要通过肾排出和重吸收,依据 β_2- 微球蛋白水平可判断体内肿瘤负荷,评估疾病程度。

三、常见疾病

(一) 血液性疾病

多发性骨髓瘤,多见于 50 岁以上的患者,可有骨痛或反复感染或尿蛋白,检查血沉明显增快、贫血、血清出现大量单克隆免疫球蛋白或尿中出现单一轻链,骨髓细胞学异常浆细胞明显增多,X 线显示骨质破坏,β_2- 微球蛋白升高。

(二) 非血液性疾病

1. 肿瘤患者,存在原发病变,肿瘤标志物升高,有病理诊断依据,或典型的影像学改变。骨髓检查浆细胞不高或略高,无异常浆细胞,可见转移癌细胞。

2. 原发性肾疾病,见于慢性肾炎肾功能不全、急性肾衰竭、急性间质性肾炎。

3. 继发性肾疾病,可见于药物性肾损害、慢性金属中毒等。

四、小结

多发性骨髓瘤 ISS 临床分期是以血清中 β_2- 微球蛋白和白蛋白为标准。β_2- 微球蛋白是轻链的组成部分,骨髓瘤细胞分泌 β_2- 微球蛋白,β_2- 微球蛋白水平与肿瘤细胞量及预后有关。

第八节 酸性磷酸酶

一、正常值

酸性磷酸酶(ACP)主要存在于细胞的溶酶体中。血清 ACP 来源于前列腺、红细胞和血小板。参考值为 0.9~1.9 U/L。

二、机制

存有 ACP 细胞组织器官发生病变,均可引起 ACP 升高。

三、常见疾病

(一) 血液性疾病

骨髓瘤、血小板减少症、溶血性贫血、白血病、戈谢病、巨幼细胞贫血。

(二) 非血液性疾病

前列腺疾患、原发性骨肿瘤、恶性肿瘤骨转移、肝硬化等。

四、小结

ACP 检查临床上有助于某些血液疾病鉴别诊断。

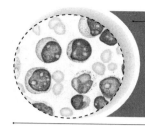

第四篇
血细胞异常鉴别诊断

----------- 第一章 血细胞异常诊断步骤 -----------

第一节 如何阅读血常规

　　血常规是临床检验三大常规(血、尿、便)之一,是最常做的实验室检查,也是诊断许多疾病的初筛性检查,亦是除外血液病的过筛性检查。目前血常规多采用血细胞分析仪器检测。一张血常规的检测报告单上常显示:白细胞计数,以及白细胞分类中的中性粒细胞(中性粒细胞、嗜酸粒细胞、嗜碱粒细胞)、淋巴细胞以及单核细胞数值百分比和绝对值。红细胞计数、血红蛋白、平均红细胞体积、平均红细胞血红蛋白浓度以及血小板计数及血小板平均体积等(表4-1)。

表4-1　血常规检查值表

检查项目		法定单位	比值	
	白细胞总数	$(4.0{\sim}10)\times10^9/L$		
	中性分叶核粒细胞	$(2.7{\sim}7.0)\times10^9/L$	0.50~0.70	50%~70%
	中性杆状核粒细胞	$(0.04{\sim}0.05)\times10^9/L$	0.00~0.05	0~5%
	嗜酸粒细胞	$(0.05{\sim}0.5)\times10^9/L$	0.01~0.05	1%~5%
	嗜碱粒细胞	$(0.00{\sim}0.01)\times10^9/L$	0~0.01	0~1%
	单核细胞	$(0.12{\sim}0.8)\times10^9/L$	0.01~0.08	1%~8%
	淋巴细胞	$(0.8{\sim}4.0)\times10^9/L$	0.20~0.40	20%~40%
血常规	红细胞 男	$(4.0{\sim}5.5)\times10^{12}/L$		
	红细胞 女	$(3.5{\sim}5.0)\times10^{12}/L$		
	血红蛋白 男	120~160g/L		
	血红蛋白 女	110~150g/L		
	血细胞比容 男	0.40~0.50		
	血细胞比容 女	0.37~0.48		
	红细胞平均体积(MCV)	82~95fl		
	红细胞平均血红蛋白(MCH)	26~32pg		
	红细胞平均血红蛋白浓度(MCHC)	320~360g/L		
	血小板	$(100{\sim}300)\times10^9/L$		
网织红细胞		0.5%~1.5%,绝对值$(24{\sim}84)\times10^9/L$		

阅读血常规能了解三系血细胞概况。对白细胞能显示白细胞是否增多或减少,分类是否异常。对红细胞可评价有无贫血、判断贫血类型、红细胞是否增多。通过对血小板计数了解增多或减少。血细胞仪检测血常规也存在不足,如不能将白细胞进行完全准确分类,常会把大淋巴细胞计数到单核细胞中,或将幼稚细胞计算到淋巴细胞或单核细胞当中。此外,选择 EDTA 采血管时可引起血小板聚集反应,造成假性血小板减少。

第二节 血细胞检查内容

细胞检查内容包括血细胞形态学、骨髓细胞学、细胞化学染色、流式细胞学检查。

一、血细胞形态学检查

当血常规显示白细胞计数与分类出现异常,或怀疑有红细胞疾病,或血小板计数减少或增多时,都应进行血细胞形态学检查。血细胞形态学检测方法是将血液涂片,再经瑞氏染色,用眼通过在显微镜下直接观察细胞、计算血细胞数,了解有无细胞形态异常,如细胞大小、胞质颗粒、有无核仁、染色深浅,以及有无异常细胞、碎片与原虫等。

二、骨髓细胞学检查

当临床不能解释血细胞计数增多或减少,或血细胞形态存在异常,或有幼稚细胞时,应进行骨髓细胞学检查,以便除外再生障碍性贫血、骨髓增生异常综合征、急性与慢性白血病、骨髓瘤等疾病。

三、流式细胞学检查的目的

检查骨髓是否存在恶性克隆性细胞,进行细胞免疫分型(见第九篇 流式细胞学检查)。

第二章 白细胞异常鉴别诊断

白细胞是人体的重要防御细胞。广义上讲,白细胞实际上包括有粒细胞(粒细胞又分中性粒细胞,嗜酸粒细胞以及嗜碱粒细胞),淋巴细胞和单核细胞。年龄不同,三种细胞百分比略有差别(如儿童淋巴细胞比值偏高)。正常成人白细胞计数为 $(4\sim10)\times10^9$/L。白细胞分类、白细胞功能无异常,人体才能抵抗和防御各种致病菌感染。

白细胞起源于造血干细胞,在造血因子的作用下,干细胞分化为多能干细胞,多能干细胞经过不同的分裂与增殖阶段,发育为成熟粒细胞后释放到血液中去。粒细胞生成时间一般约为 14 天。

白细胞正常为 $(4\sim10)\times10^9$/L,中性粒细胞占总数的 50%~70%,嗜酸粒细胞占总数的 0.5%~5%,嗜碱粒细胞占总数的 0%~0.75%,单核细胞占总数的 1%~8%,淋巴细胞占总数的 20%~40%。白细胞的异常包括数量异常、分类异常(增多或减少)与白细胞功能异常(质量异常)。

第一节　中性粒细胞异常

一、中性粒细胞增多

（一）概念

白细胞总数高于正常值称为白细胞增多。白细胞包括粒细胞、淋巴细胞和单核细胞。白细胞升高一般是指中性粒细胞增高。将白细胞总数乘以中性粒细胞百分比为中性粒细胞的绝对值。当外周血中性粒细胞计数大于 7.5×10^9/L 时称为中性粒细胞增多。

白细胞增多包括生理性增多与病理性增多。生理性中性粒细胞增多可见于精神紧张、运动后。病理性增多有反应性中性粒细胞增多，如急性出血；药物性中性粒细胞增多如肾上腺皮质激素或促粒细胞生成素使用；炎症性中性粒细胞增多见于各种细菌感染；恶性血液病中性粒细胞增多见于慢性粒细胞白血病、慢性中性分叶性白血病等。

（二）机制

生理性中性粒细胞增多认为与内源性肾上腺素和皮质醇释放水平升高相关。病理性反应性白细胞增多是机体的调节反应。药物性白细胞增多与其促粒细胞生成素作用于祖细胞增加增殖与分化功能相关；炎症性白细胞增多与血管反应性收缩、脾脏对血的释放增加、炎性物质刺激内源性集落刺激因子升高使细胞分裂增强有关；恶性血液病中性粒细胞增多是恶性克隆无限性增殖所致。

（三）诊断步骤

血常规检查不仅可以判断中性粒细胞增高，还可了解是单系（一系）血细胞增多还是三系血细胞增多。通过血涂片分类检查可计算出各个细胞所占的百分比，观察有无异常细胞。

（四）常见疾病

反应性中性粒细胞增多，可见于急性内脏或外伤出血、手术、心肌梗死、急性中毒和代谢紊乱等致病因素，以中性粒细胞增多为主，血小板正常。

药物性中性粒细胞增多，于使用肾上腺皮质激素或促粒细胞生成素之后出现，无炎症证据。

炎症性中性粒细胞增多，存在感染病灶，中性粒细胞增多，可出现核左移，甚至引起类白血病反应。特点是中性粒细胞随炎症控制而下降或恢复正常。临床上应注意与急性白血病鉴别。类白血病反应有致病因素，感染性疾病最常见，具有原发病相关症状，多有发热，无出血表现，白细胞计数一般小于 50×10^9/L，以分叶及杆状为主，血涂片可见晚幼粒细胞、中毒性颗粒。血小板与红细胞一般正常，或伴有轻度血小板降低。骨髓细胞学可显示粒系增生正常。

恶性血液病中性粒细胞增多，如白血病中性粒细胞可明显增多，但血涂片可见到幼稚细胞，常伴有红系和巨核系异常，临床检查有淋巴结、肝脾大浸润症状，骨髓呈"清一色"细胞。中性粒细胞增多鉴别见表4-2。

表4-2　中性粒细胞增多鉴别表

病因	生理性	病理性			
		反应性	药物性	炎症性	恶性血液病
机制	功能性	应激反应	药物作用	炎性作用	恶性克隆
特点	无致病因素	有致病因素	与药物相关	存在炎症	异质性细胞
治疗效应	无须治疗	原发病治愈后恢复	停药后恢复	感染控制后恢复	化疗改善

二、中性粒细胞减少

（一）概念

白细胞为正常值低限，<4×10^9/L 称为白细胞减少症，白细胞中的中性粒细胞减少称为中性粒细胞减少。中性粒细胞减少其绝对值 <1.8×10^9/L，中性粒细胞缺乏症其绝对值 <0.5×10^9/L。

（二）机制

引起中性粒细胞减少的致病因素包括药物、病毒感染或细菌感染（如伤寒）、放化疗、骨髓性疾病（如再生障碍性贫血）等。其中导致骨髓损伤的因素有药物、放射线、化学物质，各种免疫性疾病，病毒感染或细菌感染和血液病。药物引起的中性粒细胞减少与其药物的直接作用或产生抗体有关。化疗引起的中性粒细胞减少与骨髓抑制有关。肝病性脾功能亢进时中性粒细胞减少为破坏过多所致。免疫性中性粒细胞减少与抗体作用相关。感染性中性粒细胞减少与感染或直接损伤骨髓，或免疫作用，或继发性吞噬细胞活性增强有关。再生障碍性贫血骨髓造血障碍使中性粒细胞生成减少。

（三）诊断步骤

详细的病史询问可了解病因。常规检查血常规可评估中性粒细胞减少是否存在与程度。血细胞形态学与骨髓细胞学检查、肝脾 B 型超声、免疫等相关检查助于类型区分。

（四）常见疾病

理化因素的损伤例如长期接触铅、汞、苯和放射线；某些药物如氯霉素、磺胺药物、安乃近制剂类止痛药、抗甲亢药物及化疗药；特殊感染性疾病如结核病，革兰阴性杆菌例如伤寒，各种病毒感染，原虫如疟疾，黑热病；慢性肝病、脾功能亢进；自身性免疫性疾病；再生障碍性贫血，骨髓纤维化，骨髓增生异常综合征，白血病等。

中性粒细胞减少包括急性和慢性。急性中性粒细胞减少特别是粒细胞缺乏症时，患者发病急，常有发热、出汗、乏力、咽痛。口腔、阴道、直肠与肛门处黏膜可发生坏死性溃疡。下颌下淋巴结多有肿大伴有肿痛，甚至引发化脓性炎症。慢性中性粒细胞减少易反复患上呼吸道感染，可有间断发热、乏力、咽喉疼痛等。

先天性中性粒细胞减少或伴有异常，主要见于儿科患者，发病早，常有继发感染，检查染色体异常，预后差。

药物引起的中性粒细胞减少，特点是有服用药物史，中性粒细胞减少与服药相关。中性粒细胞减少程度不一，直接损伤骨髓，患者病情重，常伴有红系或巨核细胞减少。药物作为半抗原与人体白细胞蛋白结合形成全抗原，形成中性粒细胞抗体引起中性粒细胞减少,此类型患者多在服药几天之后发生,可有反应性淋巴细胞,或单核细胞,或嗜酸粒细胞增多,停药后中性粒细胞可逐渐恢复,部分患者可有药物过敏的表现。

　　感染引起的中性粒细胞减少,临床上具有病毒或细菌感染证据。病毒感染可有发热,检查C反应蛋白与降钙素原不高,外周血涂片常见到异常淋巴细胞,淋巴细胞和(或)单核细胞增多,病毒抗体检测阳性。细菌感染通过胸片、CT、B型超声等辅助检查可找到感染病灶,分泌物、抽取物或血液涂片可见致病菌,细菌培养阳性。检查C反应蛋白与降钙素原升高,抗生素治疗有效。

　　脾功能亢进引起的中性粒细胞减少,多见于肝病,皮肤可见蜘蛛痣,脾大。B型超声门静脉增宽,肝缩小,脾大。中性粒细胞减少常伴有血小板减少。骨髓细胞增生活跃。生化检查白蛋白降低,胆红素可升高。凝血项目PT明显延长。

　　自身免疫性疾病引起的中性粒细胞减少,临床多见于女性患者。可有皮肤与关节病变,淋巴结肿大,可有肝肾损害。常见系统性红斑狼疮、类风湿性关节炎、干燥综合征等疾病。检查血沉增快,免疫球蛋白升高。相关抗体阳性。肾上腺皮质激素治疗有效。

　　骨髓性疾病引起的中性粒细胞减少,包括增生障碍性疾病再生障碍性贫血、增生异常性疾病如白血病与骨髓增生异常综合征。再生障碍性贫血三系减少,淋巴结、肝、脾无肿大,网织红细胞降低,骨髓增生低下。白血病与骨髓增生异常综合征表现可单系细胞或三系细胞减少,可伴有淋巴结、肝、脾大,网织红细胞可正常,MCV增大。骨髓增生活跃,病态造血明显,染色体异常。白血病中性粒细胞减少但外周血可检测到幼稚细胞,骨髓呈"清一色"改变。骨髓增生异常综合征以病态造血为主要表现。

　　此外,也有将中性粒细胞减少分为外周破坏性增多引起的减少、骨髓生成障碍性减少以及边缘池储存增多性减少。所谓的破坏性增多引起的中性粒细胞减少主要见于脾功能亢进或免疫性疾病,检查特点骨髓粒系增生活跃,但外周血细胞减少。骨髓生成障碍性中性粒细胞减少可发生于急性骨髓抑制患者,如化疗后、急性造血停滞、再生障碍性贫血、白血病、骨髓增生异常综合征。边缘池储存增多实际上是人体"备战备荒"的一种生理机制,皮下注射肾上腺素后白细胞水平可较快增高(可达100%)。表4-3为中性粒细胞减少鉴别表。

表4-3　中性粒细胞减少鉴别表

病因	药物性	感染性	脾功能亢进	风湿免疫性疾病	骨髓性疾病	
					AA	MDS
机制	直接作用或抗体	直接作用或抗体	脾破坏扣留	抗体	生成障碍	造血异常
特点	服药史	感染证据	脾大	存在相关抗体	骨髓增生低下	病态造血
治疗效应	良好	抗感染后恢复	药物治疗无效	肾上腺皮质激素有效	可改善	疗效差

三、中性粒细胞质的异常

（一）概念

中性粒细胞质的异常是指细胞的成熟度、中性粒细胞的胞体、细胞核形态以及细胞内容物的异常。正常情况下外周血液只见成熟中性粒细胞（杆状与分叶），细胞形态正常，颗粒均匀，分叶与杆状比例正常，细胞核无异常。发生疾病后可引起中性粒细胞质异常。

（二）机制

引起中性粒细胞质异常包括良性与恶性异常。中性粒细胞良性异常见于营养性贫血或感染性疾病。叶酸或维生素 B_{12} 缺乏影响 DNA 复制，可导致中性粒细胞分叶增多，细胞偏大。严重感染患者中性粒细胞可出现中毒性颗粒或空泡，甚至外周血可见晚幼粒细胞，杆状细胞增多，即核左移。而巨幼细胞贫血时外周血中性粒细胞分叶增多，则为核右移。恶性中性粒细胞质异常主要见于白血病。由于白血病细胞的浸润，骨髓屏障的破坏，外周血可见到原始粒细胞。粒细胞胞质内可见到棒状小体。骨髓增生异常综合征患者可见到 Pelger-Huet 畸形等。

（三）诊断步骤

初筛应检查血常规，若发现细胞异常需行细胞形态学检查。判断异常致病因素应进行骨髓细胞学检查。

（四）常见疾病

感染性疾病所致的核左移、中性粒细胞颗粒异常、中毒性空泡等。其临床上患者有感染性疾病证据，中性粒细胞比例相对升高，可见晚幼粒细胞。感染性疾病控制后血常规则恢复正常。

巨幼细胞贫血，患者有纳差或消化道疾病或胃肠道手术史。贫血为大细胞性，中性粒细胞分叶增多，网织红细胞增高，有原位溶血征象，血清叶酸和（或）血清维生素 B_{12} 水平降低，应用叶酸与维生素 B_{12} 有效。

骨髓增生异常综合征与白血病外周血都可检测到原始粒细胞，可表现为一系或两系减少，骨髓细胞学显示病态造血，原始细胞明显增多，或大于等于20%。

系统性红斑狼疮患者血液涂片，经过特殊染色，可见到狼疮细胞（LE）（见外周血异物一节）中性粒细胞质的异常鉴别见表4-4。

表4-4 中性粒细胞质的异常鉴别表

鉴别要点	良性		恶性	
	感染	巨幼细胞贫血	骨髓增生异常综合征	急性白血病
机制	炎性物的作用	营养缺乏影响DNA复制	异质性疾病	恶性克隆
骨髓特点	成熟粒细胞	巨幼红细胞	病态造血	恶性克隆细胞（清一色）
治疗效应	随原发病治愈恢复	叶酸和（或）维生素B_{12}可治愈	疗效差	化疗见效或完全缓解

第二节　淋巴细胞异常

淋巴细胞是机体重要的免疫细胞。淋巴细胞由多能干细胞生成,早期来源于卵黄囊中的造血岛,此后迁徙至肝、脾和骨髓。出生以后定居骨髓。骨髓分化形成的前 T 淋巴细胞经过胸腺后形成 T 淋巴细胞。未经过胸腺的则为 B 淋巴细胞。T 淋巴细胞主要参与细胞免疫,B 淋巴细胞参与体液免疫。T 淋巴细胞为一组亚群,调控 B 淋巴细胞功能。

一、淋巴细胞增多

(一) 概念

正常人淋巴细胞占白细胞总数的 20%~40%,儿童比值偏高。显微镜下检查淋巴细胞大小不一,其中小淋巴细胞占 90%,大淋巴细胞占 10%。在某些病态情况下,淋巴细胞可增多,并出现异型淋巴细胞。

(二) 机制

从生理的角度,儿童时期淋巴比例较高。病理性淋巴细胞增多见于病毒或某些细菌感染性疾病。血液病见于再生障碍性贫血,及急性淋巴细胞白血病、慢性淋巴细胞白血病、淋巴瘤等。淋巴细胞增多最常见的致病因素为病毒或某些细菌感染,如传染性单核细胞增多症、传染性淋巴细胞增多症、风疹、水痘、麻疹、流行性腮腺炎、病毒性肝炎、腺病毒、巨细胞病毒等病毒感染。感染刺激机体产生免疫反应,动员体内淋巴细胞,使淋巴结肿大,淋巴细胞增加。再生障碍性贫血淋巴细胞增多与免疫调节异常相关。恶性血液病淋巴细胞增多为恶性克隆增殖所致。

(三) 诊断步骤

血常规为初筛检查,细胞形态学可鉴别增多的淋巴细胞是成熟淋巴细胞、还是异常(幼稚)淋巴细胞、异型淋巴细胞。流式细胞学可对 B、T 细胞鉴别,并可判断其淋巴细胞的各个阶段。淋巴组织活检有助于疾病的性质确定。

(四) 常见疾病

病毒感染,如风疹、腮腺炎、传染性单核细胞增多症、传染性淋巴细胞增多症、病毒性肝炎、百日咳、艾滋病等,以及各种传染病的恢复期。

某些杆状细菌感染,如结核、伤寒、布氏杆菌及梅毒螺旋体等。

移植后排异反应,如肾移植、骨髓移植。

恶性克隆性疾病,如急性淋巴细胞白血病、慢性淋巴细胞白血病、淋巴瘤。

病毒感染常有发热,相关抗体阳性,可伴有反应性淋巴结肿大,抗生素治疗无效,白细胞计数常减低,分类淋巴细胞增多,血涂片异型淋巴细胞常见,病程具有自限性,骨髓细胞学检查正常。

传染病,常存在传染源,有流行病学史,急性发病,发热,多有肝脾淋巴结肿大,可产生相关抗体,白细胞计数一般不高,淋巴细胞增多,骨髓细胞学检查正常。个别病例如传染性单核细胞增多症、粟粒性肺结核检查其白细胞总数可明显增高,血细胞分类淋巴细胞百分比增多,表现为淋巴细胞性类白血病反应,骨髓细胞形态学检查正常,或仅有异型淋巴细胞。

某些细菌感染引起淋巴细胞增多,不同细菌感染其临床表现有别。如结核病起病慢、低热、盗汗、乏力、咳嗽,胸片显示感染病灶。肺外结核有低热、血沉增快、淋巴结肿大等。一般治疗无效、抗结核药物治疗有效。

慢性淋巴细胞白血病,常见于老年患者,有淋巴结肿大、脾大、乏力,易反复感染。淋巴细胞持续增多,为成熟淋巴细胞,常在白细胞总数 50% 以上,绝对值 $\geq 5 \times 10^9$/L,偶见幼稚淋巴细胞。骨髓增生活跃,淋巴细胞 $\geq 40\%$。流式细胞学检查,免疫表型 CD5、CD19、CD23、CD79α 阳性。常有免疫球蛋白重链(IgH)与 T 细胞受体(TCR)基因重排异常。

急性淋巴细胞白血病,发病急、发热、皮肤或黏膜出血。有白血病细胞浸润症状,如骨痛、肝脾淋巴结肿大、关节痛。外周血检查白细胞总数明显升高或正常或降低。血细胞分析仪检查,白细胞总数升高,分类淋巴细胞和(或)单核细胞明显升高,伴有贫血或血小板减少。血涂片可见原幼淋巴细胞。骨髓检查呈"清一色",为原始或幼淋巴细胞。

二、淋巴细胞减少

(一)概念

淋巴细胞绝对值低于正常为淋巴细胞减少。

(二)机制

淋巴细胞减少包括继发性淋巴细胞减少或相对淋巴细胞减少与病理性淋巴细胞减少。如急性细菌性炎症时,中性粒细胞明显增多,淋巴细胞减少。放射线对于淋巴组织伤害可引起淋巴细胞减少。应用肾上腺皮质激素或利妥昔单抗或化疗药物可降低淋巴细胞。获得性免疫缺陷综合征时,由于病毒进入淋巴细胞内,杀伤淋巴细胞可导致 T 淋巴细胞减少。此外,淋巴细胞减少也见于恶性肿瘤、胸腺瘤患者。

(三)诊断步骤

血常规为过筛性检查,血细胞形态学可了解淋巴细胞绝对值,流式细胞学进一步区分 T 细胞亚群与 B 细胞亚群。

(四)常见疾病

某些细菌感染可引起淋巴细胞减少,如伤寒。

三、淋巴细胞质的异常

(一)概念

淋巴细胞质的异常包括细胞形态、细胞成熟程度、免疫标志物以及基因重排等。细胞形态学检查见于异型淋巴细胞、原始或幼稚淋巴细胞、淋巴瘤细胞。免疫标志物可以检测到异常 T 淋巴细胞与 B 淋巴细胞。分子生物学检查 IgH 和 TCR 基因重排异常。

(二)机制

异型淋巴细胞本质上归属于成熟淋巴细胞,是病原体刺激导致淋巴细胞发育的异常。异质性淋巴细胞与异型淋巴细胞有本质的不同,异质性淋巴细胞属于恶性克隆性细胞,是细胞增殖阶段 DNA 复制的异常,致使细胞呈异质性。要鉴别是 B 细胞还是 T 细胞,是异型淋巴细胞与异质性淋巴细胞,需进行细胞形态学、流式细胞学及基因检测。

（三）诊断步骤

血常规为初筛检查，目的是了解淋巴细胞有无增多。血细胞形态学是过筛性检查，可初步观察淋巴细胞有无异常，骨髓细胞学对异常淋巴细胞的性质进行归属，流式细胞学检查进一步明确归类。

（四）常见疾病

引起异型淋巴细胞的疾病见于各种病毒感染、传染性疾病、某些细菌性感染。与病毒感染相关的疾病有传染性单核细胞增多症、麻疹、水痘、流行性腮腺炎、病毒性肝炎。病毒感染性疾病有发热、淋巴结或肝脾大、淋巴细胞增多，无细菌感染证据，检测C反应蛋白与降钙素原不高，病毒传染性疾病不同，临床特点有别，相关抗体检测可阳性。

引起淋巴细胞异常的细菌性感染可见于结核病、百日咳、梅毒等疾病，依据临床相关表现易于诊断。如结核病有低热、盗汗、消瘦、慢性咳嗽、咯血。X线可见肺部病灶。

显微镜下检查可将异型淋巴细胞分为三型：Ⅰ型为泡沫型，淋巴细胞体积稍大，细胞质丰富，含有大小不等泡沫。Ⅱ不规则型，细胞外形不规则，似单核细胞，有人称为单核细胞型。Ⅲ为幼稚型，细胞核可隐约见到核仁。

引起异质性淋巴细胞的疾病包括慢性淋巴细胞白血病、急性淋巴细胞白血病、非霍奇金淋巴瘤。应用显微镜，通过血细胞形态学与骨髓细胞学检查可以确诊慢性淋巴细胞白血病或急性淋巴细胞白血病。但要区分是T细胞型还是B细胞型，则需要进行免疫分型检查。

慢性淋巴细胞白血病，多见于老年人，常有淋巴结及脾大。外周血白细胞增多，分类淋巴细胞≥50%，淋巴细胞绝对值≥5×10^9/L，为成熟小淋巴细胞。骨髓检查淋巴细胞≥40%。流式细胞学免疫表型 CD5+，CD23+，FMC7−。

急性淋巴细胞白血病，发病急，多有发热、淋巴结肿大、骨痛，可有贫血、出血。外周血检查淋巴细胞增多，血小板减少。血细胞学检查可见幼稚淋巴细胞，骨髓检查幼稚淋巴细胞≥20%。

四、T淋巴细胞与B淋巴细胞异常

（一）概念

细胞形态学对于异质性淋巴细胞不能区分T细胞与B细胞。只有应用免疫方法才能将淋巴细胞分为T淋巴细胞与B淋巴细胞。

T淋巴细胞为胸腺依赖淋巴细胞，具有特异性抗原受体，免疫标志物 CD3、CD4、CD8。临床分三个亚群：辅助性T淋巴细胞，抑制性T淋巴细胞，细胞毒性T淋巴细胞。

B细胞为骨髓依赖淋巴细胞，B细胞膜的表面也有膜抗体，免疫标志物 CD19、CD20。NK细胞是一种淋巴样细胞，起源于骨髓，免疫标志物 CD16、CD56，发育成熟不依赖胸腺。

应用免疫方法，不仅可以对异质性淋巴细胞做出鉴定，更为诊断提供有力依据。

辅助性T淋巴细胞与其他淋巴细胞发挥免疫活性功能。抑制性T淋巴细胞起到免疫应答的负调节功能，细胞毒性T淋巴细胞对靶细胞有直接破坏作用。B淋巴细胞产生抗体、呈递抗原、分泌细胞因子参与免疫调节。外周血淋巴细胞免疫表型分析见表4-5。

表4-5 外周血淋巴细胞免疫表型分析参考值表

项目	百分率(%)	绝对计数(个/μl)
总T淋巴细胞(CD3$^+$CD19$^-$)	50~84	955~2860
总B淋巴细胞(CD3$^-$CD19$^+$)	5~18	90~560
辅助(诱导性)T淋巴细胞(CD3$^+$CD4$^+$)	27~51	550~1400
抑制(细胞毒性)T淋巴细胞(CD3$^+$CD8$^+$)	15~44	320~1250
辅助T/抑制性T淋巴细胞(CD3$^+$CD4$^+$/CD3$^+$CD8$^+$)		比值0.71~2.78
NK细胞(CD3$^-$/CD16$^+$CD8$^+$)	7~40	150~1100
T淋巴细胞+B淋巴细胞+NK细胞	95~105	1530~3700

(摘自王建中主编-临床流式细胞学分析-上海科学技术出版社,2005)

(二)机制

B细胞白血病、T细胞白血病、B细胞淋巴瘤、T细胞淋巴瘤,为恶性克隆引起。

自身免疫疾病引起淋巴细胞数量与功能异常。

病毒感染可损伤淋巴细胞。

(三)诊断步骤

首先行血常规血细胞分类,流式细胞学检测细胞亚群,检测细胞功能或活性。

(四)常见疾病

细胞数量异常

T细胞异常,见于HIV感染、SARS、自身免疫性疾病、造血干细胞移植后,T细胞白血病、实体瘤等。可进一步检测T细胞功能。

B细胞异常,见于淋巴增殖性疾病。进一步检测B细胞相关抗原。

NK细胞异常,免疫功能降低。可发生NK细胞慢性淋巴细胞增殖性疾病、侵袭性NK细胞白血病、噬血细胞综合征。检测NK细胞活性。

CD3$^+$降低,见于自身免疫性疾病。

CD3$^+$/CD4$^+$降低,见于恶性肿瘤、遗传性免疫缺陷病、艾滋病。

CD3$^+$/CD8$^+$减低,见于自身免疫性疾病或变态反应性疾病。

CD4$^+$/CD8$^+$比值减低,见于艾滋病。

CD3$^+$、CD4$^+$、CD8$^+$增高应注意T细胞白血病。

CD19$^+$明显升高,应除外恶性淋巴增殖疾病,降低见于使用免疫抑制剂、丙种球蛋白缺乏症。

第三节 单核细胞异常

单核细胞由骨髓干细胞分化,单核细胞进入血液后,经血细胞渗出作用而通过血管壁进入组织分化成巨噬细胞。因单核细胞和巨噬细胞来源于同一组织,具有明显相同结构和防御功能,所以单核细胞与巨噬细胞统称单核-巨噬细胞系统。单核细胞表面具有重要的 Fc 受体,有较强的吞噬、免疫调节和分泌功能,是身体重要的防御系统之一。

一、单核细胞增多

(一)概念

正常人单核细胞分类不超过 8%(1%~8%)。单核细胞超过正常值为增多。许多疾病可引起单核细胞增多,按单核细胞增多的性质分为良性和恶性。

(二)机制

良性单核细胞增多的单核细胞为成熟的单核细胞,增多的单核细胞随原发病治愈则恢复正常。恶性的单核细胞增多为克隆性,如急性单核细胞白血病、慢性粒单核细胞白血病。后者为克隆性疾病,由于恶性克隆不可控制性增殖所引起。

(三)诊断步骤

血常规为初筛检查,若是分类单核细胞增多,应进行血细胞形态检查,如分类检查存在幼稚单核细胞,再进行骨髓细胞学检查及流式细胞学检查。

(四)常见疾病

良性单核细胞增多具有可治性,治愈后单核细胞可恢复正常,见于粒细胞缺乏症,某些感染性疾病或变态反应性疾病,如传染性单核细胞增多症、立克次体病、疟疾、伤寒、结核病、药物反应、系统性红斑狼疮(SLE)、类风湿性关节炎等。反应性单核细胞增多症多是由于过敏、输血或特异性感染如结核病、传染性肝炎等疾病引起的。特点多可找到致病因素,增多为成熟单核细胞,单核细胞增多的百分比一般不大,原发病治愈单核细胞恢复正常,骨髓细胞学检查正常。传染性单核细胞增多症是 EB 病毒引起的急性传染病。多见于儿童和青少年,通过呼吸道感染。病程一般 1~3 周,预后多数良好。典型的表现有发热、咽痛、淋巴结肿大,外周血分类单核细胞比例增多,分类可在 50%~60% 以上,异型淋巴细胞可在 10% 以上。嗜异凝集试验效价 1 : 32 以上,EB 病毒抗体阳性。

恶性单核细胞增多见于急性单核细胞白血病、急性粒单核细胞白血病、慢性粒单核细胞白血病,也见于淋巴瘤、MDS、恶性肿瘤。急性单核细胞白血病与急性粒单核细胞白血病归属于急性非淋巴细胞白血病,多有发热、出血、骨痛、肝脾淋巴结肿大。外周血单核细胞明显增多,见幼稚单核细胞,骨髓原幼单核细胞值达白血病诊断标准。慢性粒单核细胞白血病归属于骨髓增生异常综合征,临床进程缓慢,有贫血、肝脾淋巴结肿大,血细胞形态学及骨髓细胞学检查单核细胞增多,形态异常,并可见幼稚单核细胞。

二、单核细胞减少

单核细胞少于正常值为单核细胞减少,目前缺少临床意义。

三、单核细胞质的异常

(一)概念

血细胞形态学检查外周血出现了异质性单核细胞(幼稚单核细胞)为单核细胞质的异常。

(二)机制

单核细胞从幼稚到成熟有三个阶段,原始单核细胞、幼单核细胞、成熟单核细胞。原始单核细胞与幼单核细胞为不成熟单核细胞。急性单核细胞白血病与慢性粒单核细胞白血病属于恶性克隆细胞,具有浸润性,可突破骨髓屏障进入血液。正常情况下外周血检测不到未成熟单核细胞。

(三)诊断步骤

作为初筛血常规检查可以发现单核细胞增多,血细胞形态学检查可了解单核细胞的成熟度。骨髓细胞学可判断单核细胞增多的疾病性质。流式细胞学进一步分析克隆细胞的归属。

(四)常见疾病

急性单核细胞白血病(M_5)、急性粒单核细胞白血病(M_4)及 M_4Eo 型白血病、慢性粒单核细胞白血病。

第四节　嗜酸粒细胞异常

嗜酸粒细胞由骨髓生成,归属于粒细胞分类,细胞的数量受嗜酸粒细胞生成素和嗜酸粒细胞释放因子调节。因嗜酸粒细胞的胞质内充满折光较强的粗大颗粒,用瑞氏染色亲和染液中酸性染料 - 伊红染色后,细胞呈特殊颜色,呈嗜酸性,故称为嗜酸粒细胞。嗜酸粒细胞具有吞噬杀菌、参与特异性反应、对抗组胺作用。

一、嗜酸粒细胞增多

(一)概念

正常人嗜酸粒细胞占白细胞总数 0.5%~7%。其绝对值一般在 50~400/mm³。外周血嗜酸粒细胞绝对值超过 400/mm³,称之为嗜酸粒细胞增多。临床依据嗜酸粒细胞增多程度分为轻度(其嗜酸粒细胞绝对值(0.4~1.5)×10^9/L)、中度((1.5~5)×10^9/L)、重度(>5×10^9/L)。

(二)机制

过敏性疾病引起嗜酸粒细胞增多与免疫 - 炎症反应使细胞因子释放,细胞因子增加了骨髓嗜酸粒细胞造血祖细胞增殖与分化,嗜酸粒细胞释放增多有关。原发性嗜酸粒细胞增多为克隆性。

(三)诊断步骤

血常规检查常提示嗜酸粒细胞增多,血细胞形态学检查可见到典型的嗜酸粒细胞改变以及是否伴有异常细胞。骨髓细胞形态学检查可除外恶性血液病,融合基因 FIP1L1-PDGFRA 有助于高嗜酸粒细胞综合征的诊断。

(四)常见疾病

嗜酸粒细胞增多常见致病因素是过敏反应性疾病,如支气管哮喘、过敏性紫癜、药物过敏、血清病、输血反应等。特点是有过敏史,部分患者可找到致病因素。一般发病急,存在过敏性体征,如瘙痒、对称性皮疹、皮肤划痕试验阳性。可伴有血管神经性水肿,过敏原去除后过敏反应消失,抗过敏药物治疗有效。外周血嗜酸粒细胞可在 10% 以上。寄生虫病也是引起嗜酸粒细胞增多原因之一,如血吸虫、蛔虫、钩虫病等,每一种寄生虫有各自的临床表现。检查寄生虫存在是诊断的有力证据。某些皮肤病也可引起嗜酸粒细胞增多,如神经性皮炎、湿疹、银屑病、剥脱性皮炎、荨麻疹等，皮肤表现为诊断的依据。

肺嗜酸细胞浸润症，临床属于综合征，以呼吸道为主要表现。人体呼吸系统对侵入的寄生虫、原虫、真菌、病毒发生过敏后导致嗜酸粒细胞增多。包括单纯性肺嗜酸细胞浸润症，迁延性肺嗜酸细胞浸润症，热带性肺嗜酸细胞浸润症等。临床表现有呼吸道症状，干咳或喘咳。血常规检查嗜酸粒细胞增高。X线检查两肺外周区可见大小不等的致密浸润阴影，吸收迟缓，也可自行消失或再发，游走性为其特点。

嗜酸细胞性胃肠炎，发病与自身免疫反应有关。表现有消化不良、反复发作性腹痛、腹泻，某种食物可引起发病。应用解痉药效果不明显，检查嗜酸粒细胞增高。

高嗜酸粒细胞综合征（IHES），或称为特发性嗜酸粒细胞增多。发病原因不明，临床多发生于男性，有发热、多汗、乏力、关节酸痛、肝脾淋巴结肿大，可伴有多种脏器受累，如呼吸道、心血管、消化道、泌尿系、神经系统等，并引起各系统相关症状。实验室检查嗜酸粒细胞增多，骨髓嗜酸粒细胞明显增多，可占有核细胞 20%~70%。血清 IgE 水平升高。

嗜酸细胞肉芽肿，本病原因不明，多见于青壮年，男性多见，病情缓慢，肉芽肿常累及腮腺和颈部淋巴结，嗜酸粒细胞增高，组织病理可见嗜酸粒细胞浸润，对肾上腺皮质激素治疗有效。

克隆性嗜酸粒细胞增多，主要指慢性嗜酸粒细胞白血病、慢性粒细胞白血病、M_4Eo 型白血病等、骨髓增殖性疾病（见嗜酸粒细胞质异常）。

二、嗜酸粒细胞减少

（一）概念

嗜酸粒细胞占白细胞总数的 0.5%~7%。其绝对值一般在 50~400/mm³。外周血嗜酸性细胞低于 50/mm³ 为嗜酸粒细胞减少。

（二）机制

某些对感染反应性引起骨髓嗜酸粒细胞释放抑制，或增加嗜酸粒细胞破坏，引起嗜酸粒细胞减少。肾上腺皮质激素不仅可抑制嗜酸粒细胞释放，并可引起嗜酸粒细胞向小血管迁移，也可使嗜酸粒细胞减少。

（三）诊断步骤

血常规检查，感染相关疾病检查，药物使用情况记录。

（四）常见疾病

感染性疾病可见于伤寒、副伤寒。病史中常有发热，可出现皮疹、肝脾大。肥达反应、外-斐反应阳性，也可找到致病菌。

药物应用，肾上腺皮质激素类药如泼尼松、地塞米松、甲泼尼龙等。药物引起的嗜酸粒细胞减少有服用药物史，血常规白细胞总数并不减少，嗜酸粒细胞计数减低。

三、嗜酸粒细胞质的异常

（一）概念

恶性疾病引起的嗜酸粒细胞增高与恶性疾病相关。主要表现为外周血嗜酸粒细胞增高或存在幼稚嗜酸粒细胞。

（二）机制

克隆性高嗜酸粒细胞可能与 IL-5 升高有关,IL-5 可选择性刺激骨髓造血嗜酸粒细胞,这种嗜酸粒细胞升高为持续性,无自限性。

（三）诊断步骤

血常规提示嗜酸粒细胞明显增高,可伴有贫血或血小板异常。血细胞形态学检测到幼稚嗜酸粒细胞。骨髓细胞学检查符合原发病形态学改变。

（四）常见疾病

嗜酸粒细胞白血病,临床少见。发病缓慢,有贫血、乏力,具有嗜酸粒细胞浸润症状,肝脾淋巴结肿大。嗜酸粒细胞白血病浸润肺、心脏、中枢神经系统,常可出现咳嗽、喘息、心力衰竭、神经系统障碍。外周血嗜酸粒细胞明显增高,可见不成熟嗜酸粒细胞,骨髓检查符合嗜酸粒细胞白血病诊断。M_4Eo 型白血病存在原始粒细胞。

慢性粒细胞白血病,起病缓慢,有乏力、腹部胀满,脾明显肿大。检查血常规白细胞总数明显升高,外周血涂片呈多样性(存在各类、各阶段细胞)。嗜酸粒细胞增多并有较多嗜碱粒细胞。骨髓有核细胞增生明显或极度活跃,以中晚幼粒细胞为主。常有 Ph 染色体异常,BCR-ABL 基因阳性。

某些癌症可引起嗜酸粒细胞增多,见于伴有骨髓转移患者,属于反应性升高,原发病存在是诊断的依据。

第五节　嗜碱粒细胞异常

一、增多

（一）概念

嗜碱粒细胞是人体血液中最少的细胞,约占白细胞总数的 0%~1%,绝对值一般在 $(0.010\sim0.080)\times10^9/L$。绝对值超过 $0.10\times10^9/L$ 称为嗜碱粒细胞增多。嗜碱粒细胞瑞氏染色胞质颗粒呈黑色。嗜碱粒细胞胞质颗粒含有丰富的组胺,细胞表面也带有 IgE 受体,参与人体特异性超敏反应。可引起小动脉和毛细血管扩张、气管平滑肌收缩、哮喘。

（二）机制

嗜碱粒细胞在正常的外周血与骨髓内都是最少的粒细胞成分。继发性嗜碱粒细胞升高认为与过敏反应相关。恶性疾病嗜碱粒细胞增高与恶性克隆相关。

（三）诊断步骤

血常规检查为初筛,血细胞形态学可进行准确计数,骨髓细胞学检查除外恶性血液病。

（四）常见疾病

过敏性疾病引起的嗜碱粒细胞增多,如过敏性哮喘、过敏性鼻炎、荨麻疹、药物过敏等。存在过敏症状是诊断的线索,嗜碱粒细胞略高于正常,嗜碱粒细胞随过敏缓解而恢复。

此外,内分泌疾患(如糖尿病、甲状腺功能减退、自身免疫性疾病)、某些病毒感染、结核病、一些金属(如铅、锌)中毒也可引起嗜碱粒细胞轻微升高。

慢性粒细胞白血病,患者可在体检中发现血常规异常,或因乏力、左侧上腹部肿块检查而诊断。白细胞总数明显升高,血细胞形态学检查外周血呈"百花异样"(可见各类及各阶段细胞)。嗜碱粒细胞较多见。B 型超声检查脾明显肿大(个别患者轻微肿大)。骨髓细胞学检查以中晚幼粒细胞为主,染色体检查有异常。

急性嗜碱粒细胞白血病临床少见,嗜碱粒细胞明显增高,血细胞形态学可见幼稚细胞。具有急性白血病浸润临床症状。

肿瘤患者嗜碱粒细胞增高,患者存在原发病,肿瘤标志物升高,有组织病理证据。

二、嗜碱粒细胞减少

嗜碱粒细胞减少缺少临床意义。

三、嗜碱粒细胞质的异常

嗜碱粒细胞质的异常见嗜碱粒细胞增多。

第六节　白细胞异常总结

白细胞异常包括如下几个方面:

1. 白细胞的数量异常,增多,减少。

2. 白细胞分类异常(包括杆状细胞增多提示左移,多为感染引起。分叶细胞过多提示右移,可见于巨幼细胞贫血)。

3. 白细胞内容物异常,颗粒、空泡、细胞核。

中毒颗粒是指:中性粒细胞胞质中出现大小不等、分布不均的蓝黑色颗粒,见于严重的感染。颗粒与细胞生成受阻或发生变性有关。

空泡是中性粒细胞胞质中出现数个大小不等的空泡。见于重症感染,也见于遗传家族性血液病例如 Jordan 异常。空泡出现与细胞受损发生脂肪变性有关。

核变性,包括核固缩、核溶解、核碎裂等,可见于感染性疾患。

棒状小体(Auer body),细胞质中出现的棒状小体,在瑞氏染色标本上小体为红色细状物质,长约 1~6μm,一个或几个。有人认为棒状小体是溶酶体的一种异常形态。棒状小体可见于急性非淋巴细胞白血病、骨髓增生异常综合征,尤以急性早幼粒细胞白血病多见。

4. 白细胞质的异常　临床主要是指原始细胞(幼稚细胞)出现在外周血中。见于各型白血病、骨髓增生异常综合征、骨髓纤维化等。

5. 白细胞异常合并血红蛋白或血小板异常(见相关章节)。

在鉴别白细胞异常的诊断时,要全面了解白细胞异常的五个方面,需要抓住要点,综合分析,才能明确诊断或找到诊断疾病的线索。

第三章　红细胞异常鉴别诊断

红细胞数量不同的年龄与性别略有差别,正常人每升血液中红细胞数值与血红蛋白含量存在相互关系,贫血时这种关系发生异常。例如缺铁性贫血时主要以血红蛋白减低为主,而在巨细胞贫血时则常表现红细胞数值相对减低。分析红细胞数值与血红蛋白含量之间关系、结合红细胞平均体积、红细胞平均血红蛋白及其浓度、以及红细胞形态等有助于各类贫血的鉴别诊断。评定贫血通常以血红蛋白检测值为标准。不同年龄组红细胞与血红蛋白的正常值见表4-6。

表4-6 红细胞与血红蛋白的正常值

年龄性别	参考值	
	红细胞($\times 10^{12}$/L)	血红蛋白(g/L)
成人男性	4.0~5.5	120~160
成人女性	3.5~5.0	110~150
新生儿	6.0~7.0	170~200

第一节 红细胞异常

一、红细胞增多

(一) 概念

红细胞计数超过正常值为红细胞增多症。红细胞增多导致红细胞容量增加,血红蛋白增加。血液可变得黏稠。红细胞计数可达$(6~10) \times 10^{12}$/L,血红蛋白170~240g/L。

(二) 机制

红细胞增多分生理性、药物性与病理性的。

生理性增加多为反应性,如腹泻、呕吐、出汗导致的血容量不足,也见于甲状腺功能亢进、尿崩症、糖尿病酮症。代偿性红细胞增加见于高原地带生活、慢性呼吸道疾病等。

药物性红细胞增多见于使用红细胞生成素、雄性激素等。

病理性红细胞增多分为非血液性疾病与血液性疾病。非血液性疾病引起红细胞增多与红细胞生成素增加相关,血液病性红细胞增多归属于骨髓增殖性疾病,见于真性红细胞增多症。

(三) 诊断步骤

血常规是过筛性检查,如红细胞增多考虑为生理性反应性增多时,应追查致病因素。非血液病病红细胞增高,应针对原发病检查,如影像学、心脏超声、血气、肾功能、肿瘤标志物等。血液病性红细胞增多症,常规应进行骨髓细胞学、促红细胞生成素(EPO)水平、染色体、基因等检查。

(四) 常见疾病

一是非血液性疾病。由于长期缺氧所致的疾病见于高原性疾病、慢性肺疾患,如肺气肿、肺源性心脏病、先天性心脏病。红细胞生成素非代偿性增加可见于肿瘤性疾患、肾盂积水、多囊肾等。

二是血液性疾病。见于骨髓增殖性疾病,如红细胞增多症。红细胞增加明显,红细胞持续增多,可高达$(7\sim10)\times10^{12}$/L,血红蛋白达 180~ 240g/L,患者皮肤与黏膜显著红紫,结膜呈充血态,脾大,血压升高。骨髓红系明显增生,*JAK2* 基因突变阳性。

二、红细胞减少

(一) 概念

红细胞计数低于正常值,成年男性小于$(4.0\sim5.5)\times10^{12}$/L,成年女性小于$(3.5.\sim5.0)\times10^{12}$/L,为红细胞减少。

(二) 机制

红细胞减少有生理性减少与病理性减少。生理性减少与年龄和性别相关。病理性减少见于各种贫血。红细胞减少分为:红细胞生成减少、红细胞破坏过多、红细胞丢失过多。

(三) 诊断步骤

血常规过筛检查可直接了解红细胞与血红蛋白数值,MCV 大小,通过分析能评价贫血基本类型,了解是否并发白细胞和(或)血小板异常,判断原发病,指导进一步选择性检查。如红细胞生成减少应行骨髓细胞学检查,红细胞破坏过多应进行溶血方面检查、相关抗体检查,红细胞丢失过多应追查病因。

(四) 常见疾病

1. 血液性疾病

再生障碍性贫血,表现为三系减少,肝、脾、淋巴结不大,网织红细胞降低,骨髓增生减低,非造血细胞增多。

纯红细胞再生障碍性贫血,见于有胸腺瘤患者,贫血为正细胞正色素性,红细胞明显减少,网织红细胞降低,骨髓红系增生降低。血小板和白细胞正常。血清铁增高,部分患者可检测到相关抗体。

急性造血功能停滞,常有感染或溶血性疾病,全血降低,红细胞骤然下降,网织红细胞极低,致病因素去除后能自然恢复。

骨髓增生异常综合征,多见于中老年,以贫血为主要表现的患者红细胞减少,可伴有血小板和(或)白细胞降低,经过 6 个月治疗贫血无改善。骨髓细胞学检查存在病态造血,染色体异常。

2. 非血液病性疾病

肾性贫血,见于慢性肾功能不全患者,肾脏生理功能障碍,合成红细胞生成素降低,导致红细胞生成素缺乏,红细胞生成减少引起贫血。检查血肌酐明显升高,伴有高血压、蛋白尿,B 型超声肾萎缩。应用红细胞生成素可改善贫血。

三、红细胞质的异常

(一) 概念

红细胞质异常包括红细胞体积、红细胞形态、红细胞染色、红细胞内容、红细胞碎片等的异常。

(二) 机制

红细胞体积大小与营养物质缺乏和病态造血有关。如缺乏叶酸和(或)维生素 B_{12} 影响 DNA 复制,细胞体积增大;缺乏铁剂红细胞体积小,染色变浅。恶性克隆影响 DNA 复制可出现病态造血,发育异常。遗传性疾病可导致红细胞呈球形、椭圆形、口形、镰形、靶形等。某些疾病使红细胞呈缗钱状、泪滴状、畸形状。铁利用障碍可引起铁粒幼细胞贫血,红细胞出现环形铁颗粒。巨幼细胞贫血红细胞内可有 Cabot 环或 Howell-Jolly 小体。DIC 时红细胞在微血管内破溃,显微镜下外周血涂片检查可见红细胞碎片。

(三) 诊断步骤

血常规检查可以了解红细胞计数、有无贫血、红细胞大小、染色深浅。血涂片可在显微镜下观察红细胞形态、染色程度、红细胞的内容物、红细胞破碎物。

(四) 常见疾病

1. 红细胞体积异常,正常红细胞平均体积为 82~100fl(飞升,立方微米),直径 7.5μm,如果红细胞体积大于 100fl,直径大于 12μm,则称之为巨红细胞。红细胞体积小于 82fl,直径小于 6μm,为小红细胞,巨幼细胞贫血或骨髓增生异常综合征时外周血可见巨大红细胞,缺铁性贫血时红细胞体积小于正常。

2. 红细胞的形态异常,正常的红细胞为圆盘状,双面微凹,染色呈淡红色。红细胞形态异常有:球形红细胞,此种红细胞直径短,小于 6.4μm,厚度增加大于 2.6μm,呈球形状。见于遗传性球形红细胞增多症。椭圆形红细胞,外形呈椭圆形,长径增大,横径变短。外周血大于 25% 以上有意义,见于遗传性椭圆形红细胞增多症。红细胞形状如镰刀,见于镰状细胞贫血。口形红细胞,红细胞中央苍白呈扁平口形状,见于遗传性口形红细胞增多症。靶形红细胞,红细胞的中央染色均匀而深,外周呈苍白圈,边缘染色深,好似射击之靶,见于地中海贫血。棘形红细胞,红细胞边缘突起,间距不规则,见于肝病、血浆 β 脂蛋白缺乏症、高球蛋白血症,或因制片压挤引起。红细胞缗钱状排列是指涂片中红细胞沿长轴一个个相连,犹如一串缗钱。主要见于浆细胞病、高球蛋白血症。泪滴红细胞,红细胞形态好似下垂的眼泪,见于骨髓纤维化。畸形红细胞,红细胞呈多种形状,如梨形、新月形等,常见于巨幼细胞贫血。

3. 红细胞染色异常,红细胞染色过浅提示血红蛋白不足,见于缺铁性贫血。嗜多色性红细胞提示骨髓造血功能活跃。红细胞染色后,胞质内出现大小不等、多少不一的深蓝色颗粒犹如彩色点,为嗜碱性点彩红细胞,见于铅中毒。

4. 红细胞内容物异常,Cabot 环是指红细胞中有一细的线状环,呈圆形或"8"形,Cabot 环常存在于嗜多色或点彩红细胞,发生与胞质中脂蛋白变性有关,在恶性贫血、巨幼细胞贫血、溶血性贫血、骨髓增生异常综合征的血涂片中可见到。Howell-Jolly 小体也称之为染色质小体,位于成熟红细胞或有核红细胞中,小体可呈圆形,大小 1~2μm,紫红色,见于巨幼细胞贫血。铁粒幼细胞是指铁染色下有核红细胞胞质中出现数量不等的蓝色铁颗粒,称之为铁粒幼细胞。如果铁的颗粒环绕红细胞核分布,称之为环形铁粒幼细胞,数量大于 15% 应考虑铁粒幼细胞贫血。

5. 红细胞碎片也称裂红细胞。红细胞胞体破坏后,其血涂片上见到的外形各异,不规则,呈棘形、星形、盘状等红细胞破溃物,见于溶血性贫血、弥散性血管内凝血。

第二节　网织红细胞

一、网织红细胞增多

（一）概念

网织红细胞是晚幼红细胞脱出细胞核后阶段细胞,是从脱核后到完全成熟的红细胞之间的过渡型细胞。由于细胞核刚刚脱出,胞质内尚残存核糖体等嗜碱性物质,如果用煌焦油蓝染液进行活体染色,胞质中可见蓝绿色的网状结构,此即为网织红细胞。正常人网织红细胞 0.5%~1.5%。新生儿比值较高可在 3%~6%,大概 3~4 个月与成人接近。网织红细胞在血液中经过 1 天左右的时间成为成熟红细胞,占全体红细胞的 1%~2%。

（二）机制

网织红细胞可反映骨髓造血功能的盛衰。溶血性贫血时由于红细胞大量破坏,血液携带氧减少,红细胞破坏产物增多,可反馈性对骨髓强烈刺激引起造血旺盛,使大量网织红细胞进入周围血液中。营养缺乏性贫血,特别是经治疗后,骨髓造血物质得到满足,造血速度加快,网织红细胞增高。造血因子 EPO 促进定向祖红细胞增殖分化,也可引起网织红细胞增高。

（三）诊断步骤

临床上一般血常规检测并不包括网织红细胞,但血常规检测的结果可以为是否要进行网织红细胞检查给予提示。如对贫血、三系减少的患者,怀疑溶血性贫血、骨髓造血障碍时,都应进行网织红细胞检查。

（四）常见疾病

1. 血液性疾病

溶血性贫血,血常规检查有贫血,具有溶血征象,如黄疸、间接胆红素升高,乳酸脱氢酶升高,网织红细胞升高,骨髓红系增生活跃。血管外溶血常有红细胞抗体或红细胞异常,血管内溶血存在红细胞膜缺陷,有血红蛋白尿。

营养缺乏性贫血治疗期间,如巨幼细胞贫血和缺铁性贫血,造血原料补充后,骨髓加快造血,网织红细胞升高。

2. 非血液性疾病

应用红细胞生成素、急性失血,由于药物或反射性对骨髓刺激,骨髓造血加速,网织红细胞增多。

二、网织红细胞减少

（一）概念

正常人网织红细胞 0.5%~1.5%。网织红细胞低于正常值为网织红细胞减少。

（二）机制

致病因素引起骨髓造血功能减低或抑制是主要机制。如再生障碍性贫血、急性造血停滞、恶性血液病骨髓浸润。恶性克隆性细胞过度增生可导致骨髓造血细胞抑制,如白血病、骨髓增生异常综合征,也见于骨髓转移癌。

（三）诊断步骤

血常规检查有助于再生障碍性贫血、骨髓增生异常综合征、白血病过筛性检查。骨髓细胞学检查可明确骨髓性疾病性质,骨髓活检有助于疑难病例诊断。疑有转移癌患者应检查肿瘤标志物,查找原发病灶。

（四）常见疾病

1. 血液性疾病

（1）再生障碍性贫血:临床上有发热、贫血、出血,网织红细胞减少。检查肝、脾、淋巴结不大,血常规三系减少,贫血为正细胞或 MCV 增大,淋巴细胞增多。骨髓增生低下,非造血细胞增多,骨髓小粒周围缺少造血细胞,无巨核细胞。

（2）纯红细胞再生障碍性贫血:网织红细胞减少,检查白细胞与血小板可正常,贫血。骨髓检查红系增生明显减低。促红细胞生成素水平降低,可合并胸腺瘤。

（3）急性白血病:患者发病急,有发热、贫血、出血。检查常有肝、脾、淋巴结肿大,胸骨压痛。白细胞增多或减少,血红蛋白减少,网织红细胞减少,血小板减少。血涂片可见幼稚细胞,骨髓为"清一色"。

2. 非血液性疾病

骨髓转移癌,癌细胞浸润骨髓,抑制骨髓造血。临床可找到原发病灶,有 B 型超声或X 线、CT、磁共振成像提示病灶存在,肿瘤标志物升高,病理活检依据。骨髓涂片可见到转移癌细胞。

第三节　　外周血晚幼红细胞

一、出现晚幼红细胞

（一）概念

晚幼红细胞是骨髓有核红细胞中的终末带核细胞。由于骨髓屏障作用,正常人外周血中检查无有核红细胞。有核红细胞出现在外周血液为异常。

（二）机制

外周血出现晚幼红细胞或是骨髓和血液屏障失调或受到破坏,使有核红细胞不经"管辖"进入血液,常见于白血病,转移癌。或骨髓造血功能旺盛,造血细胞提前进入血液(战场)去"战斗"。如急性失血或急性溶血。或造血因子的刺激,如 EPO 的使用期间。或红细胞不在血管外间隙而在血管内生成,不经过屏障直接进入血液,见于骨髓纤维化。

（三）诊断步骤

应用血细胞分析仪行血常规检查不能发现外周血晚幼红细胞(晚幼红细胞明显增多时,血细胞分析仪可将其计入淋巴细胞中。显示结果淋巴细胞比例明显升高),虽然血细胞分析仪血常规检查不能发现外周血是否存在晚幼红细胞,但通过对血常规结果分析具有提示价值。血细胞形态学是检查外周血有无晚幼红细胞最简单方法。若考虑晚幼红细胞是骨髓增生旺盛所致,应检查网织红细胞。若疑为恶性血液病,应进行骨髓细胞学检查。若怀疑髓外造血所致,应进行骨髓组织活检。

（四）常见疾病

1. 血液性疾病

（1）溶血性贫血：见于自身免疫性溶血、阵发性睡眠性血红蛋白尿、遗传性球形红细胞增多症等。溶血患者有溶血证据，网织红细胞增多，骨髓红系增生活跃。血管外溶血存在相关抗体，血管内溶血例如阵发性睡眠性血红蛋白尿其 CD55、CD59、Flaer（荧光标记嗜水单胞菌素变异体）检测异常。遗传性异常红细胞病外周血细胞检查可见典型异形红细胞。

（2）营养性贫血：见于巨幼细胞贫血、缺铁性贫血。营养性贫血补充造血原料后，造血功能加速、增强，检查网织红细胞升高，因补充外周红细胞（支援前线），外周血出现晚幼红细胞。巨幼细胞贫血时 MCV 增大，伴有白细胞和（或）血小板降低，血清叶酸、血清维生素 B_{12} 水平降低。缺铁性贫血 MCV 与 MCHC 降低，显微镜下血涂片可见成熟红细胞中心淡染，血清铁蛋白降低。

2. 非血液性疾病 急性出血患者、恶性肿瘤或正在使用 EPO 患者。

二、外周血出现幼稚红、粒细胞（不成熟红细胞与粒细胞）

（一）概念

外周血涂片见到不成熟细胞为幼稚细胞。如晚幼红细胞、中幼红细胞，以及各个阶段的幼稚粒细胞。

（二）机制

骨髓与血液屏障失调或受到破坏，不成熟细胞进入外周血液，外周血涂片显微镜下检查可见有核红细胞和（或）粒细胞各阶段细胞。见于骨髓增生异常综合征、各类白血病、噬血细胞综合征、恶性肿瘤等。髓外造血如骨髓纤维化，因避开了骨髓屏障，血细胞可以直接进入到血液。

（三）诊断步骤

血细胞形态学检查可发现外周幼稚细胞，骨髓细胞学和骨髓病理活检有助于致病因素诊断。

（四）常见疾病

1. 血液性疾病

（1）急性白血病：患者外周血可出现幼稚红细胞与幼稚粒细胞。白血病为恶性克隆性疾病，有贫血，出血，发热，肝、脾、淋巴结肿大，血红蛋白降低，血小板减少。骨髓"清一色"表现。

（2）骨髓增生异常综合征：患者外周血也可出现幼稚红细胞与幼稚粒细胞。多见于中老年，有贫血、血小板减少、白细胞增多或减少。骨髓细胞学检查可见红系、粒系、巨核系病态造血。常有染色体异常，药物治疗疗效差。

（3）骨髓纤维化：患者外周血可见幼稚红细胞与幼稚粒细胞。骨髓纤维化属于骨髓增殖性疾病，由于髓外造血缺少屏障作用，外周血可见幼稚细胞。临床血常规检查表现为三系（红系、粒系、巨细胞系）减少，脾大。骨髓穿刺为"干抽"，骨髓活检造血组织减少，纤维组织增生，银染色阳性。

2. 非血液性疾病　见于类白血病反应、慢性肝病、转移癌、急性出血等。

第四节　红细胞异常小结

红细胞包括成熟红细胞、网织红细胞，以及带有细胞核的晚幼红细胞、中幼红细胞、早幼红细胞、原始红细胞。红细胞主要功能是通过血红蛋白携带氧气。因此红细胞与红细胞内血红蛋白应以一个整体来看待。约300万个红细胞相当于1μg血红蛋白（两者之间为3∶1关系）。

红细胞异常主要包括成熟红细胞数量多少、红细胞形态、网织红细胞和外周血出现晚幼红细胞。

在红细胞数量上，生理性的红细胞增多一般数量变化不大，具有时限性。继发性红细胞增多与原发病相关，当病因消除，红细胞可恢复正常。病理性红细胞增多为骨髓增殖性疾病，为持续性与进展性，红细胞数目增高明显，可伴有基因异常。红细胞减少可从贫血的诊断程序上进行鉴别。外周血发现晚幼红细胞一方面为造血增强反应如急性出血或溶血，另一方面提示或存在造血屏障受损，或恶性细胞侵袭（如白血病）。髓外造血如骨髓纤维化，网织红细胞反映骨髓造血程度，如溶血性贫血时造血增强，再生障碍性贫血时造血降低。

第四章　　血小板异常鉴别诊断

血小板由骨髓巨核细胞生成。研究证明，一个巨核细胞可产生2000~7000个血小板。正常人血小板(100~300)×10^9/L，临床显微镜下观察血片，依据15~20个成熟红细胞对应一个左右血小板可作为判断血小板减少或增多的标志。血小板通过黏附、聚集、释放（促凝物质）发挥止血功能，是人体重要的止血细胞。

第一节　　血小板数量异常

一、血小板增多

（一）概念

血小板超过正常值为血小板增多，一般认为血小板 >300×10^9/L 称之为血小板增多。有人认为大于 450×10^9/L 更有意义。原发性血小板增多症其血小板常 >1000×10^9/L。

血小板增多弊病是易引起血栓形成，也可引起出血。血栓形成的发生与血液黏滞性增高相关，出血机制可能与过多血小板阻碍了凝血活酶形成，血小板功能异常有关。血小板增多症分为原发性和继发性。

（二）机制

原发性血小板增多归属骨髓增殖性疾病，为克隆性疾病，检查 JAK2 V617F 阳性。恶性克隆性疾病见于慢性粒细胞白血病。继发性血小板增多为反应性的。如脾切除后血小板破坏减少,肾上腺皮质激素应用对抗了免疫反应,降低吞噬细胞活性等。有些恶性肿瘤释放物可刺激血小板增多。大量出血或女性月经期机体通过自身调节也可使血小板轻度升高。

(三)诊断步骤

血常规检查可发现血小板升高,病史采集应包括有无脾脏切除病史,有无卵巢与肾囊肿、肿瘤,是否应用了肾上腺皮质激素药物等。JAK2 V617F 检查有助于骨髓增殖性疾病诊断。骨髓细胞学与骨髓活检可诊断慢性粒细胞白血病与骨髓增殖性疾病。B 型超声检查肝、脾具有辅助诊断意义。原发性血小板增多症诊断前要除外继发性血小板增多。继发性血小板增多症血小板很少超过 600×10^9/L,其血小板随病情发展有较大变化,致病因素消除,血小板恢复正常。

(四)常见疾病

1. 血液性疾病

(1)原发性血小板增多症:属于骨髓增殖性疾病。由于骨髓巨核细胞过多生成血小板,容易产生幼稚血小板和异常血小板,患者易并发血栓形成,也可发生皮肤、黏膜及内脏出血。检查脾大。实验室检查 90% 患者血小板在 500×10^9/L 以上,其血小板功能有异常,JAK2 V617F 阳性。

(2)慢性粒细胞白血病:患者可白细胞与血小板均升高,血细胞形态学呈"百花异样"。骨髓增生明显活跃或极度活跃,以中幼粒细胞为主。Ph$^+$染色体。脾脏多明显肿大(也有脾不肿大患者)。

(3)真性红细胞增多症:可伴有血小板增多,患者面貌呈醉酒状,眼结膜充血态,唇舌绛红色,血压可偏高。血常规红细胞明显升高 $>6.5 \times 10^{12}$/L。骨髓细胞学检查红系增生活跃。JAK2 V617F 阳性。

2. 非血液性疾病

(1)脾切除术后血小板升高:有手术病史,手术前血小板正常,骨髓细胞学检查正常。手术后血小板明显升高。

(2)肾上腺皮质激素药物性血小板升高:有明确药物应用史,停用药物后血小板恢复正常。

(3)肿瘤性血小板增高:有肿瘤性疾病,血小板升高,但较少超过 600×10^9/L。

二、血小板减少

(一)概念

血小板低于正常值为血小板减少。按其减少程度临床表现有别:如血小板 $>60 \times 10^9$/L,血小板功能正常,临床很少有出血倾向。血小板在 $(30\sim60) \times 10^9$/L,于外伤后易发生局部出血,可表现为皮肤淤斑,鼻出血或牙龈渗血。血小板 $<30 \times 10^9$/L,可自发性出血。当血小板 $<10 \times 10^9$/L,可发生内脏出血,甚至因出血导致死亡。仅有皮肤紫癜为干性紫癜,黏膜出血(口腔、鼻腔、眼结膜、胃肠道、泌尿道)为湿性紫癜。湿性紫癜病情严重程度大于干性紫癜。对于发生眼结膜出血患者,应特别警惕合并脑出血。应注意:当患者存在相关致

病因素,其血小板可继续减少。血小板减少的致病因素不同出血的危险性有别。

(二) 机制

免疫性血小板减少,存在抗血小板抗体所致。抗体与血小板受体结合后形成的被覆抗体血小板,覆有抗体的血小板通过脾脏或肝脏时被吞噬细胞破坏。其他免疫性疾病也可通过免疫作用引起血小板减少。如系统性红斑狼疮、干燥综合征等。

骨髓病变引起的血小板减少。再生障碍性贫血为巨核细胞生成减少;白血病为恶性细胞骨髓浸润所致;化疗药物引起骨髓抑制;脾功能亢进时增加对血小板的破坏。此外,病毒或细菌感染也可引起血小板减少。

(三) 诊断步骤

血常规为初筛,如检查结果与临床不符,需注意除外假性血小板减少(采血管 EDTA 所致),血小板减少患者应在显微镜下观察血片评估血小板减少程度,了解血细胞形态学,筛查是否存在恶性血液病。检查相关抗体(ENA、DNA、SSA、SSB、乙肝病毒抗体),排除风湿免疫性疾病或肝病引起的继发性血小板减少。B 型超声肝、脾、门静脉了解有无脾功能亢进。骨髓细胞学了解除外恶性血液病。

(四) 常见疾病

1. 血液性疾病

(1) 免疫性血小板减少:顾名思义是由免疫反应引起的血小板减少。免疫性血小板减少是一个总称,凡是由抗体引起的血小板减少统称为免疫性血小板减少,包括免疫性血小板减少性紫癜、新生儿同种免疫性血小板减少性紫癜、药物性免疫性血小板减少症等。免疫性血小板减少临床特点是多见于女性,有反复发作史,检查皮肤、黏膜、牙龈可有出血,月经过多。可有脾轻度肿大。血中存在抗血小板抗体,骨髓巨核细胞不减少,正常或增多伴有成熟障碍,以过渡巨核细胞为主。血小板寿命缩短,肾上腺皮质激素治疗有效。

(2) 骨髓恶性疾病性血小板减少:人体的血小板大部分由骨髓巨核细胞生成。当骨髓发生恶性病变(白血病或骨髓增生异常综合征)时,巨核细胞受抑制引起血小板生成减少。特点是肝、脾、淋巴结肿大,骨髓细胞学原始细胞≥20%,存在明显病态造血。

(3) 骨髓生成障碍引起的血小板减少:见于再生障碍性贫血、骨髓纤维化、化疗药物引起的骨髓抑制。再生障碍性贫血临床三系减少,以贫血为主要表现,淋巴结和肝、脾不大,骨髓增生低下,缺少巨核细胞。骨髓纤维化患者血涂片可见泪滴细胞,检查脾明显肿大,骨髓穿刺表现为"干抽",病理活检纤维组织增生,*JAK2* 基因突变阳性。化疗后骨髓抑制血小板减少依据病史可诊断。

(4) 巨幼细胞贫血可引起血小板生成减少:多见于老年患者,或有消化道疾患或有胃肠道手术病史,或妊娠。血常规检查呈大细胞性贫血,血小板减少。血清叶酸或(和)血清维生素 B_{12} 水平降低。有轻度胆红素与乳酸脱氢酶升高等原位溶血征象。骨髓细胞学红系增生,巨幼红细胞 >10%。

(5) 血小板消耗过多引起血小板减少:见于弥散性血管内凝血(DIC)。DIC 属于血液科急症,致病因素导致广泛微血栓形成,消耗了凝血因子及血小板,使凝血功能发生障碍,血小板降低,并继发性纤溶。临床表现为休克、微循环障碍、出血。实验室检查 PT 延长,纤维蛋白原降低,D-二聚体升高,血小板减少。血小板破坏过多引起血小板减少常见于肝病性脾功能亢进。

2. 非血液性疾病

（1）肝病性血小板减少：脾功能亢进引起的血小板减少,临床并不少见。引起脾功能亢进最常见的疾病是慢性肝炎发生肝硬化。检查脾大,B型超声门静脉增宽。血常规可见白细胞减少,PT异常,骨髓细胞学检查基本正常。

（2）药物性血小板减少：肝素用药期间可发生血小板减少,一般 $<100 \times 10^9/L$。肝素诱导的血小板聚集试验阳性,肝素停用后血小板计数一周内恢复正常,排除其他原因引起的血小板减少。

（3）继发性血小板减少：可继发于细菌感染,也可继发于病毒感染。例如感染性休克、幽门螺杆菌感染、上呼吸道病毒感染等。感染性血小板减少存在致病因素,原发病治愈后血小板恢复正常。

（4）假性血小板减少：应用 EDTA 采血管进行血常规检查,可出现假性血小板减少。极少数患者应用 EDTA 采血管可使血小板发生聚集,使血小板数量降低。患者临床无出血表现,改用肝素采血管或枸橼酸采血管检查血小板正常,而 EDTA 采血管血小板减少。此时血涂片检查可见血小板聚集现象。

第二节　血小板功能异常

血小板功能检查

（一）概念

血小板具有黏附、聚集与释放功能。血小板的功能与血小板质膜、颗粒和花生四烯酸代谢异常有关,血小板结构或代谢异常引起的疾病为血小板功能异常。

（二）机制

血小板质膜异常见于巨大血小板综合征、血小板无力症、血小板第三因子缺乏症、血小板型血管性假血友病。储存池异常可见于致密体颗粒缺乏症、α颗粒缺陷症。血栓烷合成异常见于环氧酶缺乏症、血栓烷合成酶缺乏症等。

（三）诊断步骤

血小板功能异常诊断依赖于实验室检查。常规检查包括血常规,出血时间,血涂片,血小板聚集、黏附、释放试验等。

（四）常见疾病

1. 血液性疾病

（1）血小板无力症：为常染色体隐性遗传性疾病,患者血小板质膜上缺乏糖蛋白（GPⅡb/Ⅲa）后,不能与纤维蛋白原结合,影响了血小板聚集,使止血功能降低;此外患者血小板膜也缺乏 α-辅肌动蛋白,使血小板收缩反应减弱,血块收缩不良,影响止血。实验室检查特点是血小板数量与形态正常,出血时间延长,血涂片血小板呈分散分布、无聚集,缺少聚集试验反应。

（2）巨大血小板综合征：临床少见，为常染色体隐性遗传病。血小板的质膜缺乏VWF受体，使血小板黏附于血管功能降低。血常规检查血小板减少，血小板体积增大，约40%~50% 血小板大小似小淋巴细胞。血小板黏附试验异常。

2. 非血液性疾病　非血液病血小板功能异常可见于肾功能不全、感染、异常丙种球蛋白血症、使用抗血小板药物等。

第三节　血小板异常总结

血小板疾病包括血小板增多、血小板减少与血小板功能异常。骨髓增殖性疾病引起的血小板升高较明显，一般 $>600 \times 10^9/L$，其波动值为上升型。继发性血小板增多血小板一般 $<600 \times 10^9/L$，血小板波动值为下滑型或不稳定型。免疫性血小板减少常用排除诊断法，要行免疫抗体相关检查。继发性血小板减少为多种因素疾病，包括感染、药物、妊娠、中毒等。血小板功能异常患者幼年发病，具有遗传性。

第五章　外周血出现幼稚细胞鉴别诊断

第一节　幼稚细胞总论

一、概念

幼稚细胞是指成熟以前阶段的细胞，最常见的幼稚细胞主要来自粒系、红系、淋巴系三系。正常情况下应用显微镜外周血液常规检查找不到幼稚细胞，外周血如发现幼稚细胞属于异常。

二、机制

外周血出现幼稚细胞常见病因有：①恶性血液病：如各种白血病、骨髓增生异常综合征、恶性组织细胞病、噬血细胞综合征，是由恶性细胞浸润引起。②髓外造血性疾病：如骨髓纤维化，是幼稚细胞避开了屏障所致。③类白血病反应：其机体细胞过度动员，外周血中可见到晚幼粒细胞。④急性溶血或急性大失血：体内应激反应，替补作用增强，外周血中可发现晚幼粒细胞和晚幼红细胞。

三、步骤

血常规为初筛检查，血细胞形态学检查可发现幼稚细胞存在，骨髓细胞学检查可除外恶性血液病。追查病因还可进一步检查骨髓活检、组织化学染色、流式细胞学等。

第二节　外周血出现幼稚细胞常见疾病

一、红系幼稚细胞

常见血液病有溶血性贫血、骨髓增生异常综合征、骨髓纤维化、急性白血病、慢性粒细胞白血病、溶血性贫血。非血液性疾病见于急性出血、恶性肿瘤。

二、粒系幼稚细胞

常见血液病有骨髓增生异常综合征、急性白血病、慢性粒细胞白血病、骨髓纤维化。非血液性疾病见于类白血病反应。

三、淋巴系幼稚细胞

常见血液病有急性淋巴细胞白血病、慢性淋巴细胞白血病、幼淋巴细胞白血病、淋巴瘤/白血病。非血液性疾病,外周血无幼稚淋巴细胞出现。

四、单核幼稚细胞

常见的血液病有急性单核细胞白血病(M_5)、急性粒单核细胞白血病(M_4)、慢性粒单核细胞白血病。非血液性疾病,外周血无幼稚单核细胞出现。

五、混合性幼稚细胞(幼稚红细胞、幼稚粒细胞)

常见血液病有骨髓纤维化、急性白血病、双表型白血病、慢性粒细胞白血病、骨髓增生异常综合征、溶血性贫血。非血液性疾病见于恶性肿瘤、急性出血。

第三节　外周血出现幼稚细胞小结

外周血出现幼稚细胞属于异常。红系幼稚细胞主要见于晚幼红细胞,偶见中幼红细胞。粒系幼稚细胞可见不同阶段细胞,以及不同类别幼稚细胞,如幼稚单核细胞、幼稚淋巴细胞。不管是红系还是粒系,外周血只要出现原始细胞则倾向于恶性血液病,特别是原幼单核细胞与原幼淋巴细胞。骨髓纤维化外周血常规以幼红细胞与幼粒细胞为表现。仅见晚幼红细胞或(和)晚幼粒细胞时则更多是一种反应性,如急性大出血、重症感染引起的类白血病反应。

第六章　三系异常鉴别诊断

第一节　三　系　减　少

一、概念

三系减少又称为全血细胞减少,三系是指红系(红细胞)、粒系(白细胞)和巨核系(巨核细胞、血小板)。许多疾病可引起三系减少,但每一种疾病引起的三系减少的程度以及三系中各系减少的比例(程度)有很大的不同。

二、机制

导致三系减少的致病因素不同其发病机制有别,如巨幼细胞贫血是由于叶酸或维生素 B_{12} 缺乏,使 DNA 合成障碍,导致三系减少。骨髓增生异常综合征与白血病是由于恶性克隆增生,抑制造血所致。再生障碍性贫血是骨髓造血功能减低引起。脾功能亢进引起的三系减低与细胞破坏增加有关。溶血危象可造成骨髓造血衰竭,导致三系减少。结缔组织病自身抗体或血细胞相关抗体引起免疫性反应,抑制造血使三系细胞减少。

三、诊断步骤

血常规作为初筛检查,依据三系减少程度,三系减少各个血细胞特征,如淋巴细胞、单核细胞所占百分比以及红细胞平均体积等。进一步做血细胞形态学检查,以了解红细胞形态,检查有无细胞异常或幼稚细胞发现。骨髓细胞学检查可了解骨髓增生情况、骨髓细胞有无异质性,以除外有无巨幼细胞贫血、再生障碍性贫血、低增生性白血病、骨髓增生异常综合征等。若骨髓取材不满意,应进行骨髓活检病理检查。若诊断存在异议,或通过细胞学判断困难,则进行流式细胞学、染色体、基因检查。血清铁蛋白、血清叶酸、血清维生素 B_{12} 检查有助于营养性贫血诊断,CD59、CD55、Flaer、Ham 试验以及 Coombs 试验可鉴别和确认血管内溶血 PNH 与血管外自身免疫性溶血。ANA、ENA 等各种相关抗体检查有利于免疫性全血细胞减少的诊断。

第二节　常见疾病

一、血液性疾病

(一) 巨幼细胞性贫血全血细胞减少

存在引起叶酸和(或)维生素 B_{12} 缺乏或吸收障碍病因。血常规三系减少,贫血呈大细胞性。可有神经方面异常症状和体征。三系减少程度不一,MCV 明显增大,各系细胞均可有巨幼样变。骨髓细胞学检查为典型的巨幼细胞贫血改变,巨幼红细胞明显 >10%。有胆红素与乳酸脱氢酶升高的原位溶血表现。血清维生素 B_{12} 和血清叶酸水平降低。应用维生素 B_{12} 和(或)叶酸治疗有效并可治愈。

(二) 溶血性贫血溶血危象全血细胞减少

溶血包括自身免疫性贫血与阵发性睡眠性血红蛋白尿,前者为血管外溶血,其红细胞在血管外被某些器官破坏(主要是脾)。后者为血管内溶血,因红细胞膜缺陷在血管内破坏。当红细胞破坏的速度过快,或破坏的量过大,超过了骨髓造血补偿能力可以引起三系减少,临床称之为溶血危象。溶血性贫血存在溶血征象,即间接胆红素增高或出现血红蛋白尿。有红系过度增生表现:网织红细胞增高,骨髓红系增生活跃。血管外溶血常有脾大,抗人球蛋白试验阳性。血管内溶血出现血红蛋白尿,Ham 试验阳性,存在 CD55、CD59、Flaer 异常。

(三) 再生障碍性贫血全血细胞减少

临床分为两型,即急性和慢性。急性再生障碍性贫血发病急,症状明显,多有发热、感染、出血、贫血。外周血三系明显减少。骨髓增生极度低下。慢性再生障碍性贫血,发病缓慢,症状较轻,外周血细胞减少,骨髓增生低下,非造血细胞增多。再生障碍性贫血患者肝脾淋巴结不大,网织红细胞不高,骨髓细胞学检查无巨核细胞,骨髓小粒周围缺少造血细胞,网状细胞、浆细胞增多,溶血相关检查试验阴性,染色体无异常。

(四) 免疫性全血细胞减少

患者临床表现为全血细胞减少,但各系减少程度不一,检查免疫相关项目异常,或合并免疫性疾病。骨髓细胞学多呈增生性骨髓象,大多数患者巨核细胞一般不减少。应用肾上腺皮质激素治疗血细胞可改善。

(五)恶性克隆性血液病全血细胞减少

白血病和骨髓增生异常综合征是恶性克隆性疾病。由于恶性细胞不可控制性增生、浸润或干扰,抑制骨髓正常造血。白血病有肝、脾、淋巴结肿大,骨痛,贫血和血小板减少,外周血涂片可见白血病细胞,骨髓细胞学分析符合白血病诊断标准。骨髓增生异常综合征具有典型的病态造血改变,常规治疗 6 个月血常规无改善,染色体异常。

(六)噬血细胞综合征全血细胞减少

噬血细胞综合征不是一个单独性疾病,是免疫缺陷导致过度炎症反应性疾病。其发生可能与某些感染或肿瘤性疾病或免疫性疾病相关。主要表现为长期发热和肝脾大,抗生素治疗无效。有黄疸,外周血两系细胞或三系细胞减少,甘油三酯升高,铁蛋白增高,纤维蛋白原降低,NK 细胞活性减低或阙如。

(七)骨髓纤维化全血细胞减少

骨髓纤维化也是引起三系减少常见骨髓性病变之一。由于骨髓造血组织被纤维所代替,因而引起三系减少。三系减少其各系血细胞变化随病情进展而不同,骨髓呈"干枯"表现,多部位骨髓穿刺为表现"干抽",致使贫血、髓外造血,外周血涂片可见幼稚红细胞和幼稚粒细胞,称为"幼红 - 幼粒"细胞性贫血。骨髓病理具有特征性改变。检查肝、脾、淋巴结肿大。

二、非血液性疾病

(一)脾功能亢进全血细胞减少

脾脏是体内清除衰老血细胞最重要器官,脾功能亢进破坏血细胞过多可引起全血细胞减少。临床检查脾明显增大,三系减少的程度不一,通常白细胞和血小板减低明显。骨髓有核细胞增生活跃,脾切除后血细胞可恢复正常。

(二)结缔组织病全血细胞减少

常见于系统性红斑狼疮,患者有发热、关节痛、皮疹或面部蝶形红斑、尿蛋白,可有淋巴结肿大。检查抗核抗体与抗 DNA 抗体阳性,Coombs 试验阳性。血常规白细胞、血小板减少,轻度或中度贫血。肾上腺皮质激素治疗有效。

(三)肿瘤引起全血细胞减少

肿瘤(特别是晚期伴有癌细胞骨髓转移)患者,临床表现为三系减少。肿瘤细胞浸润骨髓可使造血功能抑制,红细胞破坏增多、造血营养物缺乏、免疫功能失调导致三系减少。有原发病灶,其影像学或超声检查有典型病变改变,有细胞学、病理学依据。

(四)严重感染引起全血细胞减少

严重感染可引起三系减少,如重症结核病、全身细菌感染性疾病、疟疾、伤寒等。感染性疾病患者临床有发热、感染器官相关表现。检查血沉增快,C 反应蛋白与降钙素原升高,白细胞升高,可出现中毒颗粒或空泡,骨髓细胞学无恶性血液病证据。感染性疾患治疗好转后血液学恢复正常。

（五）慢性肾功能不全引起全血细胞减少

各种器质性肾疾病在病情持续进展之后可发生慢性肾功能不全。肾功能不全患者红细胞生成素合成减少，红细胞生成降低；肾功能不全体内毒素蓄积，营养摄入不足引起造血物质缺乏发生贫血。肾功能不全还可引起溶血和血小板减少。肾功能不全三系减少以红细胞减少明显，白细胞与血小板轻度减少。检查患者血肌酐明显升高，B 型超声肾萎缩。

（六）化疗后骨髓抑制全血细胞减少

肿瘤性疾病化疗可引起骨髓抑制，导致全血细胞减少。病史是诊断的依据，其三系减少的程度与化疗药物使用方法、剂量、天数，以及患者对化疗药敏感性、是否早期加强了支持治疗相关。因红细胞、血小板、白细胞分别以百万、十万、千为计算单位，因而白细胞与血小板减少的程度较血红蛋白下降的早、明显。

第三节　三系减少小结

三系减少也称为全血细胞减少。因致病因素不同，各系减少程度有别，有以贫血为主，有以白细胞减少为主，有以血小板减少为主。引起全血细胞减少的主要致病因素包括血细胞破坏过多、造血原料不足、造血功能紊乱、造血器官障碍、造血组织受到恶性浸润等。诊断全血细胞减少应将病史、体征、血液病相关实验室检查、辅助检查，以及试验治疗等综合分析，才能明确诊断。

第七章　外周血出现异常物

第一节　外周血异常物

外周血异常物是指正常血液或血细胞检查不存在的物质，主要包括寄生虫、寄生物以及其他因素引起的血细胞异常，而不包括血细胞自身突变发生的异常。外周血异常物应用显微镜可在血涂片中发现，也可在细胞体内观察到。微观的检查常借助于相差显微镜、电子显微镜等。

一、寄生虫

疟疾、丝虫病、黑热病。

疟原虫有间日疟原虫、三日疟原虫、恶性疟原虫。原虫在蚊子体内进行有性繁殖，蚊子叮咬后孢子体进入人体，在人体内无性繁殖。经肝细胞以滋养体原虫形式的环状幼繁殖体进入红细胞。外周血涂片可见到疟原虫。

二、附细胞载体病

附细胞载体病有人类附红细胞体病与人粒细胞无形体病。

附红细胞体是一种原生单细胞微生物，经虱子和蚤传播给家畜，能传给人。在光镜下可见红细胞上附红细胞体呈球形，点状，应进一步在扫描电镜下观察。由附红细胞体引起的病为人类附红细胞体病。

人粒细胞无形体病（HGA）为经蜱传播的自然疫源性疾病，此类病易发生噬血细胞综合征。中性粒细胞内可见包涵体。

第二节　其　　他

一、狼疮细胞

狼疮（LE）细胞是指在显微镜下观察到一个多形核中性粒细胞的胞质内含有一个结构均匀、嗜碱性、淡染的均质体细胞而言。LE 细胞是在 LE 因子的作用下形成的。LE 因子是一种脱氧核蛋白的抗体，属于 IgG。它在体外与变性的中性粒细胞相互作用使其核膨胀形成均质化（LE 小体），在补体作用下 LE 小体被多形核白细胞吞噬形成 LE 细胞。见于系统性红斑狼疮。

二、红细胞碎片

红细胞碎片临床上也称为红细胞断片、分裂红细胞，是红细胞受到机械性损伤所致。外周血若红细胞碎片明显增多则称为红细胞破碎综合征。见于微血管血栓与溶血性疾病，如弥散性血管内凝血、溶血性尿毒症综合征、血栓性血小板减少性紫癜。

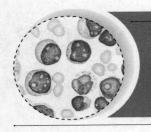

第五篇
骨髓细胞学异常鉴别诊断

第一章　骨髓细胞学检查鉴别

第一节　总　　论

一、概述

骨髓是人体的造血器官。骨髓中造血干细胞在一定的条件和造血因子作用下,增殖分化成不同种类和不同阶段血细胞,从原始细胞,按照一定的规律最终发育成熟细胞以满足人体需要(见文末彩图9)。当骨髓自身或髓外其他因素影响骨髓造血功能时,就会导致骨髓造血异常或障碍性疾病。应用骨髓穿刺针抽取骨髓,涂片染色,在显微镜下可以观察骨髓增生程度,骨髓中各类细胞以及各类细胞的各阶段所占百分比和形态变化,观察有无异常细胞、原虫等。骨髓细胞学是血液病常规检查,对于早期发现和诊断血液病具有重要意义。

二、骨髓检查的内容

骨髓检查的内容包括骨髓细胞学检查、组化染色、流式细胞学检查、干细胞培养、骨髓细胞染色体、骨髓细胞基因检查等。

第二节　骨髓增生度

一、骨髓增生度的判断

骨髓增生度是以涂片中有核细胞与成熟红细胞之比来判断的。骨髓增生度是反映骨髓造血功能的重要指标。

二、骨髓增生度分级

临床一般将骨髓增生度分为五级:

说明:为便于记忆与实用,临床可以用整数之比(见下分级)判断骨髓增生程度。

增生极度活跃为Ⅰ级,成熟红细胞与有核细胞之比 1:1。

增生明显活跃为Ⅱ级,成熟红细胞与有核细胞之比 10:1。

正常骨髓增生活跃为Ⅲ级,其成熟红细胞与有核细胞之比 30:1。

增生减低为Ⅳ级,成熟红细胞与有核细胞之比 90:1。

增生重度减低为Ⅴ级,成熟红细胞与有核细胞之比 200:1。

三、各系增生度

当骨髓某一细胞系比例明显增多或减少时,可单独描述。如:

粒系增生活跃,明显活跃,以 × 细胞、× 阶段细胞为主,或粒系增生减少,明显减低。

红系增生活跃,或明显活跃,以 × 红细胞为主,或红系增生减少,明显减低。

巨核系增生活跃,多为 × 巨核细胞,或巨核系增生减低等。

例如:慢性粒细胞白血病,骨髓有核细胞增生极度活跃,粒系增生极度活跃,以中晚幼粒细胞增生为主等。又如慢性再生障碍性贫血,骨髓有核细胞增生低下,红系增生低下明显,未见巨核细胞,成熟淋巴细胞比例增多。

第三节　骨髓各类细胞百分比

一、骨髓各类细胞百分比

(一)粒细胞

粒细胞约占骨髓有核细胞的 50%~60%。其中原始粒细胞 <2%,早幼粒细胞 <5%,中幼粒细胞和晚幼粒细胞各 <15%,杆状和分叶粒细胞各在 8%~20%。杆状粒细胞一般 > 分叶粒细胞。嗜酸粒细胞 <5%,嗜碱粒细胞 <1%。

(二)有核红细胞

有核红细胞约占有核细胞的 20%~25%。原红细胞 <1%,早幼红细胞小于 <5%,中晚幼红细胞各占 10% 左右。

(三)淋巴细胞

淋巴细胞约占有核细胞的 20% 左右。正常骨髓涂片罕见原幼淋巴细胞。

(四)单核细胞

单核细胞一般 <4%。正常骨髓涂片很少见到原幼单核细胞。

(五)浆细胞

正常骨髓可见成熟浆细胞,一般 <2%。

(六)巨核细胞

骨髓涂片(1.5cm × 3cm 范围内)全片约为 7~35 个。一般原巨核细胞 <3%,幼巨核细胞 <10%,颗粒巨核细胞 10%~30%,产板巨核细胞 40%~70%,裸核巨核细胞 0%~30%。

(七)其他细胞

网状细胞、内皮细胞、组织嗜碱细胞、纤维细胞、成骨细胞、破骨细胞、脂肪细胞等百分比极低。

二、粒系与红系比值

粒系与红系比值(简称粒红比值)粒:红 =G:H(或直接用符号 M:E 表示)

正常粒:红 = 3~4:1,>5:1 为增高,<2:1 为减低。

粒红比值升高 >5:1 见于粒细胞增多,或红系减少所致。如急性或慢性粒细胞白血病、感染引起类白血病反应、纯红细胞性再生障碍性贫血。

粒红比值减低 <2:1 见于粒细胞减少,红细胞增多所致,如粒细胞缺乏症、急性失血

或营养性贫血或溶血性贫血导致红细胞增多。

第四节　骨髓各类细胞形态鉴别

一、粒细胞

(一) 粒细胞各阶段特征

1. 原始粒细胞特征　原始粒细胞形态为圆形或椭圆形,胞质量很少,均匀呈天蓝色,无颗粒,细胞核圆形多偏位,核染色质微细,颗粒分布如薄纱,核周界较明显,核仁大小不等。

2. 早幼粒细胞特征　早幼粒细胞胞体圆形但较原粒细胞为大,染色质变粗,核仁可消失,胞质中出现嗜天青颗粒。

3. 中幼粒细胞特征　中幼粒细胞形态为圆形,细胞核椭圆形或一侧变平,核质比例大于 1/2,出现特异性颗粒,根据颗粒染色不同分为嗜中性、嗜酸性和嗜碱性。

4. 晚幼粒细胞特征　细胞形态变小,细胞核凹陷变为肾形,其核凹陷程度一般不超过假设核直径的一半,细胞质增多。

5. 杆状细胞　细胞体圆形,胞核凹陷程度超过核假设直径的一半,形态弯曲成带状,胞质内充满颗粒。依据特点可与晚幼粒细胞区别。

6. 分叶细胞　细胞体圆形,细胞核为分叶状,叶与叶之间有细丝相连,胞质丰富,具有特异性颗粒,在显微镜下易于辨认。

(二) 嗜天青颗粒与中性颗粒鉴别

嗜天青颗粒出现于早幼粒细胞,分布均匀且局限胞质内,形态多样,大小不一,呈紫红色。中性颗粒出现于晚期早幼粒细胞以及以下各阶段中性粒细胞,弥散分布于整个细胞质,颗粒大小相差不明显,多为红色。

(三) 原始粒细胞、原始淋巴细胞和原始单核细胞形态学鉴别

原始粒细胞、原始淋巴细胞和原始单核细胞形态学鉴别见表 5-1。

表 5-1　原始粒细胞、原始淋巴细胞和原始单核细胞形态学鉴别表

鉴别点	原始粒细胞	原始淋巴细胞	原始单核细胞
细胞大小形态	圆形,椭圆形,较规则,中等 10~18μm	圆形规则,较小	圆形或不规则,多有伪足,较大
核形状	圆形或椭圆形,核居中,稍偏位	圆形,核居中或核有浅凹陷	不规则性,常有折叠,偏位
染色质	分布均匀,似薄纱,轻度厚实感	颗粒粗,排列紧密,分布不均匀,明显厚实感	纤细网状,起伏不平,偏薄
核仁	2~5 个,较清楚	1~2 个,清晰	多为 1 个,较大
核膜	不清楚	清楚	不清楚
胞质	少量至中等	很少	较多
颜色	天蓝,均匀,透明	亮蓝,环绕于核周围	灰色似毛玻璃,轮廓不清

二、红细胞

(一)红细胞特征

1. 原红细胞　细胞多为圆形,细胞核位于细胞中央或稍偏一侧,细胞核圆形或椭圆形,染色质呈紫红色,排列似网状,核仁 1~2 个,核膜明显,胞质量少,可有伪足,胞质内无颗粒。

2. 早幼红细胞　圆形大小与原红细胞差不多,染色质变粗,核仁变模糊或不清,胞质增多,蓝色稍浅。

3. 中幼红细胞　细胞形态和细胞核变小,染色质排列紧密呈团状或条索状,其间多有空隙,如杂碎之墨,胞质明显增多,呈蓝色或灰蓝色。

4. 晚幼红细胞　细胞形态和核仁变得更小,染色质变得更密集,形成团状成为炭核状。

(二)原红细胞与原粒细胞鉴别

原红细胞体积偏大,胞质为深蓝色,较浓,近核处可有淡染区,核染色质呈粗颗粒状,分布不均匀,核仁偏大,一般 2 个以下,界线较清楚。原始粒细胞直径略小,很少有伪足,细胞质淡蓝色,如水彩画感,核仁 2~5 个,界限清楚,染色质细致颗粒状排列均匀,平坦。

三、淋巴细胞

(一)淋巴细胞特征

1. 原始淋巴细胞　形态圆形或椭圆形;细胞核位于中央或稍偏一旁;染色质稍粗;核仁明显,1~2 个;胞质极少,呈天蓝色。

2. 幼淋巴细胞　形态与原始淋巴细胞差不多,细胞核圆形,染色质较密,核仁欠清,胞质增多,可见嗜天青颗粒。

3. 成熟淋巴细胞　细胞核仁消失,胞质增多,细胞可见切迹。大淋巴细胞直径 12~15μm,小淋巴细胞 6~9μm。

(二)淋巴细胞与浆细胞鉴别

淋巴细胞形态略小于浆细胞,细胞质呈鲜蓝色,均匀透明一致,可有核环带,染色质粗,呈块状,块与块间界限不明显。浆细胞核明显偏位,胞质深蓝色,不一致,不透明,初浆明显,染色质呈小块状,块与块间境界明显。

四、单核细胞

(一)单核细胞特征

1. 原单核细胞　形态圆形或不规则形,细胞核不规则,折叠或扭曲,染色质纤维疏松呈网状。核仁清楚较大,胞质量丰富,呈灰蓝色。

2. 幼单核细胞　形态与原单核细胞相似,细胞核折叠或分叶状,染色质粗网状,核仁可有可无,细胞质增多,灰蓝色,可见嗜天青颗粒。

3. 成熟单核细胞　细胞 12~20μm,细胞核形态不规则,染色质疏松网状,无核仁,细胞质灰蓝色。可见较多嗜天青颗粒。

(二)单核细胞与大淋巴细胞的鉴别

单核细胞体积大,呈圆形、椭圆形、不规则形,细胞核大,有折叠,有凹陷,染色质少,可在核周围聚集。大淋巴细胞胞体略小于单核细胞,细胞表面有少量微小绒毛,细胞核内异染色质多,在核周围明显凝集,核内有时可见核仁。

五、巨核细胞

(一) 巨核细胞特征

1. 原巨核细胞,体积大,直径大于单核细胞2倍,呈圆形,细胞核偏在一边,形态不一,染色质较粗,有核仁,胞质量多,深蓝色。

2. 幼巨核细胞,体积更大,胞质量明显增多,可有伪足,嗜天青颗粒,细胞核不规则,核仁不清。

3. 成熟巨核细胞,包括颗粒巨核细胞、产板巨核细胞、裸核巨核细胞。细胞明显增大,染色质变粗,胞质变为浅红色或淡紫红色,胞质出现紫红色颗粒,细胞破裂缘可见血小板。

(二) 小巨核细胞与其他细胞的鉴别

小巨核细胞特征,细胞圆形,直径一般5~8μm,核质比例较大,胞质少,细胞核圆形,可有凹陷,细胞质深蓝色,细胞边缘可有血小板,个别血小板巨大。

六、浆细胞

(一) 浆细胞特征

1. 原浆细胞,形态呈椭圆形,细胞核多数偏位也可位于中央,较大,染色质呈网状,有核仁,细胞质深蓝色,于核附近染色较淡,核周界明显。

2. 幼浆细胞,形态与原浆细胞相似,细胞核较大,染色质聚集,胞质染色较深,可有空泡。

3. 成熟浆细胞,胞体圆或椭圆形,细胞核占细胞1/3以下,多偏于细胞一侧,核染色质浓密成块,排列呈车轮状,无核仁。胞质丰富,为蓝色或蓝紫色。核的外侧常有明显淡染区,犹如日出照耀。

(二) 浆细胞与其他细胞的鉴别

浆细胞应与中幼红细胞与淋巴细胞鉴别。中幼红细胞胞体为圆形,染色质结块较小,细胞核不偏位,胞质为多色性,核周围无淡染区。淋巴细胞胞体较小,染色质浓集,细胞核不偏位,胞质天蓝色,透明。

七、网状细胞

(一) 细胞特征,细胞大小不一,形态不一,细胞核圆形或椭圆形,无皱褶,染色质呈网状,有核仁呈淡蓝色,胞质丰富。染色灰蓝或浅红色。细胞内可有吞噬物,含有吞噬物细胞为巨噬细胞。巨噬细胞质染色后如肥皂泡,称之为泡沫细胞。

(二) 网状细胞与内皮细胞的鉴别

内皮细胞,体积小于网状细胞,形态极不规则,多呈梭形,胞核圆形或椭圆形,染色质网状,似绳索交织,多无核仁,胞质少,主要分布在细胞的顶端,为蓝红色,可有细小紫红色颗粒。

八、成骨细胞

成骨细胞特征,细胞形态较大,卵圆形或纺锤形,边界不清,胞质深蓝色,胞质边缘云絮状,可有泡沫,细胞核偏于一侧,染色质深,网状略粗,有蓝色核仁。可成堆存在。

九、破骨细胞

破骨细胞特征,细胞形态不规则,较大,细胞核较多,大小不等,染色质幼稚型细致,成熟型略粗,胞质深蓝或淡红色,幼稚型有核仁,成熟缺少核仁。

十、组织嗜碱细胞

组织嗜碱细胞也称肥大细胞,细胞形态呈梭状、棒状、不规则形,细胞核多偏一边,圆形,另一端呈锥状。染色质较粗,细胞质内充满嗜碱颗粒,大小不均。

十一、脂肪细胞

脂肪细胞特征,细胞圆形或椭圆形,细胞膜多有破溃,细胞核小,形态不规则,多在一边,染色质呈网状,无核仁,胞质染色清淡呈粉红色或浅紫色,其内充满脂肪球。

十二、病理性细胞

骨髓中出现病理细胞提示某种疾病存在,常见的病理性细胞有:戈谢(Gaucher)细胞,尼曼 - 匹克(Niemann-Pick)细胞、恶性淋巴瘤细胞、癌细胞、转移癌细胞、LE 细胞等。

十三、出现空泡的细胞

1. 淋巴细胞,见于病毒感染,异型淋巴细胞。

2. 中性粒细胞,见于重症细菌感染。

3. 浆细胞。

4. 网状细胞。

5. 尼曼 - 匹克细胞。

6. 戈谢细胞。

十四、泡沫细胞

许多疾病可出现泡沫细胞,因此有人将其表现称为泡沫细胞综合征。见于尼曼 - 匹克病、慢性粒细胞白血病、免疫性血小板减少性紫癜、地中海贫血以及先天性脂质代谢性疾病。

第五节　骨髓各系增生活跃鉴别

一、红细胞增生活跃的鉴别

(一) 红系良性增生

1. 骨髓细胞学表现　骨髓有核红细胞增生活跃或明显活跃,M/E 倒置。有核红细胞以中幼及晚幼红细胞为主,成熟红细胞呈多嗜性,可见豪 - 周小体,点彩红细胞。粒细胞各阶段相对减少,巨核细胞无变化。

2. 常见疾病　缺铁性贫血、营养性贫血、溶血性贫血、急性失血性贫血。

3. 各类疾病特点

缺铁性贫血,骨髓增生活跃或明显活跃,红细胞系增生明显,以中晚幼红细胞增生为主,细胞体较小,细胞核成熟早,呈炭核样,细胞质成熟晚于细胞核,染色灰蓝,形成"老核幼质(浆)",成熟红细胞小,中心淡染。

巨幼细胞贫血,骨髓增生活跃或明显活跃,以红系增生为主,可占有核细胞的30%以上,各阶段红细胞均有不同程度巨幼样变,其各阶段巨幼红细胞在10%以上。细胞核成熟晚于细胞质,呈现"老质(浆)幼核"巨红细胞。成熟红细胞明显大小不等,以大者为多,粒细胞相对减少,可见各阶段粒细胞有巨样变,以杆状核粒细胞多见,成熟粒细胞呈多分叶现象。巨核细胞也可巨型变。

溶血性贫血,骨髓红细胞代偿性增生,有效代偿时骨髓红系增生活跃或明显活跃,红系可占40%以上,以中、晚幼红细胞为主,M/E明显倒置。粒细胞也可轻度增生。骨髓代偿衰竭(发生危象)时,其增生可表现为低下。

急性失血性贫血,骨髓红系增生活跃,以中幼红细胞与晚幼红细胞为主,粒细胞也可轻度增生,巨核细胞正常。

(二) 红系恶性增生

1. 骨髓细胞学表现 骨髓增生活跃或明显活跃,以原始红细胞增生明显,并伴有原始粒细胞增多。或骨髓增生明显,以红系为主,占60%以上,各系明显的病态造血。或有核红细胞铁染色有 >15% 环形铁粒幼细胞。

2. 常见疾病 急性粒细胞白血病(M_6),骨髓增生异常综合征。

3. 各类疾病特点

急性粒细胞白血病 M_6,骨髓增生活跃或明显活跃或极度活跃,红系增生大于50%以上,红细胞形态异形性,原始粒细胞与原始红细胞≥20%,巨核细胞受抑制。

骨髓增生异常综合征(MDS),以红系增生为主要表现,见于难治性贫血(RA)和难治性贫血伴有环形铁粒幼细胞(RAS)。RA患者骨髓增生活跃或明显活跃,红系增生者常>50%(或 <5%),原始粒细胞 <5%,并存在各系明显病态造血。RAS患者,骨髓增生活跃,骨髓细胞铁染色分类其环形铁粒幼细胞占有核红细胞15%以上。

二、粒细胞增生活跃的鉴别

(一) 良性粒细胞增生

1. 骨髓细胞学表现 骨髓有核细胞增生活跃或明显活跃,以杆状粒细胞和分叶粒细胞增生为主,中晚幼粒细胞值偏高,红系相对减少,各系细胞无病态造血表现,巨核细胞正常。病毒感染患者也可表现为成熟淋巴细胞或成熟单核细胞增生活跃,过敏性疾病可表现为成熟嗜酸粒细胞增多。

2. 常见疾病 类白血病反应、纯红细胞再生障碍性贫血等。

3. 各类疾病

类白血病反应,致病原不同类白血病反应类型有别,有中性粒细胞型类白血病反应、淋巴细胞型类白血病反应、单核细胞型类白血病反应。中性粒细胞型类白血病反应临床主要见于感染性疾患,也见于大出血,休克等。骨髓有核细胞增生活跃或明显活跃,以粒系增生为主,分类多为杆状与中晚幼粒细胞,粒细胞可出现中毒颗粒及空泡。红系相对减少,巨核细胞基本正常。淋巴细胞型类白血病反应以成熟淋巴细胞增生为主。单核细胞型类白血病反应以成熟单核细胞增多为主。嗜酸粒细胞型类白血病反应以嗜酸粒细胞增多为主。类白血病反应共同的特点是:骨髓细胞分类原始细胞正常,致病因素祛除后骨髓恢复正常。

纯红细胞再生障碍性贫血(纯红再障),骨髓细胞学检查红细胞增生低下,粒细胞相对增多,呈相对粒细胞增生表现,巨核细胞正常。

（二）恶性粒细胞增生

1. 骨髓细胞学表现　以原始细胞增生为主,存在病态造血。

2. 常见疾病　急性白血病、骨髓增生异常综合征。

3. 各类疾病

急性白血病,骨髓增生明显活跃,增生以单克隆细胞为主,呈"清一色",急性粒细胞白血病以原始粒细胞或原始单核细胞为主,原始细胞数≥有核细胞的 20%,过氧化酶染色阳性。免疫表型急性非淋巴细胞白血病细胞主要表达 CD34、CD33、CD13、CD15、CD117、MPO。急性淋巴细胞白血病以原、幼淋巴细胞为主。急性淋巴细胞过氧化酶染色阴性,免疫表型急性 B 淋巴细胞白血病细胞表达 CD34、CD10、CD19、CD20、TdT,急性 T 淋巴细胞白血病细胞表达 CD7、CD3、CD4、CD8、TdT。

慢性粒细胞白血病骨髓分类以中、晚幼粒细胞为主,伴有嗜酸粒细胞或嗜碱粒细胞增多。慢性粒单核细胞白血病以粒细胞和单核细胞为主,慢性淋巴细胞白血病以成熟淋巴细胞为主,免疫表型表达 CD5、CD23。

骨髓增生异常综合征(MDS),原始细胞增多型难治性贫血(RAEB)骨髓增生可明显活跃,以粒细胞增生为主,原始粒细胞常 >5%,<20%,细胞内可见到 Auer 小体,骨髓细胞病态造血明显。

三、巨核细胞增生活跃鉴别

（一）巨核细胞良性增生

1. 骨髓细胞学表现　骨髓增生活跃,粒系与红系增生正常,无病态造血。巨核细胞增生活跃,一张骨髓片上计数超过 40~50 个巨核细胞,以过渡巨核细胞为主,部分巨核细胞有成熟障碍。无小巨核细胞。

2. 常见疾病　免疫性血小板减少性紫癜、肝病脾功能亢进、系统性红斑狼疮、Evans 综合征、急性大出血等。也见于真性红细胞增多症、原发性血小板增多症。

3. 各类疾病

免疫性血小板减少性紫癜表现为外周血小板减少,血小板体积可增大。骨髓巨核细胞增多,有成熟障碍,以过渡巨核细胞为主。

原发性血小板增多症,检查外周血小板明显增多,骨髓细胞学检查可见血小板聚集成堆、巨核细胞增多,JAK2 V617F 基因阳性。

（二）恶性增生

1. 骨髓细胞学表现　骨髓增生活跃,存在细胞异质性,巨核细胞增多。

2. 常见疾病　慢性粒细胞白血病、急性髓系白血病(M_7)、淋巴肉瘤等。

3. 各类疾病

慢性粒细胞白血病慢性期,骨髓增生极度活跃,以粒细胞增生为主,中晚幼粒细胞明显增多,原始粒细胞小于 10%,嗜酸与嗜碱粒细胞增多,可见较多巨核细胞和血小板。

急性髓系白血病(M_7)，骨髓增生活跃或极度活跃或低下，全片巨核细胞明显增多，原始巨核细胞达 20%，细胞体积小，边缘不整齐，胞质蓝色不透明，着色不均匀，周围可有伪足，核染色质粗，可见小核仁。成熟巨核细胞少见。

第六节　骨髓各系增生低下鉴别

一、红系增生低下鉴别

（一）致病因素

红系增生低下见于骨髓造血障碍、骨髓恶性细胞浸润、骨髓造血紊乱、骨髓造血衰竭。

（二）各类疾病的鉴别

1. 再生障碍性贫血　多部位骨髓增生降低，粒系、红系与巨核细胞明显减少，细胞形态大致正常，淋巴细胞比例明显升高。网状细胞及浆细胞等非造血细胞增多。骨髓小粒周围无造血细胞，呈空虚状。脂肪滴较多。骨髓活检显示造血组织均匀减少，脂肪组织增加。

2. 纯红细胞再生障碍性贫血　骨髓细胞学显示红系增生降低，甚至完全阙如。粒细胞系列形态正常，比例升高，可有核左移。巨核细胞一般正常。而骨髓片红细胞形态一般正常。

3. 溶血性危象　早期骨髓可增生活跃。晚期增生不良，红系可见到中幼红以前细胞，骨髓小粒周围有造血细胞。非造血细胞增生不明显。实验室检查存在溶血证据。再生障碍性贫血（AA）- 阵发性睡眠性血红蛋白尿（PNH）综合征或 PNH-AA 综合征其骨髓细胞学则非造血细胞增加明显。自身免疫性溶血 Coombs 试验阳性。

4. 骨髓增生异常综合征　骨髓细胞学特点是存在病态造血，病态造血表现呈多样性、多系统性，有量与质异常。红系减少可 <5%。可见原始、早幼粒细胞，红系、粒系各阶段均可见病态造血。可见小巨核细胞。

5. 急性白血病　为恶性克隆增生，骨髓细胞学增生明显活跃或极度活跃，除急性髓系白血病 M_6 外，红系增生均受抑制。骨髓呈"清一色"白血病细胞。细胞幼稚，可见核仁。

二、粒系增生低下鉴别诊断

（一）致病因素

粒系增生低下见于骨髓造血障碍、骨髓恶性细胞浸润、骨髓造血紊乱、骨髓造血衰竭、药物反应、免疫反应等。

（二）各类疾病

1. 粒细胞缺乏症　许多致病因素可引起粒细胞缺乏，致病因素不同骨髓细胞学表现有别。化疗导致的骨髓抑制是引起粒细胞缺乏最常见的致病因素，骨髓增生低下，粒、红、巨核细胞三系均抑制明显，粒细胞总数降低，分类可见粒细胞停留在早幼粒细胞或中幼粒细胞阶段，淋巴细胞增多。

2. 再生障碍性贫血　三系减少是再生障碍性贫血特点，多部位检查骨髓细胞学增生降低,急性再生障碍性贫血骨髓增生不良,粒红系细胞明显减少,中幼粒、红以上阶段细胞少见,淋巴细胞、浆细胞、网状细胞、组织嗜碱细胞增多,骨髓涂片找不到巨核细胞。慢性型再生障碍性贫血时粒、红两系血细胞减少,可见较少早中幼粒与幼红细胞,非造血细胞增多,巨核细胞少见,骨髓小粒周围缺少造血细胞。

3. 骨髓增生异常综合征　骨髓可表现为粒系增生低下,但涂片可以见到粒系各阶段细胞,三系存在病态造血,非造血细胞一般无明显升高,可见小巨核细胞。

4. 急性白血病　低增生性白血病骨髓增生低下,但细胞学检查恶性克隆性细胞数目增多,≥20%。有红系与巨核系细胞抑制。

三、巨系增生低下鉴别诊断

(一)致病因素

血液病见于再生障碍性贫血、急性白血病、骨髓病性贫血、骨髓纤维化、骨髓硬化症等。也可见于急性感染、化学中毒、药物中毒、放射病、某些重症肝病。

(二)各类疾病

1. 再生障碍性贫血,造血障碍所致。

2. 急性白血病,恶性细胞浸润,导致巨核细胞系抑制。

3. 中毒、药物、感染,与骨髓受损相关。

四、三系增生低下

(一)致病因素

骨髓造血障碍见于再生障碍性贫血、骨髓恶性细胞浸润(急性白血病和骨髓转移癌)、骨髓纤维化(骨髓纤维组织增生)、溶血危象(代偿能力不足)、急性放射病(骨髓造血组织受到伤害)、骨髓抑制(大剂量化疗后)。

(二)常见疾病

1. 再生障碍性贫血　基本病理变化是骨髓的红骨髓变为黄骨髓,导致造血障碍。骨髓检查增生低下或极度低下。由于造血干细胞损伤,血细胞生成减少,骨髓分类缺少粒、红两系早、中阶段的细胞,有核红细胞中以晚幼红细胞为主。在粒细胞以成熟粒细胞多见。巨核细胞和血小板少见。淋巴细胞相对增多,可达 60% 以上。非造血细胞如浆细胞,组织嗜碱细胞,网状细胞增多。骨髓小粒周围缺少造血细胞。

2. 溶血危象　急性溶血当大量红细胞破坏导致骨髓衰竭时临床称之为溶血危象。溶血危象时检查骨髓可表现为增生低下,但分类红系增多,可见原、早幼红细胞,也可见红细胞分裂象。原、早幼粒细胞正常。实验室检查存在溶血证据。

3. 骨髓造血抑制　临床上引起骨髓造血抑制常见病因有:化疗药物应用后,或骨髓被异常组织浸润(如转移癌),或反应性骨髓抑制(如粟粒性肺结核等)。骨髓形态学表现病因不同有别:化疗后骨髓抑制有其用药史,骨髓抑制、全血细胞减少。骨髓转移癌,有原发病变,骨髓可找到癌细胞,骨髓抑制程度有限,分类各系均可见,各系降低程度不一。反应性骨髓抑制多由感染或中毒所致,致病因素去除后骨髓可逐渐恢复。

4. 低增生性白血病　是指检查骨髓增生低下,但细胞分类其异质性和数量上符合白血病诊断标准。

5. 骨髓纤维化 归属于骨髓增生性疾患,早期骨髓增生可表现为活跃。病情进展特别是到骨髓衰竭期,骨髓细胞则增生低下。红系增生减低明显,幼稚粒细胞和巨核细胞常有增多。骨髓形态学检查不作为诊断依据,诊断依赖于骨髓活检。

五、骨髓增生低下与骨髓稀释鉴别

(一) 骨髓稀释概念

抽取骨髓时若有较多外周血混入可使骨髓稀释。此时骨髓细胞学分类类似外周血检查结果,称之为骨髓稀释。骨髓稀释特点:有核细胞明显减少,分类以成熟细胞为多,粒细胞分叶百分比 > 杆状。

(二) 骨髓稀释与骨髓增生低下鉴别

骨髓稀释涂片其外观较光滑少油质,其细胞成分与血片相似,缺少骨髓特有细胞如浆细胞、网状细胞以及骨髓小粒等。而骨髓增生低下有油质并可见骨髓小粒,有核细胞为主不同于血片,骨髓特有细胞存在。

第七节 骨髓各类细胞异常鉴别

一、骨髓细胞学检查粒细胞异常鉴别

(一) 粒细胞数量增多鉴别

1. 原粒细胞增多,见于急性粒细胞白血病、骨髓增生异常综合征。

2. 早幼粒细胞增多,见于早幼粒细胞白血病。

3. 中幼粒细胞增多,见于慢性粒细胞白血病。

4. 晚幼粒细胞增多,见于慢性粒细胞白血病。

5. 杆状粒细胞增多,见于类白血病反应,如重症感染性疾患。

6. 分叶粒细胞增多,见于类白血病反应,如重症感染,也见于慢性中性分叶粒细胞白血病。

7. 嗜酸粒细胞增多,见于过敏性疾病与寄生虫、嗜酸粒细胞白血病、M_4Eo、嗜酸粒细胞增多。

8. 嗜碱粒细胞增多,见于慢性粒细胞白血病。

(二) 粒细胞数量减少鉴别

1. 早、中幼粒细胞绝对减少,见于急性再生障碍性贫血。

2. 杆状与分叶细胞减少,见于各种致病因素引起的粒细胞缺乏症。

3. 嗜酸粒细胞减少,见于伤寒。

二、骨髓细胞学检查红细胞异常鉴别诊断

(一) 红细胞数量增多鉴别

1. 原红细胞增多,见于急性粒细胞白血病 M_6(红白血病)。

2. 早幼、中幼红细胞增多,见于溶血性贫血。

3. 晚幼红细胞增多,见于缺铁性贫血。

4. 巨幼红细胞增多,见于巨幼细胞贫血、骨髓增生异常综合征(难治性贫血)。

（二）红细胞数量减少鉴别

1. 原始、早幼、中幼红细胞减少，见于再生障碍性贫血、纯红细胞再生障碍性贫血。

2. 红细胞各阶段均减少，见于再生障碍性贫血、溶血危象、骨髓抑制。

三、骨髓细胞学检查淋巴细胞异常鉴别诊断

（一）淋巴细胞数量增多鉴别

1. 原幼淋巴细胞增多，见于急性淋巴细胞白血病。

2. 成熟淋巴细胞增多，见于结核病、病毒感染、传染性疾病、慢性淋巴细胞白血病。再生障碍性贫血，淋巴细胞相对增多。

（二）淋巴细胞减少鉴别

1. 感染性疾患，可引起淋巴细胞相对减少。

2. 急性非淋巴细胞白血病，淋巴细胞相对减少。

四、骨髓细胞学检查单核细胞异常鉴别诊断

（一）单核细胞数量增多鉴别

1. 良性增多，见于特异性感染，如结核病、疟疾等。

2. 恶性增多，见于急性单核细胞白血病、慢性粒单核细胞白血病。

（二）单核细胞减少鉴别

单核细胞减少，临床意义较少。

五、骨髓细胞学巨核细胞异常鉴别诊断

（一）巨核细胞数量增多鉴别

1. 良性增多，可见于免疫性血小板减少症、Evans 综合征、慢性肝病、脾功能亢进等。

2. 骨髓增殖性疾病增多，见于真性红细胞增多症、原发性血小板增多症、骨髓纤维化早期等。

3. 恶性疾病增多，可见慢性粒细胞白血病、急性髓系白血病 M_7（巨核细胞白血病）。

（二）巨核细胞减少鉴别

1. 生成障碍性减少，见于再生障碍性贫血、先天性巨核细胞缺乏症，

2. 生成抑制性减少，见于白血病浸润或化疗后、某些药物中毒。

六、骨髓中血小板异常鉴别诊断

（一）血小板数量增多鉴别

1. 自发性血小板增多，见于原发性血小板增多症、骨髓增殖性疾患、慢性粒细胞白血病。

2. 反应性血小板增多，如脾切除后、炎症或肿瘤、应用肾上腺皮质激素类药物后。

（二）血小板减少鉴别诊断

1. 巨核细胞生成减少，见于先天性 Fanconi 贫血、TAR 综合征、再生障碍性贫血。

2. 获得性巨核细胞减少，见于放疗与化疗后、感染。

3. 骨髓病变性巨核细胞减少，见于急性白血病、骨髓增生异常综合征、骨髓瘤以及骨髓转移癌。

4. 营养物质缺乏性巨核细胞减少，见于维生素 B_{12} 缺乏引起的巨幼细胞贫血。

5. 血小板破坏过多性减少,脾功能亢进,免疫性血细胞减少(属于血管外破坏增加)。

6. 血小板消耗增多性减少,见于 DIC。

七、骨髓中特有细胞异常鉴别诊断

(一) 浆细胞异常鉴别

1. 浆细胞数量增多鉴别　恶性浆细胞增多见于多发性骨髓瘤、浆细胞白血病、巨球蛋白血症。

反应性良性浆细胞增多见于感染性疾患,如传染性单核细胞增多症、伤寒、肝炎等;结缔组织病如系统性红斑狼疮、类风湿性关节炎、干燥综合征等;再生障碍性贫血、肝硬化等。

2. 恶性浆细胞与反应性浆细胞增多鉴别　骨髓细胞学检查恶性浆细胞一般 >5%,幼稚浆细胞为主,变异性大,细胞不规则,形态不一,胞质灰蓝色,核旁空晕不明显,染色质疏松,核仁清楚,可见双核、多核。在骨髓涂片中可成堆或成簇。良性浆细胞增多 <5%,少见幼稚浆细胞,形态基本一致,为成熟浆细胞。骨髓涂片中呈分散单一排列。

(二) 网状细胞异常鉴别诊断

1. 网状细胞数量增多鉴别　恶性网状细胞增多见于恶性组织细胞病、组织细胞肉瘤。

反应性网状细胞增多见于特异性感染如伤寒、病毒性肝炎或重症感染(如败血症、血行播散性肺核病)等;某些良性血液病;中毒和过敏等因素。

2. 恶性网状细胞增多与反应性网状细胞增多鉴别　恶性网状细胞数量多,其细胞体积大,细胞形态与核不规整,呈明显异质性,核仁清楚,胞质少而蓝,不成熟,吞噬细胞较多,吞噬单一,可见吞噬红细胞。而良性网状细胞一般 <10%,细胞形态多正常,体积较小,形态及核型多一致,染色质较淡,均匀,胞质较多。细胞成熟,吞噬数量少,种类多样,非特异性。

(三) 成骨细胞与破骨细胞

骨髓中成骨细胞常与破骨细胞相伴出现,在儿童骨髓中两种细胞较为常见。此外在软骨病,骨髓转移癌时增多。再生障碍性贫血也可见到。成骨细胞与破骨细胞形态学特点见骨髓各类细胞的形态鉴别。

第八节　骨髓干抽鉴别诊断

一、概念

骨髓穿刺干抽是指骨髓穿刺操作技术正确,穿刺针无堵塞,穿刺针在骨髓腔内,应用不同型号骨穿针或不同部位穿刺均无骨髓穿出而言。

二、发生机制

骨髓由纤维组织所代替、或某些病因如肿瘤、结核,急性感染引起骨髓造血完全被抑制,髓腔内无髓血或缺少髓血,或骨髓恶性细胞过多,或骨髓坏死后骨髓变得黏稠均可造成干抽。

三、相关检查

当一个部位骨髓穿刺为干抽时,应进行多部位骨髓穿刺,胸骨穿刺可增加成功率。骨髓干抽患者应行骨髓活检,并进行 JAK2 V617F 基因检查。

四、常见疾病

1. 骨髓纤维化,属于骨髓增殖性疾患,患者临床表现为脾大,呈"幼红、幼粒"性贫血,外周血涂片可见较多的泪滴样红细胞。骨髓穿刺多部位干抽,骨髓病理活检显示胶原纤维增生。

2. 慢性粒细胞白血病,外周血白细胞明显升高,常 $>50 \times 10^9/L$,血细胞形态学检查可见中晚幼粒细胞、嗜酸与嗜碱粒细胞。血小板升高,骨髓极度活跃,以中晚幼粒细胞为主,原始粒细胞一般小于10%。因细胞过度增生,骨髓检查可表现为骨髓干抽。

3. 骨髓转移癌,存在原发病灶,外周血可见到晚幼红细胞。骨髓细胞学可见到瘤细胞,细胞形态不一,体积大,胞质深蓝色,核仁清楚,呈簇状分布。骨髓转移癌可造成骨髓空虚,或骨髓黏稠,造成骨髓干抽。

4. 骨髓坏死,骨髓穿刺黏稠,可抽出像果冻样骨髓,或完全不能抽出。涂片细胞破溃多见,细胞形态缺失,可见较多空泡。骨髓坏死可呈"果冻"状,可表现为"干抽"。

5. 急性造血停滞,感染或药物为常见致病因素,起病快,发热,贫血。贫血重,网织细胞明显降低甚至为零,粒细胞常缺乏,淋巴细胞增多,血小板减少。骨髓细胞学可见两系或三系减少。病情有自限性,一般2~6周逐渐恢复。造血停滞骨髓腔"空旷",引起骨髓穿刺"干抽"。

第二章　骨髓组织化学染色鉴别诊断

第一节　骨髓细胞化学染色方法

细胞化学染色是细胞学与化学结合的一门科学,方法是以细胞内酶与相应的化学染色试剂反应后产生细胞特征为依据。由于骨髓中不同类型的血细胞或同一种类型的血细胞的不同阶段以及病态细胞内所含的酶或酶的含量不同,根据酶与不同的染色试剂所产生化学反应的原理,使细胞呈现出特征,认识和区别细胞类型,判断细胞成熟阶段,从而有助于临床诊断。

一、过氧化酶染色(POX)

该染色使用试剂主要成分是联苯胺。联苯胺氧化后变成联苯胺蓝,联苯胺蓝可形成蓝棕色化合物沉积被染色的细胞内。骨髓中粒细胞嗜天青颗粒和部分单核细胞胞质颗粒含有过氧化酶,加入试剂后可使细胞内颗粒出现阳性反应。评价结果:细胞质内无蓝色沉淀为阴性;出现沉淀为阳性。

二、中性粒细胞碱性磷酸酶染色(NAP)

较为常用的是钙-钴染色法。血细胞的碱性磷酸酶在 pH9.6 左右的碱性条件下将基

质液中的 β- 甘油磷酸钠水解，产生磷酸钠。磷酸钠与硝酸钙发生反应，形成不溶性磷酸钙。磷酸钙与硝酸钴发生反应，形成磷酸钴。磷酸钴再与硫化铵发生反应在细胞内形成不溶性棕黑色沉淀。评价结果：阴性，胞质无黑色颗粒；+，胞质淡灰色颗粒占 1/4 ；++，胞质灰黑色 3/4~1/2 ；+++，胞质棕黑色颗粒，之间尚有间隙；++++，全部胞质充满黑色颗粒，盖在细胞核上。阳性率是指观察 100 个成熟中性粒细胞，计算其中阳性反应细胞数。积分（阳性指数）是对所有阳性反应细胞逐个按反应强度分级，将各级所占的百分率乘以级数，然后相加，即为积分值。

三、酸性磷酸酶（ACP）染色

酸性磷酸酶染色是利用细胞内的酸性磷酸酶在酸性环境下对底物的水解作用。即先将某种底物水解，再使其水解产物显色的一种方法。常用的有：Gomori 硫化铅法和偶氮偶联法。阳性细胞质呈红色颗粒，阴性细胞无红色。评价：+，细胞质内出现数个颗粒；++，细胞质内较多的红色颗粒；+++，细胞质出现很多的红色颗粒；++++，细胞质出现大量颗粒，布满胞质并可盖在细胞核上。

四、抗酒石酸酸性磷酸酶染色

同酸性磷酸酶的染色方法，制备两份基质液，一份加适量 L- 酒石酸，另一份不加 L- 酒石酸。取相同标本的涂片，分别用两种基质液染色。当血细胞内的酸性磷酸酶耐 L- 酒石酸的都呈阳性反应，不耐 L- 酒石酸抑制的，加酒石酸的为阴性反应，不加为阳性反应。

五、糖原染色（PAS）

血细胞内含有乙醇的糖类在过氧酸的氧化下产生醛基，当与雪夫试剂无色品红发生化学反应后，可使无色品红变为有色的红色颗粒，定位于胞质中。评价：0，胞质中无红色颗粒；+，细胞质中 1~9 个红色颗粒；++，细胞质中大于 10 个红色颗粒，个别粗大；+++，细胞质中 10 个以上粗大颗粒，呈块状；++++，细胞质中许多粗大红色颗粒，块状物质。阳性率是指 100 个细胞多少为阳性。积分是指每 + 所占分值。

六、苏丹黑 B 染色（SB）

苏丹黑 B 染色是一种脂溶性染料，可溶解于细胞质内的含脂结构中，使细胞质中的脂类物质变为棕黑色或深黑色颗粒。评价：阴性，不含黑色颗粒；+，稀疏细小颗粒；++，颗粒较多，其间有大的空间；+++，颗粒更多，其间有小的空隙；++++，颗粒密集，无空间。

七、酯酶染色

（一）氯化醋酸 AS-D 萘酚酯酶染色

血细胞内的氯化醋酸 AS-D 萘酚酯酶为特异性酯酶染色。此酶能将基质液中氯化醋酸 AS-D 萘酚水解，产生萘酚 AS-D，再与重氮盐染料偶联，形成不溶性红色沉淀，位于细胞质中，为阳性反应。

（二）α- 醋酸萘酚酯酶染色为非特异性酸性酯酶染色

细胞中有酸性酯酶——α 醋酸萘酚酯酶。可水解基质液中的 α- 醋酸萘酚，产生 α- 萘酚和醋酸，α- 萘酚再与重氮染料偶联，形成不溶解的颗粒位于细胞质中，出现黑色或棕黑色沉淀为阳性。

单核细胞中酶活性可被氟化钠抑制,为鉴别细胞类型,临床常同时做氟化钠抑制试验。

八、铁染色

骨髓内的细胞外及幼红细胞内铁遇酸性亚铁氰化钾作用生成低铁氰化铁,后者为蓝色,定位于含铁部位。评价:细胞外铁正常 +~++。+,少数颗粒或偶见小珠;++,有较多颗粒、小珠或少数小块;+++,有很多颗粒、小珠或少数小块;++++,极多的颗粒、小珠或很多小块。细胞内铁正常阳性率为 25%~90%,主要为 I 型 II 型。铁粒幼细胞小于 5%。+,一个铁颗粒(I 型);++,2~5 个铁颗粒(II 型);+++,6~9 个铁颗粒(III 型);++++,10 个以上铁颗粒(IV 型)。

第二节 骨髓细胞化学染色临床意义

一、过氧化酶染色

过氧化酶染色用于细胞类型的鉴别,急性粒细胞白血病表现为强阳性,单核细胞白血病表现为弱阳性,急性淋巴细胞白血病一般为阴性。

二、碱性磷酸酶

成熟粒细胞和巨噬细胞为阳性反应,其他细胞为阴性反应。正常成熟中性粒细胞碱性磷酸酶积分值为 7~51。细菌感染积分增高,慢性粒细胞白血病降低。

三、酸性磷酸酶染色

阳性见于戈谢细胞、多毛细胞白血病细胞、淋巴瘤细胞、慢性淋巴细胞白血病细胞、T淋巴细胞。阴性见于尼曼 - 匹克细胞、B 淋巴细胞。

四、抗酒石酸染色

多毛细胞白血病细胞中因有酒石酸抗性,不受阻碍,而淋巴肉瘤细胞和慢性淋巴细胞白血病细胞则可被 L- 酒石酸抑制。

五、糖原染色

阴性,急性粒细胞白血病。阳性,急性淋巴细胞白血病、慢性淋巴细胞白血病、红白血病。

六、酯酶染色

非特异性酯酶染色阳性,单核细胞白血病为阳性,被氟化钠(NaF)抑制。淋巴细胞为阴性反应。原始粒细胞多为阴性或弱阳性。

七、铁染色

缺铁性贫血铁染色细胞外铁消失,细胞内铁量减少,铁粒幼细胞低于正常。MDS 中铁粒幼细胞贫血时染色中环形铁粒幼细胞占有核红细胞 15% 以上。

八、各类白血病组织化学染色鉴别

各类白血病组织化学染色特点鉴别见表 5-2。

表 5-2 各类白血病组织化学染色鉴别表

组化方法	急性粒细胞白血病	急性单核细胞白血病	急性淋巴细胞白血病
过氧化物酶（MPO）	分化低的原始细胞 （－）~（＋） 分化好的原始细胞 （＋）~（＋＋＋）	（－）~（＋）	（－）
糖原染色（PAS）	（－）或（＋），弥漫性淡红色	（－）或（＋），弥漫性淡红色或颗粒状	（＋）成块或颗粒状
非特异性酯酶（NFS）	（－）~（＋） NaF 抑制 <50%	（＋） NaF 抑制 ≥50%	（－）
中性粒细胞碱性磷酸酶（NAP）	减少或（－）	正常或增加	增加

第三章　骨髓组织活检鉴别诊断

第一节　骨髓组织活检临床意义

一、概述

骨髓组织病理检查是应用骨髓活检针获取骨髓组织，然后采用病理制作技术，观察骨髓组织结构和细胞关系的一项检查。由于骨髓病理切片观察范围大，能较好显示组织学结构，细胞与细胞之间位置关系及骨髓基质状况，因此对临床某些疾病诊断有重要意义。

二、骨髓组织病理检查内容

骨髓组织病理检查内容包括骨髓基质、骨髓小粒、各类细胞变化、特殊染色等。

三、骨髓细胞增生度的评价

细胞增生度以造血成分与脂肪的比例为指标。正常骨髓造血成分与脂肪各占 50%（40%~60%）。增生极度低下造血成分小于 20%，较低下 20%~40%，增生正常 40%~60%，较活跃 60%~80%，极活跃大于 80%。

四、骨髓间质与细胞

骨髓间质是指脂肪、血管、网状纤维组织。主要表现有间质水肿、出血、坏死等。其内造血细胞有红细胞、白细胞、巨核细胞以及血小板。非造血细胞有浆细胞、肥大细胞等。

五、骨髓病理鉴别诊断

（一）低增生性骨髓疾病

1. 再生障碍性贫血，表现为骨髓增生低下，脂肪组织增生，巨核细胞减少或见不到，非造血细胞增多。纯红细胞再生障碍性贫血时造血岛萎缩。

2. 低增生性白血病，骨髓增生低下，但增生细胞均为原始幼稚细胞。

（二）增生性骨髓性疾病

1. 非肿瘤性增生

（1）真性红细胞增多症：骨髓造血岛扩大，有核红细胞增多。

（2）巨幼细胞贫血：骨髓增生，可见巨红细胞。

（3）类白血病反应：骨髓增生，均为成熟细胞。

2. 肿瘤性增生

（1）白血病增生极度活跃，增生细胞呈一致性幼稚细胞（白血病细胞）。

（2）多发性骨髓瘤、淋巴瘤。

（3）恶性组织细胞增生，网状内皮系统受累，恶性组织细胞存在。

3. 纤维化　骨髓纤维化，骨髓病理骨髓网状纤维增多，伴有胶原化形成，造血组织减少、萎缩，巨核细胞形态异常。

第二节　骨髓坏死鉴别诊断

一、概念

广义的骨髓坏死实际包括三个方面：骨髓的组织和基质坏死，无继发改变的局灶性坏死，伴有骨坏死的骨髓坏死。一般骨髓坏死是指造血骨髓中组织和基质的大面积但又是局部坏死而言。骨髓坏死临床特点是常有骨痛，骨痛呈持续性，进行性加重，发热。外周血白细胞增高，涂片可见晚幼粒细胞和（或）晚幼红细胞。骨髓象可辨认细胞特征消失。骨髓活检病理呈坏死改变。

二、发生机制

尽管不同的致病因素引起骨髓坏死机制不同，但主要与致病因素导致骨髓微循环障碍，广泛微血管阻塞，局部组织缺氧、免疫反应有关。肿瘤性骨髓坏死与瘤细胞释放酶性物质损伤骨髓有关。

三、相关检查

骨髓细胞学检查，若提示坏死进一步行骨髓细胞活检。

四、常见疾病

1. 感染如败血症、伤寒、结核病等。

2. 骨髓转移癌。

3. 恶性组织增生、急性白血病、多发性骨髓瘤、淋巴瘤。

4. 镰状细胞贫血。

五、鉴别诊断

骨髓坏死一般存在致病因素，抽取骨髓呈"果冻"状，涂片检查细胞破溃，坏死的细胞与胞质处可产生"空泡影"。骨髓活检切片骨和骨髓坏死区组织结构仍保持，血细胞的轮廓依然可识别，细胞核与细胞质结构分辨不清，为凝固性坏死。而纤维蛋白样坏死是坏死区内以无定形均匀质状为背景，可见细胞碎片，细胞核固缩与颗粒样物质堆积，造血细胞外形轮廓模糊不能辨认。

第四章　骨髓干细胞培养检查

第一节　干细胞培养与正常值

骨髓的造血干细胞是血细胞的起源细胞。干细胞具有自我复制和更新以及分化定向祖细胞功能。在不同的培养条件下,干细胞可生长形成不同的集落。临床上可根据集落生长的情况诊断疾病。常做的体外培养有:CFU-GM,BFU-E,CFU-E。评价:集落计数可直接将培养皿放在显微镜下进行,一般计数 3~5 个培养皿,取平均值。40 个或以上细胞为一集落,20~39 个细胞为一大丛,3~19 个细胞为一小丛。可参考不同实验室正常值。

CFU-GM 体外培养,骨髓一般 (150 ± 55) 个 $/2 \times 10^5$ 有核细胞,细胞丛与集落数之比为 5~20 : 1。

BFU-E 骨髓:(25 ± 6) 个 $/2 \times 10^5$ 有核细胞。

CFU-E 骨髓:(140 ± 65) 个 $/2 \times 10^5$ 有核细胞。

第二节　骨髓干细胞培养鉴别诊断

1. 培养集落减少　见于再生障碍性贫血、阵发性睡眠性血红蛋白尿、急性白血病、骨髓增生异常综合征。

2. 培养集落增多　见于巨幼细胞贫血、缺铁性贫血、慢性粒细胞白血病。

第五章　骨髓流式细胞学

（见第九篇　流式细胞学检查）

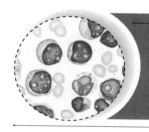

第六篇
溶血试验相关检查异常鉴别诊断

第一章　溶血的表现与实验室检查

第一节　溶血主要临床表现

溶血的实质是红细胞破溃,红细胞破坏主要有三种表现:红细胞的减少、红细胞内容物的出现、红细胞代偿性增加。红细胞破溃一般有三个场所:骨髓内(原位)、血管内和血管外(脾)。

溶血红细胞破溃了可引起贫血;溶血红细胞内容物释放于血液中,可引起血红蛋白尿、黄疸;红细胞破溃引起的红细胞减少引起代偿性增生,致使网织红细胞增高;血管内溶血间接胆红素增加、转运的珠蛋白降低,尿呈葡萄酒色;血管外溶血脾功能增强,致使脾大。

第二节　溶血实验室检查证据

1. 红细胞的生存时间测定可提示红细胞寿命长短,缩短为提前破坏依据。
2. 红细胞破坏后血液中的红细胞内容物增多。
(1) 血清间接胆红素增多引起黄疸,尿胆原排泄增多。
(2) 血浆内出现游离血红蛋白和高铁血红蛋白。
(3) 出现血红蛋白尿或尿中有含铁血黄素。
3. 红细胞代偿性增生表现
(1) 网织红细胞增多,常大于10%。
(2) 骨髓红系增生活跃。
(3) 外周血可出现有核红细胞。

第三节　溶血部位相关检查

一、血管内溶血检查

血管内溶血是红细胞在血管内发生溶解破裂,红细胞破溃后其细胞的内容物进入血液,故可有如下实验室检查结果异常:

1. 红细胞破溃游离血红蛋白逸出,血浆内出现过多的游离血红蛋白。

2. 红细胞破坏出现游离血红蛋白被氧化,引起高铁血红蛋白增多。

3. 游离的血红蛋白与珠蛋白结合,被肝细胞清除,从而使血浆内结合珠蛋白减少。

4. 含有过多的血红蛋白血液通过肾,出现血红蛋白尿。

5. PNH 存在获得性红细胞膜缺陷,在补体作用下,酸溶血试验可为阳性。

二、血管外溶血证据检查

1. 体检或 B 型超声检查提示脾大。

2. 红细胞寿命缩短。

3. 血涂片可见各种异形红细胞(遗传性红细胞异常)。

4. 血液中存在红细胞抗体,抗人球蛋白试验(Coombs 试验)阳性。

三、血管内溶血与血管外溶血的鉴别

血管内溶血与血管外溶血的鉴别见表 6-1。

表 6-1　血管内溶血与血管外溶血鉴别表

溶血部位	血管内溶血	血管外溶血
疾病	阵发性睡眠性血红蛋白尿(PNH)、血型不合输血	遗传性球形红细胞增多症(HP)自身免疫性溶血性贫血(AIHA)
临床表现	有血红蛋白尿	脾大
血清胆红素	增多	增多或正常
尿胆原	增多	增多或正常
游离血红蛋白	增多	正常
血清结合珠蛋白	减少	正常或减少
血红蛋白尿	有	无
高铁血红蛋白血症	有	无
含铁血黄素尿	阳性	阴性
CD55、CD 59	PNH 异常	正常
抗体检测	阴性	AIHA 阳性
血细胞形态	无明显异常	HP 见明显异常球形红细胞

四、原位溶血

原位溶血是指红细胞在骨髓内就发生溶解,见于巨幼细胞贫血,表现为间接胆红素轻度升高,乳酸脱氢酶升高。检查骨髓细胞学可见红细胞发育不成熟,巨幼红细胞,特点"老质幼核"。

第四节　溶血常做相关检查

一、外周血检查

1. 网织红细胞,正常为 0.5%~1.5%,溶血性贫血明显增高。

2. 有核红细胞,外周血涂片一般不出现有核红细胞,溶血性贫血可见到晚幼红细胞。

3. 红细胞形态,观察有无异形红细胞,如靶形红细胞、椭圆形红细胞、镰形红细胞、球形红细胞等。

二、红细胞检查

1. 红细胞渗透性脆性试验,将红细胞悬浮于不同浓度的氯化钠溶液中,观察红细胞溶解情况,以了解红细胞脆性。球形红细胞渗透脆性异常。正常红细胞开始溶血于 0.42%~0.46% 氯化钠溶液。完全溶血:0.32%~0.34% 氯化钠溶液。若患者检查与正常对照相差提高为阳性,表示红细胞渗透脆性增大,见于遗传性球形红细胞增多症。

2. 红细胞寿命测定,正常红细胞寿命 120 天,用放射性 ^{51}Cr 标记红细胞的半寿期($t_{1/2}$)为 22~30 天,溶血性贫血小于 14 天。

三、胆红素检查

1. 正常血清总胆红素为 3.4~17.10μmol/L,血清结合胆红素 0~6.8μmol/L,非结合胆红素 1.7~10.2μmol/L。

2. 溶血性贫血时非结合胆红素(间接胆红素)增高,胆红素代谢产物排泄增多,因而尿胆原增加(++~+++),粪胆原增加。

四、血红蛋白检查

1. 血红蛋白电泳检测　　正常值,Hb A 96%~98%,Hb A2 1%~3%,HbF 1%~2%。

2. 抗碱血红蛋白测定　　正常值定量,新生儿 31%~96%,2 周以后小于 2.2%。血红蛋白异常见于血红蛋白病。

3. 红细胞镰变试验,正常为阴性。

4. 异丙醇试验,不稳定血红蛋白检查试验,正常阴性。

5. 热变性试验,不稳定血红蛋白检查试验,正常小于 5%。

6. 变性珠蛋白小体检查,普通法为阴性。

五、免疫性溶血试验检查

(一)抗人球蛋白试验(Coombs 试验)

诊断自身免疫性贫血应进行红细胞不完全抗体检查。自身免疫性溶血试验分为直接试验和间接试验。直接试验是检查红细胞表面的不完全抗体,检测原理是表面附有相应抗原的红细胞与不完全抗体结合后形成致敏红细胞,致敏红细胞经盐水洗涤在盐水介质中不发生凝集,当加入抗人体球蛋白血清后则出现凝集,此试验即为阳性。间接试验检测血清中是否存在游离不完全抗体,其方法是先用正常人红细胞吸附血清中存在的抗体,形成致敏红细胞,然后给予盐水洗涤,再加入抗人体球蛋白血清,出现凝集为阳性。正常人直接和间接反应均为阴性。

（二）冷反应自身抗体检查

1. 冷凝集试验　患者血清存在冷凝集素（IgM），在低温（0~4℃）时使自身红细胞发生凝集，温度增高（37℃）后凝集现象消失。正常值 <1：40。阳性效价 >1：1000 以上。临床见于急性传染性单核细胞增多症、支原体肺炎、多发性骨髓瘤、淋巴瘤。

2. 冷溶血试验　是检测血清中存在的冷反应抗体（D-L），属于 IgG，温度降低 20℃以下在补体参与下，抗体结合于红细胞表面，但不发生溶血，当温度增高 37℃时，补体激活则发生溶血。正常人阴性。见于阵发性冷性血红蛋白尿。

（三）红细胞膜异常检测（补体致敏红细胞）

1. 酸溶血试验（Ham 试验）　病人的红细胞在酸性条件下（pH6.4~6.5），能被含有补体的正常人新鲜血清溶解。正常人阴性。

2. 蔗糖溶血试验　病人的红细胞在低浓度蔗糖溶液中，加入含有补体血清，发生溶解。正常人阴性。

3. 流式细胞学检测　正常人外周血 CD55 或 CD59 阴性细胞小于 5%。

六、红细胞酶缺陷检验

（具体方法可参见专业书）

（一）葡糖 -6- 磷酸脱氢酶（G6PD）检验

1. 高铁血红蛋白还原试验　本试验是 G6PD 缺陷的筛选试验。目测法：阴性。光电比色法：还原率大于 75%。

2. 氰化物 - 抗坏血酸盐试验　此试验也是 G6PD 缺陷过筛检查，正常为阴性。

3. 硝基四氮唑蓝试验　G6PD 的定性试验，杂合子定性结果为紫红色，定量 1.7~6.0 单位。纯合子定性为红色，定量小于 1.6 单位。

4. G6PD 的荧光点法及紫外分光光度计法测定

正常结果：荧光点发有荧光，紫外线分光光度计法 2.8~7.3IU/gHb。G6PD 缺陷症患者无荧光点，紫外线分光光度计法 <2.8IU/gHb。

（二）丙酮酸激酶缺乏检查

丙酮酸激酶的荧光点法与紫外分光法测定：正常阴性，紫外分光法 10.0~20.1u/gHb。阳性见于遗传性丙酮酸酶缺陷症。

第五节　溶血性疾病分类筛查

诊断溶血性贫血首先应进行分类，溶血性疾病分类筛查见图 2。

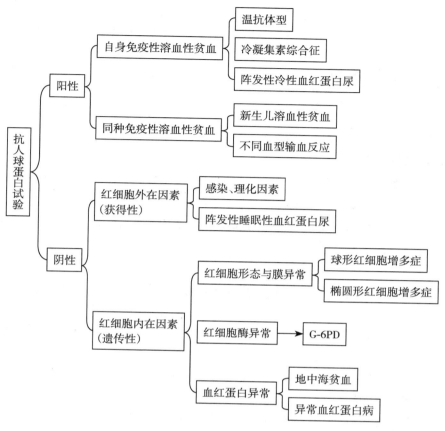

图 2　溶血性疾病分类筛查图表

第二章　溶血检查异常鉴别诊断

第一节　红细胞形态异常溶血性疾病

一、红细胞形态异常疾病

1. 球形红细胞,见于遗传性球形红细胞增多症。其球形红细胞多在 10% 以上。

2. 椭圆形红细胞,见于遗传性椭圆形红细胞增多症,其椭圆形红细胞在 25% 以上。

3. 口形红细胞,见于遗传性口形红细胞增多症,大于 5% 为增多。

4. 靶形红细胞,见于地中海贫血。

5. 镰状红细胞,见于镰状细胞贫血。

二、诊断线索

应用显微镜检查患者血涂片可发现异常红细胞。

第二节　红细胞膜缺陷溶血性疾病

一、红细胞膜缺陷疾病

1. 先天性疾病　遗传性球形红细胞增多症、遗传性椭圆形细胞增多症、遗传性口形红细胞增多症。

2. 获得性疾病　阵发性睡眠性血红蛋白尿

二、相关诊断检查

遗传性红细胞增多症,检查红细胞渗透脆性试验阳性,酸化甘油溶血试验 AGLT10 小于 200 秒。

阵发性睡眠性血红蛋白尿检查酸溶血试验(Ham 试验)阳性,流式细胞学 CD55、CD59 阴性粒细胞与红细胞大于 10%。

第三节　红细胞酶缺陷溶血性疾病

一、红细胞酶缺陷疾病

1. 葡糖 -6- 磷酸脱氢酶缺乏症(G6PD)。

2. 丙酮酸激酶缺陷症。

二、相关诊断检查

G6PD 检查高铁血红蛋白还原试验阳性,氰化物 - 抗坏血酸盐试验阳性,硝基四氮唑蓝试验阳性,G6PD 的荧光点法及紫外分光光度计法测定。

丙酮酸激酶缺陷症检测丙酮酸激酶(荧光点法与紫外分光法)为阳性。

第四节　血红蛋白异常溶血性疾病

一、血红蛋白异常疾病

1. 地中海贫血。

2. 镰状细胞贫血。

二、相关诊断检查

(血红蛋白病,检测血红蛋白电泳。地中海贫血,应进行抗碱血红蛋白测定。

镰状细胞贫血,应进行红细胞镰变试验。

第五节　红细胞抗体溶血性疾病

一、红细胞抗体疾病

1. 温抗体型　见于自身免疫性溶血、药物性溶血、同种免疫性溶血。

2. 冷抗体型(D-L 抗体)　见于阵发性冷性血红蛋白尿。

3. 冷凝集素型　见于传染性单核细胞增多症、淋巴瘤、多发性骨髓瘤、支原体感染疾病。

二、相关检查

（1）温抗体型，检查抗人球蛋白试验。

（2）冷抗体型，检查冷溶血试验阳性、人球蛋白试验。

（3）冷凝集素型，检查冷凝集素试验。

诊断注意事项：需除外风湿免疫性疾病。

第三章　溶血性贫血鉴别诊断

第一节　自身免疫性溶血——温抗体型

一、临床特点

致病因素为免疫识别功能发生紊乱，自身形成红细胞抗体，使抗体或补体吸附于红细胞表面，形成致敏红细胞，被吞噬细胞破坏而引起溶血。自身免疫性溶血可发生在不同年龄，包括致敏红细胞 IgG 抗体型或补体 C3 型。以贫血、乏力、黄疸为主诉。检查巩膜黄染、可有肝脾大。血常规血红蛋白减低，平均红细胞体积一般正常或稍大。白细胞可轻度升高，Evans 综合征患者血小板减少。血涂片可见到晚幼红细胞。生化检查间接胆红素升高，乳酸脱氢酶升高。直接法抗人球蛋白试验（Coombs 试验）阳性，骨髓检查有核细胞增生活跃，以幼红细胞为主。继发于风湿免疫性疾病患者常存在相关抗体。诊断应注意温抗体型与冷抗体型鉴别。

二、鉴别诊断

1. 遗传性球形红细胞增多症　此病本质上是常染色体显性遗传性疾病，检测有 8 号染色体短臂缺失。2/3 患者成年发病，出现贫血、黄疸。由于红细胞骨架蛋白异常，红细胞通透性增加，钠离子被动进入细胞内，使红细胞成为球形，细胞膜增厚，坚韧性降低，红细胞脆性增强，易于被脾破坏发生溶血。检查患者脾明显肿大，可伴有胆石症。外周血涂片可见典型的球形红细胞，特点胞体小，染色深，中央淡染区消失，数量超过 10%。红细胞渗透试验渗透性脆性增加，在 0.45%~0.36% 盐水中可发生完全溶血。红细胞膜电泳或基因检查发现膜蛋白缺陷，Coombs 试验阴性。

2. 阵发性睡眠性血红蛋白尿（PNH）　PNH 是获得性红细胞膜缺陷疾病。临床可直接发病，也可继发于再生障碍性贫血（AA），发生 AA-PNH 综合征。PNH 典型表现为血红蛋白尿，伴有乏力、腰腹痛。血常规显示血红蛋白降低，网织红细胞可升高，可伴有中性粒细胞和（或）血小板减少。酸溶血试验（Ham 试验）阳性，流式细胞学克隆性 CD55、CD59 细胞表达缺如。

第二节　自身免疫性溶血——冷抗体型

一、临床特点

冷抗体型自身免疫性疾病包括冷凝集素综合征与阵发性冷性血红蛋白尿。冷凝集素综合征常继发于支原体肺炎及传染性单核细胞增多症,抗体多为 IgM,可直接在血液循环发生红细胞凝集反应,导致溶血。阵发性冷性血红蛋白尿多继发于病毒或梅毒患者,抗体为 IgG,一种冷抗体(D-L)。低温时与患者红细胞结合,当温度升高时,在补体参与下导致敏感红细胞溶解。

冷凝集素综合征检查可见贫血、黄疸与脾大,可有肢端青紫症、雷诺(Raynaud)现象、遇冷后发生荨麻疹与肢端麻木表现。冷凝集素试验阳性。

阵发性冷性血红蛋白尿,受寒为诱发因素,患者寒战、发热、腰背四肢酸痛、全身乏力,之后出现血红蛋白尿,部分患者可有荨麻疹、肢端发绀。实验室检查直接抗人球蛋白试验 C3 阳性而 IgG 阴性。

二、鉴别诊断

1. 温抗体型自身免疫性溶血　血管外溶血表现,Coombs 试验阳性,抗体多为 IgG。冷凝集素试验与冷热溶血试验(D-L 试验)阳性。

2. 冷凝集素综合征　应与阵发性冷性血红蛋白尿鉴别,冷凝集素综合征其冷凝集素试验阳性,D-L 试验则阴性。

3. 阵发性冷性血红蛋白尿　应与阵发性睡眠性血红蛋白尿(PNH)鉴别,PNH 发病与睡眠相关,与受冷无关,Hams 试验阳性,骨髓或外周血细胞膜上 CD55、CD59 表达下降。冷、热溶血试验阴性。

第三节　阵发性睡眠性血红蛋白尿

一、临床特点

阵发性睡眠性血红蛋白尿(PNH)是获得性造血干细胞良性克隆性疾病。是红细胞膜的糖化肌醇磷脂连接蛋白锚缺失,失去了抑制补体激活作用,致使膜攻击物破坏红细胞,形成血管内溶血。临床常见为血红蛋白尿,可引起乏力、腰腹疼痛、贫血等表现。有时可并发血栓形成。骨髓增生一般活跃,以红系幼红细胞增生为主。酸溶血试验(Ham 试验)阳性,流式细胞学 CD55、CD59 表达下降。

二、鉴别诊断

1. 阵发性冷性血红蛋白尿　遇冷的环境发病,体内存在冷抗体,可伴有发热、腹痛、腰背疼痛、黄疸、含铁血黄素尿。冷、热溶血试验(D-L)阳性。

2. 物理性溶血性贫血(机械性溶血)　患者徒行或长跑运动时,足底表面毛细血管内的红细胞长时间受到冲击和摩擦而破溃,引起血管内溶血。临床贫血少见,运动后发生血红蛋白尿,红细胞形态正常。依据病史,实验室相关溶血试验阴性易于鉴别诊断。

第四节　红细胞葡糖 -6- 磷酸脱氢酶缺乏症

一、临床特点

红细胞葡糖 -6- 磷酸脱氢酶缺乏症(G6PD)发病为伴性不完全显性遗传,突变的基因位于 X 染色体。自幼发病,有溶血性贫血表现。在致病因素作用下常诱发。红细胞内可见海因小体,溶血期检测 G6PD 降低。

二、鉴别诊断

自身免疫性溶血,直接法抗人球蛋白试验(Coombs 试验)阳性。无遗传病史,G6PD 活性正常。

第五节 遗传性红细胞膜缺陷性溶血

一、临床特点

此类溶血包括遗传性球形红细胞增多症、遗传性椭圆形红细胞增多症、遗传性口形红细胞增多症。临床特点有家族史,发病早、可有贫血、黄疸、脾大,外周血涂片检查可见一定比例异形红细胞,网织红细胞增多,红细胞渗透脆性试验提示脆性增高。

二、鉴别诊断

应与获得性红细胞膜缺陷阵发性睡眠性血红蛋白尿鉴别,后者无家族史,20 岁以后发病多,为血管内溶血,Hams 试验阳性,存在克隆性 CD55、CD59 缺陷细胞。

第六节 血红蛋白病——地中海贫血

一、临床特点

血红蛋白是一种由血红素和珠蛋白组成的结合蛋白,珠蛋白有两种肽链,一种是 α 链,一种是非 α 链(βγδ)。血红蛋白病分为珠蛋白肽链分子结构异常和珠蛋白肽链合成数量异常两类,属于遗传性疾病。珠蛋白肽链合成数量异常有 α 地中海贫血和 β 地中海贫血。临床上依据家族史、贫血、肝脾大、黄疸,典型的"靶形红细胞"形态改变,血红蛋白电泳可诊断。

二、鉴别诊断

应与遗传性红细胞膜缺陷性疾病鉴别,后者红细胞有典型的形态学改变,红细胞渗透脆性试验脆性增高有助于鉴别。

第七节 原 位 溶 血

一、临床特点

红细胞于骨髓内破溃称为原位溶血。临床可表现为间接胆红素轻度增高,乳酸脱氢酶升高。临床主要见于巨幼细胞贫血,也见于骨髓增生异常综合征。溶血与红细胞成熟障碍,或存在病态造血细胞,或髓内滞留时间延长有关。

二、鉴别诊断

1. 肝性黄疸 肝病相关抗体阳性,多有丙氨酸氨基转移酶(ALT)升高,胆红素双相升高(直接胆红素与间接胆红素都升高),B 型超声肝回声异常。血清叶酸与血清维生素 B_{12} 水平正常。

2. 自身免疫性溶血 溶血程度较重,黄疸明显。脾轻度肿大。检查网织红细胞明显升高,Coombs 试验阳性。

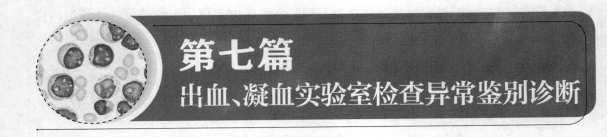

第七篇
出血、凝血实验室检查异常鉴别诊断

第一章　出血性疾病实验室检查与鉴别诊断

第一节　出血试验检查

一、出血试验检查内容

出血性疾病主要包括血管脆性与血小板异常导致的出血。临床常做的试验包括出血时间测定（法）、血管脆性试验、血小板计数及血小板功能试验。

血管性出血主要由血管异常引起。先天性血管异常出血属于遗传性疾病，继发性血管性出血多由于免疫反应，毒素作用和血管损伤以及营养物质缺乏等致病因素引起。血小板性出血主要与血小板数量与功能相关。

二、实验室检查临床意义

（一）血管性出血相关检查

血管性出血常做的检查有：束臂试验（毛细血管脆性试验），甲皱毛细血管镜检查，血液中维生素 C 含量测定，血中相关抗体测定等。

1. 束臂试验阳性，见于遗传性出血性毛细血管扩张症、过敏性紫癜、维生素 C 缺乏。

2. 甲皱毛细血管镜检查异常，见于遗传性出血性毛细血管扩张症。

3. 血中维生素 C 含量降低，见于维生素 C 缺乏症。

4. IgE 抗体增高，见于过敏性紫癜。

（二）血小板性出血相关检查

血小板实验室检查主要包括：血小板数量、血小板功能、血小板相关抗体、血块收缩时间检查。

1. 血小板计数检查　　血常规检查血小板计数，要注意两个问题：一是 EDTA 作为抗凝剂检查血常规时，若检测的血小板结果很低临床表现不支持时，需用肝素抗凝管复查，以除外 EDTA 所致的假性血小板减少。二是要询问患者是否正在使用肝素类药物，注意肝素影响的血小板减少。

2. 检测血小板功能试验　　有血小板黏附试验与血小板聚集试验。

3. 检测血小板抗体　　主要针对免疫性血小板减少。

第二节　出血性疾病鉴别诊断

一、血管性出血的鉴别诊断

(一) 血管性出血

主要见于维生素 C 缺乏症、老年性血管性紫癜、过敏性紫癜。

1. 维生素 C 缺乏症,存在饮食摄入不良因素,多见于儿童,可有牙龈出血,维生素 C 水平降低。

2. 老年性血管性紫癜,年龄常在 60 岁以上,多发生皮肤松弛处,常在轻微损伤或针刺后发生,呈片状,可相互融合。

3. 过敏性紫癜,有过敏因素,反复发作,为对称性,紫癜突出于皮肤。常伴有关节痛,少数可有腹痛、肾损害。

血管性出血与血小板性出血鉴别点是:

血小板性出血检查血小板明显降低,可表现在皮肤或黏膜。出血点一般不突出于皮肤,压之不退色。

血小板功能异常性出血见于遗传性疾病,幼年发病,检查血小板功能异常;药物性血小板功能异常有药物应用史。

(二) 血管性血友病

临床分遗传性血管性血友病与获得性血管性血友病。

1. 遗传性血管性血友病　是一种常染色体遗传性疾病,多为显性遗传。发病主要与血浆 vWF 缺乏或结构异常相关。由于 vWF 缺乏致使血小板聚集以及与血管壁结合功能障碍,引起出血。临床特点无性别区别,自幼发生出血倾向,以黏膜出血为主,如鼻腔、牙龈出血,或于外伤后出血。女性可表现为月经过多,少数可有消化道出血。

2. 获得性血管性血友病　可能或存在 vWF 抑制物,或异常细胞(如肿瘤细胞)吸附 vWF,或被吞噬细胞系统破坏,致使 vWF 减少相关。实验室检查出血时间延长,血小板黏附功能降低,利托菌素诱导血小板不产生聚集,vWF 抗原测定降低。

二、血小板性疾病性出血鉴别诊断

(一) 血液病性血小板性出血

1. 血小板减少性出血　血小板 $<30 \times 10^9/L$ 可自发性出血。血小板减少临床见于:存在血小板抗体导致的免疫性血小板减少性紫癜;骨髓造血障碍或恶性细胞浸润如再生障碍性贫血、骨髓纤维化、骨髓增生异常综合征、白血病引起的血小板减少;化疗后骨髓抑制性血小板减少;弥散性血管内凝血(DIC)血小板过多消耗性血小板减少;以及巨幼细胞贫血导致血小板生成减少等疾病。

2. 血小板功能异常性出血。

(1) 血小板黏附性降低疾病,见于血小板无力症、血管性血友病、巨血小板综合征、贮存池病等。

(2) 血小板聚集率降低疾病,见于血小板无力症、巨血小板综合征、贮存池病。

（3）血小板释放减少疾病，见于贮存池病。

（4）血块收缩不良疾病，见于血小板减少，血小板无力症，低纤维蛋白原症和凝血酶原减少。

（二）非血液病性血小板性出血

1. 慢性肝病，由于脾大，脾功能亢进，血小板破坏过多，血小板减少引起出血。

2. 阿司匹林或氯吡格雷或双嘧达莫等药物影响血小板聚集功能，引起出血。

3. 肾功能不全、系统性红斑狼疮。

第二章 凝血性疾病实验室检查与鉴别诊断

第一节 人体凝血过程

机体凝血包括内源性凝血与外源性凝血，经过共同途径（指X因子活化到纤维蛋白原形成）完成凝血活酶、凝血酶、纤维蛋白生成三个过程。体内凝血过程与实验室相关检查见图3。

外源性的凝血试验是 PT。

内源性的凝血试验是 APTT。

检测凝血酶抑制物与纤维蛋白原量试验是 TT。

纤维蛋白原含量应用比浊原理可直接计算出。

要鉴别凝血性疾病，一定要了解两个凝血激活系统、一条共同途径、三个凝血过程，并牢记每一个凝血因子所在位置及生理作用。

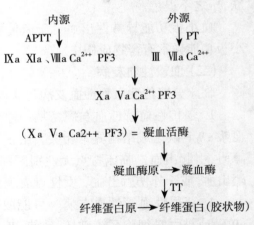

图3 体内凝血过程与实验室相关检查

第二节 凝血常做试验检查

一、活化部分凝血活酶时间（APTT）测定

于检测的血浆中加入活化的部分凝血时间试剂（接触因子激活剂和部分磷脂）和 Ca^{2+} 后，即可启动内源凝血系统，观察血浆凝固所需时间。APTT 是检测内源凝血系统灵敏、常用筛选试验。反映Ⅻ、Ⅺ、Ⅸ、Ⅷ、Ⅹ、Ⅴ凝血因子及血小板第 3 因子有无异常，以及了解肝素效应，并可判断是否缺乏Ⅱ与纤维蛋白原、是否存在狼疮抗凝物。

APTT 正常值为 20~35 秒。

二、血浆凝血酶原时间（PT）测定

在被检测血浆中加入组织因子和 Ca^{2+}，启动外源性凝血系统，观察血浆凝固时间，是

外源性凝血系统灵敏和常用筛选试验。应用国际灵敏度指数(ISI),则检测标有国际正常化比值(INR)。PT 正常值 一般为 11~13 秒,INR 为 1.0 ± 0.2。

检测外源性凝血功能,主要反映Ⅱ、Ⅴ、Ⅶ、Ⅹ凝血因子有无异常,也与纤维蛋白原量有关。

三、凝血酶时间(TT)

凝血酶时间是测定纤维蛋白原转变为纤维蛋白所需要的时间。该实验检测主要反映纤维蛋白原含量和有无凝血酶抑制物存在。当纤维蛋白原含量降低或血浆中存在类肝素物质时凝血酶时间延长。TT 正常值为 13~20 秒。

四、纤维蛋白原定量

在受检测的血浆中加入一定量凝血酶,血浆中的纤维蛋白原转变为纤维蛋白产生浊度,通过比浊原理,可计算出纤维蛋白含量。主要检测纤维蛋白原含量。正常值为 2~4g/L。

第三节　凝血因子直接检测

一、内源性因子

1. 血浆因子Ⅷ:C 活性测定 正常值为 102.96% ± 25.25%,范围 54.29%~168.51%。水平降低见于血友病甲(A)。

2. 血浆因子Ⅷ:C 抗原(FⅧ:CAg)检测 正常值:免疫火箭电泳测定法为 96% ± 28.27%。血友病甲(A)降低。

3. 血浆 vWF 相关抗原 正常值:免疫火箭电泳法 94% ± 32.4%。减低见于血管性血友病。

4. 血浆因子Ⅸ促凝活性 正常值为 98% ± 30%,范围 50.09%~222.05%。减低见于血友病乙(B)、DIC、维生素 K 缺乏。

5. 血浆因子Ⅺ促凝活性 正常值为 100% ± 18.38%。降低见于血友病丙(C)、肝病或使用肝素。

6. 血浆因子Ⅻ促凝活性 临床意义,减低见于遗传性因子Ⅻ缺乏、严重肝病、DIC。

二、外源性因子

1. 血浆凝血酶原促凝活性(FⅡ:C) 正常值为 95.9% ± 23%。减低见于先天性或获得性凝血酶原缺乏症、维生素 K 缺乏症、DIC、鼠药中毒等。

2. 血浆因子Ⅴ促凝活性(FV:C) 减低见于先天性或获得性因子Ⅴ缺乏、DIC、肝病等。

3. 血浆因子Ⅶ促凝活性 正常值为 104.0% ± 19%。减低见于先天性和获得性因子Ⅶ缺乏,也见于肝病、维生素 K 缺乏症。

4. 血浆因子Ⅹ促凝活性 正常值为 104.9% ± 15.4%。临床意义,减低见于先天性或获得性因子Ⅹ缺乏、维生素 K 缺乏、DIC、严重肝病。

三、血浆纤维蛋白原定量

血浆纤维蛋白原正常值为 2~4g/L。减少见于 DIC、严重肝病、原发性纤维蛋白溶解症。

第四节　凝血试验异常鉴别诊断

一、凝血酶原时间异常的鉴别

(一) 凝血酶原时间(PT)延长的致病因素

1. 外源性凝血因子合成减少疾病　凝血因子Ⅱ、Ⅶ、Ⅸ、Ⅹ依赖维生素 K。

维生素 K 依赖性因子主要在肝合成,肝病变则使之合成减少。

某些香豆素类药物作为假介质,影响维生素 K 合成或吸收,使维生素 K 不足,因子合成障碍。

2. 外源性凝血因子消耗过多,见于弥散性血管内凝血(DIC)。

3. 凝血因子缺乏,可见于先天性纤维蛋白原缺乏、凝血酶原缺乏症、先天性因子Ⅶ缺乏。

(二) 常见疾病

1. 血液性疾病

维生素 K 缺乏症,属于一种获得性、复合性出血性疾病。维生素 K 依赖性凝血因子有因子Ⅱ、Ⅶ、Ⅸ、Ⅹ,也包括调节蛋白 PC、PS 等。任何致病因素导致维生素 K 吸收或合成障碍,终将引起维生素 K 依赖凝血因子生成减少,影响凝血功能,致使 PT 延长。如 PT 或 INR 延长到一定程度,可发生出血。临床上可有皮肤紫癜或瘀斑,黏膜、牙龈、鼻腔出血,也可引起呕血、便血、尿血、月经过多等内脏出血。实验室检查 PT 延长,或伴有 APTT 延长,其 PT 延长较 APTT 明显。检查Ⅱ、Ⅶ、Ⅸ、Ⅹ凝血因子抗原及活性降低。维生素 K 治疗有效。

弥散性血管内凝血(DIC)的致病因素主要是组织因子大量释放,导致凝血系统特别是外源性凝血系统并纤溶系统激活,导致全身广泛微血栓形成,凝血因子大量耗竭,纤溶亢进,引起 PT 明显延长,出血。临床表现为多发性出血,存在微血管栓塞症状,并发脏器功能衰竭。实验室检查血小板降低,PT 延长或伴有 APTT 缩短或延长。纤维蛋白原减低,D-二聚体明显增高。

2. 非血液性疾病

严重肝病,维生素 K 依赖性凝血因子Ⅱ、Ⅶ、Ⅸ、Ⅹ以及调节蛋白 PC、PS 等在肝合成,当重症肝炎、失代偿性肝硬化或晚期肝癌,肝功能受损,维生素 K 吸收、代谢与利用障碍,直接影响维生素 K 依赖凝血因子合成。实验室检查 PT、APTT 延长,纤维蛋白原降低,肝功能明显异常,总胆红素升高。B 型超声显示肝缩小或有占位。

香豆素类药物,临床常用的抗凝血药为香豆素类药华法林,因为化学结构与维生素 K 相似,作为假介质竞争性拮抗维生素 K 吸收,导致维生素 K 吸收障碍,使维生素 K 依赖凝血因子合成障碍、生成减少、引起 PT 延长。当 INR 值 >3 时,出血风险加大。用于灭鼠的香豆素类药有敌鼠钠、溴敌隆等,误服可致中毒,引起 PT 延长、INR 增大、出血。

(三) PT 延长的鉴别诊断

单一的 PT 延长,见于应用香豆素类抗凝血药。

PT+APTT 延长，见于肝病、DIC。

PT+APTT+TT 延长，见于肝病、使用肝素。

PT+APTT+TT 延长 +FIB 减低，见于肝病、使用肝素、DIC。

PT 延长 + 血小板减低，见于肝病。

（四）PT 延长纠正试验

某一因子缺乏引起的 PT 延长，可通过直接检测外源性凝血因子水平来判断缺乏的因子，也可利用凝血酶原纠正试验来证实。凝血酶原纠正试验表见表 7-1。

正常情况下血浆含有因子Ⅰ、Ⅱ、Ⅳ、Ⅴ、Ⅶ、Ⅷ、Ⅸ、Ⅹ、Ⅺ、Ⅻ。

血清中含有凝血因子Ⅶ、Ⅸ、Ⅹ、Ⅺ、Ⅻ。

吸附血浆含有因子Ⅰ、Ⅴ、Ⅷ、Ⅺ、Ⅻ。

表 7-1　凝血酶原纠正试验表

PT	纠正试验	Ⅱ	Ⅴ	Ⅶ	Ⅹ
患者血浆		延长	延长	延长	延长
患者血浆	+1/10 正常血浆	纠正	纠正	纠正	纠正
患者血浆	+1/10 正常吸附血浆	不纠正	纠正	不纠正	不纠正
患者血浆	+1/10 正常血清	不纠正	不纠正	纠正	纠正

二、凝血活酶时间异常的鉴别诊断

（一）APTT 延长的病因

1. 遗传性疾病因子缺乏　见于血友病甲（A）、血友病乙（B）以及遗传性因子Ⅺ缺乏，也见于因子Ⅴ或Ⅹ缺乏等。

2. 凝血因子消耗过多　例如弥散性血管内凝血（DIC）。

3. 凝血活酶受抑制　见于低分子量肝素与肝素的应用。

（二）常见疾病

1. 血液性疾病

血友病

临床上常见为血友病 A，患者有家族史，男性发病。自幼年轻度外伤后可致出血，易形成血肿和关节出血。实验室检测血浆 FⅧ:C 活性降低。凝血项目 APTT 延长。FⅧ基因位于 X 染色体长臂末端（Xq28），血友病 A 患者 FⅧ基因缺陷导致 FⅧ合成障碍以及 FⅧ分子结构异常，致使 FⅧ功能活性降低或缺乏。临床可进行基因检查诊断。

血友病 A 缺乏因子Ⅷ，血友病 B 缺乏因子Ⅸ，Rosenthal 因子缺乏症为缺乏因子Ⅺ，因上述 3 个凝血因子归属于内源性激活途径，因此检查 APTT 均延长。

2. 非血液性疾病

（1）严重肝病：肝脏严重受损，肝合成功能明显降低，直接影响凝血因子合成。门静脉高压脾大，脾功能亢进，可导致血小板减少，因此严重肝病可引起出血。实验室检查肝功能异常，白蛋白降低。APTT、PT 延长，纤维蛋白原减低。

（2）肝素应用：肝素抑制凝血因子Ⅸ、Ⅺ、Ⅹ活性，APTT 延长。

（三）APTT 延长的鉴别诊断

APTT 延长，见于血友病、严重肝病、DIC、肝素应用。

APTT+PT 延长，见于严重肝病、维生素 K 缺乏症。

APTT+TT 延长，见于应用肝素。

APTT+PT+TT 延长，见于肝病、DIC。

APTT+PT+TT 延长 + 纤维蛋白原减低，见于 DIC、严重肝病。

（四）APTT 延长纠正试验

同 PT 延长纠正试验判断缺乏凝血因子方法一样。内源性因子缺乏 APPT 延长可直接检测内源性凝血因子水平，也可利用凝血活酶生成纠正试验判断某凝血因子缺乏。

凝血活酶的生成主要依赖于因子 V、XI、IX、VIII 及血小板第 3 因子，如果某一因子缺乏，凝血活酶生成就会发生障碍，APTT 延长。

临床医生应了解纠正试验的基本原理，是用已知去寻找未知。要知道血浆、吸附血浆、血清各自所含的凝血因子，以及 APTT 试验涉及的凝血因子。VIII 因子只存在于血浆，不存在于血清，不被硫酸钡吸附。IX 因子存在于血浆，也存在于血清，能被硫酸钡吸附。XI 因子存在于血浆，也存在于血清，不被硫酸钡吸附（表 7-2）。

表 7-2　部分凝血活酶纠正试验表

样本来源			结果		
吸附血浆	血清	血小板	VIII因子缺乏	IX因子缺乏	XI因子缺乏
患者	患者	正常人	异常	异常	异常
患者	正常人	正常人	异常	正常	近乎于正常
正常人	患者	正常人	正常	异常	几乎于正常

三、凝血酶时间（TT）异常鉴别诊断

常见疾病，当纤维蛋白原含量降低或血浆中存在类肝素物质时，凝血酶时间延长。

见于严重肝病、DIC、系统性红斑狼疮、肝素应用。

TT+ PT+APTT 延长，见于肝病、使用肝素。

TT+PT 延长 + 血小板减少，见于肝病、使用香豆素类药物。

TT+ PT+APTT 延长 +FIB 降低，见于肝病、使用肝素、DIC。

TT+ APTT 延长，见于应用肝素。

TT+ APTT+PT 延长，见于肝病、DIC。

TT+ APTT+PT 延长 +FIB 减低，见于 DIC、严重肝病。

四、纤维蛋白原定量

纤维蛋白原实际上是凝血因子 I，是血浆中含量最高的凝血因子。正常人血浆中的浓度为 2.0~4.0g/L。在凝血的最后阶段，可溶性的纤维蛋白原在凝血酶的作用下生成凝块状纤维蛋白，发挥止血作用。

1. 降低　主要见于合成减少或消耗过多，如重症肝病、低纤维蛋白原血症、DIC、原发性纤溶症。

2. 升高 见于糖尿病、风湿性疾病、肾病综合征、高黏滞血症、妊娠高血压综合征、肿瘤患者、血栓前状态等疾病。

第三章 纤溶试验检查与鉴别诊断

第一节 人体纤溶系统

人体的纤溶系统是指纤维蛋白溶酶原转变为有活性的纤溶酶,纤溶酶降解(溶解)纤维蛋白(原),清除血管内纤维蛋白沉着,防止血栓形成阻塞血管,维持生理性血液循环。纤维蛋白与纤维蛋白(原)降解过程见图4。

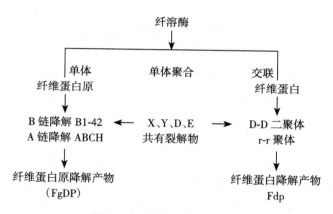

图 4 纤维蛋白(原)降解

纤溶系统实质上归属于抗凝系统范畴,包括原发纤溶与继发纤溶。原发纤溶与继发纤溶在人体内凝血与抗凝血、止血(血栓形成)与活血(溶解血栓)始终处于动态调节生理状态,防止出血与血栓形成发生,维持正常血液循环。

原发性纤溶与继发性纤溶鉴别点在于:

1. 纤溶酶激活物有别,原发性是纤溶酶原激活物,继发性为纤溶酶以及凝血因子。

2. 降解产物有别,原发性为单一纤维蛋白原降解产物,继发性为纤维蛋白降解产物,存在 D- 二聚体。

3. 有无凝血过程不同,原发性纤溶无凝血过程,继发性纤溶有凝血过程。

第二节 纤溶系统试验检查

一、纤维蛋白(原)降解产物(FDP)检测

在检测的血浆中加入血浆纤维蛋白原降解产物抗体包被的胶乳颗粒悬液,血液中的纤维蛋白原降解产物可使胶乳颗粒发生聚集,依据稀释度可计算出 FDP 含量。正常定性试验为阴性。

二、D- 二聚体(D-D)

D- 二聚体是纤维蛋白原在凝血酶作用下生成的交联纤维蛋白降解产物,临床有定性检测与定量检测。

三、优球蛋白溶解时间

优球蛋白溶解试验是检查血液中纤溶酶活性的。当纤溶酶的含量增多或活性增强时,纤维蛋白原和纤维蛋白溶解增快,溶解时间缩短。

四、血浆硫酸鱼精蛋白副凝试验(3P 试验)

血浆硫酸鱼精蛋白副凝试验,又称 3P 试验。当人体血液中存在 FDP 时,它可以与纤维蛋白原或纤维蛋白单体形成可溶性纤维蛋白复合物,如在其中加入硫酸鱼精蛋白,可将纤维蛋白单体沉析,形成胶凝状态。从而证实血液中存在 FDP。目前逐渐被 D- 二聚体所取代。

第三节　纤溶活性试验异常鉴别诊断

一、纤维蛋白(原)降解产物(FDP)增多

纤溶酶溶解纤维蛋白原,导致纤维蛋白原减低,纤维蛋白原降解产物增多,伴有纤维蛋白降解产物。

(一) 常见疾病

1. 血液性疾病　原发性纤维蛋白原溶解症,特点有出血表现,血小板检查正常,血浆纤维蛋白原含量降低,不伴有血管内凝血。

急性早幼粒细胞白血病,早幼粒细胞可释放纤溶酶激活剂与白细胞弹性蛋白,水解凝血因子和纤维蛋白原。特点发病急,伴有严重出血,纤维蛋白原可明显减低。

2. 非血液性疾病　实体瘤,常见前列腺癌、乳腺癌、肾癌。癌细胞可释放组织型纤溶酶原激活物,使纤溶酶增加,纤维蛋白原溶解。临床存在病理依据,有出血表现,血小板正常,纤维蛋白原降低。

(二) 鉴别诊断

原发性纤溶与继发性纤溶鉴别,继发性纤溶有凝血过程,纤溶酶活性增高,纤维蛋白降低,纤维蛋白降解产物 D- 二聚体升高。

二、D- 二聚体(D-D)增多

(一) 常见疾病

1. 深静脉血栓形成(DVT)。

2. 肺动脉栓塞(PE)。

3. 严重感染、脓毒血症、炎症。

4. 弥散性血管内凝血(DIC)。

5. 心肌梗死、动脉瘤、血管畸形。

6. 血肿、手术后。

7. 外伤、骨折。

8. 肿瘤、白血病、肝病、出血。

9. 先兆子痫、妊娠。

10. 溶栓治疗、介入治疗后。

（二）鉴别诊断

1. 用于继发性纤溶与原发性纤溶鉴别，原发性纤溶纤维蛋白原降解产物升高，无凝血过程，因而无凝血酶裂解物、D- 二聚体不高。

2. 用于肺栓塞鉴别诊断，D- 二聚体明显升高有助于肺栓塞诊断。

3. 弥散性血管内凝血（DIC）鉴别诊断，D- 二聚体增高，支持 DIC 诊断。

三、FDP 与 D- 二聚体同时增多

（一）常见疾病

1. 弥散性血管内凝血（DIC）。

2. 血栓性血小板减少性紫癜、溶血性尿毒症综合征。

3. 肺栓塞。

4. 肿瘤、白血病。

5. 妊娠、妊娠剖宫产后。

（二）鉴别诊断

1. 原发性纤溶，主要为纤维蛋白原降解产物升高。D- 二聚体增多提示纤维蛋白溶解，原发性纤溶不升高。

2. FDP 与 D- 二聚体同时增多，FDP 增高提示血液中存在纤维蛋白（原）降解产物，体内纤溶酶活性增强，而并非单一纤溶酶原激活物升高，见于 DIC，是继发纤溶。

四、优球蛋白溶解时间

优球蛋白溶解时间主要检测纤溶酶活性，当纤溶酶的含量增多或活性增强时，纤维蛋白原和纤维蛋白溶解增快，溶解时间缩短。

（一）常见疾病

1. 原发性纤溶。

2. 继发性纤溶，如手术、应激状态、创伤、休克、变态反应、前置胎盘、胎盘早剥、羊水栓塞、恶性肿瘤、白血病、晚期肝硬化、溶栓药物应用。

（二）鉴别诊断

同 D- 二聚体

五、血浆硫酸鱼精蛋白副凝试验（3P 试验）

（此试验提示血液中存在纤维蛋白单体，因临床意义基本同 D- 二聚体，已被后者代替）

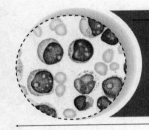

第八篇
抗凝系统与高黏滞状态异常鉴别诊断

----- **第一章 抗凝系统相关检查与疾病鉴别诊断** -----

第一节 人体抗凝系统

人体抗凝系统(物质)主要有凝血酶抑制物肝素、抗凝血酶Ⅲ、蛋白C、纤溶系统。前两种物质抑制血栓形成前的凝血因子,发挥体内抗凝作用(见图5),最后一种纤溶酶则是降解已经形成的血栓。

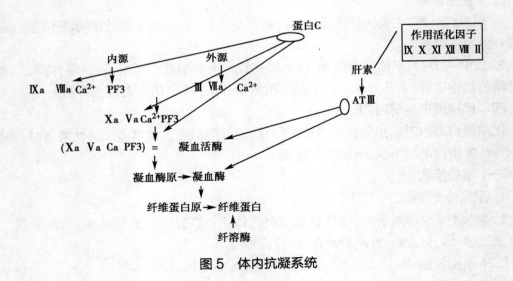

图5 体内抗凝系统

一、肝素

体内主要由肥大细胞合成。肝素直接抗凝是通过对活化的X(Xa)抑制作用,但很弱。肝素的间接作用是与AT-Ⅲ结合发挥抑制凝血酶活性,抗凝作用强。肝素还可增强激活蛋白C抑制物作用,灭活蛋白C,发挥抗凝作用。

二、抗凝血酶Ⅲ(AT-Ⅲ)

AT-Ⅲ由肝细胞与血管内皮细胞分泌。AT-Ⅲ能抑制凝血过程所有活化因子,最主要、最有效的作用是与凝血酶结合,使凝血酶失去作用,发挥抗凝作用。

三、蛋白C与蛋白S

蛋白质C系统由蛋白C与蛋白S等组成。蛋白质C系统可灭活凝血因子Ⅴ、Ⅷ,减少凝血因子Ⅹ活性,阻碍活化的因子Ⅹ与血小板结合,促进纤维蛋白溶解,发挥抗凝作用。

四、纤溶酶

纤溶酶是一种丝氨酸蛋白酶,是纤溶酶原在组织型纤溶酶原激活物(t-PA)或尿激酶型纤溶酶原激活物(u-PA)作用下形成,可溶解纤维蛋白,清除血栓。

第二节　抗凝物质检查

1. 抗凝血酶Ⅲ活性,应用凝血仪可检测其活性。活性减低,见于易发生血栓症。
2. 蛋白C与蛋白S,凝血仪器可检测其蛋白C与蛋白S水平,降低见于易栓症。
3. 纤溶酶活性。
4. 肝素辅助因子。

第三节　易栓症鉴别诊断

一、血液性疾病

1. 遗传性易栓症见于遗传性抗凝血酶Ⅲ缺乏、遗传性蛋白C或蛋白S缺乏、凝血因子缺乏(如Ⅻ缺乏)、纤溶蛋白缺乏(如组织型纤溶酶原激活物缺乏)、高同型半胱氨酸血症。
2. 获得性易栓症见于阵发性睡眠性血红蛋白尿、骨髓增殖性疾病、获得性抗凝蛋白缺乏。

二、非血液性疾病

1. 易栓症诱因包括长时间制动、创伤、妊娠或产褥期、手术后、口服避孕药、肥胖。
2. 常见病有抗磷脂综合征、肿瘤性疾病、糖尿病、肾病综合征。

第二章　促凝因素异常鉴别

第一节　凝血因子活性增高

1. 凝血因子Ⅷ:C水平增高。
2. 血浆vWF相关抗原增高。
3. 血浆因子Ⅸ:C增高。
4. 血浆Ⅺ:C水平增高。
5. 凝血酶原促凝活性(FⅡ:C)增高。

6. 血浆因子Ⅴ促凝活性(FV:C)增高。

7. 血浆因子Ⅶ(FⅦ:C)增高。

8. 血浆因子Ⅹ促凝活性(FX:C)增高。

9. 纤维蛋白原量增加。

第二节 疾病鉴别诊断

一、血液性疾病

1. 凝血因子激活,如弥散性血管内凝血。

2. 凝血因子增多,如纤维蛋白原升高。

二、非血液性疾病

1. 组织因子大量释放,如组织损伤、急性早幼粒细胞白血病。

2. 肿瘤坏死因子、严重感染、内毒素等。

第三章 异常促凝物

第一节 常见促凝物

1. 抗体,如抗心磷脂抗体、抗核抗体等。

2. 细胞内容,如急性早幼粒细胞白血病的细胞破溃其内容物可引起 DIC。

3. 血栓烷水平增高。

4. 肿瘤坏死因子释放。

5. 异常球蛋白,如多发性骨髓瘤。

第二节 常 见 疾 病

一、血液性疾病

1. 急性早幼粒细胞白血病。

2. 促红细胞生成素或白介素 11 使用。

3. 多发性骨髓瘤

二、非血液性疾病

1. 恶性肿瘤释放肿瘤坏死因子。

2. 系统性红斑狼疮产生相关抗体。

3. 肾病综合征异常球蛋白增多。

第四章　高凝状态

第一节　血管与血流因素

一、血管异常

1. 动脉血管病变,见于动脉粥样硬化。危险因素为高血压、糖尿病、高脂血症。检查血脂、血压、血糖升高,高密度脂蛋白降低。

2. 心血管内异物,如心瓣膜手术后。

3. 微血管内皮损伤,如弥散性血管内凝血。

4. 动脉炎症,如大动脉炎,风湿免疫性疾病。

5. 静脉病变,见于深静脉炎、静脉瓣功能不全、静脉受压回流不畅。

二、血流异常

1. 心房纤颤产生心房血栓。

2. 血管局部受压,如肿瘤。

3. 血管狭窄,如动脉硬化。

4. 血流速度减慢,如低血压、血容量不足。

三、血液黏度异常

全血黏度或血浆黏度增加,如红细胞或血小板增多、纤维蛋白原升高、脱水等。

第二节　血液有形成分异常

一、红细胞异常

红细胞增多,如真性红细胞增多症、继发性红细胞增多。

二、血小板异常

血小板数量增多,如原发性血小板增多症,脾切除术后等。

血小板黏附性增强,易发生血栓形成。

血小板聚集增高,易发生血栓形成。

血小板代谢活性增强,如血栓烷 B_2(TXB_2)升高,血小板膜蛋白增高,β 血小板球蛋白增加,血小板第 4 因子增高,血小板 α 颗粒膜蛋白 -140 增高,均促发血栓形成。

第三节　血液无形成分异常

一、血液中蛋白异常,如纤维蛋白原增高,可增加血液黏稠度。或异常球蛋白升高,可见于肾病综合征、骨髓瘤。

二、凝血因子活性增强。

第五章 血栓形成相关因素

第一节 动脉血栓相关因素

1. 血脂,血糖,血压。
2. 感染因素和免疫因素。
3. 血小板增多,黏附和聚集性增强。
4. 红细胞增多。
5. 吸烟、肥胖。

第二节 静脉血栓形成相关因素

1. 静脉循环障碍因素,如瓣膜异常、管壁受压、内膜损伤等。
2. 感染和免疫因素。
3. 抗凝血因子缺乏,如 AT-Ⅲ 或蛋白 C、S 缺乏。
4. 凝血因子活性增强。
5. 某些药物因素,如口服避孕药。

第三节 微血管血栓形成相关因素

1. 感染或中毒、休克、DIC、糖尿病。
2. 存在抗体,如抗磷脂抗体、抗核抗体。
3. 凝血因子活性增强。

第四节 诊断血栓形成常规检查

1. 辅助检查,B 型超声、CT、磁共振成像、D- 二聚体。
2. 定性诊断,血管造影(动脉造影与静脉造影)。

第五节 血栓性疾病鉴别诊断

易栓症与高黏滞血症鉴别见表 8-1。

表 8-1　易栓症与高黏滞血症鉴别表

鉴别点	易栓症	高黏滞血症
主要致病因素	缺乏抗凝因子 AT-Ⅲ缺乏 蛋白 C、S 缺乏	骨髓增殖性疾病 红细胞增多,血小板增多,异常球蛋白升高
致病条件	长时间制动、妊娠、外伤、手术、口服避孕药	高血压、高血脂、高血糖、动脉粥样硬化、吸烟
临床特点	存在致病条件多发生血栓,以静脉血栓为主	有致病条件但不一定发生血栓,多为动脉血栓。

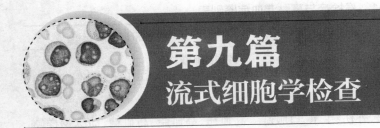

第九篇
流式细胞学检查

---------- **第一章　流式细胞学检查原理与临床应用** ----------

第一节　流式细胞学检查原理

　　流式细胞分析或流式细胞技术是一种以荧光素标记抗体,应用计算机软件测量悬浮在体液中细胞、细胞器、染色体或其他微粒的各种物理、化学、生物学、免疫学或遗传学等特性的动态分析技术。

　　人体细胞具有抗原性,各种细胞或同一种细胞不同阶段其抗原不同,针对不同抗原制备相关抗体即为单克隆抗体(CD),经荧光染色标记细胞。应用流式细胞仪以 CD 为标记检测血液或骨髓,就可以了解各种细胞 CD 分子是否存在,不同阶段各种细胞数量、所占比例、是否存在异常细胞,从而诊断血液性疾病。依据 CD 在不同细胞上表达或分子功能进行 CD 分类,可检测:

1. T 淋巴细胞系 CD 抗原。
2. B 淋巴细胞系 CD 抗原。
3. 自然杀伤细胞系 CD 抗原。
4. 粒系细胞 CD 抗原。
5. 造血干细胞 CD 抗原。
6. 造血干细胞 / 祖细胞 CD 抗原。
7. 血小板 CD 抗原。
8. 红细胞系 CD 抗原。
9. 其他。

　　临床上检测 CD 抗原结构与功能、细胞激活途径、信号转导及细胞分化,有助于发病机制、临床诊断、疾病预后疗效跟踪及治疗。目前 CD 已经排列有 200 多个,由于每种 CD 各自意义不同,可依据临床需要进行检测。

第二节　流式细胞学血液病应用

一、流式细胞学检测临床意义

流式细胞检查包括诊断性流式细胞学与功能检测性流式细胞学。

1. 诊断流式细胞学有免疫分型、免疫残留、CD55/CD59/Flaer 检测、肿瘤细胞 DNA 倍体分析。

2. 功能流式细胞学检查有 NK 细胞颗粒酶穿孔素检测、免疫功能、CD34$^+$ 干细胞检测等。

二、人体血细胞的抗原标记与意义

1. 血细胞抗原标记变化　见表 9-1。

表 9-1　血细胞抗原标记变化

	一期	二期	三期	四期	五期
粒细胞	粒细胞表达 CD34、HLA-DR、CD13、CD45、较高水平的 CD33，此时不表达其他成熟标志物	CD34、HLA-DR 表达下调，变为阴性。CD15 出现高表达，CD33 表达水平轻度减低，CD13、CD45 荧光强度不变。SSC 值增大	主要变化为出现中等水平的 CD11b，CD13 表达减弱，CD33 表达与Ⅱ期相同，CD45 阳性	CD13 表达再次增强，并出现 CD16 表达，CD33 表达进一步减低，CD11b 和 CD15 表达增强	CD11b、CD13、CD45 表达最强，CD15 阳性，CD33 弱阳性
	分选原始粒细胞	早幼粒细胞	中幼粒细胞	晚幼粒细胞	中性分叶
单核细胞	中等程度表达 CD45、CD34、CD33、CD13 和 HLA-DR，与原粒细胞不能区分	CD11b 表达快速上调，CD13、CD33 表达有所增加，CD45 仍保持中等水平，HLA-DR 表达减弱，但仍为阳性	CD14 表达快速上调，CD45 表达水平也增加，CD13、CD33、HLA-DR 阳性，CD14 阳性		说明：成熟粒细胞 HLA-DR 为阴性，CD14 为阴性
	原单核细胞	幼单核细胞	成熟单核细胞		
B 淋巴细胞	表达 CD34、HLA-DR、TDT。CD10 高表达，CD19、CD45、CD22 表达较弱	CD20、CD45 量增加，CD10 量减少。CD34、TDT 变为阴性。CD20 开始表达，CD22 强度不变，仍较弱，胞质 IgM 阳性	CD20、CD45 的强度继续增加达最大值，CD10 量减少变阴性。CD5 为阳性，可以表现为 CD5 与 CD10 同时阳性。TDT 变为阴性。FMC7 及表面 IgM 也在此期出现	出现 CD23，CD22 的强度明显增加。CD 5 消失，CD19、CD45 保持高水平表达，CD20 强度轻度减低	
	原始 B 淋巴细胞		成熟 B 淋巴细胞		

续表

	一期	二期	三期	四期	五期
T淋巴细胞	CD7、CD10 高表达,但 CD3 阴性。CD1a 量逐渐增加。只有 1/3 细胞表达 CD34,并表达 CD2、CD5。CD2 表达水平在整个成熟过程中保持不变	抗原表达与第Ⅲ期相似,但细胞体积较第Ⅲ期大。CD1a、CD45 表达量增加,出现 CD4⁺/CD8⁺ 细胞,CD7 强度减低	出现 CD3 表达,其抗原同Ⅱ期,但细胞体积变小	CD3、CD7 表达强度达到最大,CD1a 变为阴性,CD4 与 CD8 变为单阳性细胞。CD2、CD5 持续阳性	

CD79a 是 B 淋巴细胞的特异性标志,只表达于细胞质,不表达于细胞膜。MPO 为粒系最特异标志物,敏感度比组化高。细胞质 CD3 是 T 细胞标志物。

2. 血细胞主要相关抗原　见表 9-2。

表 9-2　各类血细胞抗原表达

全能干细胞 CD34		红细胞类干细胞 CD33、CD34	定祖红细胞 CD34、CD36	幼红细胞 CD36	红细胞 CD47
	混合克隆形成细胞 骨髓类干细胞 CD34 CD33	粒细胞单核巨噬细胞类干细胞 CD34 CD33 CD13	原始粒细胞 CD13、CD15 CD33、	早幼粒细胞 CD13、CD15 CD33	中性粒细胞 CD13、CD14 CD33、CD36
			原始单核细胞 CD13、CD14 CD15、CD33	幼稚单核细胞 CD13、CD14 CD33	单核细胞 CD13、CD14 CD33、CD36
		巨核细胞类干细胞 CD34	原始巨核细胞 CD41 CD61	巨核细胞 CD36、CD41 CD42a、CD42b	血小板 CD36、CD41 CD42a、CD42b
	淋巴细胞与浆干细胞 CD34 CD38	前 T 细胞 CD7	早期胸腺细胞 CD2、CD5 CD7、CD38	成熟胸腺细胞 CD2、CD3、CD5 CD7、CD4、CD38	T 淋巴细胞 CD2、CD3 CD5、CD4 CD7
		前 B 细胞 CD19、CD20 CD10	未成熟 B 细胞 CD19、CD20 CD21	成熟 B 细胞 CD19、CD21 CD20、CD37	浆细胞 CD38

3. 抗原表达相关意义

特异性淋巴细胞 B 系、淋巴细胞 T 系、粒系抗原分别为 CD22、CD3 和 MPO。

CD34 出现于粒系 - 单核祖系细胞,但分化到原始粒细胞阶段消失。

而 CD33、CD13 见于粒系分化全过程。

粒系表达 CD15,单核表达 CD14,HLA-DR 存在于 CFU-GM 和各期单核细胞。

表达粒系抗原 CD33、CD13、CD15、MPO、CD14、CD11b、CD11c、CD41、CD61。

表达 T 淋巴细胞 CD2、CD3、CD5、CD7、CD8。

表达 B 淋巴细胞 CD10、CD19、CD20、CD22。

第二章 常见血液病流式细胞学鉴别

流式细胞学在血液病方面可用于阵发性睡眠性血红蛋白尿、白血病诊断与分型、淋巴瘤、噬血细胞综合征鉴别诊断与诊断。

第一节 红 细 胞 病

一、阵发性睡眠性血红蛋白尿

阵发性睡眠性血红蛋白尿(PNH)是一种后天获得性造血干细胞基因突变引起溶血,为干细胞疾病。患者多种细胞缺乏聚糖磷脂酰肌醇(GPI),使其不能连接膜蛋白引起细胞膜缺陷。因此红细胞、粒细胞、单核细胞、血小板均存在膜蛋白缺失,导致细胞异常。常规显微镜下不能识别这种缺陷细胞,流式细胞学可以通过抗体证实膜缺陷细胞 CD55$^-$ 与 CD59$^-$ 存在与数量,从而诊断 PNH。

鉴别诊断

再生障碍性贫血(AA),无溶血表现与实验室证据,流式细胞学检测干细胞(CD34)较正常人明显减少,无克隆性 CD55、CD59。骨髓增生低下,非造血细胞增多。

二、骨髓增生异常综合征 - 难治性贫血(RA)

MDS-RA 为造血干细胞恶性克隆性疾病,细胞存在分化与成熟异常。显微镜检查骨髓与外周血各系细胞数量上可减少,细胞显示病态造血。流式细胞学检查存在异常表型细胞,其 CD34$^+$ 细胞异常高表达,有不成熟功能性标记 CD117 和 CD113。

鉴别诊断

再生障碍性贫血(AA),显微镜下增生低下,细胞无异质性。流式细胞学缺少各系早期细胞标志。

阵发性睡眠性血红蛋白尿(PNH),有溶血表现与实验室依据,流式细胞学检查存在克隆性膜缺陷 CD55$^-$ 与 CD59$^-$ 细胞。

第二节 白 细 胞 病

一、急性白血病

在急性白血病免疫分型中,MPO 和 CD117 是粒系高度特异性抗原,绝大多数粒系白血病都有表达。CD33、CD15 和 CD13 等粒系抗原也可表达在急性淋巴细胞白血病,特异性相对较低。CD14、CD11B、CD64 可表达在 M_4 与 M_5。M_6 表达血型糖蛋白 A，M_7 表达 CD41、CD42b 和 CD61。

急性白血病 CD 标志物特点：其急性粒细胞白血病表达 CD33、CD13、CD117、MPO。急性单核细胞白血病表达 CD14、CD33、CD13。急性 T 淋巴细胞白血病表达 CD8、CD7、CD5、CD4、CD3。急性 B 淋巴细胞白血病表达 CD19、CD79a、CD22、CD20。

二、急性髓系白血病 CD 表达

急性髓系白血病 CD 表达见表 9-3。

表 9-3　急性髓系白血病 CD 表达

分型	主要表达 CD	备注
M_0	强表达 CD34、HLA-DR 常表达 CD38、CD117 以及 CD33、CD13	一般淋巴系 T、B 标志物阴性 可表达 CD7 和 CD19 MPO 阳性表达小于 3%
M_1	与 M_0 相似，但 CD34 较 MPO 少， 一般表达 CD13、CD33、HLA-DR	至少 3%MPO 阳性 可能表达 CD15
M_2	与 M_1 区别成熟度增加。 CD34 弱于 M_1，CD15 较 M_1 显著。CD13 表达强于 CD33	多数病人 HLA-DR$^+$ MPO 阳性
M_3	有特征性免疫表达 粗颗粒缺乏 HLA-DR 和 CD34，强表达 MPO 和 CD117 并表达 CD13、CD33 细颗粒，通常 CD2、CD34 及 CD117 强表达	表达 CD56，应做基因检查
M_4	至少 3% 原始细胞 MPO 阳性表达 流式细胞学图有两个明显细胞群： 原始细胞表达 CD34、CD117、CD13、CD33、HLA-DR 成熟细胞出现在单核区，表达 CD11b、CD13、CD14	
M_5	重要表达 CD11b、CD11c、HLA-DR、CD33、CD13 CD33 表达强于 CD13	
M_6	CD 45	
M_7	CD41、CD42、CD 61	

三、急性淋巴细胞白血病

急性淋巴细胞白血病（ALL）分类常选择的标志物是 CD2、CD3、CD7、CD10、CD19、CD20、CD34、DR、TDT（表 9-4）。

四、其他类型白血病

其他类型白血病主要见于急性杂合型白血病（HAL），包括双表型、双克隆、转换型。急性双表型白血病是指急性白血病中两系或两系以上共同累及的一组疾病。常见淋巴系和粒系。可应用积分法诊断。当粒系和一个淋巴系积分均大于 2 分时，则诊断急性双表型白血病，否则为 ALL 伴有粒系表达。

表9-4　急性淋巴细胞白血病抗原表达表

T淋巴细胞	早期前体细胞	CD7、TDT、CD34	仅有CD7和cCD3而无其他T系表达
	幼稚胸腺细胞	CD2、cCD3、CD5、CD7、CD34、TDT	
	中间型胸腺细胞	CD1、CD2、CD3、CD4、CD5、CD7、CD8、TDT	
	成熟胸腺细胞	CD2、CD3、CD4、CD8、CD5、TDT	
B淋巴细胞	早期B前体细胞	HLA-DR、TdT、CD19、CD34	不表达Ig或T细胞抗原
	前体细胞(普通型)	HLA-DR、TDT、CD10、CD19、CD20(±)、CD34(±)	伴有重链重排,早期B前体细胞相关抗原表达
	前B细胞	HLA-DR、TDT(±)、CD10、CD19、CD20	常伴有胞质IgM表达
	B细胞	HLA-DR、CD10(±)、CD19、CD20	细胞膜sIg阳性

五、白血病免疫学积分系统(欧洲组)

白血病免疫学分型积分系统见表9-5。

表9-5　白血病免疫学分型积分系统

积分	B系	T系	粒系
2	cCD79a	CD3	MPO
	cIgM	anti-TCR	
	cCD22		
1	CD19	CD2	CD117
	CD20	CD5	CD13
	CD10	CD8	CD33
		CD10	CD65
0.5	TdT	TDT	CD14
	CD24	CD7	CD15
		CD1a	CD64

六、急性白血病免疫表型鉴别

在急性粒细胞白血病(AML)中,M_1需与M_5鉴别。

M_1与M_5均属于粒系白血病,因此都有粒系免疫标志物。但M_1强表达CD34、HLA-DR,并常表达CD38、CD117以及CD33、CD13。而M_5则表达CD11b、CD11c、HLA-DR、CD33、CD13,CD33可表达强于CD13。

急性粒细胞白血病需与急性淋巴细胞白血病(ALL)鉴别。

AML表达粒系标志物CD33、CD13、CD117、MPO、CD14、CD33、CD13。而ALL表达淋系标志物CD8、CD7、CD5、CD4、CD3、CD19、CD79a、CD22、CD20。

急性淋巴细胞白血病T细胞类型需与B细胞类型鉴别。

急性T淋巴细胞白血病表达CD8、CD7、CD5、CD4、CD3。而急性B淋巴细胞白血病表达CD19、CD79α、CD22、CD20。

第三节　淋巴细胞增殖性疾病

一、流式细胞学对淋巴瘤的诊断意义

病理组织学是诊断淋巴瘤的关键。组织上淋巴瘤具有淋巴结破坏性、侵犯性生长、细胞的异质性特点。由于石蜡包埋组织方法进展，自动免疫组化染色技术应用，利用抗原、抗体特异性结合反应来检测组织中有无特定抗原表达的组织化学染色提高了淋巴瘤诊断水平。应用免疫组化检查不仅可确定异质细胞存在，判断细胞分化阶段与病理类型，帮助检测有无遗传学改变，鉴别良性与恶性，并可指导治疗与预后判断。例如：

淋巴细胞相关标志物：B 细胞表达 CD20、CD79a、PAX5、CD79、免疫球蛋白轻链 κ 、λ 以及浆细胞 CD38、CD138。T 细胞表达 CD2、CD3、CD5、CD7、CD8、CD43。淋巴细胞活化 / 分化标志物为 CD30、TDT、CD10、Bcl-6。

二、常见疾病与鉴别

（一）霍奇金病

WHO 将淋巴瘤分为经典型霍奇金病与结节性淋巴细胞为主型霍奇金病。每一型有不同亚型。

经典型霍奇金病，主要为 HRS 细胞，原型表面标志物 $CD30^+$，$CD15^+$，$CD45^-$，生发中心 Bcl-6 可阳性，HGAL 多为阳性，浆细胞标志物 $CD38^+$，$MUN1^+$，其他非 B 细胞标志物 $ATF3^+$、$Fascin^+$。结节性淋巴细胞为主型霍奇金病原型表面标志物 $CD20^+$，$CD45^+$，EMA^+。生发中心标志物 $CD10^+$、$Bcl-6^+$、AID^+、$HGAL^+$。浆细胞标志物 J 链、免疫球蛋白阳性。

（二）非霍奇金淋巴瘤

非霍奇金淋巴瘤可分为 B 淋巴母细胞白血病 / 淋巴瘤和 T 淋巴母细胞白血病 / 淋巴瘤前驱肿瘤，成熟 B 细胞淋巴瘤和成熟 T 细胞淋巴瘤与 NK 细胞肿瘤，以及其他原发性结外淋巴瘤。在每一类中又有多个亚型。

1. 前驱 B 淋巴母细胞白血病 / 淋巴瘤与前驱 T 淋巴母细胞白血病 / 淋巴瘤免疫标识物　根据细胞发育阶段不同免疫表达标志物有别，从而进一步分为不同亚型。B 与 T 淋巴母细胞白血病 / 淋巴瘤免疫标志物见表 9-6。

表 9-6　B 与 T 淋巴母细胞白血病 / 淋巴瘤免疫标志物

B 淋巴母细胞白血病 / 淋巴瘤		T 淋巴母细胞白血病 / 淋巴瘤	
B 细胞系标志物	$CD19^+$、$CD22^+$ $CD79a^+$、$HLA-DR^+$	T 细胞标志物	CD2、CD3、CD5、CD7、CD8、CD43
	$CD10^-$、TDT^+	原 T-ALL	$CD7^+$、$CD34^+$、TDT^+
早期前 B-ALL	$CD10^+$、TDT^+	前 T-ALL	$CD7^+$、$CD5^+$、$CD2^+$、$CD38^+$、TDT^+
普通型 ALL	$CD10^+$、TDT^+、cIg^+	皮质 T-ALL	$CD7^+$、$CD5^+$、$CD2^+$、$CD38^+$、TDT^+
前 B-ALL			$CD8^+$、$CD1a^+$
成熟 B-ALL	cIg^+、$sIg\mu^+$、$sIg\kappa^+$、$sIg\lambda^+$	成熟 T-ALL	胞膜 $CD3^+$，不表达 CD1a $CD7^+$、$CD5^+$、$CD2^+$、$CD4^+$、$CD8^+$

（参考沈志祥，朱雄增 . 恶性淋巴瘤 . 第 2 版 . 人民卫生出版社，2011）

2. 成熟 B 细胞淋巴瘤和成熟 T 细胞淋巴瘤表达的免疫标志物

（1）成熟 B 细胞淋巴瘤：有慢性淋巴细胞白血病/小淋巴细胞淋巴瘤、B 细胞幼淋巴细胞白血病、B 细胞边缘区淋巴瘤、套细胞淋巴瘤、弥漫大 B 细胞淋巴瘤、多毛细胞白血病及浆细胞肿瘤等，成熟 B 细胞淋巴瘤的鉴别见表 9-7。

表 9-7　成熟 B 细胞淋巴瘤的鉴别

	CD5	CD10	CD22	CD23	FMC7	sIgM	CD25	CD103	CD11c	CD43
CLL	+	−	±	+	−	±	±	−	−	+
MCL	+	−	+	−/±	+	+	+	−	±	+
FL	−	+	+	±	+	+	+	−		−
MZL	−	−	+	−	+	+	+	−	±	±
HCL	−	−	+	−	+	+	−	+	+	
PLL	±	−	+		+	+	CD19⁺	CD79a⁺		

注：CLL，慢性淋巴细胞白血病；MCL，套细胞淋巴瘤；FL，滤泡型淋巴瘤；MZL，边缘区淋巴瘤；HCL，多毛细胞白血病；PLL，幼淋巴细胞白血病。

（2）弥漫大 B 细胞淋巴瘤（DLBCL）：是一种淋巴细胞来源的肿瘤。肿瘤细胞呈弥漫性生长，核比正常巨噬细胞或正常淋巴细胞的两倍稍大，形态学、生物学、临床表现显示不尽相同的特点。WHO 根据组织形态学改变将其分为中心母细胞型、免疫母细胞型、间变型、特殊少见型。依据基因表达模式分为生发中心 B 细胞淋巴瘤、活化 B 细胞淋巴瘤、第三型。主要表达 B 系标志物 CD19、CD20、CD22、CD79a，依据 CD10、Mum-1、GCETI、FOXPI、LMO2、Bcl-6、Ki-67 可以分为不同亚型。

（3）成熟 T 细胞淋巴瘤：有 T 细胞幼淋巴细胞白血病、T 细胞大颗粒淋巴细胞白血病、成人 T 细胞白血病/淋巴瘤、肝脾 T 细胞淋巴瘤、外周 T 细胞淋巴瘤、血管免疫母细胞性 T 细胞淋巴瘤等。

T 细胞幼淋巴细胞白血病表达 T 淋巴细胞标志物 TDT⁻、CD1a⁻、CD2⁺、CD3⁺、CD5⁺、CD7⁺。而 B 系标志物 CD19、CD20、CD22 为阴性。

第四节　噬血细胞综合征

噬血细胞综合征（HPS）是指因遗传性或获得性免疫缺陷导致的以过度炎症反应为特征的疾病。常见引发致病因素有感染、肿瘤、免疫反应等疾病。临床上以长时间发热、肝脾大和全血细胞减少为特征。实验室检查铁蛋白与甘油三酯升高，纤维蛋白原降低，NK 细胞比例减低，NK 细胞颗粒酶、穿孔素减低，存在 CD183、CD64 表达增强，细胞变大。病情严重，预后差，病死率高。检查有免疫缺陷。

第五节　艾　滋　病

艾滋病(AIDS)是获得性免疫缺陷综合征的简称,主要通过性接触、血液、母婴三种途径感染人体。侵犯和破坏辅助性 T 淋巴细胞,经过潜伏期,导致机体细胞免疫功能损害引起临床发病。患者常有长时间发热、腹泻、咳嗽、反复感染,尤其易发生机会感染。实验室检查人类免疫缺陷病毒(HIV)抗体阳性。流式细胞学检测 CD4$^+$ 阳性细胞减低,CD4/CD8<1。

第十篇
染色体检查

第一章　染色体检查原理与临床应用

第一节　染色体概述

染色体是组成细胞核的基本物质,正常人体细胞核含有46个染色体(核型),包括2个性染色体(男性XY,女性XX)。22对为常染色体。细胞分裂时细胞核的染色质形成染色体。形成的染色单体靠着丝点连接两个染色体。每个染色体由着丝点分成两段,长者为长臂,短者为短臂。国际人类染色体会议规定:依据染色体的长度和着丝点的位置将染色体分成A~G七组。按其长度依次排列分别命名为1~22号。

染色体的分子遗传学检测在进行核型分析、核型描述以及核型报告时必须规范。在常规染色体显带时,染色体数目写为46,XY,以符号p(短臂)、q(长臂)、t(易位,后面第一个括弧表示受累的染色体及易位号,第二个括弧表示染色体断裂点具体部位)、del(缺失)、inv(倒位)、ins(插入)、der(衍生染色体)、dup(重复)、mar(标记染色体)、r(环状染色体)、i(等臂染色体)等来表示。应用荧光原位杂交(FISH)检测时,以ish表示中期分裂象的FISH分析结果,nucish为期间细胞FISH分析结果,x为信号数目,+为扩增,−为缺失(染色体丢失或增加),con是融合信号等。染色体的臂分成许多区和带,常用组合字表示,如q34就表示病变部位在3区4带处。

第二节　染色体检查

一、染色体核型分析

染色体存在细胞内,在细胞周期中以不同的形态存在。将细胞在适宜的生长环境与条件进行培养,细胞就可以进入有丝分裂期。细胞有丝分裂期,其染色体缩短加粗易于着色,可在光学显微镜下进行染色体检查,观察染色体有无异常,从而诊断疾病。此染色体检查称染色体核型分析,为常规染色体检查。

二、荧光原位杂交

荧光原位杂交(FISH)是利用特殊荧光素代替放射性核素标记探针,可以在染色体、细胞、组织切片上进行杂交,然后通过荧光染料与蛋白质结合发出的荧光来辨认杂交部位确定基因。

应用特种荧光染料染色或经某种特殊的预处理再染色,可使染色体显现出深、浅或明或暗相间的染色体,称为显带染色体。依据不同染液将染色体显带分为 Q 带、G 带、C 带。

三、聚合酶链反应

聚合酶链反应(PCR)是指利用聚合酶,在体外催化一对引物间特异 DNA 片段合成的基因体外扩增技术。在 DNA 聚合酶作用下,通过配对关系,显示异常基因。

第三节　染色体遗传与畸变

染色体是核基因的载体,带有遗传信息,并从上代往下代传递,通过表达可形成一定的遗传性状或遗传疾病。其遗传方式有常染色体隐性遗传、常染色体显性遗传、性连锁遗传与限性遗传。

常染色体显性遗传是指与遗传病有关的基因位于常染色体上,其性质表达为显性,所患的疾病为常染色体显性遗传病。常染色体隐性遗传病是指一种致病基因位于常染色体上,在杂合状态时不表现,只有当致病因素在纯合状态才发病。

性连锁遗传是一种性状或遗传病的基因位于 X 或 Y 染色体上所发生的遗传方式。包括 X 连锁隐性遗传和 X 连锁显性遗传及 Y 连锁遗传性疾病。因性别限制,只能在某一性别中发病为限性遗传病。

染色体数量与结构发生变化为染色体异常,或为染色体畸变。染色体数量异常可见多倍体、单体、多体;染色体结构畸变有缺失、倒位、易位、插入等。染色体检查与核型分析是确诊染色体病主要方法与手段。

第二章　常见染色体异常血液病

第一节　遗传性红细胞病

一、恶性贫血

恶性贫血是指因先天性内因子缺乏引起的贫血。以常染色体隐性遗传方式遗传。幼年发病,少数成年发病。检查内因子缺乏,需终生给予维生素 B$_{12}$ 治疗。依据病史易于与继发性巨幼细胞贫血鉴别。

二、遗传性铁粒幼细胞贫血

遗传性铁粒幼细胞贫血属于 X 连锁隐性遗传。由于 δ- 氨基 -γ- 酮戊酸合成酶遗传性缺陷,血红素合成缺乏,导致红细胞铁利用障碍,一方面使过多铁沉积在网状内皮细胞,一方面铁沉积于红细胞质线粒体,形成特有的环形铁粒幼细胞。患者呈小细胞低色素贫血,但检查铁蛋白不低,骨髓细胞学铁染色可见 >15% 环形铁粒幼细胞。临床应与缺铁性贫血鉴别,后者为小细胞低色素,检查血清铁、铁蛋白降低,骨髓细胞学铁染色细胞外铁与细胞内铁缺失。

三、卟啉病

卟啉病是一组血红素合成酶缺陷性遗传性疾病。其尿卟啉Ⅲ合成酶缺陷为常染色体隐性遗传。典型的临床表现为尿呈红颜色，光过敏及皮肤损伤、多毛症，红色牙齿，实验室检查红细胞、血浆与尿中卟啉浓度升高。

先天性红细胞生成性卟啉病，其尿卟啉Ⅲ合成酶基因位于染色体 10q25.3-26.3。

迟发型皮肤卟啉病尿卟啉原脱羧酶基因位于 1q34。

原卟啉病，位于常染色体 18q21.3 的亚铁螯合酶基因缺乏。

神经症状型卟啉病位于 11 号染色体 11q24 上卟胆原脱氨酶等位基因发生突变。

四、原发性血色病

原发性血色病，常染色体隐性遗传，基因定位于 6q21.3，为一种遗传性铁代谢障碍性疾病。由于含铁血红素在组织中大量沉积表现为皮肤色素沉着，肝大等器官损害。实验室检查铁蛋白明显升高，骨髓涂片含铁血黄素颗粒增多。

五、遗传性红细胞形态疾病

遗传性球形红细胞增多症，常染色体显性遗传，存在 8 号染色体短臂缺失。患者有溶血表现，黄疸、贫血、脾大，外周血涂片可见球形红细胞，红细胞渗透脆性显著增高。

此外还有椭圆形红细胞增多症，基因定位于 1q32，与 Rh 血型基因紧密连锁；遗传性棘红细胞增多症，为 X 连锁隐性遗传病；遗传性口形红细胞增多症，为常染色体显性遗传等。

六、遗传性红细胞酶异常溶血性疾病

红细胞葡糖 -6- 磷酸脱氢酶缺乏（G6PD），突变基因位于 X 染色体（Xq28），为伴性不完全性显性遗传。G6PD 缺乏导致还原型烟酰胺腺嘌呤二核苷酸磷酸和还原型谷胱甘肽抗氧化损伤物质缺乏，使红细胞内生成高铁血红素和变性珠蛋白包涵体，易于被脾脏阻滞破坏，发生溶血与贫血。诊断依赖于实验室检测有无红细胞海因小体生成，G6PD 活性测定。

其他遗传性红细胞酶异常溶血性疾病还有常染色体隐性遗传的丙酮酸激酶缺乏症、常染色体显性遗传的己糖激酶缺乏症、常染色体基因位于 19 号染色体的葡萄糖异构酶缺乏症等。作者认为：由于这类疾病共同特征是红细胞无形态学（球形）异常、渗透脆性正常、无血红蛋白异常、脾切除后效果不明显，因此可称为遗传性非球形细胞性溶血性贫血。

七、血红蛋白病

遗传性高铁血红蛋白症，为常染色体隐性遗传，基因定位于 22q13.31。因高铁血红蛋白还原酶缺乏导致高铁血红蛋白不能还原，从而引起疾病。患者可有发绀、血液呈咖啡色、智能发育不全等症状。

珠蛋白肽链分子结构异常血红蛋白病有镰状细胞贫血、不稳定血红蛋白病、血红蛋白 M 病等。

珠蛋白肽链合成数量异常血红蛋白病常见有 α 地中海贫血与 β 地中海贫血。其发生是珠蛋白基因缺陷所致。由于基因缺陷复杂多样性，因此临床可有多个亚型。主要表

现为低色素贫血,慢性溶血,细胞内存有"包涵体",血红蛋白电泳有异常血红蛋白,存在异常基因。

第二节 遗传性白细胞病

一、白细胞数量异常

周期性中性粒细胞减少症,为遗传性干细胞缺陷病,婴幼儿发病,周期性中性粒细胞减低,患者可有发热、皮肤感染、口腔溃疡、颈部淋巴结肿大,每周期 21 天左右。非发作期无临床表现,细胞比例正常。

家族性中性粒细胞减少症,为常染色体显性遗传,检查血常规白细胞总数可正常或略低,分类中性粒细胞持续降低,淋巴细胞相对升高。

二、白细胞形态异常

白细胞形态异常见于:常染色体显性遗传,白细胞核不能正常发育,造成分叶形态异常。如 Pelger-Huët 畸形;常染色体显性遗传,以中性粒细胞中出现巨大深紫色颗粒为特征的 Alder-Reilly 畸形;常染色体隐性遗传,先天性巨过氧化物酶颗粒症,Chediak-Higashi 畸形。白细胞形态异常主要表现在白细胞分叶与颗粒上。

三、白细胞功能异常

白细胞功能异常见于常染色体隐性遗传过氧化酶缺乏症、常染色体隐性遗传白细胞黏附缺乏症。此类疾病由于存在功能异常,其临床杀菌作用低,可并发感染。白细胞黏附功能缺乏患者可表现为皮肤、黏膜及肠道坏死迁延性感染,易发生中耳炎、呼吸道感染、口腔炎,创伤后愈合缓慢。

第三节 遗传性血小板疾病

一、血小板黏附功能障碍

巨大血小板病(Bernard-Soulier 综合征),常染色体隐性遗传,血小板膜上糖蛋白缺乏致使 vWF 不能与血小板结合。临床表现为巨大血小板、血小板数减少、出血时间延长。

二、血小板聚集障碍

血小板无力症(Glanzmann 病),常染色体隐性遗传,血小板膜上缺乏与纤维蛋白原结合所需的血小板糖蛋白(GPⅡb、GPⅢa),致使聚集障碍。检查血小板数正常或略低,出血时间延长,可有皮肤、黏膜自发性出血。

三、血小板分泌障碍

血小板中的颗粒具有分泌功能,分泌的物质有促进血小板活化、黏附、聚集作用。临床见于常染色体显性遗传的贮存池病,由于不能释放 ADP,致使血小板聚集障碍;若患有血小板花生四烯酸代谢异常,或环氧化酶缺乏,均可影响血小板聚集。临床自幼发病,可有皮肤、黏膜自发性出血。

第四节　遗传性凝血因子疾病

一、常见因子缺乏

参与人体凝血功能凝血因子有 13 个。因凝血因子Ⅲ为组织因子，Ⅳ为钙离子。Ⅴ与Ⅵ为同一凝血因子。因此血浆中实际上有Ⅰ、Ⅱ、Ⅴ、Ⅶ、Ⅷ、Ⅸ、Ⅹ、Ⅺ、Ⅻ、ⅩⅢ凝血因子共计 10 个。

临床上遗传性凝血因子病有：

凝血因子Ⅰ缺乏，如遗传性无纤维蛋白原血症与遗传性低纤维蛋白血症。

凝血因子Ⅱ缺乏，如遗传性凝血酶原缺乏症。

凝血因子Ⅴ缺乏，如有第Ⅴ因子缺乏症。

凝血因子Ⅶ缺乏，如Ⅶ因子缺乏症。

凝血因子Ⅷ、Ⅸ缺乏，分别为血友病 A 与 B。

凝血因子Ⅹ、Ⅺ、Ⅻ分别为凝血因子Ⅹ、Ⅺ、Ⅻ缺乏症。

二、血友病 A

血友病 A 属于 X 连锁隐性遗传，为抗血友病球蛋白缺乏或Ⅷ:C 缺乏症。凝血因子Ⅷ（F Ⅷ）由两部分组成：一个为 F Ⅷ凝血活性部分Ⅷ:C，一个起架桥作用的 vWF。Ⅷ:C 基因位于 X 染色体长臂末端（Xq28）。血友病的临床表现与患者的血浆Ⅷ:C 和 F Ⅸ 水平密切相关，并依据血浆因子水平分为轻、中、重型。出血是血友病主要表现，其特点为迟缓性，应激损伤后可并发血肿、关节畸形，少见皮肤紫癜。实验室检测 APTT 延长，Ⅷ:C 或 F Ⅸ水平明显低下。

三、血友病 B

血友病 B 也称为 F Ⅸ缺乏症。基因位于 X 染色体长臂末端（Xq26-q）。因 F Ⅸ合成减少导致内源性凝血障碍。出血特点与血友病 A 相似，但程度较轻。实验室检测 APTT 延长，不能被硫酸钡吸附正常血浆纠正。F Ⅸ抗原及活性明显降低。

四、血管性血友病

血管性血友病为常染色体遗传性疾病，多为显性遗传，幼年发病，出血以皮肤黏膜如鼻出血、牙龈出血、瘀斑为主。也可以发生在外伤手术后、胃出血，女性月经过多及分娩后出血。而关节与肌肉出血少见。实验室检查出血时间延长，血小板黏附功能降低，血小板对利托菌素的诱导不产生聚集，vWF 抗原活性降低。

五、遗传性低纤维蛋白血症

遗传性低纤维蛋白血症为常染色体不完全隐性遗传，多发生在近亲婚配史，纤维蛋白原低于 0.5g/L 可发生出血。一般自发性出血少见。妊娠者可发生自发性流产或发生产科出血。无纤维蛋白原血症则终生有不同程度出血。

六、遗传性异常纤维蛋白原血症

遗传性异常纤维蛋白原血症为常染色体显性遗传，是纤维蛋白原结构异常，临床出凝血功能性障碍。常出血或血栓形成。检测凝血酶时间异常，PT 延长。

第五节 易 栓 症

一、常见疾病

主要为遗传性抗凝因子缺乏症,如先天性异常纤维蛋白原血症、抗凝血酶Ⅲ缺乏症、蛋白 C 与蛋白 S 缺乏症。

二、各类病临床特点

(一) 抗凝血酶 -Ⅲ 缺乏

抗凝血酶 -Ⅲ 缺乏为常染色体显性遗传性疾病,AT-Ⅲ 基因位于 1 号染色体长臂(1q23-25)。临床上在诱因作用下发生静脉血栓形成或反复发生静脉血栓形成,甚至引起肺栓塞。实验室检查 AT-Ⅲ 活性水平降低。

(二) 蛋白 C 缺乏与蛋白 S 缺乏

蛋白 C(PC)缺乏与蛋白 S(PS)缺乏为常染色体隐性遗传,其蛋白 C 基因位于 7 号染色体,蛋白 S 基因位于 3 号染色体。常有血栓形成家族史,在某些诱因下易于发生血栓形成。检测 PC 抗原、PS 抗原水平降低。

第三章 血液病染色体检查

第一节 骨髓增生异常综合征

骨髓增生异常综合征(MDS)是起源于造血干细胞的恶性克隆性疾病。MDS 存在细胞遗传学异常,可表现在染色体数目或结构异常,获得性细胞遗传学改变为其特征。MDS 染色体异常可分为两类:非平衡性染色体(染色体数目与结构)异常。如 −5/del(5q)、−7/del(7q)、+8、del(20q)、i(17q)/t(17p)和 −Y 等。平衡性染色体异常(主要为易位、倒位)如 t(6;9)(p23;q34)、inv(3)(q21q26.2)和 t(3;21)(q26.2:q22.1)等。染色体参与 MDS 分型、评估预后,将 MDS 分为低危组:正常核型、−Y、del(5q)、del(20q);中危组:其他染色体异常例如 +8;高危组 -7/del、复杂核型(大于三种染色体异常)。骨髓增生异常染色体异常与预后见表 10-1。

表 10-1 骨髓增生异常综合征染色体异常与预后

预后参数	积分				
	0	0.5	1.0	1.5	2
骨髓原始细胞 %	<5	5~10	—	11~20	21~30
染色体核型	良好	中间	不良		
外周血细胞减少	0~1 系	2~3 系			

注:血细胞减少标准:Hb<100g/L,中性粒细胞 <1.8×10^9/L,PLT<100×10^9/L

预后良好核型:正常核型,−Y,5q−,20q−。

预后不良核型:复杂核型(≥3 种异常),7 号染色体异常。

预后中等核型:除上述两类以外其他核型异常。

IPSS 危度划分:低危,0 分;中危 1,0.5~1 分;中危 2,1.5~2 分;高危≥2.5 分。

第二节　白　血　病

白血病是起源于造血干细胞的恶性克隆性疾病,多存在染色体异常,白血病类型不同染色体异常有别。染色体检查有助于白血病诊断、分型、预后判断以及指导治疗。

一、急性白血病

各类型染色体的异常

(一)急性髓系白血病染色体异常:

1. M_1 型　-5(del5q),7q-/-7,t(9;22)(q33;q11)。

2. M_2 型　t(8;21)(q22;q22),t(6;9)(q22;q34)。

3. 急性早幼粒细胞白血病　t(15;17)(q22;q21),i(17q)。

4. M_4 型　5q-/-5,7q-/-7,t(9;11)(q22;q23)。

5. M_5 型　t(9;11)(q22;q23),del(11)(q22-23)。

6. M_6 型　5q-/-5,7q-/-7,-3,+8。

7. M_7 型　inv(3)或 del(3),+8,+21。

其中急性早幼粒细胞白血病染色体易位 t(15;17)(q22;q11-12),是 15 号染色体(q22)上急性早幼粒细胞白血病基因(PML 基因)与 17 号染色体(q11-12)上的维甲酸受体 a 基因(RARa 基因)发生融合,产生异常 PML-RARa 融合蛋白。存在维甲酸情况下,RARa 基因有促进分化和抑制生长作用,是维甲酸治疗急性早幼粒细胞白的理论基础。

急性粒细胞白血病染色体为 t(8;21)(q22;q22)、t(15;17)(q22;q21)、inv(16)(p13;q22)、t(16;16)(p13;q22)、预后较好。

(二)急性淋巴细胞白血病

1. B 淋巴细胞白血病　t(9;22)(q33,q11)。早期 B-ALL t(v;11q23)。前期 B-ALL t(1;19)(q23,P13);B-ALL t(8;14)(q24,q32);t(8;22)(q24,q11)、t(2;8)(P11,q24)。t(9;22)(q34;q11)。

2. T 淋巴细胞白血病　t(11;14)(p13,q11);t(11;14)(p15,q11);t(1;14)(p32,q11);t(1;14)(p34,q11);t(14;14)(q11,q32);t(10;14)(p24,q11);t(8;14)(p24,q11);t(1;7)(p32,p35);t(1;7)(p34,q34);t(7;9)(q35,q32)。

在急性淋巴细胞白血病中,检测 t(9;22)(q34;q11)异常有重要的临床意义。染色体 t(9;22);t(4;11);复杂核型(大于 5 个异常)和亚二倍体等预后差。

二、慢性白血病

慢性白血病常见有慢性粒细胞白血病、慢性淋巴细胞白血病、幼淋巴细胞白血病、多毛细胞白血病。

(一)慢性粒细胞白血病

慢性粒细胞白血病是发生在多能干细胞的恶性克隆性疾病。临床上具有骨髓增殖性和急变性(转变为急性白血病)特点。以脾大、外周血白细胞明显升高,并可见幼稚细胞,骨髓有核细胞增生极度活跃,以中晚幼粒细胞为主。存在 Ph 染色体和 BCR-ABL 融合基因。Ph 染色体是第 22 号染色体的一条长臂缺失,缺失部分易位于 9 号染色体一长臂末端,即

t(9;22)(q34;q11)。

(二) 慢性淋巴细胞白血病

慢性淋巴细胞白血病　外周血及骨髓主要为成熟淋巴细胞。;慢性淋巴细胞白血病 80% 存在异常核型,如 13q-、12 号染色体三体、11q- 和 17q-、6q-、14q-。

(三) 幼淋巴细胞白血病

以幼稚淋巴细胞为主,inv14q(q11;q32)、t(X;14)(q28;11)、i(8q)。

(四) 多毛细胞白血病

淋巴细胞特征为周边不规则,呈锯齿状或裙边状,或为毛发状。有 14q+、5q13 以及 5、7、14 号染色体易位。

第三节　淋　巴　瘤

淋巴瘤包括霍奇金病与非霍奇金淋巴瘤(见疾病鉴别诊断淋巴瘤)。淋巴瘤起源于单个恶性转化的淋巴细胞,恶性克隆基因重排可为其标志,多数 B 细胞淋巴瘤类型与部分 T 细胞淋巴瘤具有特征性染色体异常。

1. 慢性淋巴细胞白血病 / 小细胞淋巴瘤有 12 号染色体三体、13q14.3 的缺失、11q22-23 缺失、17p13.3 缺失等。

2. 淋巴浆细胞淋巴瘤可有 t(9;14)(p13;q32)易位。

3. 结外黏膜相关淋巴组织边缘区淋巴瘤 t(11;18)(q21;q21);t(1;14)(p22;q32);t(3;14)(p14.1;32) 及 3 号、18 号染色体三体。

4. 滤泡性淋巴瘤 t(14;18)(q32;q21)。

5. 套细胞淋巴瘤 t(11;14)(q13;q32)。

6. 弥漫大 B 细胞淋巴瘤 t(3;14)(q27;q21)、t(14;18)(q32;q21)、t(8;14)(q24;q32)。

7. 间变大细胞性淋巴瘤 t(2;5)(p23;q35)。

8. 外周 T 淋巴瘤可有常染色体缺失。

第四节　骨髓增殖性疾病

骨髓增殖性疾病包括真性红细胞增多症(PV)、原发性血小板增多症(ET)、原发性骨髓纤维化(PMF)、慢性粒细胞白血病(CML)一组疾病。因 CML 为恶性克隆性疾病,具有特征性细胞遗传学与分子学特点,故应归属于白血病范畴。而 PV、ET、PMF 的发生是以 JAK2 V617F 突变或 JAK2 12 号外显子突变导致红系、巨核系伴有粒系增生为特征,WHO 将三者归类于骨髓增殖性疾病。

1. PV 患者 25%~35% 存在获得性染色体异常,以 8 号、9 号染色体三体最常见。也有 20q-、11q-、13q-。

2. ET 可见 1q+、20q+、或 21q+。

3. PMF 有 20q-、13q-、+8、+9、12p- 以及 1 号和 7 号染色体异常。

第十一篇
基因检查

第一章　基因基础知识

第一节　基因概述

　　婚姻的建立意味将有新的生命诞生。当精子与卵子结合后一个新的生命就将生成。它们的结合是基因的结合,脱氧核糖核酸(DNA)的结合,染色体的结合,细胞的结合,生命的结合。当一个精子与一个卵子结合后,新生成的细胞会发生奇异的变化,通过两性原核的融合,父母各自的染色体重新结合,恢复了 46 条,父母细胞内的 DNA 所带的遗传信息也就被带进了新的细胞,因此生儿生女像父母。受精卵细胞生长非常快,24 小时就开始进行有丝分裂,72 小时就可发育成为一个由十几个细胞组成的实体细胞团。3 周后,细胞团进一步分裂形成了外、中、内 3 个胚层,之后发育成为人体各个组织与器官。若基因异常或基因发生突变,则会使组织或器官发生异常引起遗传性疾病。

　　染色体是核基因的载体,带有遗传信息。人类染色体上结构基因可能有 50 000 个,通过调控基因,呈线性排列在 DNA(或 RNA)分子中,组成基因连锁群,连锁群中的基因排列顺序及毗邻关系恒定。基因可谓核苷酸或简单理解为碱基编成的密码,其本质为蛋白质,以一个基因一个酶机制,基因可作为突变单位、互换单位及功能单位。组成的密码核苷酸(碱基)为三联体,是基因的基本单位。人体存在抑癌基因与致癌基因。碱基配对组成或排列顺序或数目发生改变致基因突变,基因异常则导致疾病。

第二节　基因检测方法

　　应用核酸分子杂交技术是基因诊断的一项基本方法。DNA 的单链能够严格按照碱基互补原则结合成双链,用已知基因的核苷酸序列作为探针,检测未知单链基因组 DNA,可以表明被检测基因组的 DNA 所存在的基因序列,从而发现异常基因。

　　聚合酶链反应(PCR 技术),在 DNA 聚合酶作用下,以 DNA 为模板,使位于模板两侧的一对寡核苷酸引物之间的序列扩增,扩增的 DNA 通过电泳染色,在紫外线灯下观察缺失的 DNA 段,从而了解有无突变。

　　荧光原位杂交(FISH),利用特殊荧光素代替放射性核素标记探针,可以在染色体、细胞、组织切片上进行杂交,然后通过荧光染料与蛋白质结合发出的荧光来辨认杂交部位确定基因。

第三节　基因异常疾病

基因是遗传的基本单位,因而存在异常的基因会引起遗传性疾病发生。基因可发生突变,突变的基因可引起疾病。

许多血液病与基因异常或基因突变有关。如 α 与 β 地中海贫血、G6PD 缺乏症,丙酮酸酶缺乏,镰状细胞贫血,球形细胞增多症,遗传性铁粒幼细胞贫血,甲基钴胺素缺乏,抗凝血酶Ⅲ缺乏,凝血因子Ⅶ、凝血因子Ⅷ、凝血因子Ⅹ、凝血因子Ⅺ缺乏,血小板无力症,蛋白 C 缺乏,蛋白 S 缺乏,血管性血友病,原发性血色病等,是遗传性基因疾病。肿瘤、白血病多是基因突变引起。

人体致癌基因与抑癌基因相互斗争,当致癌基因占上风时,就可能发生癌症。科学家已发现 100 多个致癌基因。

染色体是基因的载体,基因的基本单位是核酸。核酸包括 DNA 和 RNA,其内有碱基、戊糖和磷酸三个部分。基因是负载着特定功能的 DNA 片段,具有复制 DNA、转录为 RNA 的作用。基因分为结构基因、调控基因、原核基因、真核基因。

第二章　基因异常与血液病

第一节　红细胞疾病

1. 甲基钴胺素缺乏症　可致巨幼细胞贫血,基因定位 1q43,基因为 MTR。

2. 遗传性铁粒幼细胞贫血　基因定位于 XP11.21,基因为 ALAS2、ABS、ANHI。

3. 卟啉病　肝病型卟啉病,基因定位于 9q34,基因为 ALAD。

4. 原发性血色病　基因定位于 6q21.3,基因为 HF。

5. 遗传性球形红细胞增多症　基因定位于 14q22-q23.2,基因为 SPTB。

6. G6PD 缺乏症　基因定位于 Xq28,基因为 G6PD。

7. 丙酮酸激酶缺乏症　基因定位于 1q21,基因为 PK1,PKLR。

8. 地中海贫血　α 地中海基因定位于 16q12-p16pter,基因为 HBA。β 地中海基因定位于 11p11.5,基因为 HBB。

第二节　白细胞疾病

1. 遗传性周期性白细胞减少症　基因定位于 19p13.3,基因为 ELA2。

2. 白细胞黏附缺陷　基因定位于 21q22.3,基因为 ITGB2,LCAMB,LAD。

第三节　　血小板疾病

1. 巨血小板综合征　基因定位于 17pter-p12,基因为 GPIBA,GPIBB,GP9。
2. 血小板糖蛋白缺乏症　基因定位于 7q11.2,基因为 CD36。

第四节　　凝血因子疾病

1. 凝血因子Ⅷ缺乏　α 肽链,基因定位于 6p25-p24,基因为 F13A1,F13A。
2. 凝血因子Ⅸ缺乏　基因定位于 X27.1-q27.2,基因为 P9,HEMB。
3. 凝血因子Ⅺ缺乏　基因定位于 4q35,基因为 F11。
4. 凝血因子Ⅹ缺乏　基因定位于 13q34,基因为 F10。

第三章　　常见血液病基因异常

第一节　　骨髓增生异常综合征

　　骨髓增生异常综合征(MDS)基因突变见于 TET2、RUNXL1、DNMT3A、FZH2、N-RAS。TET2 基因位于 4q24,参与甲基化调控。FZH2 位于 7q36,存在提示预后不良。DNMT3A位于 2p23.3,此基因突变,预后不良。ASXL1 位于 20q11.21,预后不良。RUNXL1 位于21q22,预后不良标志。P53 基因位于 17p13.1 患者,存在增加转为白血病几率。

第二节　　白　血　病

　　癌基因存在细胞内能诱使正常细胞转化,获得新的生物学特性。正常细胞癌基因以非激活状态存在,如 Ras 原癌基因。原癌基因是基因组成员,参与细胞的增殖、分化调控。基因突变可导致原癌基因持续激活,刺激细胞无限增殖;或导致抑癌基因参与细胞周期和凋亡调控障碍;或导致基因重排形成异常融合基因、基因缺失等致使白血病发生。依据基因检测有助于诊断白血病,预测预后,治疗方案选择。

一、PML-RARa 基因

　　PML-RARa 基因是早幼粒细胞白血病染色体易位 t(15;17)(q22;q11-12),15 号染色体(q22)上早幼粒细胞白血病基因(PML 基因)与 17 号染色体(q11-12)上的维甲酸受体 a基因(RARa 基因)发生融合,产生异常 PML-RARa 融合蛋白。PML 基因具有肿瘤抑制功能,RARa 基因有促进分化和抑制生长作用,为正常造血所必需。但 PML-RARa 融合基因为异常编码蛋白,在无维甲酸情况下,阻碍粒细胞分化成熟,导致细胞过度增殖。当有维甲酸情况下,融合蛋白发生裂解,RARa 恢复其正常分化功能。判断是否存在 PML-RARa

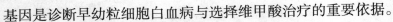

基因是诊断早幼粒细胞白血病与选择维甲酸治疗的重要依据。

二、BCR-ABL 融合基因

慢性粒细胞白血病存在 Philadelphia（Ph）染色体，提示 22 号染色体长臂的远端易位于 9 号染色体长臂远端，即 t(9;22)(q34;q11)，致使 9 号染色体(q34)上的 C-ABL 肿瘤基因易位到 22 q11 染色体的 5.8kb，形成 BCR-ABL 融合基因。治疗慢性粒细胞白血病药物伊马替尼是 BCR-ABL 融合蛋白特异性抑制物。当检测存在 BCR-ABL 融合基因时，应选择酪氨酸激酶抑制剂伊马替尼。

三、急性粒细胞白血病与急性淋巴细胞白血病常检测的基因

急性粒细胞白血病与急性淋巴细胞白血病常检测的基因见表 11-1。

表 11-1 急性粒细胞白血病与急性淋巴细胞白血病常检测的基因

类型		基因异常表达
急性淋巴细胞白血病	B 细胞	BCR-ABL、HRX（ALL-1）、PBX1，E2A、C-MYC/IgH、C-MYC/Ig
	T 细胞	RBTN-2/TCRa、RBTN-1/TCRa、TAL-/TCRa、LCK/TCRa、TCRa-IgH、HOX11/TCRa、C-MYC/TCRa、SCL-/TCR0、LCK/TCRB、TCRB/TAN1、TCRB/TAL2
急性粒细胞白血病	APL	PML-RARa
	M$_2$	AML1/ETO
	M$_1$、M$_2$、M$_4$	DEK/CAN
	M$_4$Eo	CBFB/MYH11

第三节 淋 巴 瘤

淋巴瘤的诊断主要依据组织病理，然而单纯切片组织学与常规染色和化学染色很难对复杂的淋巴瘤做出正确分型诊断，只有结合细胞形态、免疫表型、染色体以及基因检测，才能做出更为明确诊断。

一、淋巴瘤属于恶性克隆性疾病

恶性克隆起源于单个恶性转化淋巴细胞，这种相同的恶性克隆具有相同的基因重排。因此检测 Ig 基因重链（IgH）、κ 轻链基因（IgK）、λ 轻链基因（IgL），和检测 TCR 基因 TCRA、TCRB、TCRG、TCRD 有助于恶性克隆的判断。

二、常见的淋巴瘤基因异常

慢性淋巴细胞白血病 / 小细胞淋巴瘤（CLL/SLL），具有 IgHV 基因体细胞超突变，表现为 P53 异常。

结外黏膜相关淋巴组织边缘区淋巴瘤，染色体 t(11;18)(q21;q21) 可形成 AP12-MALT1 融合基因。

滤泡性淋巴瘤，遗传学异常为 t(14;18)(q32;q21)，是位于 14q32 的 IgH 和位于 18q21

的 Bcl-2 基因，Bcl-2 基因易位到 IgH 基因的 JH 片段，从而导致凋亡抑制基因 Bcl-2 过度表达。

套细胞淋巴瘤，遗传学具有 t(11;14)(q13;q32)，易位导致 11q13 上的 Bcl-1 基因（PRAD1 基因）和 14q32 上的 IgH 基因重排，致使原癌基因 Bcl-1 mRNA 和蛋白产物 cyclin D1 表达增强。

第四节　骨髓增殖性疾病

此类疾病包括真性红细胞增多症、原发性血小板增多症、原发性骨髓纤维化。

骨髓增殖性疾病存在共同的发病机制，与造血因子过度激活有关。*JAK2* 基因位于 9p24，属于胞内蛋白酪氨酸激酶，启动信号转导作用。可介导红细胞生成素、血小板生成素、粒细胞 - 巨噬细胞集落刺激因子、白介素等作用，促进或调节细胞增殖。基因突变是 JAK2 蛋白 617 位点上的缬氨酸被苯丙氨酸替代（V617F），致使通路激活，造血因子过度分泌，导致细胞增殖。患者 *JAK2* 基因突变阳性。

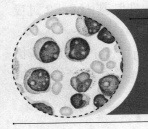

第十二篇
血液病影像学检查与鉴别诊断

第一章 总 论

第一节 影像学检查方法

影像学检查主要包括普通 X 摄影、CR、CT、PET 检查以及 MRI 检查。

1. 普通 X 摄影 是患者或无特殊准备条件下进行的头颅、胸部、四肢检查，或事先进行肠道准备清除胃肠道内容物进行的腹部、脊椎、骨盆、尿路等部位摄影。

2. CR 是计算机 X 线摄影 系统记录由激光读出 X 线成像信息的成像板作为载体，经 X 线曝光及信息读出处理，形成数字式平片影像。由于 CR 检查实现 X 线摄影信息数字化，提高了图像分辨显示能力，具有了实施图像后处理功能。

3. 计算机 X 线体层摄影（CT）检查 CT 实际上是 X 线束从多个方向沿着检查部位，选定断层层面进行照射，测定透过的 X 线量，数字化后经计算机得出该层面组织各个单位容积的吸收系数，然后重建图像的一种技术，全名为计算机 X 线体层摄影，简称为 CT。通过平扫、增强扫描、三维重建等，可对不同部位采用不同检查方法。

4. 磁共振成像（MRI） 是利用磁共振信号原理设计的，当人体组织内的原子核磁化后会释放出磁共振信号，通过计算机将其信号收集起来，然后再按位置最终形成的图像。MRI 检查也包括普通平扫与增强扫描。MRI 检查不接触 X 射线，对软组织分辨率高、可进行多方位、多参数成像。

第二节 血液病影像学检查内容与意义

1. 普通 X 摄影，颅骨平片，了解有无颅骨破坏。

2. CR 检查，可检查颅骨、胸腰椎、胸部平片，了解颅骨、胸腰椎、肺部、胸膜有无病变。

3. CT 检查，可检查头颅、胸部、上腹部、下腹部、腰椎、骨关节有无病变。

4. MRI 检查，可检查中枢神经系统、颈椎、血管、纵隔、胸和腹部病变。体内有铁性金属异物检查受限。

磁共振成像的优势在于没有放射性，对血管、脑干、脊髓内病变、骨骼观察更清晰，但检查时间相对要长，费用偏高。

第二章　血液病头颅影像学检查

第一节　颅　骨

普通 X 摄影与 CR 检查可了解有无颅骨破坏（见骨骼检查）。由于 CT 检查可以将头颅各个层面成像，其出血与缺血在影像学上有明显区别，因而可以早期发现头颅微小病灶并鉴别出血与缺血病变。适用于脑血管疾病检查，可早期对脑血管病做出性质判断；了解脑梗死部位、范围以及动态变化和治疗效果观察，了解脑出血部位和出血量。MRI 对头颅血管、脑干病变观察更清晰。

第二节　脑　梗　死

CT 检查与 MRI 检查可了解有无脑血管栓塞。引起脑梗死的血液病常见于真性红细胞增多症、原发性血小板增多症，也见于易栓症，血栓性血小板减少性紫癜患者。腔隙性脑梗死一般病灶在 10~15mm，CT 显示低密度，MRI 则呈 T1 长 T2 信号。较大的缺血性脑梗死，CT 头颅片显示与血管供应一致的大片密度灶，呈扇叶形分布。若脑梗死并发出血，CT 则表现为梗死低密度灶内可见不规则点、片状高密度影。MRI 可见血肿信号。

第三节　脑　出　血

CT 与 MRI 检查可了解有无脑出血。血液病引起脑出血，见于免疫性血小板减少性紫癜，弥散性血管内凝血、急性早幼粒细胞白血病、凝血因子缺乏症。颅内出血包括蛛网膜下腔出血、基底核出血、丘脑出血、脑桥出血、小脑出血、内囊出血、脑室出血等。急性出血 CT 可表现为境界清楚的高密度影，MRI 为 T2W1 稍低信号，T1W1 等信号。

第四节　颅内占位病变

一、淋巴瘤

中枢性淋巴瘤，发病占颅内肿瘤 1%~6%。是一组异质性疾病，其病变可局限于脑，也可在脊髓、脑脊膜。CT 平扫多为等密度或稍高密度圆形或卵圆形占位，MRI 在 T1W1 表现为稍低或等信号，在 T2W1 呈等或稍高信号。增强后显著均匀强化，较少伴有钙化、出血和坏死。

二、胶质瘤

在颅内肿瘤发病率最高，为 40%~50%。包括星形细胞瘤、少突胶质细胞瘤、室管膜瘤和髓母细胞瘤。其中星形细胞瘤发病最高。分化 I 级表现为均匀低密度，其境界欠清晰，占位效应轻,无或轻度强化。胶质母细胞瘤多呈高、低或混杂密度肿块,可伴有囊变坏死或出血。瘤体形态不规则,边界不清,水肿与占位效应明显。增强扫描呈不规则环形伴有结节强化。MRI 其 T1 像为低信号,T2 像为高信号。

三、转移癌

多见于肺癌、乳腺癌、胃癌、肾癌、甲状腺癌。CT 表现为脑内多发或单发结节,多发者呈圆形低或高密度、境界清楚、边缘有广泛水肿。单发者瘤体较大,形态不规则,多伴有囊变及坏死。MRI 转移癌一般呈长 T1 长 T2 信号,增强扫描强化明显。

第三章 血液病胸部影像学检查

第一节 胸部(肺部)

肺部感染是呼吸系统最多的疾病,按其感染部位不同分为上呼吸道感染、气管支气管炎、肺炎。按解剖分类,将肺炎分为大叶性肺炎、小叶性肺炎、间质性肺炎。依据致病因素分为细菌性肺炎、非典型病原体肺炎、肺真菌病、病毒性肺炎以及其他病原体所致肺炎。若以病原菌分类则有肺炎链球菌肺炎、葡萄球菌肺炎、支原体肺炎、衣原体肺炎等。

肺部病变影像学包括:渗出性病变、增殖性病变、纤维性病变、钙化病变、肿块、空洞或空腔等。渗出性病变提示为急性炎症反应,是血管的液体渗入肺泡腔,形成渗出性实性变。增殖性病变是慢性炎症引起肺组织内形成肉芽组织,以成纤维细胞、血管内皮细胞和组织细胞增生为主。纤维性病变是致病因素引起肺部局部性或弥漫性纤维增生,钙化则多见于结核病,也见于某些肿瘤、矽肺。空洞见于结核、肿瘤、肺脓肿、真菌感染等。

在血液病中,各种致病因素导致的粒细胞缺乏、恶性血液病化疗后骨髓抑制、骨髓移植免疫功能的缺陷、淋巴细胞增殖性疾病或浆细胞病免疫功能的降低,均易使患者发生细菌、真菌、结核菌、病毒等肺部感染引起炎症改变。

一、炎症病变

(一)细菌感染

1. CT 肺炎特征,临床上 CT 检查不能区别何种细菌感染,但可以判断小叶性肺炎、大叶性肺炎、段和亚段性肺炎,以及有无肺脓肿。细菌性肺炎病理上为渗出性肺泡炎,因而 CT 影像为多叶、多段高密度病灶,病灶内可见空气支气管影像。

2. 小叶性肺炎,常见于儿童或老年患者,特点为一侧或双侧下肺多发渗出性病灶,呈斑片状模糊影,实性变为 1~2cm,可融合成片状。CT 两肺中下部支气管血管束增粗,大小不等片状模糊影,可见类圆形泡状透亮区。

3. 大叶性肺炎急性发病,病理上分充血期、实变期、消散期三期,病变常累及整个肺叶。X 线充血期肺纹理增多,透明度降低,实变期密度均匀致密影。CT 充血期病变为磨玻璃样阴影,实变致密阴影。

（二）机会性感染

1. **真菌肺部感染特征**　真菌感染是最常见的机会感染。常见的真菌有念珠菌、曲霉菌、隐球菌、肺孢子菌。诊断侵袭性肺部真菌感染条件是：至少符合1项宿主因素、肺部感染的一项主要或2项次要临床特征以及一项微生物学或组织病理学依据（见侵袭性肺部真菌感染）。

2. **念珠菌肺炎**　胸部X线显示双下肺纹理增重，纤维条索影伴散在的大小不等、形态不一的结节状阴影，呈支气管肺炎表现，或融合均匀大片浸润，自肺门向外周扩展，形成空洞，双肺或多肺叶病变，但肺尖累及较少。

3. **肺曲霉菌病**　胸部X线和CT影像学早期出现胸膜下密度增高的结节实变影，数天后病灶周围可出现晕轮征，10~15天后肺实变区液化、坏死，出现空洞阴影或新月征。

4. **肺隐球菌病**　X线为肺炎表现，单侧或双侧肺段或肺叶实变，肺结节常见，有孤立或多个胸膜下结节，少见空洞及钙化。播散性病变为粟粒样或弥漫性网状结节样改变。

5. **肺孢子菌肺炎**　为耶氏肺孢子菌感染，已归属于真菌感染范畴。胸部X线检查早期为双肺门周围弥漫性渗出，呈网状和小结节状影，很快进展双肺门蝶状影，表现为肺实变，可见气管充气征。

（三）肺结核

肺结核可引起小叶及腺泡实性病灶、空洞、病灶内钙化，可累及支气管内膜，波及淋巴结，也可引起胸腔积液。

原发复合征X线可见原发灶，肺内云絮状阴影，主要在肺中部靠近胸膜下；淋巴管炎，其病变与肺门间形成条索状阴影；淋巴结炎见右侧气管旁及气管支气管增大淋巴群。CT显示各组淋巴结增大，可早期发现肺内原发病灶，病灶内发生干酪样坏死或空洞形成。

血行播散者表现为两肺广泛分布1~2mm小斑点，密度均匀，边界清楚，分布均匀，与气管走行无关，为粟粒型结核。小叶及腺泡实性病灶特点为肺部可见相当于小叶大小的1~2cm高密度阴影，腺泡病灶多为6mm结节病灶。

空洞为结核病恶化，病灶扩大融合、溶解形成。结核病钙化多发生在病灶的中央，呈点状或斑片状。

支气管内膜结核可导致支气管狭窄、组织增厚。CT上显示密度不均匀实性影像，多发不规则低密度区，可见支气管播散病灶。

（四）支原体感染

病理上病变呈片状或融合成支气管炎，间质性肺炎和细支气管炎，肺泡内可有少量渗出，发生灶性肺不张，肺泡壁与间隔有炎性细胞浸润。X线肺部可显示多种形态浸润影，呈节段分布，多见中下肺野，常为斑片状大灶性阴影，密度低、均匀、边缘模糊。

（五）病毒感染

病毒性肺炎常为间质性肺炎表现，肺泡间隔有大量单核细胞浸润，肺泡水肿，被覆含蛋白及纤维蛋白的透明膜，病后可留下肺纤维化。X线可见肺纹理增多，小片浸润或广泛浸润。重者双肺弥漫性结节性浸润。

非典型肺炎与高致病性人禽流感病毒性肺炎的特点是：病情发展快，早期肺水肿、纤维素渗出、透明膜形成,机化后纤维细胞增生。X线一周内即出现肺纹理粗乱的间质改变,斑片状或片状渗出影,可呈磨玻璃影或肺实变影,病变进展快,可累及一侧肺野或双肺。

二、白血病肺浸润

白血病细胞可浸润肺泡间隔、支气管和血管周围以及胸膜,局部淋巴结,白血病侵袭肺部。白血病细胞异常增生还可引起肺梗死、出血。

X射线胸部检查可表现为两肺中下野为网线及粟粒阴影,也可表现为以肺门为中心向肺内呈放射状的条索及片状阴影。肺门可见淋巴结肿大。

白血病肺浸润常合并感染,其感染途径可通过气道或血行。可表现为两肺斑片状、结节状及条索状阴影。而血行感染者两肺为弥漫性分布。表现缺乏特异性。

三、间质性肺部疾病

病变主要累及肺间质、肺泡和(或)细支气管的肺部弥漫性疾病,是多种致病因素引起的一组以肺间质病变为表现的疾病。X线显示双肺弥漫性阴影,可呈或网格条索状或弥漫毛(打磨过的)玻璃状,或结节状,可为多发片状或大片状。CT可在胸膜下或肺中内带见蜂窝状影、细线形影、血管周围模糊影。

可见于慢性嗜酸性粒细胞性肺炎、朗格汉斯细胞组织细胞增生症、抗肿瘤药物性弥漫性肺间质纤维化等。

四、占位性病变

(一)肺淋巴瘤

淋巴瘤诊断主要依据病理。肺淋巴瘤影像学可有如下表现:纵隔、肺门淋巴结肿大,继发胸腔积液或心包积液。X线两肺粟粒状阴影,单发或多发结节阴影,斑片状、肺段及肺叶阴影,大结节可形成空洞。单纯依靠影像学难与肺癌、肺转移癌鉴别。

(二)肺癌

依据发生部位,肺癌分为中心型肺癌与周围型肺癌。中心型肺癌发生在肺叶或主支气管,其余为周围型肺癌。按组织细胞学有:鳞癌、小细胞癌、大细胞癌以及腺癌。中心型多为鳞癌、其次为小细胞癌。

X线平片中心型肺癌可见肺门区肿块及支气管狭窄或梗阻表现。与X平片相比,CT可显示病灶3mm大小结节病灶,可以从横断面全面观察图像。周围型肺癌多为球形或分叶不规则肿块,边缘模糊或有毛刺,有时可见空洞。可见阻塞性肺炎或肺不张。

(三)转移癌

肺内单发转移病灶可通过CT导向穿刺活检诊断。血行性肺转移癌直径常小于3mm,多位于小叶内,中心支气管血管束之间的肺实质内。数目较多,高密度实性病灶,边缘清楚。动态变化明显。

五、空洞

一些血液病患者由于长期使用激素,可继发肺结核引起空洞。免疫功能低下血液病患者可合并真菌感染,引起肺空洞。

(一)结核性空洞

好发于肺的上叶与下叶上段,空洞直径一般多在2~3mm。急性结核病空洞边缘模糊,慢性边缘光整,内壁光滑,很少洞内有液体。洞内若有球形内容物边缘不整,模糊。肺内可见原发灶。

(二)真菌感染空洞

空洞多发生在中下肺,常为多发,空洞内球形内容物边缘光滑,密度均匀,随体位变动而移动。实验室检查存在真菌感染证据。

(三)癌性空洞

空洞可发生在肺任何部位,一般较大,可在3mm以上,单发多见,空洞毛糙,内壁凹凸不平,肺叶可见转移性病灶。肿瘤标志物升高,存在原发病灶。

第二节 纵 隔

一、纵隔部位与疾病

纵隔位于两侧胸腔之间、胸骨之后和胸椎之前的间隙。有许多重要脏器,包括心脏、出入心脏的血管、心包、气管、食管、胸导管、淋巴结、胸腺、神经和其他血管。以胸骨角至T4椎体下缘的连线,将纵隔分为上纵隔与下纵隔;并以气管附近区域定位,分为前纵隔、中纵隔、后纵隔。前纵隔有胸腺、前纵隔淋巴结;中纵隔有气管、气管周围淋巴结、上腔静脉、心包及心脏、肺动脉、升主动脉、肺门、下腔静脉;后纵隔有食管、胸主动脉、交感神经干、迷走神经、奇静脉、胸导管等。

纵隔脏器发生病变或肿瘤,影像学表现为纵隔增宽与阴影。气管水平的前纵隔可见于胸内甲状腺肿、胸腺瘤、淋巴瘤,也可有淋巴管囊肿、支气管囊肿、血管瘤等。升主动脉水平前纵隔见于畸胎瘤、胸腺瘤、心包囊肿、巨大淋巴结增生症、甲状腺瘤。心包平面前纵隔可见心包囊肿、脂肪瘤、畸胎瘤等。中纵隔可见淋巴瘤、转移癌、淋巴结核。后纵隔以神经源肿瘤常见。

二、纵隔的血液性疾病

纵隔的血液病病变主要有淋巴结肿大、淋巴瘤以及与血液病相关的胸腺瘤。胸片可发现较大的纵隔肿瘤,但分辨率低,缺乏立体观察。CT与磁共振成像(MRI)检查较清晰,由于MRI具有"流动空白效应",易于占位性病变性质鉴别。

(一)淋巴结肿大

1. 白血病 可致淋巴结肿大,特点是患者常有发热、胸骨压痛、肝脾与全身淋巴结肿大。外周血涂片可见幼稚细胞,骨髓符合白血病诊断。

2. 结节病淋巴结肿大 临床多缺少症状,两肺门对称性增大,肺内可见多发粟粒结节病灶。

3. 纵隔淋巴结核 患者有原发病灶,多累及右上纵隔,或上腔静脉后与气管之间,气管分支上下,增大的淋巴结多发或单发,多数淋巴结融合,呈不规则形状肿块,很少累及肺门。检查淋巴结中央部周围密度低,增强检查淋巴结周围部呈环状增强。

4. 癌症转移性淋巴结肿大 存在原发病灶或病理活检是诊断依据。CT与MRI缺乏特异性,难以单纯依靠影像学鉴别转移癌性淋巴结肿大。

5. 淋巴瘤　患者常有发热,慢性起病,纵隔两侧淋巴结肿大较明显。CT 检查可见肿大淋巴结融合,呈圆形、椭圆形或融合成不规则形。密度均匀或不均匀,直径常大于 2mm。若肿大淋巴结累及上腔静脉,可引起上腔静脉综合征。可伴有浅表淋巴结肿大。

（二）胸腺瘤

胸腺瘤为纵隔常见肿瘤,临床上早期多无症状,或有不典型胸痛或胸部不适。少数可发生肌无力,肿瘤压迫上腔静脉可引起上腔静脉综合征。CT 显示前纵隔实性肿块,位于主动脉或上腔静脉前方或一侧,多位于血管左侧或右侧。为圆形或椭圆形,边缘清楚,直径可在 2.5~16cm,密度均匀,呈不同程度强化。

第三节　胸膜病变

胸腔积液常见于结核病、转移癌。血液病可见于白血病、淋巴瘤胸膜浸润。X 线检查胸腔积液。胸水细胞学检查有助于鉴别诊断。胸膜病变时还应进一步检查除外间皮瘤。

第四章　血液病腹部影像学检查

第一节　实质脏器

腹部实质脏器影像学检查主要包括肝、脾、胰腺、肾。通过影像学检查可了解腹腔实质脏器是否肿大(形态学改变)、有无病变等状况,从而有助于原发病判断。

一、肝脏

肝脏位于右上腹腔内,血管进出肝的部位是肝门、肝动脉、门静脉、胆管和淋巴管进出肝面为第一肝门,而肝静脉离开肝顶部引流至下腔静脉部位是第二肝门。脏面肝门长2.2~7.4cm,平均长 4cm。前后径 0.4~4.1cm,平均 1.5cm,上下为 1~2.6cm。肝门的右前方为方叶(右叶),背侧为右叶和尾叶。右叶大于左叶,但不超过 2 倍。

平扫肝脏可了解其大小、形态,有助于肝硬化、血色病发现,增强检查可发现肝内占位性病变。

血液病性肝大可见于白血病、骨髓增殖性疾病。

二、脾

成人脾一般重 150g 左右。长 12cm,宽 7cm,厚 3~4cm,长很少超过 15cm。据统计脾下端达不到肝右叶下端,前缘不超过腋中线。临床上可依据 5 个肋单元评价脾大小。CT检查脾密度低于肝脏,因而肝脏 CT 值大于或等于脾脏。脾大是血液病常见体征,CT 检查可了解脾大小以及有无副脾存在。

脾大见于淋巴系疾病,如慢性淋巴细胞白血病、多毛细胞白血病、幼淋巴细胞白血病、脾淋巴瘤。也见于慢性粒细胞白血病、慢性中性分叶粒细胞白血病及骨髓增殖性疾病。

血液病患者严重感染可发生脾脓肿,CT 检查脾内可见卵圆形低密度区,可有多个大小不等靠近边缘的三角形或小片状低密度区。

脾梗死,血液病可引起脾梗死,CT 检查表现为三角影或梭形,尖端向脾门,基底近脾被膜低密度阴影。也可表现为多发小片状低密度阴影。

脾淋巴瘤,CT 表现为脾大,可呈不规则隆起轮廓,脾脏内多发或单发低密度结节病变。

白血病,CT 脾大,明显或轻中度肿大,脾脏形态一般正常,但密度通常均匀,CT 值可正常。

第二节　空腔脏器

腹腔空腔器官主要是胃与肠道。

一、胃

CT 检查胃要通过口服 1% 泛影葡胺以显影。空腹,适度胃扩张。胃壁厚度正常范围 2~5mm,很少超过 10mm。大于 10mm 认为异常。

胃淋巴瘤常在黏膜下蔓延,导致胃壁和黏膜皱襞增厚。其 CT 检查胃壁常超过 10mm。胃壁可光滑,病变易累及局部器官,引起淋巴结肿大。

二、肠道

肠道淋巴瘤 CT 表现与淋巴瘤生长方式及发展方向相关,病变局限黏膜下层时,可见肠壁部分或全周性增厚,腔内结节或肿块,产生局部狭窄。肿块可显示充盈缺损或肠外压迫征,腹腔淋巴结肿大。

第三节　腹　　腔

一、腹腔积液

腹腔出血,血小板明显减少、凝血功能障碍可引起腹腔出血。

腹腔感染,当粒细胞缺乏、免疫功能减低,或恶性细胞浸润(白血病细胞或淋巴瘤细胞)后,可引起腹膜炎。

CT 检查可判断腹腔积液存在与否,并对积液成分鉴别也有一定价值。一般认为漏出液 CT 值较低(<18HU),渗出液 CT 值较高(>18HU),血性积液 CT 值更高。CT 值可对腹腔积液性质评估,但不能代替腹腔积液穿刺实验室检查。

二、淋巴结

腹腔与腹膜后淋巴结肿大见于淋巴瘤与淋巴转移癌。淋巴瘤患者可见多个淋巴结肿大,偏大,呈软组织密度,大块融合的淋巴结病变中可有低密度坏死区,与血管相邻处可形成大小不等结节影。转移癌存在原发病灶,病灶处淋巴结肿大明显。

第五章　骨骼检查

第一节　骨骼破坏

一、多发性骨髓瘤

骨髓瘤细胞在骨髓中增生，刺激由基质细胞衍变而来的成骨细胞过度表达 IL-6，刺激破骨细胞，导致骨质疏松及溶骨性破坏。病变常累及颅骨、肋骨、盆骨、脊柱、股骨、肱骨。X 线表现有骨质疏松、骨质破坏、病理性骨折。头颅 X 线可见多发性大小不等、疏密不均的穿凿样或鼠咬状溶骨性破坏，边缘大多清晰，少数边缘模糊。脊柱骨病常累及胸椎与腰椎。X 线显示骨质疏松、骨小梁消失。骨盆出现边缘模糊的片状破坏。CT 检查可早期发现病灶，表现为骨骼局灶性或多发性溶骨性骨质破坏。

二、骨转移癌

常见于前列腺癌、乳腺癌、肺癌、膀胱癌。溶骨型转移瘤有溶骨性破坏，无骨膜增生。成骨型转移癌可见松质骨内均匀一致的片状或结节状影。CT 检查可显示病变累及程度，波及病灶数目。磁共振成像观察更清晰。

三、原发骨瘤

多见于儿童和青少年，常为单发，好发长骨干骺端。X 线显示骨瘤基底或骨柄及软骨钙化带，宽基底与母骨相连。

四、药物性股骨头坏死

长期使用糖皮质激素可引起股骨头坏死。

第二节　骨关节感染

一、血源性骨髓炎

急性血源性骨髓炎病理变化是骨髓腔内充血和水肿，CT 表现为骨密度减低，偶尔骨髓腔内可见气体、脂肪和积液。

二、结核性感染

以骨质破坏和骨质疏松为表现。结核累及骨关节部位不同表现有别。

长骨结核，X 线骨松质中出现局限性类圆形、边缘清楚的骨质破坏，邻近无明显骨质增生及骨膜反应。CT 显示低密度骨质破坏区，其内可见高密度坏死影。

脊柱结核，椎体出现溶骨破坏或椎体前缘凹陷。常侵及椎间盘，破坏使其椎间隙变窄。CT 显示椎体骨质破坏及周围软组织密度影。MRI 骨质破坏在 T1W1 上呈低信号，T2W1 上呈高信号。MRI 的多平面成像可观察有无结核脓肿、范围、椎骨内情况。

第六章　造影剂增强扫描检查 PET-CT

第一节　造影剂增强扫描检查与临床意义

造影剂增强扫描就是在扫描前由静脉内注入碘造影剂,包括血管内显影与检查脏器或病灶显影。临床意义:可检查出平扫不能显示的可疑病灶,了解病灶具体部位与大小,依据病灶的增强特征鉴别病灶性质,显示血管病变及有无异常等。

第二节　PET-CT 检查临床意义

PET 是英文 positron emission tomography 的缩写。是将发射正电子的放射性核素(如 ^{18}F 等)标记到能够参与人体组织血流或代谢过程的化合物上,将标有带正电子化合物的放射性核素注射到受检者体内。让受检者在 PET 的有效视野范围内进行 PET 显像。将 PET 和 CT(计算机体层显像)有机结合在一起,使用同一个检查床和同一个图像处理工作站,可将 PET 图像和 CT 图像融合,同时放映病灶的病理生理变化和形态结构,明显提高诊断的准确性。

PET-CT 能对非血液肿瘤,血液病肿瘤如淋巴瘤、多发性骨髓瘤早期诊断和鉴别诊断,判断肿瘤有无复发。对肿瘤进行分期,寻找肿瘤原发和转移灶,指导和确定肿瘤的治疗方案、评价疗效等。

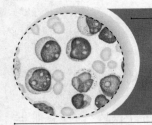

第十三篇
血液病超声检查鉴别诊断

---------------------------- 第一章 总 论 ----------------------------

第一节 血液病超声检查方法

超声是一种机械波,应用超声诊断仪的探头向人体组织发射超声,在人体内传播时被体内组织界面反射或散射,应用换能器将其回声接收并转换为电能,放大后以某种形式显示荧光屏上,以作为临床超声检查。由于人体组织结构不同,超声成像有别。依据脉冲回波式超声诊断仪显示方式分为:B 型超声、M 型超声、D 型超声。

二维超声(切面显像、超声断层)简称 B 超,是将回声先后在显示器上自上而下排列,显示器水平方向展开,构成切面图。

M 型超声运动界面利用回声点前后移动,仪器使回声自左至右等速移动,构成回声随时间变化曲线图。

D 型超声以多普勒效应原理,显示连续波形。超声除了对其所检查的组织、器官或肿物等进行大小描述外,还要对回声强度、分布、形态给予描述。其回声强度包括强回声、中等回声、低回声;回声形态有分布均匀或不均匀,呈点状回声、或团状回声、或带状回声、或斑块回声、或环状回声等;以及检测部位有无液体性无回声区、实质性无回声区、衰减无回声区等。

第二节 血液病超声检查内容与意义

血液病应用超声可对淋巴结、肿物、肝、脾、胸腔与腹腔积液、血管等器官或组织检查。超声可检查组织器官,了解其组织器官大小、形态、回声状态,判断有无发生囊肿、实性占位、血管病变等。超声引导下穿刺可获取病变组织,为诊断提供直接证据。例如肝组织活检病理,可提示有无肝炎、肝硬化、真菌感染、肝结核、肝癌、恶性淋巴细胞浸润;淋巴组织活检,可获取淋巴组织,通过病理检查对炎症、增生、转移癌、淋巴瘤、结节病、结核病等鉴别。

第二章　局部超声检查

第一节　肿　物

一、淋巴结肿大

淋巴结肿大包括炎症、反应性增生、结核、淋巴瘤、转移癌、结节病等。

（一）淋巴结炎

二维超声检查急性淋巴结炎淋巴结肿大,其内部回声低,部分液化时无回声区始于淋巴结中部。多普勒可见动脉血流明显增多,脓肿形成后液化区无明显血流。

慢性淋巴结炎淋巴结肿大程度不一,边界清楚,中部呈中等偏强回声,周边为低回声,多普勒检查血流增多。

（二）淋巴结核

增生性淋巴结核与慢性淋巴结炎声像图无区别,但淋巴结核可发生干酪性坏死,稀薄液体时呈液性暗区,豆渣样物时呈实性回声,发生钙化可见强光团或光斑,其后方有声影。多普勒检查血流增多,液化区无明显血流。

（三）淋巴瘤

早期淋巴结肿大,呈圆形,内部为低回声,失去淋巴结的门型结构。病情发展后可见多个淋巴结融合成团,形状不规则,边界不清,内部见多个低回声区相互重叠。多普勒检查早期瘤体内血流稍多,中晚期血流明显增多,分布弥漫。

（四）淋巴结转移癌

超声可见单个或多个淋巴结转移性瘤体声像图,一般厚度与横径接近,但厚度常大于长径一半,内部回声类同原发病灶,边界较清楚,形状略规则。

二、软组织肿物

脂肪瘤,二维超声浅部脂肪瘤多呈圆形或椭圆形,边界清楚,其回声中等或稍弱,内部可见筛状分布均匀细小光点。多普勒检查内部多无血流显示。

三、组织血肿

见于血小板减少、凝血功能异常(如血友病)、外伤患者。超声检查局限性肌肉血肿多呈梭形或圆形,为无回声区。而腱鞘肿物时为实性回声,内有血流可鉴别。

第二节　周围血管病

临床高黏滞血症患者可引起动脉血栓,易栓症患者常引起深静脉血栓形成。

一、动脉血栓

周围动脉血栓主要发生在有动脉内膜粥样硬化患者,高黏滞血症可见于真性红细胞增多症、原发性血小板增多症等。超声检查动脉粥样硬化时内壁可见大小不等、形态不一、强或弱回声斑块,硬斑后方可有回声影。血栓形成后管腔可见中等或弱回声。多普勒于病灶部位出现五彩镶嵌血流。

二、静脉血栓形成

临床上多发生深静脉血栓形成,二维超声可见静脉内显示微弱、低或中等回声血栓,静脉血栓形成梗阻的远心段有扩张,彩色多普勒病变部位静脉管腔内血流消失或充盈缺失。

第三节 积 液

一、胸腔积液

超声对于积液检查敏感并具有特异征象。当脏层与壁层之间少量积液,二维超声于肋膈角处可见三角形的无回声区。中等积液时,胸腔中下部均可见液区。大量积液,胸腔上部均显示为液区。包裹性积液表现为局限性梭形或不规则的无回声区。

二、腹腔积液

弥漫性腹腔积液可在下腹、肝肾、脾肾间隙探及部分无回声区,无回声区可随体位变化有所不同。漏出液通常透声好,渗出液透声较差。

第三章 腹部脏器超声

超声可对腹部脏器进行检查,可探查脏器大小、了解脏器有无病变、有无异常肿物等。临床上血液病一般需常规检查肝、脾超声。

第一节 肝

一、肝解剖

成人的肝脏重 1200~1500g,占体重的 1/50。超声检查肝上界于右第五肋间或第六肋间。肝下界在右锁骨中线肋下 (-) 或 0.5cm。剑突下 3cm 以内,肝脏长径 9~11cm,最大厚度右叶 5~10cm,左叶 2~3cm,表面光滑,边界线清晰。上部呈"半弧形"顶状,为光滑的弧形带状回声。外缘呈锐角。肝实质回声为细小密集点状回声,中等强度,分布均匀。肝内管道包括门静脉、肝静脉、肝胆管、肝动脉。门静脉内径一般小于 1.3cm。

二、超声检查的临床意义

B 型超声通过对肝脏检查,可帮助脂肪肝、肝炎、肝硬化诊断,并可早期发现肝内囊肿、脓肿、血管瘤、肝癌等。引起肝肿大的血液病可见于淋巴瘤、白血病、噬血细胞综合征、传染性单核细胞增多症。

(一)肝硬化

B 型超声肝缩小,肝表面不平、可呈锯齿状或波浪状,边缘变钝,肝内部回声增粗、增强,分布不均匀,可见网状高回声分隔,亦有局限回声区。门静脉主干增粗。脾大、腹水。B 型超声有助于肝硬化脾大与血液病所致的脾大鉴别。

（二）恶性淋巴瘤

B型超声肝内弥漫性多发性小圆形低回声区或稍大较局限的单个或多个低回声区，其边界清楚，内部回声很低，有时近似于无回声区。临床上应与原发肝癌鉴别。

（三）肝癌

肝内可出现单个、多个或弥漫性肿块，外周常有声晕存在。肿块内部回声常有多种类型，可以是高回声型，或不均匀高回声型，也可为低回声型、混合回声型和等回声型。瘤周围可出现卫星结节，边界多清楚，有声晕。可见门静脉、肝静脉、下腔静脉癌栓，肝脏轮廓异常，肝内管道推压移位，胆管阻塞扩张等。彩超显示肿瘤内部边缘丰富血流信号，频谱为高阻力，高速度动脉型，肝动脉增粗，血流增加。

（四）肝血管瘤

肝血管瘤超声表现为均质，强回声，边缘清楚及后壁声影增强的肝内占位。中心可出现小的低回声区，也可为等回声、混合回声。

（五）肝脓肿

脓肿前期病灶为不均匀、边界不清楚的低回声区，周围组织水肿可产生较宽的声圈。肝脓肿发生后表现为边缘的无回声区，壁厚。随液化程度形成不同回声表现，无回声区，细点状回声，分隔样回声等。脓肿吸收期内部无回声区明显减小或消失，脓腔残留物和脓肿壁呈混杂回声。

（六）肝囊肿

肝囊肿的声像图表现为肝内有圆形或椭圆形液性暗区，囊壁菲薄，边缘整齐光滑，与周围组织境界清楚，囊肿后壁及深部组织回声增强，囊壁常伴折射声影。

第二节　脾

一、脾脏解剖

脾位于左季肋区，第9~11肋骨深面，其长轴与肋骨一致。脾脏形态存在个体差异，一般长 10~12cm，宽 5~7cm，厚 3~4cm。超声脾长径 8~12cm，前后径男性不超过 4cm，女性应小于 3.7cm，宽径 5~7cm，脾静脉内径 5~8mm，脾动脉内径 2~3mm。脾轮廓清晰，表面光滑，被膜呈线状中等回声，脾门回声较强，可显示脾静脉断面图像。脾的实质为分布均匀低回声光点，若存在副脾，回声与脾脏相同。

二、超声检查临床的意义

（一）引起脾大疾病

许多血液病可引起脾大，如慢性粒细胞白血病、慢性淋巴细胞白血病、脾淋巴瘤、骨髓增殖性疾病等。

非血液性疾病可见于肝硬化、传染性疾病、免疫性疾病等。

引起脾大的实性肿瘤见于脾血管瘤、脾错构瘤、脾纤维瘤、脾淋巴瘤以及脾囊肿等。

B型超声可以诊断脾大，也可依据脾大程度、形态、内部回声、血管的多少，结合临床资料判断致病因素。B型超声对肝硬化门静脉高压脾大诊断有帮助，对其他疾病引起的脾大因其脾声像图缺少特异性,不能依据 B 型超声诊断。

(二) 脾淋巴瘤

表现为均匀低回声病变,霍奇金病显示脾实质内弥漫性小结节状病灶,直径 1cm 左右。非霍奇金淋巴瘤常为单个或多个较大病灶,边界清晰、内部回声多不均匀。临床应与脾囊肿、脾血管瘤及脾转移癌鉴别。

(三) 脾囊肿

具有囊肿特点,多囊脾可见脾实质内多个大小不等囊腔、囊壁光滑、囊肿后壁回声增强。

(四) 脾转移癌

转移癌其脾实质内为单个或多个低回声病灶,分布欠均匀,可呈"牛眼"征。

(五) 脾血管瘤

超声一般边界清晰,呈不均匀的强回声区,也可见网格状。

第三节　腹 部 肿 块

一、腹腔解剖

腹腔实际上指腹盆腔,其腹膜内器官有胃、小肠、横结肠、乙状结肠、卵巢、输卵管等。腹膜间位器官有肝、胆囊、膀胱、升结肠、降结肠等。后腹膜器官有胰腺、肾、肾上腺等。也包括腹腔的腹膜。

二、B 型超声的意义

(一) 腹膜肿物

发生在腹膜、网膜和肠系膜部位的肿瘤。可见于肠系膜及网膜囊肿、肠系膜囊状淋巴管瘤、腹膜间皮瘤、腹膜转移癌。B 型超声可以发现腹膜肿物、并可对囊性与实性鉴别。但病变性质诊断依赖于病理。

(二) 腹膜后肿物

B 型超声有助于腹膜后肿物鉴别,良性一般形态规则、界限清晰、回声均质、较少有多发淋巴结肿大。恶性肿块常为分叶状、界限不清、回声多样且不均质、有挤压现象、伴有多发淋巴结肿大。

第四节　B 超引导下穿刺组织学活检

B 型超声可对超声显像病变进行定位穿刺组织活检。临床意义在于:获取病理组织,鉴别肿瘤性质。

此项检查用于淋巴结肿大、肝占位性病变、肿物、积液等。

-------------------- 第一章　红细胞疾病鉴别诊断 --------------------

第一节　造血原料缺乏性贫血

一、缺铁性贫血

（一）概念

缺铁性贫血就是由铁缺乏引起的贫血。缺铁引起临床出现贫血一般要经过三个期：首先是隐性缺铁期，缺铁性红细胞生成障碍期，缺铁性临床贫血期。

（二）发病机制

铁是合成血红蛋白主要成分。健康成人体内含铁总量为 3.0~4.5g。男性 50mg/kg 体重，女性 35mg/kg 体重。体内铁 65% 组成血红蛋白，30% 左右为储存铁，余下为组织铁，其中 5% 为肌红蛋白铁。

人体铁来自两个方面。一是由摄入的食物供给，二是体内红细胞更新所释放的铁再利用。每天摄入的普通饮食含铁量为 10~15mg，有 10% 被吸收，实际为 1~1.5mg。正常成人男性每天需要 1mg 铁，生育期妇女（因月经或妊娠）每天需要 2mg 铁。人体每天排泄 0.5~1.5mg 铁。体内铁吸收、储存与代谢见图 6。

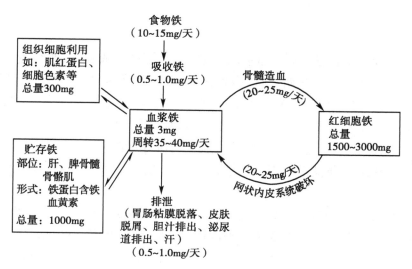

图 6　体内铁吸收、储存与代谢

　　铁在体内处于闭式循环,红细胞更新所释放的铁80%再利用,重新参与血红蛋白合成,20%铁储存备用。

　　引起缺铁的病因包括:铁摄入不足、铁吸收不良、铁需要量增加、铁丢失过多。体内缺铁则引起贫血。因铁的吸收不足、丢失过多、代谢异常引起的贫血见图7。

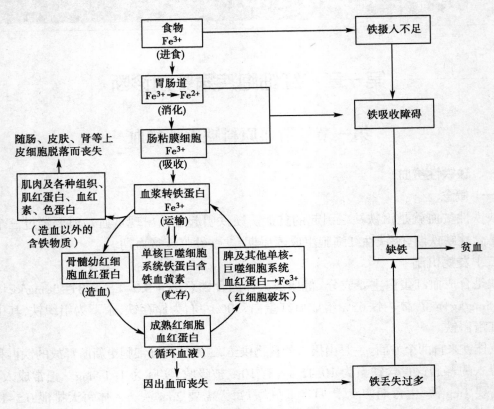

图7　铁的吸收、代谢与贫血

(三) 临床表现解释

　　血红蛋白的合成依赖铁,铁缺乏时细胞质中血红蛋白合成障碍,血红蛋白不能充盈细胞,如同"衣口袋"内没有装东西一样,致使细胞变小、颜色变浅,表现为小细胞低色素性贫血。缺铁性贫血红细胞核DNA合成正常,细胞核过早形成,胞质血红蛋白合成困难,因而幼红细胞表现为老核幼质,颜色变淡,成熟红细胞体积变小,颜色变浅。外周血红细胞MCV、MCH、MCHC减低。心悸、头晕、乏力症状与血红蛋白减少细胞带氧能力降低,组织供氧减少有关。指甲变薄甚至反甲、舌乳头减少、口角炎、脱发、吞咽困难等与缺铁导致的上皮组织受损有关。

　　实验室检查:铁减少或缺乏,故血清铁降低,铁蛋白减少。骨髓红系增生活跃,表现为"老核幼质(浆)"。铁染色细胞外铁和细胞内铁减少。铁缺乏致使与铁结合的原卟啉和转铁蛋白"游离"增高,总铁结合力增强。红细胞生成数目正常,血红蛋白合成减低。RBC与Hb正常比例关系失衡。

（四）诊断依据

依据检查结果不同，诊断隐性缺铁期、缺铁性红细胞生成障碍期、缺铁性临床贫血期。

隐性缺铁期，符合两条之一，血清铁蛋白小于 $14\mu g/L$ 和（或）骨髓铁染色显示骨髓小粒可染铁消失，为储存铁缺乏。

缺铁性红细胞生成障碍期，具有储存铁缺乏诊断条件，同时具有下列条件之一者：运铁蛋白饱和度小于 0.15，或游离原卟啉大于 $0.9\mu mol/L$，或骨髓铁染色细胞外铁消失，铁粒幼细胞减少。

缺铁性临床贫血期，临床已经出现贫血症状，呈小细胞性贫血，血清铁减少，总铁结合力升高，骨髓铁染色细胞外铁消失，铁粒幼细胞小于 15%，铁蛋白降低，铁剂治疗有效。

（五）鉴别诊断

第一，应注意患者体内实际上存在缺铁，而检查铁蛋白不低的疾病鉴别。临床见于慢性炎症患者或肿瘤患者。尽管体内缺铁，但检查铁蛋白可不降低，甚至会升高。

第二，双相性贫血时，血常规检查其小细胞低色素贫血可表现不明显。需检查血清铁蛋白、血清叶酸、血清维生素 B_{12} 水平。

第三，要与以小细胞低色素贫血为表现的环形铁粒幼贫血（RAS）、地中海贫血鉴别。RAS 行骨髓细胞学铁染色可见 >15% 环形铁粒幼细胞，地中海贫血可见典型靶形红细胞与血红蛋白电泳异常。缺铁性贫血与表现为小细胞性的贫血鉴别见表 14-1。

表 14-1　缺铁性贫血与表现为小细胞性的贫血鉴别

鉴别要点	缺铁性贫血	RAS	地中海贫血	慢性病性贫血
性别/年龄	中青年女性	中老年	自幼发病	存在慢性病
病因	铁缺乏或丢失	铁利用障碍	血红蛋白异常	缺铁或利用障碍
体征	指甲异常	慢性病态	黄疸、脾大	基础疾病证据
血清铁	↓	↑	↑	↓
血清铁蛋白	↓	↑	↑	正常或↑
总铁结合力	↑	↓	正常	↓
转铁蛋白饱和度	↓	↑	↑	正常
骨髓外铁	↓	↑	↑	↑
铁粒幼细胞数	↓	环形铁粒幼细胞 >15%	↑	↓

第四，应注意急性出血患者、手术后患者、产后患者，急性消化道出血患者，因丢失血液，致血液浓缩。体内虽然缺铁，外周血平均红细胞体积与浓度可能表现正常。铁的丢失量可按 400ml 血含有 200mg 铁计算。

第五，要重视缺铁性贫血致病因素检查。由于男性生理上铁的丢失途径单一，当男性发生缺铁性贫血时，必须追查致病因素，依据临床表现进行胃镜或结肠镜检查，除外消化道疾病。

第六，应与表现为小细胞低色素其他血液疾病鉴别（表14-1）。

RAS，实验室检查呈小细胞低色素贫血，由于铁的利用障碍，影响血红蛋白合成。检查血清铁和铁蛋白增高，骨髓铁染色细胞外铁不少，幼红细胞核周围有环形铁颗粒，>15%以上。

地中海贫血，家族遗传性，有慢性溶血表现，脾大，血涂片可见靶形红细胞，骨髓细胞内外铁增多。血红蛋白电泳异常，血清铁、铁蛋白升高。

慢性病性贫血，临床见于慢性感染性疾病、肿瘤以及多病并存患者。存在基础病，中老年多见。有原发病表现，除外了其他贫血。血清铁蛋白与骨髓铁增多。血清铁、血清转铁蛋白饱和度、总铁结合力减低。现将慢性感染性贫血多归于炎症性贫血范畴。

肾性贫血，各种致病因素导致慢性肾衰竭，致使肾促红细胞生成素生成减少。肾功能检查是诊断肾性贫血的基本条件。肾性贫血为正细胞性贫血，有高血压、尿量减少、蛋白尿、皮肤瘙痒等表现。超声可提示肾损害（肾脏变小、萎缩）。血清肌酐升高，促红细胞生成素治疗贫血有效。

二、巨幼细胞贫血

（一）概念

红细胞生成需要叶酸与维生素 B_{12}。叶酸和维生素 B_{12} 缺乏引起的贫血因其红细胞平均体积增大，骨髓中出现巨幼红细胞，因此称之为巨幼细胞贫血。

（二）发病机制

正常成人维生素 B_{12} 每日吸收 1~5mg。其吸收必须与胃体部壁细胞分泌的内因子相结合，形成稳定"内因子-B_{12}复合物"，通过"肠肝循环"吸收入血，再与血内运钴胺蛋白结合，运送至全身组织。成人体内维生素 B_{12} 总量 2~5mg，有 1.5mg 储存在肝脏。若以每日消耗 2~5μg 计算，体内储存的维生素 B_{12} 量可以应用 2~5 年。检测血清维生素 B_{12} 为160~1000pg/ml。

正常成人每日需要叶酸 50~100μg。人体不能合成叶酸，体内储存量约 10~20mg，1/3在肝脏。一般食物中叶酸含量可完全满足需要。人体每日有 200μg 叶酸经胆汁、粪便及尿排出，按此计算，若无补充，储存的叶酸 1~3 个月可完全消耗。检测血清叶酸为 6~19ng/ml。

人体维生素 B_{12} 与叶酸摄入不足、吸收障碍或人体需要增加，均可引起缺乏导致贫血。叶酸与维生素 B_{12} 是合成 DNA 过程重要辅酶，缺乏使骨髓细胞的 DNA 合成期（S 期）延长，细胞核成熟障碍，导致巨幼细胞贫血。

人体可利用氨基酸、核糖、一碳单位、磷酸等合成单核苷酸，继而合成 DNA。脱氧尿嘧啶核苷酸经甲基化后生成脱氧胸腺嘧啶核苷酸，从而合成 DNA。维生素 B_{12} 可促进四氢叶酸转化为活化四氢叶酸，促进四氢叶酸的循环利用。叶酸在二氢叶酸还原酶作用下可转变为四氢叶酸。发挥一碳单位传递作用。维生素 B_{12} 和叶酸对 DNA 合成作用见图 8。

维生素 B_{12} 可促进脂肪代谢中间产物甲基丙二酸辅酶 A 转变为琥珀酸辅酶 A，参与维持神经髓鞘的功能。维生素 B_{12} 缺乏时，甲基丙二酸辅酶 A 不能转变为琥珀酸辅酶 A，造成甲基丙二酸堆积，形成单链脂肪酸，后者与神经鞘膜类脂结合，引起神经纤维脱鞘改

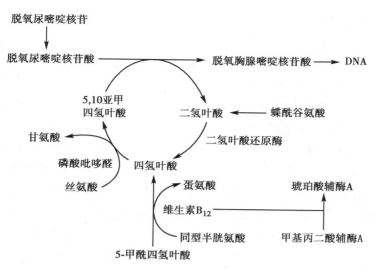

图 8　维生素 B_{12} 和叶酸对 DNA 合成作用

变。此外,维生素 B_{12} 缺乏时甲硫氨酸合成酶催化反应障碍,引起神经细胞甲基化反应受损。

(三)临床表现解释

头晕、乏力、心悸等症状由贫血引起。口角炎、舌炎、镜面舌或牛肉样舌是与叶酸缺乏上皮组织营养障碍所致。肢体麻木、无力、感觉异常等神经表现与神经脱髓鞘改变相关。

血常规呈大细胞性贫血,MCV 大于正常,可见巨大血小板,中性粒细胞多分叶核提示存在 DNA 合成障碍。由于影响造血细胞,可引起三系减少。

骨髓细胞增生,以红系为主,因 DNA 合成障碍,致使各阶段幼红细胞核质发育不平衡,呈巨幼样变。由于血红蛋白合成无障碍,核发育晚于胞质,出现"幼核老质(浆)",巨幼细胞常 >10%。粒、巨两系细胞也可巨幼样变。

血清叶酸和维生素 B_{12} 浓度降低。恶性贫血时内因子减少,检查内因子抗体阳性。

骨髓红细胞成熟障碍,可发生原位溶血,引起乳酸脱氢酶(LDH)和间接胆红素增高。

(四)诊断依据

存在引起巨幼细胞贫血致病因素,如萎缩性胃炎、胃切除手术史、素食习惯、腹泻病史等。

贫血为大细胞性,伴或不伴有白细胞和(或)血小板减少。

骨髓呈增生性贫血骨髓象,各阶段幼红细胞均可巨幼样变。

实验室检查血清叶酸和维生素 B_{12} 水平降低。

血清间接胆红素与乳酸脱氢酶升高。

应用叶酸和(或)维生素 B_{12} 治疗有效。

(五)鉴别诊断

导致维生素 B_{12} 与叶酸缺乏各种致病因素均可引起巨幼细胞贫血。一些影响 DNA 合成障碍性疾病同样可引起"大细胞样"的贫血。如肿瘤、白血病、骨髓增生异常综合征、化疗后患者等。一般情况下,因营养缺乏所致的巨幼细胞贫血治疗有效,而恶性疾病患者所致的"大细胞样"贫血治疗效果差或无效,需要进行原发病治疗。内因子缺乏所致的恶性贫血需要终生治疗。

第一,需与造血系统异质性疾病鉴别,包括骨髓增生异常综合征、白血病。

骨髓增生异常综合征(MDS)因存在 DNA 合成障碍,临床可表现为"大细胞样"(MCV 增大)贫血,MDS 多见于中老年,外周血可呈大细胞贫血合并有或无白细胞或血小板减少。但检查 MDS 患者网织红细胞很少增高,骨髓细胞学各系均存在病态造血,红系各阶段巨幼样改变不平衡,数量或过多(>60%)或偏少(<5%)。原始粒细胞增多(常 >2%),可见到小巨核细胞。血清叶酸与维生素 B_{12} 水平不低。多有染色体与基因异常,维生素 B_{12} 与叶酸治疗无效。白血病为恶性克隆性疾病,巨幼细胞贫血最需与之鉴别的是红白血病 M_6 型。

白血病为异质性细胞,具有浸润性、不可控制性、突破骨髓屏障等特点。发病急,常有发热、出血、骨痛、肝脾淋巴结肿大。血常规检查贫血,可呈"大细胞样"。白细胞可增多或减少,血小板减低。但血细胞分类可见到幼稚细胞。骨髓检查"清一色"(单一的一种幼稚细胞)改变。原始细胞≥20%。流式细胞学提示为恶性克隆性细胞。

第二,需要鉴别的疾病是自身免疫性溶血性贫血。溶血顾名思义就是红细胞破溃所致的贫血。溶血后由于红细胞增生活跃,细胞合成增加,常引起相对叶酸与维生素 B_{12} 缺乏,红细胞体积增大,表现为大细胞贫血。自身免疫性溶血属于血管外溶血,红细胞(细胞膜)携带抗体,为巨噬细胞吞噬破坏,破坏场所主要在脾。红细胞破坏后内容物释放,代偿性造血,脾大,这四点是诊断自身免疫性溶血要点。抗人球蛋白试验(Coombs 试验)阳性是红细胞抗体存在的依据。间接胆红素升高,网织红细胞增高,骨髓红系增生可为溶血证据。

第三,需与大红细胞再生障碍性贫血鉴别。慢性再生障碍性贫血一般是正细胞性贫血,但亦有表现为大细胞性贫血的再生障碍性贫血,或病程中出现 MCV 偏大。其机制认为与体内 EPO 水平增高,刺激残余的幼红细胞快速增殖、成熟,或存在异常克隆有关。此类患者可有染色体异常。因而并非所有的染色体异常均倾向 MDS 诊断,仅部分重现性染色体异常才有助于 MDS 诊断。两者鉴别重点在于病史、骨髓细胞学特征性改变、临床治疗反应。再生障碍性贫血病史较长,外周网织红细胞降低,骨髓增生低下,单纯叶酸与维生素 B_{12} 治疗无效。巨幼细胞贫血与全血细胞减少性贫血鉴别见表 14-2。

表 14-2　巨幼细胞贫血与全血细胞减少性贫血的鉴别

鉴别要点	巨幼细胞贫血	骨髓增生异常综合征	溶血性贫血	再生障碍性贫血
发病机制	缺乏营养	造血异质性	红细胞破坏	造血干细胞减少
三系减少	MCV 大,很少有出血表现	MCV 大,三系之间减少差异很大	三系减少常伴有黄疸	三系减少网织红细胞降低
主要特点	血清叶酸和(或) B_{12} 水平降低	病态造血染色体异常	存在溶血证据	骨髓造血组织减少
治疗效应	良好	差	肾上腺皮质激素有效	有效,疗效缓慢

第二节　再生障碍性贫血

一、概念

再生障碍性贫血简称再障(AA),是各种致病因素伴有造血负调控异常增强导致造血干细胞数量和功能异常引起的全血细胞减少,临床上表现为全血细胞减少、贫血、出血和感染的一种综合征。

二、发病机制

主要机制为毒性的T细胞直接杀伤和淋巴因子介导的造血干细胞过度凋亡引起骨髓衰竭,或存在造血干细胞减少或缺陷,或微循环(造血环境)支持功能缺陷,在一些致病因素作用下致使发病。

三、临床表现解释

骨髓造血干细胞衰竭引起全血细胞减少。白细胞减少、免疫功能降低导致感染;血小板生成减少致出血,红细胞生成障碍引起贫血。

检查肝脾淋巴结无肿大(除肝炎后再障外),与骨髓干细胞衰竭致使定位性淋巴细胞减少有关。

造血组织减少,造血负调控因子抑制,干细胞数目减少,增殖分化减低,使骨髓增生低下,而非造血细胞增多。

四、诊断依据

全血细胞减少,各系减少程度可不一,以贫血为主。常伴有感染、出血。骨髓检查增生减低,骨髓细胞学分类中、幼细胞以前阶段减少甚至缺如。骨髓全片及骨髓小粒周围非造血细胞增多,骨髓小粒周围缺少造血细胞。巨核细胞明显减少。骨髓活检脂肪组织增多。除外全血细胞减少的其他性疾病。再生障碍性贫血分为急性和慢性。国内还将急性再生障碍性贫血与慢性重症再生障碍性贫血归于:重型再生障碍性贫血Ⅰ型和重型再生障碍性贫血Ⅱ型。

急性再生障碍性贫血(重型再障Ⅰ型,SSAⅠ)特点是发病主要与免疫反应相关,起病急,程度重。重度贫血,白细胞明显减少,中性粒细胞绝对值小于 $0.5 \times 10^9/L$,血小板小于 $20 \times 10^9/L$。网织红细胞小于1%。骨髓增生明显低下或极度低下。

慢性再生障碍性贫血特点是发病为多因素,起病相对缓慢,症状较轻,可有发热或出血。全血降低速度较慢,血细胞降低值较急性再障轻,骨髓增生低下。重型再生障碍性贫血Ⅱ型(SSAⅡ)和慢性再生障碍性贫血的鉴别见表14-3。

五、鉴别诊断

诊断之前应注意:临床上引起三系减少疾病有哪些,哪些疾病可引起骨髓增生减低,再生障碍性贫血诊断关键是什么。例如引起三系减少最常见的疾病有巨幼细胞贫血、脾功能亢进、骨髓纤维化、骨髓增生异常综合征、急性白血病、溶血性贫血、结缔组织病、恶性肿瘤、结核病等。

表 14-3　重型再生障碍性贫血 II 型（SSA II）和慢性再生障碍性贫血的鉴别

鉴别要点	慢性型	重型再障 II	急性再障 I
发病	缓慢	慢性病情恶化	发病急
发热、出血	可有	较重	很重
贫血	有	较重	严重
网织红细胞	低于正常	治疗无改善	<1%
中性粒细胞	低于正常	明显低于正常	$<0.5 \times 10^9/L$
血小板	低于正常	$<30 \times 10^9/L$	$<20 \times 10^9/L$
骨髓细胞学	增生低下	增生明显低下	增生极度低下
治疗反应	有	差	差或有效

应知道哪些疾病可引起骨髓增生低下，如溶血危象、低增生性白血病、骨髓增生异常综合征、急性造血停滞、免疫性血细胞减少等。因此从一定意义上说，再生障碍性贫血的鉴别诊断实际上是三系减少或骨髓增生减低的鉴别。需要指出的是：一些再生障碍性贫血可发展为再生障碍性贫血-阵发性睡眠性血红蛋白尿（AA-PNH），一些阵发性睡眠性血红蛋白尿者也可发展为再生障碍性贫血（PNH-AA），因此增加了临床鉴别难度，应予注意。

与巨幼细胞贫血鉴别：巨幼细胞贫血是由于造血物质叶酸和（或）维生素 B_{12} 缺乏，DNA 合成障碍引起的三系减少。巨幼细胞贫血三系减少以贫血为主，平均红细胞体积增大，网织升高，很少有出血表现。骨髓细胞学为增生骨髓象，以红系增生为主。患者多存在致病因素，临床易于鉴别。

与骨髓增生异常综合征鉴别：骨髓增生异常综合征为异质性疾病，骨髓增生低下型 MDS 需与再生障碍性贫血鉴别。原始细胞增多的 MDS（MDS-RAEB）显然可除外再生障碍性贫血。MDS 难治性贫血（MDS-RA）其骨髓或增生低下或活跃，病态造血为 MDS 特点，如红系巨幼改变、双核红、粒系核分叶过少、Pelger-Huët 样畸形、细胞颗粒过少或过多等，可见小巨核。染色体异常。药物疗效反应差，有助于鉴别。

与低增生性白血病鉴别：白血病是恶性克隆性疾病。低增生性白血病可以表现为三系减少，骨髓增生低下。白血病具有浸润性症状，因此淋巴结或肝脾大，骨痛或胸骨压痛。骨髓增生虽然低下，但呈"清一色"（单一幼稚细胞为主）表现。骨髓活检为异质性细胞。流式细胞学检查具有特征性免疫标志物细胞。

与阵发性睡眠性血红蛋白尿（PNH）鉴别：PNH 属于获得性红细胞膜缺陷性疾病，有克隆性细胞标志。间歇性慢性血管内溶血引起血红蛋白尿，可伴有全血细胞减少。PNH 具备三大特点：流式细胞学可检测到异常克隆性细胞或 Ham 试验阳性，有血管内溶血证据，骨髓早期呈增生骨髓象。

与脾功能亢进（脾亢）鉴别：脾亢可表现为三系减少，检查脾明显增大。引起脾亢常见的疾病有肝硬化，B 型超声可显示肝缩小、门静脉增宽、脾大。

与骨髓纤维化（MF）鉴别：MF 患者骨髓由纤维组织代替，失去造血功能引起三系减少。

特点是存在髓外造血,血涂片可见幼红、幼粒细胞,脾大、骨髓干抽、病理活检骨髓纤维增生,银染色阳性。

与免疫性全血细胞减少鉴别:免疫性全血细胞减少存在未成熟细胞抗体作用于骨髓,致使造血抑制或细胞成熟障碍,外周血表现为三系减少。骨髓增生活跃或减低,细胞形态无异常。检测骨髓造血细胞膜存在结合自身抗体,应用激素或免疫球蛋白有效。

与急性造血停滞鉴别:当某种致病因素(例如感染、药物)伤害骨髓,使骨髓释放功能受阻或造血抑制。骨髓增生活跃或减低,骨髓细胞分类各系均存在,但各阶段细胞比例存在差异。患者发病急、进展快,有高热、重度贫血,外周血三系减少。出血一般不明显。药物治疗效果好,具有自限性。再生障碍性贫血与全血细胞减少性疾病的鉴别见表14-4。

表 14-4　再生障碍性贫血与全血细胞减少性疾病的鉴别

鉴别要点	再生障碍性贫血	免疫性全血细胞减少	急性造血停滞	骨髓增生异常综合征	巨幼细胞贫血	溶血性贫血
病因	免疫反应、骨髓衰竭、微循环障碍	抗体作用	药物、毒物、接触放射物质	存在恶性克隆	营养缺乏、药物影响	抗体或红细胞缺陷
表现	三系减少、肝脾淋巴结不大、网织红细胞降低	三系减少免疫相关抗体阳性	三系减少、存在致病因素、发病急、发热	三系减少、病态造血、染色体异常	三系减少、血清叶酸、维生素 B_{12} 减低	三系减少、黄疸、网织红细胞升高
骨髓象	骨髓增生低下、非造血细胞增多	骨髓增生活跃或低下	骨髓增生低下	病态造血	骨髓增生活跃、各系巨样变	骨髓增生、红系增生活跃
染色体	正常	正常	正常	异常	正常	正常
治疗效应	缓慢有效	肾上腺皮质激素或丙种球蛋白有效	支持疗法有效、可完全恢复	疗效差	良好治愈	肾上腺皮质激素或丙种球蛋白有效

与非血液病引起的三系减少鉴别:非血液病引起的三系减少可见于风湿免疫性疾病如系统性红斑狼疮、干燥综合征,各种肿瘤骨髓转移,重症肺结核病等。风湿免疫性疾病检查存在相关抗体、骨髓转移癌骨髓片可找到瘤细胞,重症结核病存在结核病灶。

第三节　纯红细胞再生障碍性贫血

一、概念

纯红细胞再生障碍性贫血(PRCA)简称纯红再障,是致病因素引起红系祖细胞受损导致红细胞系统受抑制而发生的贫血。

二、发病机制

发病与免疫反应有关，自身抗体作用在定向干细胞或红细胞生成素受体上为主要原因。常见胸腺瘤，此外，也见于红细胞生成素抗体生成。

三、临床表现解释

贫血为主要表现，贫血程度不一。贫血致患者心悸、头晕、气短、乏力等症状。网织红细胞较少，骨髓红系增生低下，提示骨髓红系造血障碍。粒系与巨核系正常，说明抗体特异性引起红系增殖分化障碍。

四、诊断依据

有程度不同的贫血及症状，贫血多为正细胞性。白细胞和血小板计数正常。网织红细胞明显降低。骨髓红系增生障碍，无病态造血表现，粒系和巨核细胞正常。无溶血证据，免疫球蛋白增高，Coombs 试验阴性。免疫抑制剂治疗有反应。诊断需除外胸腺瘤、系统性红斑狼疮等疾病。

五、鉴别诊断

溶血危象：自身免疫性溶血或阵发性睡眠性血红蛋白尿急性发作都可引起溶血危象，造成红系生成障碍和严重贫血。检查具有溶血证据，外周血检查可见晚幼红细胞，网织红细胞升高，骨髓红系增生活跃。阵发性睡眠性血红蛋白尿 Ham 试验阳性，流式细胞学检测到异常克隆细胞 CD55 与 CD59、Flaer，自身免疫性溶血抗人球蛋白试验检查阳性。

肾性贫血：有肾病史，检查肾功能不全，B 型超声肾脏可萎缩。贫血为正细胞性，网织红细胞正常，骨髓红系增生活跃，应用红细胞生成素治疗有效。

第四节　骨髓增生异常综合征

一、概念

骨髓增生异常综合征（MDS）是指归于全潜能干细胞水平上的分化障碍引起的一组克隆性恶性血液病。

MDS 是一组疾病组合的综合征。包括难治性贫血（RA）、难治性贫血 + 异常检查结果组成的难治性贫血伴有环形铁粒幼细胞（RARS）、难治性血细胞减少伴有多系发育异常（RCMD）、难治性血细胞减少伴有多系发育异常和环形铁粒幼细胞（MD-RS）、难治性贫血伴有原始细胞过多（RAEB Ⅰ型与Ⅱ型），以及 MDS 不能分类（MDS-U），MDS 伴有（5q⁻）。

随着细胞遗传学与医学分子学检查手段的开展，相信将有更新的认识与归类用于MDS 分型。

目前 MDS 尚无有效治愈方法，部分患者可发展为急性白血病。依据骨髓原始细胞百分比（%）、染色体、外周血细胞减少特征，应用 IPSS 积分标准，可将 MDS 分为低危、中危、高危。

二、发病机制

MDS 本质为一组异质性疾病，起源于造血干细胞，存在细胞分化与成熟异常，可导致或骨髓衰竭或转为急性白血病，因而归属于恶性克隆性疾病。一些 MDS 存在异常染色体与基因表达异常,提示造血干/祖细胞缺陷。而免疫功能的紊乱或导致细胞过度凋亡骨髓衰竭、或引起细胞周期失调细胞过度增殖发展为白血病。

三、临床表现解释

MDS 主要的临床特点为存在病态造血,病态呈多细胞系性(红系、粒系、巨系),表现在细胞数量与细胞的异质性。

如在外周血:红系可表现为贫血,MCV 偏大,可有晚幼红细胞,成熟红细胞大小不等,染色深浅不一(所谓的两形性)。可出现异形红细胞如卵圆形、靶形、泪滴形等。

粒系表现为白细胞增多或减少,外周血可出现幼稚粒细胞,粒细胞核或细胞质发育异常,可见胞质颗粒增多或减少,出现特殊颗粒,Pelger-Huet 畸形等。

巨核系可表现为血小板减少,可见巨大血小板。

MDS 骨髓可表现为增生度异常,60%~80% 以上增生活跃,10% 左右增生低下。增生活跃者在 RA 以红系增生为主,占有核细胞的 60% 以上,或增生低下 <5%。各阶段幼红细胞可有巨幼样变,但分布不均匀,细胞核数目增多,胞质染色深浅不一,可有 Howell-Jolly 小体,点彩红细胞,铁粒幼细胞增多或异常环形铁粒幼细胞。

RAEB 以粒系增生为主,骨髓原始细胞增多,一般 ≥5%,涂片可见成簇现象。细胞颗粒增多或减少,大小不一,核质发育不平衡,可有双核,核仁明显,可见 Auer 小体。巨核系病态造血可出现小巨核细胞,也可以出现单核样巨核细胞。

MDS 类型不同,其外周血细胞数量与骨髓各系细胞数量与病态造血表现有别。

四、诊断依据

诊断　应满足 2 个必要条件 + 一个确定标准。

(1) 必要条件

1) 持续大于或等于 6 个月一系或多系细胞减少。

2) 排除了其他可引起血细胞减少和病态造血及非造血系统疾病。

(2) 确定标准

1) 骨髓涂片三系中任何一系至少 10% 有发育异常。

2) 环形铁粒幼细胞占有核红细胞 ≥15%。

3) 骨髓涂片中原始细胞达 5%~19%。

4) 染色体异常(包括非平衡性与平衡性)。

5) 对于未达诊断标准,可暂时归为特发性血细胞减少症。

(3) 分型方面强调:当骨髓细胞学仅有红系一系发育异常可诊断 RA,骨髓细胞学检查铁粒幼细胞 >15% 为 RAS,当 RA 有 2 系以上减少及病态造血为难治性血细胞减少伴有多系病态命名为 RCMD,若或(并)有骨髓铁粒幼细胞 >15% 另为亚型 RCMD-RS,依据原始细胞数将 RAEB 分为 I 型与 II 型两型。原始细胞 ≥20% 诊断转为急性白血病,5q- 为单一类型,MDS 还增加了不能分类亚型 MDS-U。将慢粒单核细胞白血病划归于骨髓增生异常/骨髓增殖综合征(MDS/MPD),具有特殊的染色体 t(8;21),inv(16)/t(16;16) 核型,其骨髓原始细胞 <20%,也诊断白血病。2001 年 WHO 骨髓增生异常综合征分型见表 14-5。2008 年 WHO 骨髓异常综合征分型见第十五篇第二章第一节。

表 14-5　WHO 骨髓增生异常综合征分型(2001)

	外周血	骨髓
难治性贫血(RA)	贫血 无原始细胞或罕见	仅有红系发育异常 原始细胞 <5%,环形铁粒幼 <15%
难治性贫血伴有环形铁粒幼细胞(RAS)	同上	环形铁粒幼 >15%,原始细胞 <5%。
难治性血细胞减少伴有多系发育异常(RCMD)	两系减少或全血细胞减少 无原始细胞或罕见	骨髓中 ≥2 系发育异常 原始细胞 <5%
难治性血细胞减少伴有多系发育异常和环形铁粒幼细胞 RCMD-RS)	无 Auer 小体 同 RCMD	无 Auer 小体 环形铁粒幼 <15% 同上 + 环形铁粒幼 >15%,
难治性贫血伴有原始细胞过多(RAEB-Ⅰ)	血细胞减少 原始细胞 <5% 无 Auer 小体 单核细胞 <1×10⁹/L	一系或多系异常 原始细胞 5%~9% 无 Auer 小体
难治性贫血伴有原始细胞过多(RAEB-Ⅱ)	血细胞减少 原始细胞 5%~19% 有 Auer 小体 单核细胞 <1×10⁹/L	一系或多系异常 原始细胞 5%~19% 有 Auer 小体
MDS,不能分类(MDS-U)	血细胞减少 无原始细胞或罕见 无 Auer 小体	粒系或巨系发育异常 原始细胞 <5% 无 Auer 小体
MDS 伴有单 del(5q)(5q-s)(MDS5q-S)	贫血 原始细胞 <5% 血小板值正常或增高	巨核细胞数正常或增加 原始细胞 <5% 无 Auer 小体 单纯 del(5q)

五、鉴别诊断

1. RA 与再生障碍性贫血(AA)鉴别　RA 可以有全血细胞减少,骨髓增生减低或增生活跃,但存在病态造血,骨髓小粒周围有造血细胞。分类可见粒系或红系原始、早幼细胞,染色体检查异常。AA 患者则全血细胞减少,网织红细胞降低,骨髓增生减低,粒、红两系早幼以上细胞少见,淋巴细胞增多,可见较多网状细胞与浆细胞,骨髓小粒周围缺少造血细胞。

2. RA 与巨幼细胞贫血(MA)鉴别　MA 也有病态造血表现,贫血为大细胞性,粒细胞可见多分叶,但骨髓细胞学检查增生活跃,红系增生,巨幼红细胞大于 10%,呈"幼核老质"改变,粒系亦见巨幼样变。实验室检查 LDH 和胆红素增高,血清叶酸和(或)维生素 B₁₂ 水平减低,存在维生素 B₁₂ 和(或)叶酸吸收障碍致病因素,应用叶酸和(或)维生素 B₁₂ 治疗有效。

3. RA 与慢性病性贫血鉴别　慢性病贫血常见于老年多病并存者,可有慢性炎症、感染或肿瘤等疾患。可伴有铁代谢异常,部分患者可缺乏叶酸或维生素 B_{12} 合并营养性贫血或双相性贫血。临床一般轻至中度贫血,白细胞和(或)血小板多正常。骨髓铁增多,血清铁蛋白升高,而血清铁、血清转铁蛋白饱和度、总铁结合力减低。

4. 与肿瘤相关性贫血鉴别　肿瘤相关性贫血,病史有助于鉴别,检查血涂片可见到晚幼红细胞,白细胞升高或呈类白血病反应。肿瘤标志物可升高,一般血沉增快,骨髓一般正常,骨髓转移癌可见到癌细胞。

5. RAS 与缺铁性贫血(IDA)鉴别　缺铁导致血红蛋白合成不足,引起小细胞、低色素性贫血。患者存在铁吸收障碍、铁摄入不足,或铁丢失致病因素。血常规 HB 减低,MCV 变小,MCH 降低,呈小细胞低色素性贫血。血清铁、血清铁蛋白降低,总铁结合力升高。铁剂治疗有效。RAS 是铁的利用障碍导致的小细胞低色素贫血,因此体内的铁并不缺乏。检查血清铁和铁蛋白增高,骨髓铁染色可见细胞外铁,环形铁粒幼细胞≥15%,染色体检查可异常。

6. RAEB 与类白血病反应　类白血病反应常有致病因素,急性发病,血常规白细胞升高以中性粒细胞为主,外周血可见到晚幼粒细胞,血小板降低。骨髓细胞学检查粒系增生为主,原始粒细胞正常,缺少病态造血,致病因素去除血象恢复。而 RAEB 患者慢性起病,外周血可见原始细胞,骨髓各系存在病态造血,原始细胞可升高。染色体异常。

第五节　骨髓转移癌性贫血

一、概念

骨髓转移癌性贫血是指正常骨髓被异常组织或恶性细胞浸润后导致造血障碍所发生的贫血,临床也称为"骨髓病性贫血"。常见的病因有转移癌、噬血细胞综合征、白血病、淋巴瘤(后三者归属于恶性血液病)等。骨髓细胞学检查可找到转移癌细胞。

二、机制

癌细胞转移骨髓,引起骨髓浸润,抑制造血功能、排挤正常细胞增生。也与营养摄入不足有关。

三、临床表现解释

有原发病、病变器官相关表现,局部淋巴结可肿大。贫血为多因素引起,与骨髓浸润抑制骨髓造血、机械性排挤,以及营养供应不足等有关。

四、诊断依据

有病理为依据的癌症病史。临床贫血伴有骨痛,贫血程度不一,可表现为大细胞性贫血也可表现为小细胞贫血,白细胞与血小板可以增多也可减少。血清铁蛋白多升高,肿瘤标志物异常。按缺铁性贫血和(或)营养性贫血治疗无明显疗效。骨扫描可见异常病灶,骨髓细胞学或骨髓组织活检找到癌细胞。

五、鉴别诊断

与双相性贫血鉴别,双相性贫血是指既有缺铁,也有叶酸和(或)维生素 B_{12} 缺乏引起的贫血。双相性贫血常存在致病因素,如胃次全切除术、月经过多等病史。检查外周血红蛋白降低、MCV 变小、血清铁蛋白、叶酸和(或)维生素 B_{12} 水平均降低。白细胞和(或)血小板可减少。骨髓增生活跃,以红系增生明显。应用铁剂、维生素 B_{12} 和(或)叶酸治疗有效。

第六节　免疫相关性全血细胞减少

一、概念

免疫相关性全血细胞减少(IRP)由于未成熟造血细胞自身抗体介导作用,导致一种骨髓造血功能衰竭性疾病。临床以贫血、出血、感染为表现,应用免疫抑制剂可获得疗效。

二、机制

体内造血细胞自身抗体介导作用,导致一种骨髓造血功能衰竭。

三、临床表现解释

贫血与自身抗体抑制造血有关,部分患者存在内因子抗体,或抗体干扰促红细胞生成素作用,或影响造血物质吸收。出血与抗体抑制巨核细胞,使血小板生成减少,或与干扰凝血机制有关。白细胞减少可并发感染。

四、诊断依据

临床表现为贫血、出血、发热、感染。外周血检查中性粒细胞、血红蛋白、血小板降低。网织红细胞正常或偏高,骨髓增生多数活跃或明显活跃或低下,细胞形态正常。实验室检测骨髓 Coombs 试验可阳性,流式细胞术可检测到不同细胞系、各阶段骨髓造血细胞膜自身抗体,应用肾上腺皮质激素或人血丙种球蛋白治疗有效。

五、鉴别诊断

再生障碍性贫血(AA),外周血细胞三系减少,骨髓增生低下(血象与骨髓表现一致性)。骨髓非造血细胞与淋巴细胞增多,巨核细胞缺如。实验室检查不存在骨髓造血细胞膜结合自身抗体,激素与静脉丙种球蛋白治疗反应差。因 AA 存在 T 淋巴细胞功能亢进,应用抗淋巴球蛋白或抗胸腺球蛋白治疗反应好。

骨髓增生异常综合征为恶性克隆性疾病,以存在病态造血为特点,有染色体异常,各种治疗反应差,临床易于鉴别。

第七节　溶血性贫血

一、自身免疫性溶血性贫血—温抗体型

(一) 概念

自身免疫性溶血,顾名思义是由免疫因素引起红细胞破坏,致红细胞寿命缩短,从而导致的贫血。

(二) 机制

自身免疫反应发生在血管内,使红细胞与不完全抗体或补体结合。带有抗体的红细胞在血管内并不破溃,流经脾后被单核 - 巨噬细胞吞噬破坏,当红细胞减低程度超过了骨髓造血代偿时则引起贫血,属于血管外溶血。

（三）临床表现解释

贫血可引起头晕、乏力、心悸等症状。急性溶血释放物可导致机体过敏和（或）致热原反应，引起发热、腰背痛、恶心、呕吐等。红细胞破坏后其细胞内容物溢出，可引起胆红素增高、黄疸等溶血征象。脾过多破坏红细胞功能代偿增加引起脾大。实验室检查贫血，网织红细胞增多，血涂片分类可见晚幼红细胞，提示骨髓增生活跃。Coombs 试验阳性，提示抗体存在。

（四）诊断依据

急性溶血可有发热、腰痛、黄疸、脾大、贫血、间接胆红素升高等溶血证据。网织红细胞增多、骨髓增生红系活跃、Coombs 试验阳性、激素治疗有效。

（五）鉴别诊断

遗传性球形红细胞增多症（HA），慢性发病过程，有贫血、黄疸和脾大，常合并胆石症，多有先天畸形。外周血涂片可见染色深、中央淡染区消失为特点的球形红细胞 >10%。红细胞渗透试验提示渗透脆性增加，Coombs 试验阴性。

二、自身免疫性溶血性贫血— 冷抗体型

（一）概念

体内存在的冷抗体导致血管内溶血性贫血，包括冷凝集素综合征和阵发性冷性血红蛋白尿。

（二）机制

冷抗体是一种完全抗体，主要是 IgM，在 20℃时作用最活跃，可直接在血液循环发生红细胞凝集导致溶血，或抗体吸附于红细胞上并激活补体后引发溶血。

冷凝集素综合征（CAS）可发生在急性传染性单核细胞增多症与支原体感染后发生血管内溶血。临床可表现为耳垂、鼻尖、手指、足趾发绀，遇温后消退。血红蛋白尿，贫血，红细胞冷凝集素阳性且有可逆性。

阵发性冷性血红蛋白尿，特点是暴露于寒冷环境后突然发作血红蛋白尿，为血管内溶血，伴有急性溶血表现如发热、腹痛、腰背痛、恶性、呕吐等。冷溶血试验（D-L）阳性。

（三）临床表现解释

由于患者体内存在冷抗体，在寒冷的环境下冷抗体活动，可凝集红细胞并固定补体，妨碍血液循环，导致耳垂、鼻尖、手指、足趾发绀，肢端麻木与疼痛，发生溶血反应。

（四）诊断依据

于受寒的条件下发病，有溶血证据。其冷凝集素试验阳性，效价 >1∶40，可诊断冷凝集素综合征。受寒后急性发病，血红蛋白尿，有含铁血黄素尿、冷热溶血试验阳性则诊断阵发性冷性血红蛋白尿。

（五）鉴别诊断

遗传性球形细胞增多症，是一种遗传性疾病，发病与外界环境无直接关系。外周血涂片可见球形红细胞，红细胞在 37℃温育后渗透性明显增高，抗人球蛋白直接试验阴性，冷溶血试验（D-L）阴性。

葡糖 -6- 磷酸脱氢酶缺乏症，也是一种遗传性疾病，发病具有自限性。溶血过程可观

察到变性球蛋白形成。高倍显微镜下可在红细胞中见到一种深紫色包涵物附于红细胞膜上。G6PD 活性测定降低,荧光斑点试验减弱。

三、阵发性睡眠性血红蛋白尿

(一) 概念

阵发性睡眠性血红蛋白尿(PNH)是造血干细胞水平基因突变所致的获得性红细胞膜缺陷(膜蛋白缺失)性疾病,由于红细胞膜的缺陷。红细胞在血管内发生破溃,导致溶血性贫血。

(二) 机制

正常红细胞膜上有抑制补体激活蛋白,通过糖化肌醇磷脂(GPI)连接蛋白锚连接在细胞膜上,形成 GPI 锚连膜蛋白。其中主要为 CD55 与 CD59,可以阻止膜攻击红细胞。当血管内存在这种膜缺陷的 CD55、CD59 细胞,被补体攻击"打孔"后,红细胞破溃则发生血管内溶血性贫血。若红细胞大量破坏可发生溶血危象,产生骨髓造血衰竭造成全血细胞减少。

(三) 临床表现与解释

贫血为主要表现,贫血程度与患者溶血发作的次数、时间以及是否治疗有关。临床多见于男性,年龄高峰在 20~45 岁之间。急性发作可有发热、腰痛、黄疸、明显的酱油样颜色尿。PNH 为血管内溶血,因此有血红蛋白尿、高铁血红蛋白,血浆结合珠蛋白降低。少数病例可并发四肢、脑血管和门静脉等血栓形成。其发生机制与红细胞释放的促凝物以及补体同时作用于血小板膜使之活化有关。实验室检查酸溶血(Ham)试验阳性,检查存在异常克隆 CD55、CD59 细胞。

(四) 诊断依据

有血管性溶血证据,骨髓细胞学检查不支持再生障碍性贫血诊断,Ham 阳性,CD55 与 CD59 阴性细胞大于 5 %。

(五) 鉴别诊断

再生障碍性贫血,再障主要表现为三系减少,肝、脾不肿大,无血管内溶血证据。外周血涂片检查无晚幼红细胞和红细胞碎片,网织红细胞减少,Ham 试验阴性。需要指出的是:当 PNH 并发了再生障碍性贫血称为 PNH-AA 综合征,或再生障碍性贫血并发了阵发性血红蛋白尿称为 AA-PNH,实验室检查将存在血管内溶血证据或骨髓增生低下表现。

骨髓增生异常综合征(MDS)有贫血表现,临床无血管内溶血征象。骨髓增生可活跃或低下,存在明显病态造血。Ham 试验阴性,多有染色体异常。

四、红细胞异常溶血性贫血—遗传性球形红细胞增多症

(一) 概念

遗传性球形红细胞增多症为常染色体显性遗传疾病,属于先天性红细胞膜缺陷溶血性贫血。

(二) 机制

红细胞膜先天性缺陷,红细胞形态异常,可塑性降低,渗透性增加,易被脾过早破坏发生溶血。

（三）临床表现与解释

属于遗传性疾病，因此发病年龄早，多在 10 岁以内发病。红细胞经过脾破坏引起贫血，黄疸和脾大。外周血涂片球形红细胞 >20%。红细胞破坏增加，骨髓代偿性增生，网织红细胞增高。红细胞渗透脆性增大，故在 0.4% 氯化钠水中完全溶血。

（四）诊断依据

有遗传史，贫血伴有黄疸脾大，外周血涂片典型的球形红细胞 >20%，红细胞渗透性试验增高，酸化甘油溶血试验阳性。

（五）鉴别诊断

应与自身免疫性溶血（AIHA）、遗传性椭圆形红细胞增多症和口形红细胞增多症鉴别。AIHA 临床属于血管外溶血，但非遗传性疾病，存在红细胞抗体，Coombs 试验阳性。遗传性椭圆形红细胞增多症和口形红细胞增多症其血涂片可见典型红细胞形态异常可鉴别。

五、红细胞异常溶血性贫血—葡糖 -6- 磷酸脱氢酶缺乏症

（一）概念

葡糖 -6- 磷酸脱氢酶缺乏症简称 G6PD 缺乏症，是一种不完全显性遗传性疾病。G6PD 缺乏导致稳定红细胞膜的还原型烟酰胺腺嘌呤二核苷酸生成减少，红细胞可塑性降低，易被脾破坏引起溶血性贫血。G6PD 患者一般无溶血，只是在外界因素作用下才发生。如口服某些氧化性药物伯氨喹，故临床又称之伯氨喹型药物性溶血；蚕豆含有左旋多巴，或食入蚕豆后在体内转变多巴胺可引起还原型谷胱甘肽减少诱发溶血，因此也称为"蚕豆病"。

（二）机制

葡萄糖是红细胞的主要能量来源。正常红细胞不含糖原，必须经常摄取葡萄糖以维持代谢。葡萄糖进入红细胞通过无氧糖酵解和磷酸戊糖旁路两条途径进行代谢。葡萄糖在葡糖 -6- 磷酸葡萄糖脱氢酶作用下转变为 6- 磷酸葡萄糖酸，接着在 6- 磷酸葡萄糖酸脱氢酶作用下形成 5- 磷酸核糖与 CO_2。其整个代谢过程产生的 H（脱氢）使烟酰胺腺嘌呤酸二核苷酸（NADP）还原为还原型烟酰胺腺嘌呤二核苷酸（NADPH）。NADPH 是一种重要的辅酶，它与谷胱甘肽还原酶共同作用下使氧化型谷胱甘肽转变还原型谷胱甘肽。还原型谷胱甘肽具有稳定红细胞膜作用。它与高铁血红蛋白还原酶共同作用下使高铁血红蛋白转变为稳定性氧合血红蛋白。G6PD 缺乏时 NADPH 减少，还原型谷胱甘肽减少，红细胞膜稳定性降低，不稳定型高铁血红蛋白增多，其内巯基化物与珠蛋白结合使之发生变性，红细胞变硬。致使红细胞经过脾脏被破坏。

（三）临床表现与解释

发病有一定的诱因，如氧化性药物或蚕豆可使红细胞内形成过氧化氢，氧化了还原型谷胱甘肽及 NADPH，使其含量降低，从而导致溶血。溶血导致贫血和黄疸，胆红素增高。G6PD 活性降低，变性珠蛋白小体生成试验阳性。高铁血红蛋白还原试验降低。

（四）诊断依据

依据遗传病史，自幼发病。于服用某些氧化性药物或食用蚕豆后发病，呈血管外溶血性贫血。荧光斑点试验减弱，G6PD 活性降低，红细胞内可见珠蛋白小体。除外了血红蛋白病后可诊断。

（五）鉴别诊断

自身免疫性溶血，无遗传病史，存在红细胞抗体，溶血为血管外性，Coombs 试验阳性。

阵发性睡眠性血红蛋白尿，无遗传病史，为血管内溶血，Ham 试验阳性、CD55、CD59 异常。

六、红细胞异常溶血性贫血—血红蛋白病

（一）概念

常见于遗传性血红蛋白病，由于血红蛋白分子结构异常引起。

血红蛋白由血红素与珠蛋白组成结合蛋白。珠蛋白有两种肽链：一种是 α 链，另一种是非 α 链（β、γ、δ 链）。珠蛋白肽链合成数量异常引起地中海贫血，α 珠蛋白基因缺失或缺陷导致为 α 海洋性贫血。β 珠蛋白基因缺陷导致 β 珠蛋白合成减少或缺失，称为 β 海洋性贫血。

珠蛋白肽链分子结构异常，可见于镰状细胞贫血、不稳定血红蛋白病、血红蛋白 M 病等。

（二）机制

珠蛋白基因缺陷致使珠蛋白肽链合成障碍或缺如，合成血红蛋白异常，导致血红蛋白与氧结合不稳定，形成包涵体，易被脾破坏发生溶血。

（三）临床表现与解释

属于遗传性疾病，发病年龄较早。由于存在慢性溶血引起贫血、黄疸、脾大。血红蛋白生成障碍引起小细胞低色素性贫血，血红蛋白电泳异常。

（四）诊断依据

α 海洋性贫血可依据慢性溶血性贫血、红细胞内包涵体、血红蛋白电泳出现 HbH 诊断。β 海洋性贫血患者，幼年发病，溶血性贫血并有发育不良，肝脾大、特异性骨骼 X 线征象、血红蛋白电泳示 HbF>30%。

（五）鉴别诊断

与遗传性球形红细胞增多症（HS）鉴别，HS 也具有遗传病史，有血管外溶血表现。但血涂片 >20% 典型球形红细胞，染色不显示低色素，渗透脆性试验增高，血红蛋白电泳正常。

第八节　慢性病性贫血

一、概念

由某些慢性感染或慢性全身疾病引起的贫血称为慢性病性贫血。

二、机制

贫血发生可能或与慢性感染其吞噬细胞活性增强导致红细胞破坏增多，或与因多病并存致使长期营养不良，或与骨髓造血功能受抑制因素有关。

三、临床表现与解释

贫血呈小细胞性低色素性，血小板正常或轻度降低，白细胞增高，其胞质可出现中毒颗粒。提示营养吸收障碍，存在感染。

四、诊断依据

有慢性疾病史，多见于老年患者，常是多病并存，饮食欠佳。小细胞低色素贫血，血清

铁降低,总铁结合力降低。骨髓增生活跃,骨髓外铁增加。贫血随原发病治疗可改善。按营养性贫血治疗效果不佳。

五、鉴别诊断

缺铁性贫血(IDA),有铁丢失或吸收障碍致病因素。小细胞低色素性,血清铁降低但总铁结力增高,血清铁蛋白降低。骨髓外铁缺失,铁剂治疗有效。

第九节　内分泌病性贫血

一、甲状腺功能减退性贫血

(一)概念

甲状腺功能减退症是由多种病因引起的甲状腺素合成分泌或生物效应不足所致的一组内分泌病。由于检查甲状腺素(T_3,T_4)减少简称"甲减",因"甲减"引起的贫血为甲状腺功能减退性贫血。

(二)机制

甲状腺素是人体重要激素,促进物质代谢,加速氧化,促进胃肠道功能和吸收,促进脂肪分解。甲状腺功能减退时其各种生理功能下降,胃肠道功能减低,胃酸分泌减少,影响铁和维生素吸收,可发生营养性贫血。

(三)临床表现与解释

甲状腺功能减退表现有畏寒、少汗、乏力、少言懒动、反应迟钝、皮肤干、眼睑水肿、踝部水肿、血压低、心动过缓。其代谢降低,胃肠道功能降低,胃酸分泌减少,影响铁和维生素吸收引起营养性贫血。贫血多为正细胞正色素性,也可为小细胞低色素性。甲减时脂肪分解障碍,骨髓脂肪增多,造血组织减少,可加重贫血。因对粒系与巨核系影响较小,故白细胞和血小板正常。

(四)诊断依据

具有甲减临床表现,实验室检查 T_3、T_4 减低,TSH 升高。实验室检查除外了其他疾病所引起的贫血,"甲减"治疗后贫血改善。

(五)鉴别诊断

与 MDS 鉴别,MDS 常见于中老年患者,存在典型病态造血,染色体检查异常,甲状腺素正常或略呈低值,贫血经治疗不能有效改善。

二、垂体功能减退性贫血

(一)概念

垂体是人体内分泌系统中重要腺体。不仅分泌多种调节激素和促激素,本身还受下丘脑释放及抑制激素调节,因此垂体是体内反馈调节系统。垂体功能减退见于产后大出血或垂体手术切除或放疗后,垂体功能减退引起的贫血为垂体功能减退性贫血。

(二)机制

垂体功能低下后垂体分泌生长素减少,促甲状腺素和促肾上腺素减少,机体调节降低,机体功能减退,造血功能降低,细胞内 DNA 合成减少,胃肠道吸收功能下降,因而易导致贫血的发生。

（三）临床表现与解释

垂体功能减退临床上可表现为促性腺素减少所致第二性征衰退症状,促甲状腺素减少引起的甲状腺功能减退症状,促肾上腺激素分泌不足引起的肾上腺皮质功能低下症状。实验室检查促性腺激素、促甲状腺素和促肾上腺皮质激素以及生长素水平降低。

贫血多为正细胞性,与造血功能降低、造血物质摄入减少有关。

（四）诊断依据

存在垂体功能降低表现,检查促性腺素、促甲状腺素和促肾上腺皮质激素水平降低。贫血不具有特异性改变。

（五）鉴别诊断

慢性病贫血,有慢性病史,多见于中老年患者,可存在多病并存,一般表现为小细胞或正细胞贫血,铁蛋白可轻度升高,总铁结合力降低。

第十节　肾　性　贫　血

一、概念

肾脏是人体重要的排泄和内分泌器官,具有调节体液和酸碱平衡、维持机体内环境的稳定作用。各种致病因素导致肾损害发生肾衰竭后均可发生贫血,临床称之为肾性贫血。

二、机制

肾的生理功能之一是分泌促红细胞生成素,肾衰竭使促红细胞生成素分泌减少,红系生成障碍,导致贫血。此外肾功能不全有毒物质刺激胃肠道,影响胃肠道功能,造血原料吸收障碍,可加重贫血。

三、临床表现与解释

肾性贫血程度不一,贫血多为正细胞和正色素性,一般血小板和白细胞正常。贫血的发生主要与肾衰竭后肾分泌促红细胞生成素减少,或与伴有骨髓造血障碍相关。此外肾功能不全代谢障碍,体内有毒物质增多,可影响铁和维生素吸收,增加红细胞破坏。

四、诊断依据

临床符合肾功能不全诊断标准,贫血为正细胞正色素性,应用促红细胞生成素有效。除外其他疾病导致的贫血。

五、鉴别诊断

与纯红细胞再生障碍性贫血鉴别,肾性贫血常存在原发性肾疾病或继发性肾损害,有慢性肾功能不全表现,血肌酐升高,肌酐清除率明显降低。贫血虽为正细胞性,但检查网织红细胞正常,骨髓增生活跃,红系增生可正常。而纯红细胞再生障碍性贫血其肾功能正常,网织红细胞减低,骨髓红系增生低下。先天性患者检查染色体异常,发病年龄早。获得性纯红再障一般中年发病,女性多见,可继发于胸腺瘤或免疫性疾病。

与多发性骨髓瘤(MM)鉴别诊断,临床上所有中年以上肾性贫血,当检查发现:或血沉增快,或球蛋白升高,或尿蛋白,或伴有骨损害时均应除外骨髓瘤。多发性骨髓瘤发生的贫血与肾损害相关。特点为血沉明显增快,单克隆球蛋白升高,可见骨质破坏,骨髓细胞学检查可见 >10% 的异常浆细胞,血清蛋白电泳存在异常 M 蛋白。

第十一节　继发性贫血

一、失血性贫血

(一) 概念

失血性贫血是由于血液丢失所致,见于呼吸道疾病咯血、消化道疾病呕血与便血、泌尿系疾病血尿以及妇科疾患阴道流血、外科性疾病外伤或手术出血等。

(二) 机制

血液是人体重要体液,约占全身体重(千克)的百分之八,血液丢失则引起贫血。一般可按每丢失 400ml 血液可降低 1g 血红蛋白计算。

(三) 临床表现与解释

血液维持血管内有效容量,血液丢失血压降低、心率加快、面色苍白。血液丢失红细胞携带氧气能力降低,可引起气短、头晕、乏力、血红蛋白降低。

(四) 诊断依据

有明确出血史,患者面色苍白、头晕、气短、乏力,血压降低、心率增快,血常规血红蛋白降低。

(五) 鉴别诊断

失血性贫血依据病史易与其他血液病鉴别。重点应追查出血致病因素。对出血性疾病进行鉴别,如有无血小板减少,有无凝血机制异常,有无恶性血液病存在。

二、其他继发性贫血(见红细胞疾病鉴别诊断)

第十二节　红细胞增多性疾病鉴别

一、真性红细胞增多症

(一) 概念

红细胞数持续性明显增高,其男性红细胞≥6.5×10^{12}/L,血红蛋白≥180g/L,女性红细胞≥6×10^{12}/L,血红蛋白≥170g/L,称之为真性红细胞增多症。真性红细胞增多症属于骨髓增殖性疾病范畴,是骨髓造血干细胞疾病。

(二) 机制

红细胞增高原因是 JAK2 V617 突变或 JAK2 外显子突变致使红系克隆过度增殖引起,属于造血干细胞的慢性骨髓增殖性疾病。

(三) 临床表现与解释

头痛,皮肤和黏膜绛红色是由红细胞增高引起。因网状细胞过多处理红细胞以及发生髓外造血,常导致肝和脾大。红细胞增多聚集后易发生血栓形成。

（四）诊断依据

临床表现为皮肤和黏膜为绛红色，脾大，可有血压高或并发血栓形成。红细胞和血红蛋白检测值符合诊断标准，骨髓红系增生活跃，骨髓活检可有纤维化，*JAK2*基因突变阳性。

（五）鉴别诊断

继发性红细胞增多症，存在慢性肺疾患、肿瘤、吸烟等致病因素，或长期生活在高原地带。体检脾不大。红细胞和血红蛋白的检测值低于真性红细胞增多症诊断标准。骨髓可表现为红系增生，但*JAK2*基因突变阴性。

相对性红细胞增多症，常继发于体液丢失和休克。红细胞呈一过性升高，病因消除后红细胞数值恢复正常。

二、继发性红细胞增多症

（一）概念

由于慢性肺部疾病、肿瘤或高山病等导致的红细胞增多为继发性红细胞增多。

（二）机制

慢性肺部疾病、高山病患者，由于吸入的氧气减少，人体循环或组织缺氧，反应性促使红细胞生成素增多，导致骨髓红系增生增强，外周血红细胞增多。肿瘤组织分泌类似促红细胞生成素活性物质可引起红细胞增多。

（三）临床表现与解释

红细胞增多患者可表现为面色紫红、眼结膜、口唇黏膜及皮肤微血管充血。红细胞增多导致血容量增加，血压升高。慢性肺部疾病组织缺氧，可见口唇与指甲发绀、杵状指。

（四）诊断依据

继发性红细胞增多症临床存在致病因素，红细胞与血红蛋白检测值低于真性红细胞增多症诊断标准，脾不大，*JAK2*基因突变阴性。

（五）鉴别诊断

真性红细胞增多症，无明确致病因素，红细胞与血红蛋白明显增高，脾大，*JAK2*基因突变阳性。红细胞增多症鉴别见表14-6。

表14-6　红细胞增多症的鉴别

鉴别点	真性红细胞增多	继发性红细胞增多	相对性红细胞增多
红细胞数量	增加	增加	正常
血容量	增加或正常	增加或正常	减少
脾大	有	无	无
动脉氧饱和度	正常	减低或正常	正常
白细胞增多	有	无	无
血小板增多	有	无	无
粒细胞碱性磷酸酶	增加	正常	正常
红细胞生成素	减低或正常	增多	正常
血清铁与骨髓外铁	减低	正常	正常
JAK2 V617F	阳性	阴性	阴性

第十三节　其他红细胞疾病鉴别

一、卟啉病

(一)概念

卟啉是血红素生物合成的中间代谢产物,卟啉与铁螯合形成血红素。卟啉基本原料是甘氨酸和琥珀酰辅酶 A。首先在 δ- 氨基 -γ- 酮戊酸(ALA)合成酶作用下形成 ALA。ALA 经过一系列酶作用形成卟啉原→尿卟啉原Ⅲ→粪卟啉Ⅲ→原卟啉原Ⅸ→原卟啉Ⅸ(经亚铁螯合酶作用)→ 血红素。此过程任何一种酶缺陷都可以导致卟啉病。

由于人体所有组织都有卟啉分子,故可引起不同类型卟啉病,通常易累及造血组织或肝脏。如红细胞生成性卟啉病和肝性卟啉病。依据临床表现分为:皮肤光敏性卟啉病、神经症状性卟啉病和混合型卟啉病。

(二)机制

血红素合成的任何一种酶缺陷都可引起卟啉生物合成障碍,使卟啉化合物和(或)前体过多导致疾病发生。

(三)临床表现与解释

卟啉沉积皮肤或牙齿,并有特殊亲和力,故可引起红色尿和红色牙齿,在日光照晒部位皮肤损害。卟啉代谢物可导致腹痛与神经症状。

(四)诊断依据

具备典型症状,检查卟啉升高可考虑诊断。依据各型特点,如皮肤光敏性卟啉病主要表现为皮肤对日光过敏、多毛症、红色牙齿。贫血一般轻度呈正色素,可见荧光细胞。神经症状性卟啉病表现为腹痛、焦虑状态。

(五)鉴别诊断

系统性红斑狼疮(SLE)鉴别:SLE 为多系统损害,可见面部蝶形红斑,抗核抗体阳性。

急腹症鉴别:急腹症发病可找到致病因素,腹部体征明显,检测卟啉原水平正常。

二、先天性红细胞生成性卟啉病

(一)概念

为常染色体隐性遗传性疾病,是尿卟啉原Ⅲ和合成酶结构基因发生突变所致。

(二)机制

常染色体隐性遗传,尿卟啉原Ⅲ和合成酶缺陷引起。

(三)临床表现与解释

尿卟啉原和合成酶缺乏,致使尿卟啉Ⅲ不能合成,尿卟啉原Ⅰ和粪卟啉原合成增多,后两者不能合成原卟啉和血红素,结果骨髓的幼红细胞和循环红细胞所含的尿卟啉原浓度增加,逸出红细胞进入血液,引起红色尿,卟啉沉积在牙齿和皮肤,导致红色牙齿、皮肤过敏。形成临床以"红色尿"和"红色牙齿"及皮肤损害为特征性表现。

(四)诊断依据

具有典型的"红色尿"和"红色牙齿",光敏及出现毁形性皮肤损害,色素沉着。实验室检查红细胞,血浆及尿中尿卟啉Ⅰ浓度显著增高。

（五）卟啉病酶缺陷与发病各型的鉴别

卟啉病酶缺陷与发病各型的鉴别见图9。

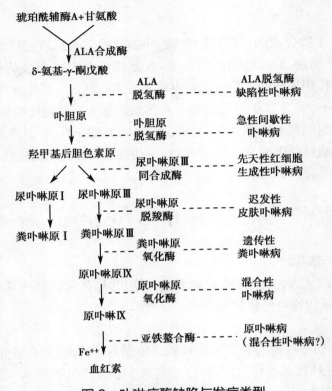

图9　卟啉病酶缺陷与发病类型

（摘自沈迪主编.临床血液学.人民卫生出版社,1989）

第二章　白细胞疾病鉴别诊断

第一节　中性粒细胞减少

一、中性粒细胞减少鉴别

（一）概念

白细胞包括中性粒细胞、单核细胞与淋巴细胞等。中性粒细胞是人体重要防御细胞,若减少或缺乏易患感染性疾病。正常白细胞为$(4\sim10)\times10^9/L$,白细胞 $<4\times10^9/L$ 则为白细胞减少症;当白细胞的中性粒细胞绝对值 $<1.8\times10^9/L$ 称之为中性粒细胞减少症,如绝对值 $<0.5\times10^9/L$ 为粒细胞缺乏症。

中性粒细胞减少和粒细胞缺乏是由多种致病因素引起的一组综合征,依据其细胞绝对值减少程度而分别命名。

（二）机制

白细胞减少常见病因和机制有三个方面：

一是粒细胞生成减少或成熟障碍，如致病因素直接抑制或损伤骨髓、或骨髓本身病变引起骨髓造血发生障碍。见于再生障碍性贫血、化疗或放疗后。也见于营养物质缺乏使DNA合成障碍，如巨幼细胞贫血。

二是粒细胞破坏过多，多见的致病因素是药物引起免疫性反应，药物作为半抗原与粒细胞蛋白质结合形成完全抗原，刺激人体产生完全抗体，抗原抗体结合被吞噬细胞破坏，导致白细胞减少。脾功能亢进可直接破坏白细胞，如脾大患者。

三是白细胞在体内分布异常，如过多储存在边缘池引起白细胞减少，为生理性的白细胞减少。

（三）临床表现与解释

白细胞减少本身无特异性症状，患者是否并发感染与白细胞减少程度、个人体质密切相关。白细胞减少易发生上呼吸道感染、咽炎和扁桃体炎，少数伴有发热、乏力等。中性粒细胞减少患者更易发生。若发生粒细胞缺乏，不仅易于感染，并可引起高热、淋巴结肿大，发生重症感染、败血症、感染性休克。

（四）诊断依据

外周血检查 WBC$<4 \times 10^9$/L 则为白细胞减少症；中性粒细胞绝对值 $<1.8 \times 10^9$/L 为中性粒细胞减少，中性绝对值 $<0.5 \times 10^9$/L 为粒细胞缺乏症。

（五）鉴别诊断

外周血涂片分类是鉴别中性粒细胞减少必要的检查，骨髓细胞学检查有助于疾病性质的鉴别。引起白细胞减少常见于骨髓性疾病，如再生障碍性贫血、低增生性白血病，骨髓增生异常综合征；药物引起的白细胞减少，如化疗后、某些口服药物；以及包括放疗或毒物接触、病毒感染、脾功能亢进等。中性粒细胞减少的鉴别见表14-7。

表 14-7　中性粒细胞减少的鉴别

类型	病因	骨髓细胞学	外周血
骨髓性疾病	再生障碍性贫血	增生低下	三系减少,淋巴细胞增多
	MDS	病态造血	减少不定,见幼稚细胞
	低增生性白血病	原始细胞≥20%	三系减少,见幼稚细胞
	造血停滞	增生低下	三系减少
外周破坏性	药物免疫作用	增生活跃	常单纯粒系减少
	脾亢	增生活跃	可伴有血小板减少
造血系统损害	化疗	增生低下	三系减少
	放疗	增生低下或活跃	三系减少
	毒物	增生低下,中毒颗粒	不一定单纯粒系
	病毒	增生低下或活跃	单纯粒系或血小板减低

二、中性粒细胞减少常见病因

临床以药物性白细胞减少最多见,其他原因包括病毒感染、慢性肝病、脾功能亢进、血液病、风湿免疫性疾病等。

第二节 中性粒细胞增多

一、类白血病反应

(一)概念

机体对某些疾病(常见严重感染)或某些致病因素反应致异常血象,表现为白细胞显著增高和(或)出现晚幼粒细胞,将这种现象称之为类白血病反应。依据反应的血细胞种类不同分为中性粒细胞性类白血病反应,淋巴细胞性类白血病反应,单核细胞性类白血病反应。

(二)发病机制

白细胞增高原因与致病因素作用机体致使骨髓增生活跃,细胞释放增加以及边缘血细胞动员有关。

(三)临床表现与解释

白细胞明显升高与致病因素导致内源性集落刺激因子增多、细胞合成加速,细胞"全员动员"有关。细胞提前或过早释放可引起外周出现晚幼粒细胞。中性粒细胞抗炎作用增强导致细胞内出现中毒颗粒和空泡。

(四)诊断依据

存在致病因素,白细胞总数增高,但一般 $<50 \times 10^9/L$。中性粒细胞可见中毒颗粒和空泡,中性粒细胞碱性磷酸酶增高。外周血涂片检查可见中晚幼粒细胞。血红蛋白与血小板一般正常。病因消除后白细胞则恢复正常,骨髓检查粒系增生活跃,原始与早幼粒细胞数值正常。

(五)鉴别诊断

急性白血病,为恶性克隆性疾病,具有浸润性因而有浸润症状,如淋巴结和肝脾大,骨痛。由于白血病细胞抑制骨髓造血,导致贫血和血小板减少,患者抵抗力降低,常合并感染或出血。骨髓检查呈"清一色"(单克隆细胞),外周血可见原始细胞。

二、成人 Still 病

(一)概念

成人类风湿性关节炎"全身型"称为成人 Still 病,或成人 Still 型,过去称为"变应性亚败血症"。

(二)机制

有遗传易感因素患者,在感染等致病因素作用下,机体免疫功能发生紊乱引起的疾病反应。

(三)临床表现与解释

致病原被 T 细胞识别,T 细胞激活导致 T 细胞增殖、B 细胞增殖,滑膜新生血管形成,细胞因子产生,导致滑膜炎引起关节痛,病情发展关节破坏、纤维组织增生可引起关节变形。血清抗体作用及细胞因子释放可引起全身病理反应。

(四) 诊断依据

发病多见于 18~25 岁,发热,体温波动在 36~41℃之间,骤升骤降、一日内可有 1~2 次高峰,伴有寒战与中毒症状,乏力、食欲减退、肌肉和关节痛。发热持续数周或数月,可自然缓解,无明显消耗性,热退后一切可正常。发热期间出现皮疹,呈多形性,散在或融合成片,呈荨麻疹样。可有淋巴结肿大,肝脾大,热退之后缩小。检查类风湿因子阳性,血沉增快,白细胞升高,一般在(30~50)×10⁹之间。临床检查无感染证据,应用抗生素无效。

(五) 鉴别诊断

系统性红斑狼疮,多见于女性,有发热、面部红斑、脱发、关节痛、尿蛋白,以多脏器受累为特点,血沉增快,可有贫血和血小板减少,白细胞一般很少升高,抗核抗体阳性。

三、药物性白细胞增多

(一) 概念

药物性白细胞增多是应用药物导致的白细胞升高。药物有肾上腺皮质激素、促粒细胞生成素。

(二) 机制

肾上腺皮质激素有动员边缘池血细胞溢出、刺激骨髓成熟粒细胞提前释放作用,从而导致白细胞升高。促粒细胞生成素可与粒系祖细胞及成熟中性粒细胞表面特异受体结合,促进前者增殖分化,增强后者功能,驱使中性粒细胞释放至血液,使中性粒细胞升高。

(三) 临床表现与解释

白细胞于应用肾上腺皮质激素或促粒细胞生成素后升高。因药物的驱使作用,因而粒细胞数量可随药物应用时间或停药发生波动。

(四) 诊断依据

白细胞数量升高于应用肾上腺皮质激素或促粒细胞生成素之后,无细菌感染依据,C反应蛋白、降钙素原检测正常。

(五) 鉴别诊断

感染性白细胞增多,有确切的感染证据,多伴有发热或原发病相关症状,辅助检查如X线、CT、B型超声提示存在感染性病灶,C反应蛋白与降钙素原检测值升高。

第三节　淋巴细胞疾病

一、淋巴细胞增多性疾病

淋巴细胞增多性疾病分类

恶性克隆性淋巴细胞增多,主要包括急性淋巴细胞白血病、慢性淋巴细胞白血病、幼淋巴细胞白血病。具体见“白血病章节”。

相对性淋巴细胞增多,见于再生障碍性贫血、粒细胞缺乏症(参考相关疾病),免疫性疾病见于干燥综合征、类风湿性关节炎、红斑狼疮等。

免疫反应导致淋巴细胞增多,见于风湿免疫性疾病、过敏反应。

感染性疾病淋巴细胞增多,因病毒、细菌或寄生虫感染引起淋巴细胞增多等。

二、感染性淋巴细胞增多

（一）概念

因病毒或细菌或寄生虫引起的淋巴细胞增多,称为感染性淋巴细胞增多。常见的病毒感染性疾病有麻疹、风疹、水痘、流行性腮腺炎、传染性单核细胞增多症、传染性淋巴细胞增多症、病毒肝炎、腺病毒、巨细胞病毒。细菌感染可见于结核菌、百日咳杆菌、布氏杆菌、梅毒螺旋体、弓形虫等感染。

（二）机制

致病因素感染后,机体发生免疫反应,淋巴细胞"总动员",导致增多。

（三）临床表现与解释

感染可导致发热,淋巴结肿大是淋巴细胞明显增多产生的抗炎症反应。由于感染病毒不同、刺激机体作用点不同,因此表现为 B 淋巴细胞增多或 T 淋巴细胞增多,淋巴细胞免疫标志物有别。也可出现不同形态淋巴细胞。

（四）诊断依据

此类疾病存在感染证据,发热、淋巴结或合并肝脾大,实验室检查相关抗体阳性。

（五）鉴别诊断

主要与免疫性疾病所致淋巴细胞增多鉴别。后者呈系统性疾病表现,常累及皮肤、结膜、关节、肾。血沉增快,球蛋白升高,补体降低,缺少感染性疾病依据,抗核抗体或抗 DNA 抗体阳性。

三、传染性单核细胞增多症

（一）概念

EB 病毒感染引起的疾病。发病原因目前有两种认识:一种认为病毒浸润咽喉,在咽喉的淋巴组织内繁殖,侵入血液导致病毒血症,继而累及淋巴网状系统各组织和器官。另一种认为病毒感染 B 细胞,B 细胞表面发生抗原性改变,致使 T 细胞发生转化,成为毒性效应细胞破坏 B 细胞。B 细胞聚集于全身各个脏器,从而引起全身症状。

（二）机制

EB 病毒感染累及淋巴组织、淋巴结、脾脏与骨髓组织引起淋巴细胞增多。病毒先在咽喉的淋巴组织繁殖,之后才侵入血液循环,再累及淋巴网状系统组织和器官。因此咽喉症状明显。因病毒累及 B 细胞,使 B 细胞表面发生抗原性改变,导致 T 细胞发生转化,成为细胞毒性效应细胞破坏 B 细胞。T 细胞集结于各个脏器血管周围,范围广,导致临床表现多样化。患者血清中可出现能凝集绵羊红细胞的嗜异抗体,因此嗜异凝集反应阳性。

（三）临床表现与解释

EB 病毒感染累及 B 淋巴细胞,侵袭咽喉扁桃体淋巴组织、淋巴结、脾、骨髓组织,引起超敏反应,导致淋巴结、脾大,导致发热,单核细胞与淋巴细胞增多及异型淋巴细胞出现。

（四）诊断依据

典型病例可有发热、淋巴结肿大和咽痛三大症状,检查白细胞增高,分类单核细胞增多可达 50%~60%,可见 10% 以上异型淋巴细胞,嗜异凝集反应阳性,EB 病毒抗体效价增高。

(五)鉴别诊断

急性肝炎,有发热、肝脾大,外周血出现异常淋巴细胞。但肝炎淋巴结肿大较少,多有消化道症状,肝区疼痛和黄疸。化验肝功能增高,嗜异凝集反应一般为阴性。

四、传染性淋巴细胞增多症

(一)概念

本病发生与病毒感染机体发生免疫有关。有人认为与科萨奇病毒感染相关。易感于学龄前儿童,临床有类似感冒表现,检查成熟淋巴细胞增多,具有流行性,故称之为传染性淋巴细胞增多症。是一种良性、自愈性疾病。

(二)机制

病毒感染引起反应性淋巴细胞增生。

(三)临床表现与解释

病毒感染引起机体反应性淋巴结、肝脾大、发热、淋巴细胞增多。

(四)诊断依据

发病主要见于儿童,具有传染性。发热伴有上呼吸道症状,少数恶心、呕吐、腹泻。检查肝、脾可肿大,但一般较少有淋巴结肿大。淋巴细胞百分数或绝对值增高,白细胞可增高至 $(20{\sim}40)\times 10^9/L$,分类淋巴细胞占 60%~90%。嗜异凝集反应阴性。

(五)鉴别诊断

急性淋巴细胞白血病,有浸润症状如淋巴结和肝脾大、胸骨痛。外周血淋巴细胞增多,见幼稚淋巴细胞,伴有血红蛋白与血小板降低。骨髓细胞学检查符合急性淋巴细胞白血病诊断标准。

五、坏死性淋巴结炎

(一)概念

坏死性淋巴结炎是一种病因未明,发病机制不清的非肿瘤性淋巴结肿大性疾病。病理可见淋巴结典型坏死改变,抗生素治疗无效,肾上腺皮质激素有效。

(二)机制

发热与可能坏死淋巴组织吸收有关,免疫应答反应引起淋巴结肿大。

(三)临床表现与解释

免疫反应导致淋巴结肿大与疼痛,淋巴细胞增多。机体免疫反应及坏死组织可引起发热。

(四)诊断依据

以发热、淋巴结肿大疼痛、应用抗生素治疗无效为主要表现。实验室检查外周血白细胞正常或减少,分类淋巴细胞增多。血红蛋白和血小板正常。血沉可增快。淋巴结组织活检是诊断主要依据。病理特点为淋巴结皮质内含有大量的核崩溃物,坏死灶被组织细胞、巨噬细胞、T 细胞等包围,几乎无浆细胞。不存在中性粒细胞。

(五)鉴别诊断

传染性单核细胞增多症,多见于中青年,咽喉部症状明显,扁桃体可见菱膜,外周血淋巴细胞升高明显,可达 50%,其异型淋巴细胞多大于 10%。淋巴结病理无坏死灶。

六、Castleman 病

(一) 概念

Castleman 病是一种病因不明的良性淋巴组织增生性疾病。认为与慢性抗原刺激、病毒感染或药物引起的反应性淋巴组织增生有关。

(二) 机制

临床表现与炎性细胞因子介导的炎症反应相关。

(三) 临床表现与解释

反应性淋巴组织异常增生导致淋巴结肿大。

(四) 诊断依据

表现为无痛性淋巴结肿大,可累及全身各个淋巴组织。若淋巴结肿大影响邻近器官功能时,可引起继发性症状。如胸部淋巴结肿大可引起咳嗽、呼吸困难。腹部可引起腹痛、腹胀、肝脾大。此病还可引起贫血、血小板减少、淋巴细胞增多。诊断依据淋巴结病理。病理特点是基本结构保持完整,滤泡增生明显,小血管增生。免疫组化滤泡与周围组织的套区 B 细胞 CD20、CD45RA 阳性。滤泡间散在 CD45RO 阳性的 T 细胞和 CD20 B 淋巴细胞。

(五) 鉴别诊断

淋巴结核可发生任何年龄,临床常有低热、盗汗等症状,肿大淋巴结内有干酪样坏死,CT 检查呈低密度改变,伴有钙化,但没有分枝状钙化特点,肺内可发现结核灶。

结节病好发于女性,以肺门、纵隔淋巴结肿大为主,一般两侧对称,肺内有间质性改变。

七、血管免疫母细胞淋巴结病

(一) 概念

是一种免疫功能异常、非肿瘤性的淋巴细胞增殖性疾病。

(二) 机制

发病机制不清,可能与致病素引起 T 淋巴细胞调节和抑制紊乱,B 细胞增殖和抗体形成有关。

(三) 临床表现与解释

淋巴结肿大与淋巴细胞增多与淋巴组织免疫增生有关。B 细胞增殖与抗体形成可引起球蛋白升高,血沉增快。

(四) 诊断依据

多见于女性,发热、全身淋巴结肿大、皮疹。外周血分类淋巴细胞增多、血沉增快、抗生素治疗无效、激素可改善症状。组织病理检查淋巴结毛细血管壁增生,淋巴结有结构破坏,大量的为增殖免疫母细胞,细胞间有嗜伊红,无结构物质沉积。

(五) 鉴别诊断

本病应与 Castleman 病,淋巴结反应性增生鉴别(见相关章节)

八、淋巴细胞减少性疾病

淋巴细胞减少疾病分类

感染性疾病　病毒感染如艾滋病或某些致病菌感染。

淋巴细胞生成减少　见于遗传性进行性胸腺依赖细胞减少、恶性肿瘤。

淋巴细胞消耗,破坏增加　如使用肾上腺皮质激素、烷化剂、抗人血淋巴细胞免疫球蛋白,某些免疫性疾病以及先天性发育不全,如胸腺发育不全、甲状腺发育不全。

九、获得性免疫缺陷综合征(艾滋病)(AIDS)

(一)概念

获得性免疫缺陷综合征(AIDS,艾滋病)是由人类免疫缺陷病毒(HIV)感染,为性接触、血制品输入或母婴垂直传播性疾病。病毒感染后导致人体免疫功能受损,从而引发各种临床症状出现,实验室检查 CD_4^+ 细胞减低,特异性 HIV 抗体阳性。

(二)机制

HIV 是一种反转录病毒,能将其遗传物质转录到 DNA,整合到宿主细胞。杀灭人体辅助性 T 细胞(CD4),破坏免疫系统,致使人体免疫功能降低,从而引发一系列症状。

(三)临床表现与解释

HIV 侵犯淋巴组织,引起淋巴结肿大,由于免疫系统受损,机体免疫功能降低,易于感染、发热、体力差、全身淋巴结肿大等症状。HIV 感染 $CD4^+$ 细胞,细胞破坏,致使 $CD4^+$ 细胞减低。

(四)诊断依据

有性接触或静脉吸毒史,长期发热(一般 >1 个月)、体重下降、腹泻、咳嗽、呼吸困难、口腔真菌感染。实验室检查 HIV 抗体阳性, $CD4^+<200/mm^3$, $CD4^+/CD8^+<1$,存在条件致病菌感染,病原学 HIV 检测阳性,卡波西肉瘤或中枢神经系统的病变。

(五)鉴别诊断

肺结核病,有结核病接触史,慢性起病、咳嗽、咯血。胸部 CT 符合或支持结核诊断。应用抗结核药治疗病情改善。HIV 抗体阴性。

传染性单核细胞增多症,发病急,咽喉症状明显,淋巴结肿大常伴有疼痛,疾病具有自限性,HIV 阴性。

十、药物性淋巴细胞减少

(一)概念

使用某种药物引起的淋巴细胞减少,称为药物性淋巴细胞减少。常见的药物有肾上腺皮质激素,免疫抑制剂或化疗药物。

(二)机制

肾上腺皮质激素可诱导淋巴细胞 DNA 降解和淋巴细胞凋亡,影响淋巴细胞物质代谢,导致淋巴细胞减少。化疗药物可特异性杀伤抗原致敏淋巴细胞,抑制细胞增殖,引起淋巴细胞减低。

(三)临床表现与解释

药物性淋巴细胞减少与药物使用相关。

(四)诊断依据

有明确药物应用史,停用药物淋巴细胞逐渐恢复。

（五）鉴别诊断

非药物性淋巴细胞减少，无药物应用史，有导致淋巴细胞减少相关性疾病。

第四节 单核细胞疾病

一、恶性克隆性单核细胞增多

（一）概念

恶性克隆性增殖导致的异质性单核细胞升高性疾病，见于急性单核细胞白血病、急性粒单核细胞白血病、慢性粒单核细胞白血病。

（二）机制

恶性克隆失控增殖引起异质性单核细胞增多。

（三）临床表现与解释

恶性单核细胞抑制造血，引起贫血。恶性细胞浸润引起肝、脾、淋巴结肿大、骨痛。

（四）诊断依据

各类型白血病临床表现与实验室检查结果符合标准。

急性单核细胞白血病，多见于成年人，常有出血、骨髓外（皮肤、牙龈和中枢）浸润表现。也可发生单核细胞肉瘤。外周血涂片可见幼稚单核细胞，骨髓原幼单核细胞 >20%，免疫表型表达 CD13、CD33、CD117、CD14、CD4、CD11。CD34 常为阴性。

急性粒单核细胞白血病，存在粒、单两系细胞增生。血液中单核细胞 $>5 \times 10^9$/L，骨髓细胞分类原始细胞 >20%。MPO 阳性。免疫表型粒系抗原为 CD13、CD33；单核抗原表达 CD14、CD4、CD11、CD64、CD36，也可有 CD34$^+$。

慢性粒单核细胞白血病，归属于骨髓增生异常/骨髓增殖综合征，为细胞异质性疾病。其特点为可有淋巴结肿大，脾大明显。持续性外周血单核细胞 $>1 \times 10^9$/L。骨髓原始细胞小于 20%，多有染色体异常，半数患者 JAK2 V617F 阳性，BCR/ABL 阴性。

（五）鉴别诊断

应与良性单核细胞增多症鉴别。

二、良性单核细胞增多

（一）概念

良性单核细胞增多包括继发性单核细胞增多如粒细胞缺乏、溶血性贫血、脾切除术后，和反应性单核细胞增多如亚急性心内膜炎、立克次体病、布氏杆菌病、伤寒、结核病、结节病、病毒感染、药物反应、风湿免疫性疾病等。

（二）机制

单核细胞具有吞噬（趋化、吞噬、消化）、免疫调节、分泌等生理功能，是人体重要防御细胞之一。单核细胞受机体刺激如体液因子、免疫应答反应、毒素作用等形成反馈调控可释放单核细胞。

（三）临床表现与解释

患者多有原发病症状，单核细胞升高与应激反应、感染或免疫反应有关。

（四）诊断依据

不同病因其临床表现有别。外周血检查单核细胞增多,为成熟单核细胞。骨髓细胞学单核细胞比例增高,但无幼稚单核细胞。致病因素消除后,单核细胞降低或恢复正常。

（五）鉴别诊断

与恶性单核细胞增多鉴别见上。

第五节 嗜酸粒细胞疾病

一、恶性嗜酸粒细胞增多

（一）概念

恶性嗜酸粒细胞增多属于恶性克隆性疾病。主要见于嗜酸粒细胞白血病、急性粒细胞白血病（M_4E）、慢性粒细胞白血病。

（二）机制

嗜酸粒细胞增多为恶性克隆增殖所致。

（三）临床表现与解释

急性白血病浸润引起肝、脾、淋巴结肿大,贫血,血小板减少。恶性克隆导致原始细胞增多。

（四）诊断依据

外周血嗜酸粒细胞增多,血涂片可见幼稚嗜酸粒细胞。骨髓原始粒细胞 >20%,幼稚嗜酸粒细胞明显增多。

（五）鉴别诊断

特发性嗜酸粒细胞增多（IHED）,患者可有发热、皮疹、乏力、咳嗽、气短、肌肉酸痛、腹痛、腹泻。检查淋巴结、肝脾大。找不到明确致病因素。外周血嗜酸粒细胞 >1.5×10^9/L,并持续 6 个月以上。检测染色体或基因可异常,病情呈良性过程,肾上腺皮质激素治疗有效。

二、反应性嗜酸粒细胞增多

（一）概念

反应性嗜酸粒细胞增多是指某些致病因素引起的一过性外周血嗜酸粒细胞增多,其计数值 >0.45×10^9/L（450/μl）,依据嗜酸粒细胞增多分为:轻度增高,嗜酸粒细胞大于正常上限的 <10%;中度增高 10%~40%;重度增高 50%~90%。常见病因有寄生虫感染、各种过敏性疾患、皮肤性疾病、消化道疾病、呼吸道疾病以及风湿免疫性疾病等。

（二）机制

致病因素作用于 T 淋巴细胞后产生嗜酸粒细胞刺激物释放,或肥大细胞释放多种嗜酸粒细胞趋化物引起嗜酸粒细胞增多。免疫复合物激活补体可引起 IgE 增高。

（三）临床表现与解释

临床症状与过敏反应相关,患者可有原发病表现。嗜酸粒细胞增多为机体过敏反应。

（四）诊断依据

有引起嗜酸粒细胞增高的致病因素,有疾病及相关症状,血常规检查成熟嗜酸粒细胞增多,骨髓细胞学可见成熟嗜酸粒细胞增多。致病因素或原发病消除或治愈后,嗜酸粒细胞降低或恢复正常。

(五) 鉴别诊断

应与恶性嗜酸粒细胞增多鉴别(见上)。

第六节　急性白血病

一、急性白血病总论

(一) 概念

急性白血病为恶性克隆性疾病。白血病细胞具有浸润性、破坏性、不可控制增殖性。细胞周期特点为增殖池明显增多,G_0 期细胞大于 G_1 期细胞,表现为不同步增殖,增殖失去反馈调节。白血病细胞这些特点使患者出现贫血、出血、感染、淋巴结及肝脾大临床表现,骨髓原始细胞明显增多,正常细胞被抑制。

临床急性白血病分为:①急性髓系白血病(急性非淋巴细胞白血病);②急性淋巴细胞白血病;③特殊类型白血病,如浆细胞白血病、肥大细胞白血病、嗜酸粒细胞白血病、嗜碱粒细胞白血病等。

(二) 机制

恶性克隆不可控制性增殖是导致病理改变根本原因。白血病细胞浸润性、破坏性引起临床相关表现。

(三) 临床表现与解释

浸润症状是白血病特有的表现,有浅表淋巴结与肝脾大和骨痛。白血病细胞抑制骨髓造血,引起贫血,血小板减少性出血。感染发生与正常白细胞减少、失能异质性白细胞增多有关。恶性克隆细胞不可控制性增生导致骨髓增生明显活跃,呈"清一色(白血病细胞)",骨髓白血病细胞释放失去控制使外周白细胞增高并出现幼稚细胞。白血病细胞浸润骨髓外引起绿色瘤、睾丸肿大,侵袭中枢神经系统引起中枢神经系统白血病。

(四) 诊断依据

有淋巴结和肝脾大,骨痛浸润症状及伴有贫血、出血、发热症状。某些类型白血病还可有特殊临床表现,如急性早幼粒细胞白血病常并发弥散性血管内凝血,急性单核细胞白血病可引起牙龈肿胀、出血,淋巴细胞白血病常引起中枢神经侵袭,导致神经方面异常等。

实验室检查白细胞增高或减少,涂片分类见幼稚细胞,骨髓细胞学检查恶性单克隆细胞 >20%,染色体与基因检查异常。临床依据细胞学检查、组织化学检查、免疫学检查、遗传学检查、分子生物学检查,将白血病分为不同类型。

(五) 鉴别诊断

类白血病反应,存在原发病,多见于重症感染。无淋巴结和肝脾大及骨痛等浸润症状,白细胞增高,血涂片检查无原始细胞,粒细胞可见中毒颗粒与空泡。血小板可偏低,血红蛋白基本正常,骨髓细胞学粒系增生,原始与早幼粒细胞正常。C反应蛋白与降钙素原升高,致病因素消除后白细胞恢复正常。

二、不同类型白血病之间鉴别

（一）急性粒细胞白血病、急性单核细胞白血病与急性淋巴细胞白血病鉴别见表14-8

表14-8 急性粒细胞白血病、急性单核细胞白血病与急性淋巴细胞白血病细胞形态的鉴别

细胞种类		原始粒细胞	原始单核细胞	原始淋巴细胞
体积（直径 μm）		10~20	15~25	8~15
外形		圆形或椭圆形,规则	不规则,有伪足	规则,圆形
细胞核	形态	圆形、椭圆形,可有折叠	折叠及凹陷,偏于细胞一侧	圆形
	核仁	2~5 个	常为一个,大而显著	1~2 个
	核膜	不清楚	不清楚	清楚
	染色质	细颗粒状,均匀分布	纤维网状,起伏不平感	粗颗粒状,致密,近核膜与核仁浓密
细胞质	量	中等	较多,溢出伪足	很少,环绕核周围,较透亮
	颜色	天蓝色,透明	灰蓝,半透明	亮,蓝色
	Auer 小体	常见	可见	无

急性粒细胞白血病、急性早幼粒细胞白血病、急性单核细胞白血病、急性淋巴细胞白血病骨髓象见书后彩图10、彩图11、彩图12、彩图13。

急性粒细胞白血病、急性单核细胞白血病与急性淋巴细胞白血病组织化学染色鉴别见表14-9。

表14-9 急性粒细胞白血病、急性单核细胞白血病与急性淋巴细胞白血病组织化学染色鉴别

类型	急性粒细胞性	急性单核性	急性淋巴细胞性
过氧化物酶	多为(+) 分化差,原始细胞(−)	(−)~(+)	(−)
糖原	一般为(−)	一般为(−)	多为(+)
非特异性酯酶	(−)或(+)	(+)能被 NaF 抑制	(−)
中性粒细胞碱性磷酸酶	减少或(−)	正常或增加	增加

各系细胞免疫标志物的筛选见表14-10。

表14-10 各系细胞免疫标志物的筛选

类别		抗体
造血祖细胞		CD34,HLA-DR,TdT,CD45
淋巴细胞系	B	CD19,CD20,CD22,CD79a
	T	CD2,CD3,CD5,CD7
粒细胞系		CD13,CD33,CD15,MPO,CD117
红细胞系		血型糖蛋白 A,血红蛋白 A
巨核细胞系		CD41,CD61

单克隆抗体表达特点

急性粒细胞白血病表达 CD34、CD33、CD13、CD15、CD117、MPO。

急性 B 淋巴细胞白血病细胞表达 CD34、CD10、CD19、CD20、TDT。

急性 T 淋巴细胞白血病细胞表达 CD7、CD3、CD4、CD8、TDT。

（二）各型白血病骨髓、组化、抗原表达鉴别见表 14-11

表 14-11　各型白血病骨髓、组化、抗原表达的鉴别

类型		骨髓细胞学	过氧化酶染色（MPO）	抗体表达	其他
急性粒系	M_0	难区分原始细胞	−	HLA-DR、CD13 CD33、CD34	
	M_1	原始粒细胞	+	HLA-DR、CD33 CD34、CD15	
	M_2	早幼粒增多	+	HLA-DR、CD13 CD33、CD15	T(8;21)
	M_3	异常早幼粒	+	CD13、CD15、CD33、CD34	T(15;17)PML/RAR
	M_4	原粒 + 原单	+	HLA-DR、CD15 CD13、CD33	
	M_5	原单细胞	+	HLA-DR、CD15 CD13、CD33	
	M_6	原始粒 + 原始红	+	HLA-DR、CD13 CD33、CD45	
	M_7	原始巨核	+	CD33、CD34 CD41、CD61	
急性淋巴系	B	幼稚淋巴细胞	—	CD22、CD19 CD20、CD24	
	T	幼稚淋巴细胞	—	CD3、TCR、CD8、CD5、CD7	

急性 B 淋巴细胞白血病的免疫学分类见表 14-12

表 14-12　急性 B 淋巴细胞白血病的免疫学分类表

系列	主要标志物
B 细胞系	$CD19^+$，$CD22^+$ $CD79a^+$ $HLA-DR^+$
早期前 B-ALL	$CD10^-$，TDT^+
前 B-ALL	$CD10^+$，TDT^+ IgM^+
普通型 ALL	$CD10^+$，TDT^+
成熟 B-ALL	细胞质或膜 κ 或 $λ^+$

急性 T 淋巴细胞白血病分类见表 14-13。

表 14-13　急性 T 淋巴细胞白血病分类表

系列	主要标志
原 T-ALL	CD7$^+$,可表达 CD34
前 T-ALL	CD2$^+$,CD5$^+$,CD8$^+$
皮质 T-ALL	CD1a$^+$
成熟 T-ALL	胞膜 CD3$^+$,不表达 CD1a

（三）重点提示

对于一个急性白血病患者,临床医生通过细胞学(骨髓象)、流式细胞学(细胞免疫表型)、遗传学(染色体)、分子生物学(基因)检查,必须明确急性白血病三个基本类型:急性淋巴细胞白血病、急性粒细胞白血病、急性早幼粒细胞白血病。因急性早幼粒细胞白血病临床可以治愈,仅靠细胞形态学可导致误诊,要认真鉴别。

特别注意的是:当一个急性白血病患者,如果骨髓细胞过氧化酶染色出现明显阳性颗粒时,常提示存在急性早幼粒细胞白血病可能,应进一步检查染色体和基因,了解有无 t(15;17)异常与 PML/RAR 基因存在。

三、中枢神经系统白血病

（一）概念

白血病细胞浸润神经系统引起中枢神经系统症状时称之为中枢神经性白血病。白血病细胞侵犯脑膜或脑实质引起颅内压增高,患者多有头痛、恶心、呕吐、抽搐、颈项强直等症状。脑脊液检查白细胞和蛋白升高,脑脊液离心涂片检查可见白血病细胞。

（二）机制

白血病细胞浸润中神经系统导致的损害。

（三）临床表现与解释

由于白血病细胞浸润,脑脊液中可找到白血病细胞,白细胞总数和蛋白增高。由于颅内压增高可引起头痛、恶性、呕吐临床症状,神经受损体征,病理发射、脑膜刺激征。

（四）诊断依据

临床有白血病诊断证据,具有典型的临床症状与体征。脑脊液涂片找到白血病细胞是诊断重要依据。若不能找到白血病细胞应具有如下三条中两条:颅内压增高、白细胞增高或蛋白增高。

（五）鉴别诊断

中枢神经系统感染:常见于结核性脑膜炎、病毒性脑膜炎、流行性脑脊髓膜炎、乙型脑炎等。有传染病接触史、存在中枢感染性疾病症状,发热、头痛、呕吐。骨髓细胞学检查正常,脑脊液中无白血病细胞。

脑血管病,见于中老年人,既往有高血压病史,常突然发病,头颅 CT 可显示缺血或出血病灶,血常规一般正常。

第七节 慢性白血病

一、慢性粒细胞白血病

(一) 概念

慢性粒细胞白血病为多能干细胞上恶性骨髓增生性疾病。存在 Ph 染色体与 BCR/ABL 基因异常。临床表现为脾大,白细胞明显升高,血涂片细胞呈异常多样性(包括各阶段粒系幼稚细胞、血小板增多)。骨髓增生极度活跃,粒系增生为主,中幼粒细胞与晚幼粒细胞明显增多。依据病情及血细胞变化,将其分为慢性期、加速期和急变期。

(二) 机制

基因突变、染色体易位是慢性粒细胞白血病发病基础,恶性克隆增生导致骨髓增殖异常,引起骨髓及血液学改变,白血病细胞浸润致使肝、脾、淋巴结肿大。

(三) 临床表现与解释

白血病细胞浸润引起淋巴结和肝大。细胞过多、代谢亢进引起乏力、多汗、体重减轻。染色体与基因异常引起恶性克隆,恶性增殖引起白细胞升高,细胞不平衡增殖或分裂异常致幼稚细胞出现。

(四) 诊断依据

临床表现为低热、无力、脾大甚至巨脾。外周血检查白细胞升高,常 $>50 \times 10^9/L$,血涂片分类呈现"百花异样"(显微镜下可见各系细胞及各系的各阶段细胞)为其特点。中晚幼粒细胞增多明显,多伴有嗜碱粒细胞和血小板增高。骨髓细胞学检查增生极度活跃,以中幼粒、晚幼粒细胞为主,见书后彩图 14。慢性粒细胞白血病其病期不同,其原始细胞百分比有别。慢性期外周血,骨髓原始细胞均 <10%。加速期外周血,骨髓原始细胞均 >10%。急变期外周血,骨髓原始细胞均 ≥20%。Ph^+,BCR/ABL 阳性。

(五) 鉴别诊断

1. **慢性中性粒细胞白血病** 也属于恶性克隆性疾病。临床症状不明显,可有发热,乏力,检查脾大。无感染情况下白细胞及中性粒细胞持续增高,多在 $30 \times 10^9/L$ 以上。血涂片分类见中性分叶显著,占 80% 以上,碱性磷酸酶增高。成熟的粒细胞胞质内有粗大颗粒及空泡。外周血一般无幼稚细胞,嗜酸、嗜碱粒细胞不增多。无 Ph 染色体和 BCR/ABL 异常。骨髓粒系明显增生,中性分叶粒细胞为主,原早幼粒细胞不高。红系、巨核系受抑制。可有贫血和血小板减少。

2. **骨髓纤维化(MF)** 本病临床检查巨脾,外周血检查白细胞可增多,血涂片可出现幼红、幼粒细胞。应与慢性白血病鉴别。骨髓纤维化一般外周血白细胞多在 $50 \times 10^9/L$ 以内,幼稚细胞为原始粒细胞或幼稚红细胞。骨髓穿刺多部位为干抽,骨髓活检病理显示胶原纤维和网状纤维增生。Ph 为阴性,BCR/ABL 阴性。

3. **骨髓增生异常/骨髓增殖性疾病(MDS/MPD)** 是一组克隆性造血组织肿瘤性疾患。临床、实验室、形态学表现符合 MDS,又有慢性骨髓增殖性疾病表现。患者可表现为脾大。

临床、血液学特点为骨髓粒系有核细胞增多,其中一系或多系是有效增殖,外周血显示此系的细胞增多,而另一系或多系无效增殖,导致该系血细胞减少。骨髓各系细胞均可存在病态造血。检查可有染色体异常,但 Ph 为阴性,BCR/ABL 阴性。

4. 慢性粒单核细胞白血病(CMML) 2001 年 WHO 粒系肿瘤分类将其归于新一类别。依据原始细胞百分比与嗜酸粒细胞绝对值,分为不同亚型。此病归属于骨髓增生异常 / 骨髓增殖性疾病范畴。患者表现为乏力、低热、脾脏中度或重度肿大。白细胞升高,持续单核细胞增多 >1×10^9/L 以上。骨髓可见幼稚单核细胞,细胞系存在病态造血。有获得性细胞遗传学异常,Ph 为阴性,BCR/ABL 阴性。

5. 类白血病反应 类白血病反应本身并不是一类疾病,而是机体对某一种疾病超常的血液学反应。常见重症感染、重症结核病等。患者存在原发病,发热、外周血白细胞多在 30×10^9/L 左右。涂片主要为中性分叶或杆状,可见中毒颗粒与空泡,偶见晚幼粒细胞。可伴有贫血或血小板减少。骨髓细胞学检查粒系增生活跃,原始细胞正常,临床无浸润症状,致病因素消除后血象恢复正常,Ph 为阴性,BCR/ABL 阴性。

二、慢性淋巴细胞白血病 / 小淋巴细胞瘤

(一)概念

慢性淋巴细胞白血病(CLL),形态上为成熟淋巴细胞,在外周血、骨髓、淋巴结和脾淋巴组织不断积累造成的一种肿瘤性疾病。小细胞淋巴瘤(SLL),淋巴瘤细胞主要在淋巴结、脾脏等淋巴组织浸润,没有明显累及骨髓及外周血。CLL 和 SLL 是同一种疾病累及的主要组织不同,后者诊断依据病理及免疫组化。临床将此称为慢性淋巴细胞白血病 / 小淋巴细胞瘤(CLL/SLL)。

(二)机制

克隆性淋巴细胞增殖导致淋巴细胞增多、肝脾大。

(三)临床表现与解释

属于淋巴细胞增殖性疾病,起源于 B 细胞,表达 CD5、CD23。起病缓慢,病变侵犯淋巴结、肝脾和骨髓,全身淋巴结肿大,肝脾大。临床可有乏力、低热、贫血或出血。外周血白细胞 >15×10^9/L,成熟淋巴细胞比例 >50%,绝对值 $\geq 5 \times 10^9$/L,为 B 细胞表达 CD19、CD20、CD23,同时表达 CD5$^+$。可见少数幼淋巴细胞。骨髓增生活跃或明显活跃。依据免疫分型可分 B 细胞和 T 细胞性慢性淋巴细胞白血病。根据病情发展分为四期:Ⅰ期,仅表现为淋巴细胞增多;Ⅱ期,淋巴细胞增多 + 淋巴结肿大;Ⅲ期,淋巴细胞增多伴有肝脾大;Ⅳ期,淋巴细胞增多,淋巴结和肝脾大伴有贫血和血小板减少。

(四)诊断依据

有临床表现,实验室检查白细胞大于 15×10^9/L,淋巴细胞比例 >50%,其绝对值 $\geq 5 \times 10^9$。形态为成熟淋巴细胞,免疫表型 CD5$^+$,并表达 CD19、CD20、CD23。骨髓增生活跃,成熟淋巴细胞 >40%。可见少数幼稚淋巴细胞。诊断 CLL,如合并有淋巴结或肝脾组织浸润可诊断 CLL/SLL。英国马斯登皇家医院(RMH)慢性淋巴细胞白血病积分诊断见表 14-14。

表 14-14　慢性淋巴细胞白血病积分诊断表

表型	积分	
	1	0
sIg	弱阳性	强阳性
CD5+	阳性	阴性
CD23+	阳性	阴性
FMC7	阴性	阳性
CD22/CD79b	弱阳性	强阳性

注:CLL 积分诊断,4~5 分诊断,<3 分可排除。

(五) 鉴别诊断

参见多毛细胞白血病。

三、幼淋巴细胞白血病(PLL)

(一) 概念

幼淋巴细胞白血病属于恶性克隆性疾病,其 p53 异常在其发病中起重要作用,以侵犯外周血、骨髓和脾为特点的肿瘤性疾病。

(二) 临床特点

发病率低,多在 50 岁以上。常有乏力、多汗、消瘦,检查巨脾,淋巴结可肿大。外周血白细胞增高 $>10 \times 10^9$/L,见大量幼淋巴细胞,细胞核仁大明显。骨髓呈"清一色"为幼淋巴细胞,糖原染色(PAS)阳性,酸性磷酸酶(ACP)阳性。酸性磷酸酶耐酒石酸试验(TRAP)阴性。可伴有 t(11;14)(q22;32)、14q+、6q- 异常。免疫表型无特异性,sIg 强阳性,CD19、CD20、CD22、CD79a、FMC 阳性,CD23、CD10 阴性。应用苯丁酸氮芥(瘤可宁)疗效欠佳。

(三) 诊断

发病常在 50 岁以上,脾中度以上肿大,轻度贫血,血小板减少,白细胞升高,血涂片与骨髓片见明显幼淋巴细胞,其细胞胞体偏大,可见明显核仁。糖原染色阳性,过氧化物酶阴性。免疫表型 sIg 强阳性,CD19、CD20、CD22、CD79a、FMC7 阳性,CD23、CD10 阴性。可有 t(11;14)(q22;32)、14q+、6q- 异常。

(四) 鉴别诊断

1. 传染性单核细胞增多症　发病急,有发热、咽扁桃体肿痛,外周血可出现异形成熟淋巴细胞。脾轻度肿大。

2. 慢性淋巴细胞白血病　病情缓慢,外周血幼淋巴细胞比例一般小于2%,其免疫表型 CD5+、CD23+、CD20、CD22、CD79a、FMC 常为弱阳性或阴性。

四、多毛细胞白血病(HCL)

(一) 概念

多毛细胞白血病属于恶性克隆性、可能来源于边缘区、归属于 B 淋巴细胞肿瘤。

（二）临床特点

临床起病缓慢，可有乏力、疲劳，中度以上脾大，外周一般淋巴结不大。白细胞增高在 10×10^9/L 以上，多数全血细胞减少。外周血和骨髓细胞学检查存在毛细胞，细胞膜可见细长、绒毛状的细胞质突起，组织化学染色具有特异性耐酒石酸试验酸性磷酸酶阳性。细胞免疫表型 CD11c、CD25、CD103、CD123、CD20，病理免疫组化 A1（annexin）阳性。

（三）诊断

临床脾大、贫血，外周血涂片与骨髓细胞形态学见到毛细胞，酸性磷酸酶染色阳性，不被酒石酸抑制，糖原染色阳性。免疫表型 sIg、CD19、CD20、CD22、CD11c、CD25、CD103 阳性。

（四）鉴别诊断

多毛细胞白血病、慢性淋巴细胞白血病、幼淋巴细胞白血病的鉴别见表 14-15。

表 14-15　多毛细胞白血病、慢性淋巴细胞白血病、幼淋巴细胞白血病的鉴别

类型	CD5	CD10	CD22	CD23	FMC7	sIgM	CD25	CD103	CD11c	CD43
CLL	+	−	±	+	−	±	±	−	−	+
HCL	−	−	+	−	+	+	−	+	+	
B-PLL	±	−	+		+	+				

第三章　淋巴瘤鉴别诊断

第一节　总　　论

（一）概念

临床上淋巴瘤包括霍奇金病和非霍奇金淋巴瘤。霍奇金病是指发生淋巴组织的肿瘤性疾病，非霍奇金淋巴瘤是指来源于免疫系统细胞的肿瘤性疾病。淋巴瘤的诊断主要依靠病理检查。霍奇金病特别是非霍奇金淋巴瘤病理分类非常复杂。临床分期多根据病变累及范围制定，但非霍奇金淋巴瘤分期并不像霍奇金病那么严格。病变累及淋巴结或脏器程度除临床物理检查外，B 型超声、CT、磁共振成像以及消化道造影或内窥镜检查更有意义。

（二）分类

传统的淋巴瘤分为霍奇金病与非霍奇金淋巴瘤。2001 年 WHO 依据组织病理、组织化学、免疫学、遗传学、分子生物学达成共识进行淋巴瘤分类。随后，2008 年对淋巴瘤 WHO 分类修订和更新。由于淋巴瘤类型复杂，涉及细胞学、组织化学、免疫学、遗传学以及分子学，随着检查方法进展，分型将会更加完善。

（三）分期与归组

临床上恶性淋巴瘤除诊断应明确外，正确的分期是制订治疗方案的条件，而分期的关键则是明确病灶定位。一般对于霍奇金分期要求严格。对于非霍奇金淋巴瘤，由于多为全身性疾病，分期并不十分严格。

淋巴瘤分期常用的符号见下：

E　=　结外

X　=　直径 10cm 以上的巨块

M　=　骨髓

S　=　脾

H　=　肝

O　=　骨骼

D　=　皮肤

P　=　胸膜

L　=　肺

淋巴瘤分期，国际临床分期标准，Ann Arbor 分期（经过 Cotswald 修订）

Ⅰ期：病变仅局限于 1 个淋巴结区（Ⅰ）或单个结外器官局部受累（ⅠE）。

Ⅱ期：病变累及横膈两侧两个或更多的淋巴结区（Ⅱ），或病变局限侵犯淋巴结以外器官及横膈同侧 1 个以上淋巴结区（ⅡE）。

Ⅲ期：横膈上、下均有淋巴结病变（Ⅲ），可伴脾累及（ⅢS），结外器官局限受累（ⅢE），或脾与局限性结外器官受累（ⅢSE）。

Ⅳ期：一个或多个结外器官受到广泛性或播散性侵犯，伴或不伴淋巴结肿大。肝或骨髓只要受到累及均属于Ⅳ期。

根据有无特定全身症状：体重减轻大于 10%，不明原因发热大于 38℃，盗汗。分 A 与 B 两组，无症状为 A 组，有症状为 B 组。

第二节　霍奇金淋巴瘤

一、分类

（一）组织学分型

结节硬化型、淋巴细胞为主型、混合细胞型、淋巴细胞减少型。

1. 2008 年 WHO 分型

结节性淋巴细胞为主型霍奇金病。

经典型霍奇金病。

2. 结节硬化

结节性硬化经典型淋巴瘤（结节硬化型）。

富于淋巴细胞经典型淋巴瘤（淋巴细胞丰富型）。

混合细胞型经典霍奇金病（混合型）。

淋巴细胞减少典型霍奇金病（淋巴细胞消减型）。

（二）依据免疫标志物，分为 B 细胞型与 T 细胞型。

二、临床表现与解释

发热、淋巴结肿大为霍奇金病主要临床表现，发热原因认为与免疫复合物形成、肿瘤细胞溶解产物引起过敏反应以及并发感染有关。淋巴结肿大是瘤细胞恶性增生所致。皮肤过敏表现,可出现皮肤瘙痒、荨麻疹、红斑等,其发生与肿瘤细胞溶解产物引起的自身免疫反应有关。

三、诊断依据

发热伴有无痛性淋巴结肿大为诊断线索,发热不规则,多汗,乏力具有消耗性。淋巴结肿大特点为无痛性且坚硬似软骨样。淋巴结侵犯内脏引起相关脏器临床症状。淋巴结病理可找到 R-S 细胞或 Hodgkin 细胞。

第三节　非霍奇金淋巴瘤

一、分类

(一)WHO 淋巴组织肿瘤分类

1. B 细胞肿瘤

前 B 细胞肿瘤(见白血病)

成熟 B 细胞肿瘤

慢性淋巴细胞白血病 / 小淋巴细胞淋巴瘤

B 细胞幼淋巴细胞白血病

脾边缘区淋巴瘤

多毛细胞白血病

脾淋巴瘤 / 白血病,不能分类

多毛细胞白血病,变异型

淋巴浆细胞性淋巴瘤(淋巴母细胞淋巴瘤)

华氏巨球蛋白血症

重链病(α、γ、μ 型)

浆细胞骨髓瘤

孤立性骨髓瘤

骨外(髓外)浆细胞瘤

结外黏膜相关淋巴组织边缘区淋巴瘤(MALT 淋巴瘤)

淋巴结内边缘区 B 细胞淋巴瘤

儿童结内边缘带 B 细胞淋巴瘤

原发皮肤滤泡中心淋巴瘤

套细胞淋巴瘤

弥漫性大 B 细胞淋巴瘤(DLBCL),非特殊类型

T 细胞 / 组织细胞丰富的大 B 细胞淋巴瘤

原发性中枢神经系统弥漫性大 B 细胞淋巴瘤(CNL DLBCL)

原发性皮肤弥漫性大 B 细胞淋巴瘤,腿型

老年人 EBV 阳性弥漫性大 B 细胞淋巴瘤

慢性炎症相关性弥漫性大 B 细胞淋巴瘤

淋巴瘤样肉芽肿

原发性纵隔（胸腺）大 B 细胞淋巴瘤

血管内大 B 细胞淋巴瘤

ALK 阳性弥漫大 B 细胞淋巴瘤

浆母细胞性淋巴瘤

起源于 HHV8 相关多中心 Castleman 病的大 B 细胞淋巴瘤

原发性渗出性淋巴瘤

伯基特淋巴瘤

B 细胞淋巴瘤，不能分类，具有 DLBCL 和伯基特淋巴瘤中间特点

B 细胞淋巴瘤，不能分类，具有 DLBCL 和经典霍奇金病中间特点

2. 成熟 T 细胞和 NK 细胞肿瘤

T 细胞幼淋巴细胞白血病

T 细胞大颗粒淋巴细胞白血病

慢性 NK 细胞淋巴组织增生性疾病

侵袭性 NK 细胞白血病

儿童系统性 EBV 阳性 T 细胞淋巴组织增生性疾病

水疱痘疮样淋巴瘤

成人 T 细胞白血病 / 淋巴瘤

结外 NK/T 细胞淋巴瘤，鼻型

肠病相关性 T 细胞淋巴瘤

肝脾 T 细胞淋巴瘤

皮肤质膜炎样 T 细胞淋巴瘤

蕈样肉芽肿

Sézary 综合征

原发性皮肤 CD30 阳性 T 细胞淋巴组织增生性疾病

淋巴瘤样丘疹

原发性皮肤间变性大细胞淋巴瘤

原发性皮肤 γδT 细胞淋巴瘤

原发性皮肤 CD8 阳性侵袭性亲表皮细胞毒性 T 细胞淋巴瘤

原发性皮肤小 / 中 CD40 阳性 T 细胞淋巴瘤

周围 T 细胞淋巴瘤，非特指性

血管免疫细胞性 T 细胞淋巴瘤

间变性大细胞淋巴瘤（ALCL），ALK 阳性

间变性大细胞淋巴瘤（ALCL），ALK 阴性

（二）分类后的修订与更新

1. 成熟 B 细胞肿瘤

滤泡性淋巴瘤（包括几类）

弥漫性大 B 细胞淋巴瘤（包括几类）

2. 成熟 T/NK 细胞肿瘤

EBV 相关细胞克隆性淋巴组织增生

皮肤 T 细胞淋巴瘤新类型

3. 其他

二、临床特点

临床表现与淋巴瘤累及病变部位与器官不同有别。累及淋巴结主要表现为无痛性淋巴结肿大。累及结外组织器官常见：消化道、皮肤、韦氏咽环、甲状腺、唾液腺、骨、骨髓、神经系统等。病灶处可有肿块、压迫、浸润或出血等表现。患者多有发热、体重减轻、盗汗全身症状。

实验室检查可有贫血或血细胞减少，生化检查乳酸脱氢酶升高。病变侵犯骨髓可见淋巴瘤细胞。累及中枢神经系统头颅 CT 检查可有影像学改变，脑脊液异常。病理组织学表现为淋巴结或受累组织正常结构为肿瘤细胞破坏，可见形态异型性恶性淋巴细胞。淋巴瘤类型不同，其免疫学、细胞遗传学检查有别。

三、诊断依据

无痛性淋巴结肿大（一般直径常大于 2cm），质硬或结外器官肿块。伴有无炎症表现的发热、体重减轻。病理检查存在恶性淋巴细胞及组织结构破坏，被膜被侵犯。结合流式细胞技术检测、细胞遗传学方法或 FISH 染色体检测、PCR 测定基因重排突变，可明确诊断。

第四节 鉴 别 诊 断

一、霍奇金病与非霍奇金淋巴瘤的鉴别

霍奇金病与非霍奇金淋巴瘤的鉴别见表 14-16。

表 14-16　霍奇金病与非霍奇金淋巴瘤的鉴别

鉴别点	霍奇金病	非霍奇金淋巴瘤
发病年龄	中位数 40 岁	中位数 60 岁
淋巴结首发部位	颈部多见	颈部、结外器官
侵犯部位	淋巴结	淋巴结及结外器官
病变范围	局部淋巴结病变多见	局部病变少见
发展规律	延续性扩散，较慢	血源性或侵袭性扩散，较快
扩散方式	一般按淋巴分布顺延	顺延或跳跃式
扁桃体侵犯	少见	可见
鼻腔侵犯	少见	可见
肝侵犯	少见	常见

续表

鉴别点	霍奇金病	非霍奇金淋巴瘤
脾侵犯	常见	可见
骨髓侵犯	少见	常见
纵隔侵犯	常见,多见于硬化型	较少,淋巴母细胞型除外
肠系膜侵犯	少见	常见
消化道侵犯	罕见	常见
中枢神经侵犯	少见	可见
皮肤侵犯	罕见	少见(T 细胞型多见)
R-S 细胞	常有	无

二、成熟 B 细胞淋巴瘤鉴别

主要包括:慢性淋巴细胞白血病(CLL),套细胞淋巴瘤(MCL),滤泡淋巴瘤(FL),边缘区淋巴瘤(MZL),多毛细胞白血病(HCL),幼淋巴细胞白血病(PLL)。成熟 B 细胞肿瘤诊断图解见图 10,鉴别见表 14-17。

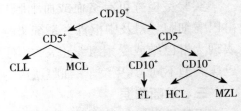

图 10 成熟 B 细胞肿瘤诊断图解

表 14-17 成熟 B 细胞淋巴瘤的鉴别

类型	CD5	CD10	CD22	CD23	FMC7	sIgM	CD25	CD103	CD11c	CD43
CLL	+	−	±	+	−	±	±	−	−	+
HCL	−	−	+	−	+	+	=	+	+	
B-PLL	±	−	+	−	+	+				
FL	−	+	+	±	±	+	+			−
MCL	+	−	+	−/±	+	+	+	−	±	+
MZL	−	−	+	−	+	+	+		±	±

三、各型之间主要特点

1. 滤泡型淋巴瘤特点 要点生发中心标志,CD10⁺,Bcl-6⁺,有 T(14,18)染色体异常,CD43⁻、CD10⁻、CD5⁺ 不支持滤泡型淋巴瘤。

2. 套细胞型淋巴瘤特点 要点:CD5、CD43、FMC7 阳性,染色体 T(11,14)(q13,q32),cyclin D1 常过度表达,CD10、Bcl-6 阴性。FMC⁺(膜糖蛋白)不同于慢性淋巴细胞白血病,CD10 阴性不同于滤泡型淋巴瘤。

3. 边缘区淋巴瘤特点 要点 CD20⁺、CD19⁺、IgM⁺、CD5⁻、CD23⁻、cyclin D1,不表达生发中心标志 CD10,Bcl-6。

4. 弥漫性大 B 淋巴瘤特点 弥漫性大 B 细胞淋巴瘤(DLBCL)是一种淋巴细胞来源的肿瘤。瘤细胞呈弥漫性生长,细胞核比正常巨噬细胞或正常淋巴细胞核的两倍稍大,形态学、生物学、临床表现显示不尽相同的特点。侵袭性淋巴瘤,发展快,恶性度高,合理治疗又能治愈。

WHO 根据组织形态学改变将其分为:中心母细胞型、免疫母细胞型、间变型、特殊少见型。依据基因表达模式分为:生发中心 B 细胞淋巴瘤、活化 B 细胞淋巴瘤、第三型。

生发中心 B 细胞标志为 CD10 Bcl-6 和生发中心后的 B 细胞标志 Mum1。

主要检测 Ki-67、CD3、CD20、CD79a、Bcl-6、Mum-l、GCET1、FOXP1。其 Ki-67、CD3、CD20、CD79a 阳性率分别为 96%、0、98 %、80.5%,GCET1、CD10、Bcl-6、FOXP1 均有一定表达。

四、淋巴瘤与其他淋巴结肿大疾病鉴别

(一)反应性淋巴结肿大

由病毒、药物、输血等原因导致机体发生免疫性反应时可引起淋巴结肿大。常见的疾病有传染性单核细胞增多症、急性肝炎、结缔组织病、猫抓热、带状疱疹等。反应性肿大的淋巴结特点是:急性发病,淋巴结肿大疼痛,常有发热,疾病恢复后肿大的淋巴结消退,可找到致病因素,淋巴结病理显示反应性淋巴结特征。

(二)淋巴结核

有结核病史,淋巴结大小不一,质较软,相互融合,可有破溃,伴有低热或中毒症状。胸部 CT 常见肺部原发病灶,淋巴结病理具有结核特征性朗汉斯巨细胞。

(三)炎症性淋巴结肿大

有局部感染灶,淋巴结红肿热痛,经抗感染治疗短期内肿大淋巴结消退。实验室检查白细胞增多,中性粒细胞比例升高。

(四)原发部位肿瘤

原发部位肿瘤存在原发病灶,常伴有相关器官受侵症状,可远处转移,组织细胞活检是鉴别的主要依据。淋巴瘤一般多有发热,累及局部淋巴组织,可存在基因重排,累及骨髓可找到淋巴瘤细胞。

(五)转移癌

癌症淋巴结转移常引起淋巴结肿大,患者有癌症病史,临床可有发热,体温通常在38℃以下。有受浸润器官相关临床表现,淋巴结组织活检病理证实为转移癌。

更多的鉴别可参阅"淋巴结肿大鉴别"。

第五节 原发性脾淋巴瘤

一、概念

原发性脾淋巴瘤(PSL)是一种恶性淋巴瘤,病变原发于脾,无脾外淋巴组织受侵,并经脾切后病理证实。

二、临床特点

临床不具备特异性表现,可有左上腹不适、疼痛,伴有发热、盗汗、贫血、体重减轻、乏力,脾大是重要体征。可伴有白细胞与血小板减低,血沉一般增快,免疫球蛋白升高。骨

髓细胞学可见淋巴瘤细胞浸润。

三、诊断

脾大伴有腹部不适或压迫症状，临床生化、血液学及放射学检查可排除其他处病变存在，无脾脏之外肝脏、肠道、动脉旁等淋巴瘤证据，脾淋巴瘤诊断后其他部位出现淋巴瘤病变至少 6 个月。

四、鉴别诊断（主要围绕脾大进行鉴别）

淋巴系统的疾病包括多毛细胞白血病、幼淋巴细胞白血病、慢性淋巴细胞白血病。三者都归属克隆性淋巴细胞性疾病。脾大明显，检查外周血和骨髓细胞学可见典型特征性的恶性细胞。依据细胞形态学特征与细胞免疫表型临床可鉴别。其意义可避免不必要的脾切除手术。

脾 B 细胞边缘区淋巴瘤，属于 B 淋巴细胞恶性肿瘤，瘤细胞可取代脾脏白髓生发中心，破坏滤泡区与边缘区融合，侵犯脾累及骨髓。临床可依据外周血与骨髓细胞学检查作出诊断。外周血表现为小淋巴细胞，呈绒毛突起。骨髓见淋巴瘤细胞，为绒毛状和淋巴浆细胞样。免疫组化 $CD5^-$，$CD20^+$，$CD19^+$，$CD22^+$，$CD79a^+$。

脾 T 细胞淋巴瘤，为外周 T 细胞淋巴瘤，患者多有发热，淋巴结较少肿大。可有贫血和血小板减少。病变累及骨髓，免疫表型 $CD16^+$，$CD56^+$，$CD57^-$。

慢性粒细胞白血病与慢性中性分叶粒细胞白血病，临床多有巨脾表现。因属于粒系恶性克隆性疾病，检查外周血粒细胞明显增多，慢性粒细胞血涂片可见到各类细胞及各类细胞的各个阶段，实属"百花异样"骨髓以中晚幼为主。细胞遗传学与分子学异常，Ph^+ 染色体与 BCR/ABL。慢性中性分叶粒细胞白血病特点为外周血与骨髓以 90% 中性分叶粒细胞为主。

骨髓增殖性疾病，主要包括真性红细胞增多症、原发性血小板增多症、骨髓纤维化。三种疾患都有脾明显肿大，存在 JAK2 V617F 突变基因。但三者之间临床有别。真性红细胞增多症为骨髓红系克隆过度增生，导致临床皮肤呈紫红色、结膜充血、头晕、乏力、血压升高。检查淋巴结一般不大。血红蛋白 $\geq 180g/L$，红细胞 $\geq 6.0 \times 10^9/L$，骨髓检查红系增生，原始细胞比例正常。原发性血小板增多症为骨髓巨系增生，多发生在 40 岁以上成人，可并发出血或血栓。白细胞多增高 $>15 \times 10^9/L$，血小板计数 $>100 \times 10^9/L$。骨髓纤维化患者，骨髓穿刺表现为"干抽"，外周血可见幼红、幼粒细胞，骨髓活检显示纤维化。

继发性脾大疾病主要见于脾功能亢进。本病多见于慢性肝病，检查脾增大，B 型超声检查门静脉增宽，肝缩小，脾明显肿大。外周血检查三系减少，以"两头"细胞（粒系与巨核系）减少明显。常无细胞形态学改变。骨髓增生活跃。生化白蛋白可降低、直接胆红素、转氨酶升高。脾切除后血象可有改善。

噬血细胞综合征，脾淋巴瘤患者若发热、三系减少应注意与噬血细胞综合征鉴别。噬血细胞综合征一般发病急，高热明显，脾大。实验室检查铁蛋白、甘油三酯明显升高，纤维蛋白原降低。骨髓可见噬血细胞。流式细胞学检查有助于鉴别。

第六节　血管免疫性母细胞性 T 细胞淋巴瘤

一、概念

1974 年称之为血管免疫母细胞淋巴结病,曾认为是一种非肿瘤性淋巴组织异常增殖性疾病。因存在单克隆 TCR 基因重排,2008 年 WHO 将其归属于成熟 T 细胞淋巴瘤亚型——血管免疫性母细胞性 T 细胞淋巴瘤。

二、机制

可能为 EBV 感染导致滤泡辅助 T 细胞活化,CXCL13 高表达,引起恶性克隆增生。

三、临床表现与解释

多发生于老年人,淋巴结肿大广泛,多数患者有发热、体重减轻、盗汗。常有皮疹,可有肝脾大。实验室检查乳酸脱氢酶与球蛋白升高,血红蛋白减低。组织病理淋巴结可呈灶性或弥漫性浸润,淋巴结部分结构破坏,血管内皮细胞增生肿胀,血管壁增厚,细胞间有嗜伊红性无结构物质沉淀。免疫表达 T 细胞相关抗原 CD3、CD4、CD45RO。有 TCR 基因重排,+3,+5 和获得性的 +X 染色体。

四、诊断依据

起病急,多见老年人,全身淋巴结肿大伴有发热,肝脾大。淋巴结结构全部或大部分破坏,血管增生,血管壁内有 PAS 阳性无定形物沉积,免疫反应性细胞浸润增殖、组织活检免疫表型,及细胞遗传学与基因重排异常,肾上腺皮质激素治疗有效。

五、鉴别诊断

反应性淋巴结肿大,临床多有致病因素,肿大的淋巴结可伴有疼痛,肿大的淋巴结随致病因素消除可减小。淋巴结病理呈反应性增生(见反应性淋巴结病)。

第四章　其他淋巴结肿大疾病

第一节　反应性增生淋巴结症

一、概念

反应性增生淋巴结症为病因不明确的非特异性淋巴结病(症)。病因明确的则为特异性淋巴结病(症)。主要特点为淋巴结肿大,可伴有发热,但病程为良性过程。肿大的淋巴结与致病因素具有相关性。淋巴结活检为反应性增生。

二、机制

反应性非特异性淋巴结肿大可能与非特定的细菌、真菌、病毒感染或免疫反应有关。反应性特异性淋巴结肿大与特定的病毒、细菌或寄生虫感染相关,是特定的致病因素导致的免疫反应。

三、临床表现与解释

发病见于各个年龄,免疫反应导致淋巴结肿大,可单一部位,也可多个部位,肿大的淋巴结常有压痛,一般在2cm以内,淋巴结质地偏软。患者可有发热,伴有关节痛、全身不适。淋巴结组织活检为反应性增生。特异性淋巴结病患者同时伴随相关疾病表现。

四、诊断依据

依据发病特点,组织活检临床可诊断。

五、鉴别诊断

淋巴瘤,为恶性克隆性疾病,疾病呈进展性,淋巴结肿大明显,质地硬。淋巴结组织活检具有恶性细胞浸润性与破坏性。

第二节　自身免疫性淋巴细胞增殖病

一、概念

由自身免疫性疾病如干燥综合征、类风湿性关节炎、系统性红斑狼疮、白塞病等引起的淋巴结肿大或淋巴细胞增多性疾病。

二、机制

自身免疫性疾病患者存在自身抗体,机体淋巴细胞活性增强,常导致淋巴结肿大。由于异常抗体增加,损害靶器官,引起相关症状。

三、临床与解释

见于各个年龄组,女性多于男性。抗体作用于器官其临床表现有关节痛、皮疹、口腔溃疡,可有脾大,伴有免疫性血细胞减少,淋巴细胞增多,淋巴结肿大无痛性,直径通常在1cm左右,质软。抗体分泌增多,实验室检查蛋白电泳表现为高 γ 球蛋白血症,血清免疫球蛋白 IgG、IgA 或 IgM 升高,也可表现为低球蛋白血症。外周血或淋巴组织 TCR a β$^+$、CD3$^+$、CD4$^-$、CD8$^-$、T 细胞数量增多。

四、诊断依据

有自身免疫性疾病史,淋巴细胞增多或淋巴结肿大,存在自身抗体,淋巴结病理为反应性增生,不支持淋巴瘤诊断。

五、鉴别诊断

淋巴瘤,见相关章节。

第五章　其他恶性血液病

第一节　多发性骨髓瘤

一、概念

多发性骨髓瘤(MM)早期可无症状,呈"亚临床期"。病情为进行性,因瘤细胞浸润和对骨质破坏,分泌异常免疫球蛋白,故临床常引起骨痛、骨折、免疫功能减低、反复感染、肾功能异常等表现。检查血中出现 M 蛋白,骨髓存在骨髓瘤细胞,X 检查骨质破坏。

二、机制

基因改变与骨髓微环境异常导致浆细胞突变为骨髓瘤细胞。细胞因子特别是白介素 -6(IL-6)等因子合成分泌,使因子网络失调引起骨髓瘤细胞增生。瘤细胞破坏骨质,浸润骨髓,抑制造血。瘤细胞分泌异常抗体,致使高黏滞血症、免疫力低下、肾损害。

三、临床表现与解释

发病多见于 50 岁以上患者,其骨痛和骨质破坏、肾功能异常、贫血、反复感染是最常见症状和表现。骨髓瘤细胞分泌细胞因子激活破骨细胞,造成骨质疏松,溶骨病变,病理性骨折,病变常发生于承受体重和活动多的扁骨如胸腰椎,瘤细胞浸润骨膜是引起骨痛主要原因。骨髓瘤细胞抑制造血干细胞导致贫血。由于正常免疫球蛋白分泌减少,机体抵抗力低,常引起反复感染。肾功能损害是异常球蛋白生成的大量轻链,溶骨后高血钙以及高尿酸对肾损伤结果。实验室检查血红蛋白减低,血沉明显增快,血清免疫球蛋白电泳出现异常 M 蛋白(见图 11),单克隆免疫球蛋白升高,骨髓细胞学异常浆细胞大于 10%。依据异常免疫球蛋白分为 IgG 型、IgA 型、IgD 型、IgE 型以及轻链型骨髓瘤。轻链型多发性骨髓瘤特点有溶骨病变,骨髓中浆细胞 >10%,血清蛋白电泳可正常,无 M 蛋白,但血清、尿中轻链明显升高,常有肾功能损害。

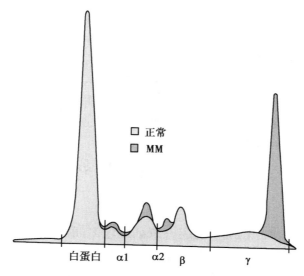

图 11　多发性骨髓瘤血清蛋白电泳

四、诊断依据

年龄在 50 岁以上,有骨痛、骨质破坏或骨折病史。伴有贫血、反复感染、蛋白尿、血沉明显增快。骨髓检查异常浆细胞 >10%,其典型的骨髓瘤细胞特征为:大小、形态不一,细胞胞质呈灰蓝色,可见多个核,核仁易见,核旁淡染区消失,可见大小不等空泡,核染色质疏松,有时凝集成块(见书后彩图 15)。血清单克隆抗体增高,蛋白电泳可见 M 带,尿中本周蛋白,血清与尿中轻链明显升高。IgG ≥35g/L,IgA ≥20g/L,IgM ≥15g/L,IgD ≥2g/L,

IgE≥2g/L,尿本周蛋白>1g/24h。X检查见骨质破坏或骨折。CD38⁺,CD138⁺,CD56⁺,CD19⁻。多发性骨髓瘤的分期见第二十篇血液病分类、程度与预后评估。

五、鉴别诊断

反应性浆细胞增多(针对浆细胞增多鉴别),反应性浆细胞增多是某些致病因素引起的骨髓形态学的一种反应。临床可找到致病因素,患者发热、贫血或肝脾大,血清球蛋白增高为多克隆性,蛋白电泳 无M蛋白。X线无骨质破坏,浆细胞轻度增加,一般应小于10%,为成熟浆细胞,免疫表达CD38⁺⁺⁺,CD56⁻,CD45⁺,CD20⁻,CD28⁻,CD33⁻,CD117⁻。

转移癌(针对骨质破坏鉴别),骨痛和骨质破坏应与转移癌鉴别,转移癌临床多有相关脏器癌症证据,骨痛明显,部位不定。骨质破坏处一般无新骨形成,血清单克隆抗体不高,骨髓无骨髓瘤细胞,骨髓活检可见到转移癌细胞(骨髓瘤细胞与转移癌细胞鉴别见骨髓细胞学鉴别诊断),免疫表达无淋巴细胞标记。多发性骨髓瘤骨痛部位主要在扁骨,骨痛慢性进行加重,X线表现为弥漫性骨质疏松伴有穿凿样溶骨改变,以颅骨、髂骨部位典型。

巨球蛋白血症(针对免疫球蛋白异常鉴别),骨髓瘤因具有骨痛、骨质疏松和贫血,应与巨球蛋白血症鉴别。巨球蛋白血症发病年龄多在50岁以上,有神经系统症状、视力障碍或眼底出血,血清蛋白异常为IgM,骨髓细胞学检查为淋巴样浆细胞。

意义未明单克隆球蛋白增多症(针对免疫球蛋白异常鉴别),为良性单克隆免疫球蛋白增多症,各种病因引起的反应性单克隆免疫球蛋白增高总称为综合征。此类患者临床缺少症状,检查单克隆免疫球蛋白增高,长时间观察未发现骨髓瘤或其他病变。

慢性肾炎(针对肾功损害),多发性骨髓瘤具有贫血、肾功能异常。应与慢性肾炎肾功能不全鉴别,慢性肾炎常有病史,尿少,血压增高,肾功能异常,肌酐清除率减低。B型超声检查可发现肾缩小,血清蛋白电泳检测不到异常M蛋白,骨髓检查无骨髓瘤细胞。

附:反应性浆细胞增多症

一、概念

正常骨髓浆细胞在0%~1.2%。反应性浆细胞增多症是指各种病因或某些疾病引起骨髓继发性浆细胞增多而言。检查骨髓细胞学浆细胞增多,为成熟浆细胞,一般>3%,但<10%,排除了骨髓瘤,临床是一组综合征。其意义与未明单克隆球蛋白增多症相似。

二、临床特点

骨髓细胞学检查浆细胞增多,为成熟浆细胞。可能为某些感染疾病、风湿免疫性疾病、过敏性反应、粒细胞缺乏症等可引起。

三、诊断依据

骨髓浆细胞>3%但<10%,主要为成熟浆细胞。可有轻度单克隆免疫球蛋白或多克隆免疫球蛋白增高。临床经检查排除多发性骨髓瘤,巨球蛋白血症,重链或轻链病,原发性淀粉样变性等疾病。存在引起反应性浆细胞增多疾病,如感染、胶原病、结核病、肝病和

某些粒细胞缺乏症、再生障碍性贫血、骨髓增生异常综合征等。较长时间随访复查骨髓细胞学浆细胞比值无变化或减少,为成熟浆细胞。

第二节　轻链病与重链病

一、轻链病

(一) 概念

轻链病也称为轻链沉积病,是异常浆细胞产生过多轻链,而重链合成相对减少,导致体内轻链过多,沉积全身各个脏器组织所引起的一系统性疾病。免疫组化包括 κ 轻链与 λ 轻链异常。

(二) 机制

恶性克隆增殖,导致免疫球蛋白合成分泌轻链异常。

(三) 临床表现与解释

过多的轻链损伤肾脏,引起蛋白尿、血尿、高血压、肾功能异常。也可累及肝与心脏,引起肝酶谱升高、肝大、黄疸、心律失常、心力衰竭。实验室检查有贫血、血肌酐升高、尿蛋白、转氨酶、胆红素升高。低免疫球蛋白血症,由于 κ 和 λ 轻链分泌失衡,血液中轻链比值出现异常。肾病理 PAS 染色强阳性,刚果红染色阴性。

(四) 诊断依据

轻链病其免疫电泳检测出单克隆抗体轻链,血、尿轻链升高、病理学为系膜结节状硬化性肾小球病是诊断主要依据。

(五) 鉴别诊断

膜增生性肾小球肾炎,有慢性肾病史,尿蛋白或镜下血尿,血压高,肾功能异常,免疫荧光检查轻链阴性,沉积为 IgG 及 C3。

二、重链病

(一) 概念

属于浆细胞恶性增殖性疾病,临床根据重链结构不同分为 γ、α、μ 三型。其特点是恶变的浆细胞合成和分泌不完整单克隆免疫球蛋白,造成免疫球蛋白合成的缺陷,合成的重链部分缺失,与轻链不能装配,造成重链过剩。

(二) 机制

重链病是恶性浆细胞病一类型,为浆细胞恶性增殖伴有单克隆不完整免疫球蛋白合成与分泌,实验室检查仅有重链而无轻链。

(三) 临床表现与解释

各型临床表现不同,其共同点可在血清、小肠液或其他分泌液中检测到重链,而轻链缺如。γ 重链病发病多数在 40 岁,男性多于女性,起病缓慢,常有贫血、反复感染、淋巴结和肝脾大,可伴有颈部瓦尔代尔环(Waldeyer's ring)淋巴结肿大,骨髓检查可正常或浆细胞增多。α 重链病发病多在 20~30 岁,主要特征小肠、结肠、胃及肠系膜淋巴结内有浆细胞、淋巴细胞及网状细胞浸润,进行性吸收不良综合征,但肝、脾、淋巴结一般不受侵犯，无骨质破坏。μ重链病常见于慢性淋巴细胞白血病或淋巴瘤，肝、脾及腹腔淋巴结肿大多见。

（四）诊断依据

应用免疫电泳证实仅有单克隆重链，轻链缺如。

（五）鉴别诊断

α重链病应与肠道淋巴瘤鉴别，γ重链病应与扁桃体疾患鉴别。

第三节　巨球蛋白血症

一、概念

巨球蛋白血症属于免疫增殖性疾病，来源B淋巴细胞合成和分泌IgM的浆细胞发生恶性病变所引起。因瑞典学者Waldenstrom而发现并命名。

二、机制

巨球蛋白血症是一种B细胞的恶性肿瘤伴有多变的浆细胞样分化，归属于淋巴浆细胞样淋巴瘤。恶性细胞浸润与异常免疫球蛋白引起相关症状。

三、临床表现与解释

以贫血、出血、高黏滞综合征为其临床表现。骨髓淋巴样浆细胞增殖抑制造血引起贫血。单克隆抗体与凝血因子形成复合物干扰凝血机制，和（或）巨球蛋白包裹血小板影响血小板功能是导致临床出血原因。高黏滞血症可引起头晕、头痛、视力障碍及神经系统症状。大分子免疫球蛋白IgM可导致肾损害。

四、诊断依据

发病多为老年，有贫血或出血表现。伴有神经系统症状和视力障碍。检查淋巴结、肝、脾大。实验室检查血液黏滞度增高，血清蛋白电泳γ区出现M带，血清IgM大于30g/L。骨髓可见淋巴样浆细胞。$CD5^-$、$CD10^-$、$CD103^-$、$CD123^-$、$MYD88L256P^+$。

五、鉴别诊断

多发性骨髓瘤，骨质破坏常见，常有肾损害。一般淋巴结与肝、脾不肿大，骨髓瘤细胞非淋巴样浆细胞，而是幼稚浆细胞，形态不一。细胞表达$CD38^+$、$CD138^+$，不表达$CD19^-$、$CD20^-$。PCR-IgH阳性。染色体异常$t(11;14)(q13;32)$。

第四节　POEMS

一、概念

POEMS是一种以多发性周围神经病变（P）、多脏器肿大（O）、内分泌病变（E）、M蛋白（M）和皮肤改变（S）为主要临床表现的较少见浆细胞病。

二、机制

发病机制不清楚，可能与骨髓内浆细胞异常增生产生异常丙种球蛋白血症，以及炎症细胞因子与前血管源性细胞因子增多，导致多系统损害有关，

三、临床表现与解释

发病年龄 40~60 岁,男性多于女性,呈慢性病过程。有进行性、对称性、感觉与运动损害,引起麻木与运动障碍。淋巴结与肝、脾大。内分泌腺受损,可累及性腺、甲状腺、肾上腺、胰腺等,导致男性性欲减退,女性月经紊乱;甲状腺与肾上腺功能减退,血糖升高等。M 蛋白升高,为 λ 型。皮肤色素沉着,可有多毛症,少数皮疹。呼吸道可有咳嗽喘息,肾可有尿蛋白、肾功能异常等。骨髓检查存在异常克隆性浆细胞。

四、诊断依据

具备 2 条主要标准与至少一条次要标准。主要标准为 M 蛋白或克隆性浆细胞与周围神经病。次要标准有多脏器肿大、内分泌病、皮肤改变、硬化性骨病变、视盘水肿。

五、鉴别诊断

脱髓鞘性多发性神经病,患者有感觉、运动障碍,呈对称性的肢体远端病变。检查无肝脾大,无 M 蛋白,骨髓细胞学检查浆细胞正常。无内分泌系统性病变。

多发性骨髓瘤,较少有多发性周围神经病变,肝脾一般不肿大,无内分泌系统性病变。异常浆细胞在 10% 以上,肾损害常见,有骨质破坏。

第五节　淀粉样变性

一、概念

淀粉样变性是一种淀粉样物质沉积于机体组织器官,并引起其功能障碍的代谢疾病。淀粉样变性为病理学名词,是指组织内有呈淀粉样物质特染阳性的病理改变。

淀粉样物质并非单一成分,具有不同来源的一组蛋白质。可分为有免疫源性轻链蛋白(AL 蛋白)、非免疫源性淀粉蛋白(AA 蛋白)、类降钙素样蛋白(AE 蛋白)及老年性淀粉样变的血浆前白蛋白(SA 蛋白)。AL 蛋白引起的淀粉变性临床称之为原发型。AA 蛋白引起的为继发型。

二、机制

原发性淀粉样变沉积物认为是由骨髓中单克隆浆细胞产生的免疫球蛋白轻链。继发性淀粉样变性可见于结核病、自身免疫性疾病和肿瘤等疾病。

三、临床表现与解释

淀粉样变性为多脏器受累性疾病,可侵袭皮肤、舌、结缔组织、肌肉、小动脉、胃肠道、肺、膀胱、心脏及肾等器官。肾淀粉样变引起蛋白尿、水肿;心脏淀粉样变引发心肌病、心脏扩大、心力衰竭;淀粉样物质沉积组织器官引起相关症状或表现。胃肠道出现腹胀、恶心,肝大;皮肤增厚、苔藓样变以及特征性巨舌样改变。实验室检查尿蛋白阳性,血肌酐升高,碱性磷酸酶升高,凝血酶原时间延长,血清蛋白电泳可显示 M 蛋白存在,血和尿中有单克隆免疫球蛋白轻链,活体组织病理检查、免疫荧光及刚果红染色证实为淀粉样变。

四、诊断依据

中老年人出现不明原因器官(舌、心、肝、脾、肾)肿大和(或)器官(心、肝、肾、胃肠、神经肌肉)功能不全等表现时应注意有无发生此病。实验室血和尿的单克隆抗体轻链为诊断线索,心脏的磁共振成像检查可提供依据,组织活检证实淀粉样变。

五、鉴别诊断

多发性骨髓瘤,可有继发性淀粉样变,但骨髓瘤主要病变在骨髓,骨髓细胞学检查可见瘤细胞,骨质常有破坏,瘤细胞分泌为单克隆抗体。

巨球蛋白血症,也可发生淀粉样变,特点为血清中可检测到单克隆免疫球蛋白IgM>10g/L,骨髓细胞学检查有淋巴样浆细胞浸润,骨质无破坏。

第六节 噬血细胞综合征

一、概念

噬血细胞综合征(HS)是一组因遗传或获得性免疫缺陷导致以过度炎症反应为特征疾病。从骨髓细胞学角度看,为多种病因导致组织细胞增生并出现活跃吞噬各种血细胞。临床以高热、肝脾淋巴结肿大、全血细胞减少为表现。生化指标甘油三酯、铁蛋白升高,纤维蛋白原降低。

二、机制

获得性噬血细胞综合征是感染、肿瘤等多种病因启动免疫系统的活化机制引起的一种反应。由于各种原因引起患者自然杀伤细胞、细胞毒性T细胞杀伤功能降低,抗原反应不能清除,免疫细胞持续活化,不断分泌细胞因子与趋化因子,形成所谓"炎性风暴"损害组织与器官。

三、临床表现与解释

以发热、脾大、血细胞减少(两系或三系)、高甘油三酯血症和低纤维蛋白原血症、骨髓、脾或淋巴结中发现吞噬血细胞现象为主要表现。可并发上呼吸道和消化道感染,引起黄疸、嗜睡、惊厥等神经症状。肝功能异常。

发热与炎症因子血症有关,淋巴细胞及组织细胞浸润引起脾大,TNF-α 高表达降低脂蛋白酶活性致使甘油三酯升高,铁蛋白升高与组织细胞受到刺激和巨噬细胞分泌相关。活化的巨噬细胞组织浸润、炎性细胞因子作用引起肝功能异常。

四、诊断依据

1. 发热(持续时间≥7天,最高体温≥38.5℃)。

2. 脾大肋下3cm。

3. 血细胞减少≥两个系。

4. 高甘油三酯血症(>3mmol/L)或低纤维蛋白原血症(<1.5g)。

5. 铁蛋白≥500ng/ml。

6. sIL-2R≥2400U/ml(可溶性白介素2受体)、CD25。

7. 骨髓、肝、脾或淋巴结组织里找到噬血细胞。

8. NK细胞活性减低或缺如。

9. 分子学检查符合HPS,如存在PRF或SAP基因突变。

10. 常伴有肝功能异常、凝血功能障碍。

五、鉴别诊断

恶性组织细胞病,临床高热、肝脾淋巴结肿大、病情呈进展性。检查缺少致病因素,抗生素治疗无效,病情逐渐恶化。血涂片可见幼稚吞噬细胞,其内可见多种吞噬物。病理淋巴结病变沿着窦状隙向实质侵犯。预后极差。近年来由于免疫学、分子学、细胞遗传学的进展发现,真正起源于单核 - 巨噬细胞系统"恶性组织细胞病"少见,实属为间变性大细胞淋巴瘤或为"噬血细胞综合征"。因此在临床鉴别诊断时,应更多阅读文献以确认。

第七节　恶性组织细胞病

一、概念

本病属于淋巴网状组织的一种恶性增殖性疾病,是来源于 T 区组织淋巴细胞恶性进行性增生,累及骨髓肝脾淋巴结组织器官,从而导致临床发热,肝、脾、淋巴结肿大,贫血,出血,全身衰竭性疾病。患者诊断后一般 6 个月内因多器官功能衰竭死亡。基于免疫学、分子生物学、细胞遗传学的发展,现或将此病归属于间变性大细胞淋巴瘤或为真性恶性组织细胞病。

二、机制

组织细胞及前体细胞异常增生并呈系统性、进行性恶性浸润,因而导致全身症状,致使淋巴结、肝、脾大,多脏器受累,侵袭骨髓导致全血细胞减少。

三、临床表现与解释

所有患者都有发热,甚至为首发症状,为持续性或不规则性高热,缺少炎症表现与证据,伴有机体消耗。抗生素治疗无效,肝脾进行性肿大,贫血及出血(骨髓异常吞噬细胞吞噬引起,多数全血细胞减少),黄疸(由肝实质细胞损害以及肝门淋巴结肿大压迫胆管所致)。非造血器官受累可引起咳嗽、皮肤损害、骨质破坏等。病情发展几乎累及到全身各个器官。实验室检查中重度贫血、血小板减少,外周血涂片可见异常组织细胞。骨髓细胞学可找到数量不等、形态不一、吞噬物异常的异常组织细胞。恶性组织细胞溶菌酶染色阳性,非特异性酯酶染色阳性、抗胰蛋白酶阳性。免疫表型 CD45$^+$,CD68$^+$,CD 30$^-$,Leu-M$_5^+$,kp-10$^+$。

四、诊断依据

临床长期发热,热型高,无明确感染证据,应用抗生素治疗无效。同时伴有肝、脾、淋巴结肿大,黄疸,出血,浆膜积液,进行性衰竭,不能用一般性疾病解释患者。若检查全血细胞减少,血涂片可见组织细胞,骨髓中发现异型组织细胞或多核巨组织细胞,肝脾淋巴结活检异常组织细胞增生并有细胞吞噬,且没有 T 或 B 淋巴细胞的免疫表型及 TCR 和 Ig 基因重排,除外了噬血细胞综合征。

五、鉴别诊断

反应性组织细胞增生症,多数患者可找到致病因素,病因去除症状可恢复,组织细胞消失。全血细胞减少一般呈一过性,骨髓可见吞噬性组织细胞,但分化成熟,其数值不高,淋巴结组织活检表现为成熟组织细胞片状增生。

噬血细胞综合征(HPS),临床具有发热、淋巴结及肝、脾大,血细胞减少。特征性诊断条件应具有高甘油三酯血症或低纤维蛋白原血症,铁蛋白≥500ng/ml,sIL-2R≥2400U/ml (可溶性白介素2受体),NK细胞活性减低或缺如,分子学检查符合HPS,存在PRF或SAP基因突变。

恶性淋巴瘤,为淋巴细胞免疫标志物表达CD30,可有异常基因及异常染色体t(2;5)(p23;q35)。依据病理及遗传分子学有助于鉴别。

第八节 朗格汉斯细胞组织细胞增生症

一、概念

朗格汉斯细胞组织细胞增生症是一种克隆性增殖性疾病,为朗格汉斯细胞异常增生导致多器官受累,临床上出现发热,皮疹,淋巴结、肝、脾大,呼吸困难,骨质破坏等多样性表现。

二、机制

病因不清,有感染、肿瘤、免疫学说。克隆性朗格汉斯细胞增殖、浸润组织器官,引起免疫反应、吞噬异常。

三、临床表现与解释

患者多有不规则发热或周期性高热,全身可有皮疹,为淡红色丘疹,或呈湿疹样。牙龈肿胀,突眼。咳嗽、呼吸困难,肝脾淋巴结肿大,颅骨、四肢骨、脊椎骨、骨盆骨可有缺陷。X线可见骨质破坏,特征为溶骨性骨质破坏,扁平骨病灶为虫蚀样,甚至有巨大缺损,颅骨巨大缺损可呈地图样。贫血,T淋巴细胞缺乏组胺H_2受体。骨髓较少见到朗格汉斯细胞,组织病理背景中有大量的朗格汉斯细胞增生。免疫组化表达CD1a、S-100蛋白、HLA-DR,不表达B细胞与T细胞标志。

四、诊断依据

具有临床表现、实验室检查、X线特征性改变,病理见到朗格汉斯细胞可诊断。

五、鉴别诊断

噬血细胞综合征,临床可有相同症状,但噬血细胞综合征常导致肝功能损害、凝血障碍,缺少溶骨表现。骨髓或淋巴组织活检见到噬血细胞。实验室检查甘油三酯、纤维蛋白原、铁蛋白异常。

第六章 出血性疾病鉴别诊断

第一节 血管性出血性疾病

一、遗传性出血性毛细血管扩张症

(一)概念

此病为遗传性血管壁结构或功能异常,致使毛细血管壁变薄扩张,是内皮细胞或内皮下基膜及胶原纤维等内皮下组织等病变,致使病变部位自发性或损伤性出血性疾病。

(二) 机制

遗传性血管壁结构或功能异常,导致血管发育障碍引起出血。

(三) 临床表现与解释

由于毛细血管仅有一层内皮细胞,缺乏结缔组织支持,血管壁变薄,局部血管扩张、扭曲,血管突出皮肤或病灶处黏膜表面易于损伤,故临床反复发作性或损伤性血管性出血,可表现在皮肤、黏膜(鼻腔、口腔、消化道和呼吸道)点状或成簇状毛细血管扩张。检查出凝血机制正常。

(四) 诊断依据

为常染色体遗传性疾病,有多发性毛细血管扩张,反复出血史,可表现在皮肤黏膜或内脏。出凝血时间正常。

(五) 鉴别诊断

蜘蛛痣,有慢性肝病史,常见乙型肝炎。可见隆起小动脉及分支,若用笔尖压之隆起点其分支消失。

红痣,多见于老年人,主要分布前胸和腋下与前臂。高出皮肤压之不退色。无反复出血现象。

二、过敏性紫癜

(一) 概念

某种致敏物质引起血管变态反应性出血性疾病,导致毛细血管脆性及通透性增加,血液外渗,引起皮肤紫癜,黏膜及器官出血,关节疼痛、腹痛、血尿或蛋白尿。

(二) 机制

致敏物质引起血管变态反应,使血管脆性及通透性增加引起紫癜。消化道黏膜及腹膜脏层毛细血管受累可引起腹痛,关节血管受累引起关节肿胀或疼痛,累及肾小球毛细血管祥可发生炎症反应,出现血尿或蛋白尿。

(三) 临床表现与解释

发病前可有上呼吸道感染史,或接触与服用致敏物质。变态反应可以累及皮肤、关节、腹部、肾。以皮肤紫癜为表现的为单纯型,可见四肢、臀部与躯干对称分布,突出皮肤,形态不一大小不等出血点,反复发作史。伴有腹痛者为腹型过敏性紫癜,常有恶心、呕吐、腹泻,或黏液样便甚至血便。伴有关节症状为关节型,关节肿胀、疼痛,运动困难。累及肾为肾型,引起血尿或蛋白尿,临床称为紫癜肾。有两型以上表现者为混合型。实验室检查血小板数量和功能以及凝血功能正常,嗜酸粒细胞可升高。

(四) 诊断依据

紫癜发作与致病因素相关,反复发作,紫癜为对称性,突出于皮肤。结合实验室检查血小板正常可诊断。

(五) 鉴别诊断

血小板减少性紫癜,紫癜非对称性,分布不均,不突出于皮肤。实验室检查血小板一般常低于 $30 \times 10^9/L$。

213

急腹症,腹型紫癜应与急腹症鉴别。腹型紫癜腹痛部位不固定,以脐周或下腹明显;阵发性钝痛,无肌紧张与反跳痛。疾病过程出现紫癜。可伴有消化道出血,便的颜色呈淡紫色(是血管渗出引起)。若有消化道黏膜血管损伤则可发生鲜血便或黑便。而三大急腹症各有特点:炎症性(急性阑尾炎)急腹症腹痛位置相对固定,白细胞明显升高。穿孔性(胃穿孔)急腹症腹痛 X 线检查可见膈下游离气,全腹剧痛。梗阻性(肠梗阻)急腹症腹痛阵发性加剧,腹平片可见气液平征象。急腹症患者腹部有压痛、反跳痛、肌紧张。

系统性红斑狼疮,女性多见,常有皮肤与黏膜损害,并发紫癜。面部蝶形红斑或盘状红斑,全身皮疹。关节痛缺少红肿。可有呼吸道咳嗽、胸部 X 线肺间质改变。尿蛋白、肝功能异常、白细胞与血小板减少、口咽干燥等多系统损害症状。实验室检查存在自身抗体。如 ANA、dsDNA、抗 Sm 抗体、抗 RNP、抗 SSA、抗 SSB 阳性,补体 CH50、C3降低。

第二节　血小板性出血性疾病

一、免疫性血小板减少性紫癜

(一) 概念

免疫性血小板减少性紫癜简称 ITP。成人发病主要是体内存在血小板抗体所致,血小板抗体与血小板结合被吞噬细胞吞噬破坏,抗体作用骨髓巨核细胞使血小板生成障碍。儿童发病则与血小板抗体和免疫复合物形成有关。此外血小板减少可能还与补体激活,感染,性激素水平有关。免疫性血小板减少机制见图 12。

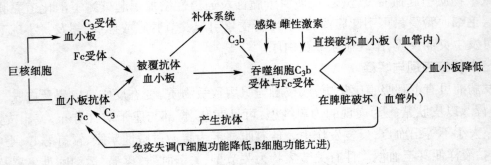

图 12　免疫性血小板减少机制

(二) 机制

免疫介导血小板过度破坏致使血小板减少,抗体作用巨核细胞,影响巨核细胞发育成熟,血小板生成障碍。血小板减少导致皮肤及黏膜出血,严重发生脏器出血。发病机制见图 12。

(三) 临床表现与解释

主要特点为皮肤紫癜或黏膜出血,女性月经增多。实验室检查血小板小于 $100 \times 10^9/$L,血小板抗体阳性,血小板寿命缩短。应用肾上腺皮质激素或切脾治疗有效。除外其他原因引起的血小板减少。临床根据病情分为急性型和慢性型。

急性型发病多见儿童和青年,常有感染史,发病急,出血多累及口腔、鼻黏膜和内脏,检查血小板多在 20×10^9/L 以下。骨髓细胞学巨核细胞增多,多为幼稚型。疾病可自行缓解,病程一般小于 6 个月。

慢性型成人尤其女性多见,一般无明显诱因,起病缓慢,主要表现为皮肤紫癜,女性月经过多,血小板多在 $(30~60) \times 10^9$/L。骨髓细胞学巨核细胞多,颗粒巨核细胞(过渡型)比例大。较少自行完全缓解。慢性型急性发作期血小板多低于 30×10^9/L,常引起出血。检查可有脾轻度肿大。重型血小板减少症是指血小板小于 10×10^9/L,临床出血明显或伴有内脏出血。

(四)诊断依据

诊断 ITP 一般采用排除法。主要排除白血病、再生障碍性贫血、骨髓增生异常综合征及继发性血小板减少。广泛皮肤、黏膜及内脏(女性月经过多)出血,多次并采用不同采血管检查血小板减少,骨髓细胞学巨核细胞增多或正常,有成熟障碍,肾上腺皮质激素或切脾治疗有效。

急性型免疫性血小板减少性紫癜与慢性型免疫性血小板减少性紫癜的鉴别见表 14-18。

表 14-18 急性型免疫性血小板减少性紫癜与慢性型免疫性血小板减少性紫癜的鉴别

鉴别点	急性型	慢性型
年龄	儿童与青年多见	成人多见
性别	无区别	女性多于男性
病因	病前常有感染	不明显
起病	急	慢
血小板($\times 10^9$/L)	减少明显,<20	减少一般,30~60
骨髓巨核细胞	增多,幼稚比例增大	增多或正常,颗粒巨核增多
出血程度	重	轻~中度
预后	有自限性	反复发作,长达多年

(五)鉴别诊断

风湿性免疫性疾病,常见系统性红斑狼疮、干燥综合征、白塞综合征/病、类风湿性关节炎等。此类疾病存在的自身抗体常可引起血小板减少。鉴别要点可查到 ANA、抗 DNA、抗 SSB 或抗 SSA 等相关抗体。血沉增快,免疫球蛋白升高。有相关风湿免疫性疾病临床特征表现。

脾功能亢进,患者多有慢性肝病史,B 型超声门静脉增宽,脾大。外周血检查白细胞与血小板减少。肝功能异常,多伴有凝血项目检查异常。

骨髓性疾病,可见再生障碍性贫血、骨髓增生异常综合征。骨髓性疾病常影响多系造血障碍,表现为全血细胞减少。再生障碍性贫血骨髓增生低下,非造血细胞增多,骨髓片常见不到巨核细胞。骨髓增生异常综合征以病态造血为特征,原始细胞增多,可见小巨核细胞。骨髓性疾病的血小板减少对激素治疗缺少反应或无效。

过敏性紫癜,以皮肤紫癜明显,黏膜出血少见。紫癜特点为对称性,突出于皮肤,检查血小板数值正常。

继发性血小板减少,因病毒感染、细菌感染或药物等因素引起血小板减少。此类患者多有明确致病因素,致病因素清除后血小板恢复正常。

二、血栓性血小板减少性紫癜

(一) 概念

血栓性血小板减少性紫癜(TTP)的发病机制尚未完全阐明,曾认为是多种致病因素引起血管免疫性损伤,或血浆中前列环素合成减少,以及存在促血小板活化因子有关。现证实与患者血管性血友病因子裂解酶缺乏或活性降低相关。临床特征是微血管血栓与出血综合征并存,致使血中超大分子降解减少,促进血小板黏附与聚集,消耗性血小板减少,微血栓形成,红细胞发生破溃,损伤组织与器官。

(二) 机制

获得性 TTP 患者多数继发于感染、自身免疫性疾病、肿瘤性疾病。由于患者体内存在血管性血友病因子裂解酶(ADAMTS13)抗体,致使 ADAMTS13 活性降低,致使微血栓形成,血小板减少,引起出血、脏器损害。

(三) 临床表现与解释

急性起病,病情进展快,少数起病缓慢。常以发热、出血、中枢神经系统症状为表现,出血以皮肤、黏膜为主。可为出血点或瘀斑,有鼻腔、球结膜、口腔、消化道、泌尿生殖腺出血,严重者发生颅内出血。可伴有肌肉和关节痛、黄疸、贫血、头痛、精神与意识障碍,嗜睡、昏迷等。生化检查血肌酐升高,蛋白尿。白细胞升高或减低,血红蛋白减低,网织红细胞升高,血小板降低。血涂片可见晚幼红细胞与红细胞碎片。骨髓红系增生,巨核细胞有成熟障碍。血管性血友病因子裂解酶(ADAMTS13)检测活性重度降低。

(四) 诊断依据

依据临床血小板减少紫癜与微血栓体征并存特点,结合有不同程度的发热、头痛、惊厥、嗜睡和神志障碍等神经精神症状;有微血管病性溶血性贫血征象:黄疸、乳酸脱氢酶及间接胆红素升高;以及肾损害的蛋白尿;检测血管性血友病因子裂解酶(ADAMTS13)活性重度降低,可作出诊断。

(五) 鉴别诊断

免疫性血小板减少性紫癜,临床紫癜、黏膜出血常见,但很少发热,无神经方面症状与肾损害,无微血管内溶血征象。

溶血性尿毒症综合征(HUS),目前认为此病与 TTP 发病机制基本相同,属于一个综合征。临床多见于儿童,常有前驱呼吸道或胃肠道症状。实验室检查补体降低,血管性血友病因子裂解酶(ADAMTS13)活性轻度降低。

弥散性血管内凝血(DIC),致病因素引起人体凝血系统激活、血小板活化、纤维蛋白沉积,导致弥散性血管内微血栓形成,致使凝血因子与血小板消耗,引起凝血障碍与血小板减少。继发纤溶导致纤维蛋白原减低,D- 二聚体升高。临床表现为出血与凝血异常,检查 PT 明显延长,血小板减少,D- 二聚体明显升高。患者出血严重,多为瘀斑,脏器功能衰竭,缺少溶血征象。检查血管性血友病因子裂解酶(ADAMTS13)活性无降低。

三、继发性血小板减少

(一) 概念

继发性血小板减少症是其他致病因素引起的以血小板减少为主要表现的一组疾病。由骨髓病变引起者称之为骨髓性血小板减少,见于再生障碍性贫血、骨髓增生异常综合征、急性白血病、化疗后骨髓抑制等。因感染引起的血小板减少称为感染性血小板减少,因药物引起血小板减少为药物性血小板减少。巨幼细胞贫血也可引起血小板减少。

(二) 机制

致病因素不同其引起血小板减少机制不同,见临床表现与解释。

(三) 临床表现与解释

骨髓病变性血小板减少检查骨髓细胞学异常,常累及红系与粒系。再生障碍性贫血骨髓与巨核细胞缺如相关;骨髓增生异常综合征是病态造血所致,急性白血病恶性细胞浸润引起,化疗后为骨髓抑制。感染性血小板减少与吞噬细胞活性增强有关,巨幼细胞贫血血小板减少是巨核细胞生成增殖分化障碍和原位血小板破坏使血小板产生降低;DIC 时血小板减少是参与凝血过程被消耗。

(四) 诊断依据

继发性血小板减少,存在致病因素,骨髓性血小板减少骨髓细胞学检查每类疾病具有特征性骨髓象,一般常两系或三系减少。感染性血小板减少有感染性疾病,白细胞可增多,C 反应蛋白升高,原发病治愈后血小板恢复正常。巨幼细胞贫血时血小板很少低于30×10^9/L,贫血明显,呈大细胞性,骨髓可见各阶段红细胞巨幼样变。DIC 时检查凝血酶原时间延长,纤维蛋白降低,D- 二聚体明显升高。

(五) 鉴别诊断

脾功能亢进,常有慢性肝病史,检查脾大,血小板与白细胞减少,骨髓检查巨核细胞增生活跃,脾切除术或脾动脉栓塞后,血小板可明显升高甚至恢复正常。

四、血小板功能异常性疾病鉴别诊断

(一) 概念

血小板是人体重要的止血细胞。血小板具有黏附,聚集和释放参与凝血物质等功能。血小板结构发生改变,生物化学成分异常就会引起功能障碍性疾病导致出血。

血小板功能异常性出血是一组疾病。血小板膜结构异常有血小板无力症、巨血小板综合征、血小板第 3 因子缺乏;血小板贮存池病有致密体缺乏症、α 颗粒缺乏症;花生四烯酸代谢缺陷有环氧化酶缺乏、血栓烷合成酶缺乏、血栓烷反应异常等。

临床上血小板数值正常,当患者无凝血功能障碍发生出血性疾病时,应进一步检查血小板功能以除外血小板功能缺陷性疾病。血小板功能异常性出血疾病常与遗传相关,发病早期主要见于儿童。

（二）机制

因遗传因素，患者血小板结构异常或血小板生物化学成分异常，致使血小板黏附、聚集和释放功能障碍导致出血性疾病。

（三）临床表现与解释

血小板无力症，属于常染色体隐性遗传性疾病。患者自幼反复皮肤或黏膜出血症状，月经增多，外伤后出血不止。实验室检查血小板玻珠滞留减低，聚集反应降低，血块收缩不良。

巨血小板综合征，常染色体隐性遗传，儿童时即发病，皮肤和黏膜出血。血小板巨大且形态异常，数量减少，出血时间延长，血小板聚集试验加利托菌素不聚集，加其他诱聚剂聚集基本正常。

血小板分泌功能缺陷疾病，临床表现为皮肤或黏膜出血，出血时间延长，血小板聚集功能降低，血小板黏附功能减低。

原发性血小板第 3 因子缺乏，有出血表现，检查出血时间和血小板计数以及血小板功能正常。凝血酶原消耗试验异常，检测 PF3 活力降低。

（四）诊断依据

临床应依据出血表现、家族史、早期发病、相关检查，进行鉴别诊断。血小板功能异常（缺陷）性疾病鉴别见表 14-19。

（五）鉴别诊断

获得性血小板功能缺陷，获得性血小板功能缺陷是指某些疾病或药物引起的血小板功能异常，如慢性肝病、尿毒症、使用药物等。诊断要点为：存在原发病或药物应用证据，无出血性家族史，无遗传性疾病，不是自幼发病，当原发病治愈或某些药物（阿司匹林、氯吡格雷）停止使用后，血小板功能检查恢复正常。

第三节　凝血障碍性出血性疾病

一、维生素 K 缺乏症

（一）概念

维生素 K 是凝血因子Ⅱ、Ⅶ、Ⅸ、Ⅹ合成的重要物质，这四个因子的合成依赖于维生素 K，所以称为维生素 K 依赖因子。维生素 K 吸收不足或吸收障碍可导致四个凝血因子合成减少，凝血机制异常可导致出血。维生素 K 依赖因子与因子Ⅴ主要参与外源凝血过程，缺乏时引起凝血酶原时间延长。

（二）机制

人体凝血系统激活按照凝血因子的"生理排序"形成内源与外源两条凝血途径。当"生理排序"中的因子较少或缺乏时可引起凝血功能障碍。维生素 K 缺乏时凝血因子Ⅱ、Ⅶ、Ⅸ、Ⅹ合成减少，导致外源性凝血障碍引起出血。

（三）临床表现与解释

维生素 K 缺乏症常可找到致病因素，常见于严重肝病、使用双香豆素抗凝血药过量、误服此类毒物性灭鼠药物中毒等。表现为皮肤黏膜或内脏出血，逐渐加重，一般止血药物

表14-19 血小板功能异常(缺陷)性疾病的鉴别诊断

疾病	出血时间	血小板数量	血小板体积	聚集试验 ADP肾上腺素	胶原	瑞斯托霉素	花生四烯酸	电镜内容物 δ颗粒	α颗粒	释放反应 PF3	凝血酶诱导	酶含量 环氧化酶	TXA$_2$合成酶	花生四烯酸含量 TXA$_2$	MDA	其他
巨大血小板综合征	延长	减少	正	正	正	无反应	正	正	正	正	正	正	正	正	正	—
血小板无力症	延长	正	正	无反应	无反应	正	无反应	正	正	减少	减少	正	正	正	正	血块收缩不佳
血小板第3因子缺乏	正	正	正	正	正	正	正	正	正	减少	正	正	正	正	正	
δ颗粒缺乏症	延长	正或减少	正或减少	一级聚集	无反应	正	正	无反应	正	正或减少	减少	正	正	正	正	
α颗粒缺乏症	延长	减少	略大	一级聚集	无反应	正	正	正	无反应	正	减少	正	正	正	正	
环氧化酶/血栓烷缺乏	延长	正	正	一级聚集	无反应	正	无反应	正	正	正或减少	减少	无反应	无反应	减少	减少	阿司匹林试验敏感

无效。实验室检查血小板正常,凝血酶原时间(PT)明显延长。APTT 可稍延长,维生素 K 治疗有效。

(四)诊断依据

存在引起维生素 K 缺乏等基础病,有出血表现,常表现为瘀斑和(或)内脏出血。实验室检查血小板正常,PT 明显延长,维生素 K 治疗有效。

(五)鉴别诊断

血友病 A,有家族史,具有性别偏向,幼年发病。表现为外伤后迟发性出血,多发生在关节或肌肉。皮肤出血点少见。实验室检查部分凝血活酶时间(APTT)延长。检测血浆中Ⅷ因子减低,一般止血药无效,输注新鲜血浆或Ⅷ因子有效。

二、血友病

(一)概念

血友病是一组遗传性出血性疾病。包括血友病 A、B,和遗传性Ⅺ因子缺乏。其中血友病 A 最常见,是 X 伴性隐性遗传性疾病,遗传基因在 X 染色体上,故男性发病,女性遗传。是抗血友病球蛋白(凝血因子Ⅷ)缺乏,引起内源性凝血障碍从而导致出血。而血友病 B 是凝血因子Ⅸ缺乏与遗传性Ⅺ缺乏导致内源性凝血障碍。

(二)机制

按照"生理排序",当凝血因子Ⅷ缺乏,或凝血因子Ⅸ缺乏,或凝血因子Ⅺ缺乏时,可引起内源性凝血障碍性疾病。

(三)临床表现与解释

血友病 A,有家族史,男性自幼发病,肌肉或关节于外伤后出血或手术后迟发性出血,血小板正常,活化部分凝血活酶时间(APTT)延长,凝血因子Ⅷ检测水平降低。依据凝血因子Ⅷ:C 检测水平分为四型:重型Ⅷ:C 小于 2%,中间型Ⅷ:C 2%~5%。轻型Ⅷ:C 5%~25%,Ⅷ:C 亚临床型 25%~45%。

血友病 B,症状同血友病 A,实验室检查活化部分凝血活酶时间(APTT)延长。其 APTT 延长能被血清纠正,而不能被硫酸钡吸附血浆纠正。

遗传性凝血因子Ⅺ缺乏,是不完全性常染色体隐性遗传,纯合子患者可有出血表现,杂合子患者可无出血。临床表现为鼻出血、月经过多、手术后迟发出血。活化部分凝血活酶时间(APTT)延长,可被硫酸钡吸附血浆与血清纠正,凝血因子Ⅺ:C 水平减低。

血友病各类型凝血活酶纠正试验鉴别见表 14-20。

表 14-20　血友病各类型凝血活酶纠正试验鉴别

血浆种类	血友病 A	血友病 B	遗传性 FⅪ缺乏症
患者血浆	延长	延长	延长
患者血浆 + 正常血清	不能纠正	纠正	纠正
患者血浆 + 钡吸附正常血浆	纠正	不能纠正	纠正

血浆、血清、吸附血浆存在的凝血因子见表 14-21。

表 14-21　血浆、血清、吸附血浆存在的凝血因子

凝血因子	Ⅷ	Ⅸ	Ⅺ
正常血浆	有	有	有
正常血清	无	有	有
钡吸附正常血浆	有	无	有

注：Ⅷ因子只存在于血浆，不存在于血清，不被硫酸钡吸附。Ⅸ因子存在于血浆，也存在于血清，能被硫酸钡吸附。Ⅺ因子存在血浆，存在血清，不被硫酸钡吸附。

（四）诊断依据

依据遗传史、发病特点，出血方式、部位表现，检查凝血延长，APTT 延长，检测 FⅧ-C，FⅨ-C，FⅪ-C 减低可以诊断。

（五）鉴别诊断

血管性血友病（vWD），本病属于常染色体显性遗传，男女均可发病。表现为自幼出血，以皮肤和黏膜多见，女性可有月经过多。实验室检查出血时间延长，血小板黏附率降低，胶原诱导的血小板聚集反应正常，利托菌素诱导的聚集反应减低或消失。Ⅷ-C 活性和vWF：Ag 降低。

维生素 K 缺乏症，维生素 K 缺乏临床多可找到致病因素，非遗传性疾病，实验室检查凝血酶原时间延长。维生素 K 治疗有效。

三、血管性血友病

（一）概念

血管性血友病（vWD）是一种常染色体显性遗传性出血性疾病。为因子Ⅷ复合物中因子Ⅷ相关抗原以及相关抗原中血管性血友病因子（vWF）减少或缺乏导致止血功能障碍引起的出血性疾病。FⅧ是一种复合物，有两个部分：因子Ⅷ促凝部分（Ⅷ：C）和因子Ⅷ相关抗原（Ⅷ R：Ag）部分。后者含有 vWF。因子Ⅷ相关抗原和 vWF 具有促进血小板黏附以及运载Ⅷ：C 作用。缺乏或减少时血小板黏附与聚集功能障碍引起出血，临床又称 von Willebrand 病。检查出血时间延长，由于血小板不能迅速黏附于损伤血管内膜下的胶原组织发挥作用所致。因凝血因子Ⅷ R：Ag 是运载Ⅷ：C 的蛋白质，参与凝血过程可导致凝血异常。

（二）机制

因子Ⅷ相关抗原和 vWF 具有促进血小板黏附以及运载Ⅷ：C 作用，因子Ⅷ相关抗原和 vWF 减少或缺乏，血小板不能迅速黏附于损伤血管内膜下的胶原组织导致出血。凝血因子Ⅷ R：Ag 运载Ⅷ：C 的蛋白质障碍，使凝血发生异常。

（三）临床表现与解释

男女均可发病，出血倾向是本病突出表现。皮肤和黏膜或小手术后出血，Ⅷ R：Ag 缺乏，血小板黏附功能降低。实验室检查出血时间延长，血小板黏附功能降低，利托菌素（架桥作用）诱导血小板聚集障碍，vWFg、FⅧ：C 活性减低。

（四）诊断依据

依据自幼出血病史，实验室检查出血时间延长，血小板黏附功能减低，凝血因子Ⅷ：C 降低，排除了血小板功能缺陷病与凝血性疾病可诊断。

（五）鉴别诊断

血友病 A，骨骼与软组织损伤或手术后发生迟发性出血。自幼发病，仅见于男性。检查凝血时间延长，活化部分凝血活酶时间（APTT）延长。检测 F Ⅷ∶C 活性减低。出血后使用一般止血药物治疗无效，输注新鲜血浆或Ⅷ因子治疗有效。

四、弥散性血管内凝血

（一）概念

弥散性血管内凝血简称 DIC，是由致病因素引起的人体凝血与抗凝血功能障碍，凝血因子激活，血小板活化，导致全身弥散性微血栓形成，一方面引起凝血因子大量消耗和血小板减少，另一方面纤溶系统激活，纤溶亢进溶解形成的栓子。因此 DIC 是一种栓子与出血，凝血与纤溶共存性综合征。临床存在原发病与休克，以出血、栓塞、微循环障碍、微血管性溶血为突出表现。

（二）机制

凝血因子激活，血小板活化，引起广泛微血栓。凝血因子和血小板消耗性减少，致使凝血障碍与血小板降低。继发纤溶活性增强，纤维蛋白溶解引起 D- 二聚体升高，出血。微循环障碍损伤脏器引起多器官衰竭。

（三）临床表现与解释

DIC 的发生源于致病因素，不同致病因素其发病机制略有差别，炎性细胞因子及内毒素（在严重感染时）释放。损伤内皮细胞，或组织因子（在产科羊水）对外源凝血途径的强烈激活，是导致休克与微循环障碍的关键。

DIC 早期处于高凝状态、中期发展为消耗性低凝状态，后期则纤溶亢进。微循环障碍、凝血因子消耗与纤溶亢进、患者可自发性、多部位出血。脏器受损常引起呼吸窘迫、肾衰竭、心功能不全、意识障碍等。实验室检查血小板减少，凝血酶原时间延长，纤维蛋白原降低，鱼精蛋白副凝固试验（3P 试验）阳性，D- 二聚体升高。

（四）诊断依据

存在引起 DIC 致病因素，有多部位出血，多发性的微血管栓塞症状和体征以及肺、肾、脑等脏器功能不全等临床表现。实验室检查血小板减少 $<100 \times 10^9$/L，血浆纤维蛋白 <1.5g/L（肝病患者 <1.0g/L），凝血酶原时间（PT）延长 3 秒以上，3P 试验阳性，纤维蛋白降解产物（FDP）>20mg/L。D- 二聚体升高，基本可以诊断。采用国际血栓与止血学会（ISTH）DIC 诊断评分系统参见表 14-22。

表 14-22　国际血栓与止血学会（ISTH）DIC 诊断评分系统

分值（分）	0	1	2	3
血小板（ $\times 10^9$/L）	>100	<100	<50	
凝血酶原时间延长（秒）	<3	>3，≤ 6	>6	
FDP（mg/L）	无升高（<10）	轻度升高（≤ 25）	中度升高（>25）	严重升高（≥40）
纤维蛋白原（g/L）	≥1.5	<1.5		

累计评分≥5，符合 DIC，每天重复评分。<5 分提示目前无明确，1~2 天后重复评分。

（五）鉴别诊断

重症肝炎或亚急性肝坏死,有肝病史,早期无微循环表现,肝功能异常,黄疸明显,脾脏多有肿大。多部位出血常并发消化道出血。血小板减少不明显,凝血酶原时间(PT)延长,3P试验可阴性,优球蛋白溶解时间正常,D-二聚体正常或轻度升高。

血栓性血小板减少性紫癜,临床缺少典型致病因素,以发热出血为早期表现,常有肾损害、意识障碍、紫癜,血小板减少明显,黄疸常见,微循环衰竭少见。凝血酶原时间、纤维蛋白原基本正常或轻度异常。

五、纤维蛋白(原)溶解综合征

（一）概念

致病因素导致纤溶系统过度激活致使纤维蛋白原或纤维蛋白溶解,血液中抗凝物质增多、具有凝固性纤维蛋白(原)降低与"破解",从而引起出血。临床纤维蛋白溶解症包括原发性和继发性。

原发性纤维蛋白溶解症发生是大量组织活化素进入血液循环如手术后、创伤,使血浆素原转变为血浆素,血浆素只溶解纤维蛋白原或裂解的凝血因子,血液循环中出现纤维蛋白原降解产物(FgDP)。纤维蛋白原和凝血因子减少从而导致出血。体内并没有纤维蛋白形成过程。

继发性纤维蛋白溶解常见于DIC,是致病因素损伤血管内皮,内皮细胞中的组织血浆素原活化,使大量血浆素原转变为血浆素,不仅裂解纤维蛋白原、凝血因子,也裂解已形成在微血管壁上的纤维蛋白,从而导致出血。特点是体内存在纤维蛋白形成过程。检查血液中既有纤维蛋白原降解产物(FgDP),也有纤维蛋白降解产物(FDP、D-二聚体)。

（二）机制

纤维蛋白(原)降低导致出血。因影响凝血第三个阶段,故APTT、PT可延长。原发性纤溶因纤维蛋白原降解,不存在交联纤维蛋白,所以实验室检查只有纤维蛋白原降解产物(FDP),而无D-二聚体。而继发性纤溶为纤维蛋白降解,存在交联纤维蛋白,其产物为纤维蛋白降解产物(FDP),因此实验室检查D-二聚体阳性。

（三）临床表现与解释

原发性纤溶,由纤溶酶原激活物(PA)增多导致纤溶系统活性增强引起纤维蛋白原溶解,当含有纤溶酶原激活物的胰腺、前列腺、卵巢、子宫、肺、肾上腺等器官发生创伤、手术、肿瘤时,可释放大量PA,引起纤维蛋白原溶解。此外肝细胞严重损伤、某些药物如尿激酶也可激活纤溶系统。广泛而严重出血为本病特征,皮肤以大片瘀斑或皮下出血为主,注射部位或外伤处渗血不止,严重可有牙龈出血、口腔出血、鼻出血以及胃肠道、泌尿生殖器官出血。实验室检查血小板正常,APTT、PT均延长,纤维蛋白原明显降低,血浆鱼精蛋白副凝固试验(3P试验)阴性,D-二聚体正常。

继发性纤维蛋白溶解,继发性纤维蛋白溶解主要发生在DIC第三期,是凝血之后的病理反应。一方面激活的凝血因子XII碎片与凝血酶作用于纤溶酶原形成纤溶酶激活物,降解纤维蛋白,另一方面血管内皮细胞释放出大量纤溶酶原激活物形成纤溶酶分解纤维蛋白。继发性纤维蛋白溶解因存在凝血过程,故临床有微血栓形成表现,因存在纤维蛋白溶解,血浆鱼精蛋白副凝固试验(3P 试验)阳性,D- 二聚体升高(见 DIC)。

(四)诊断依据

原发性纤溶,临床有出血表现,检查纤维蛋白原减低,存在纤维蛋白原降解产物,而纤维蛋白降解产物正常。

继发性纤溶解,存在凝血及微血栓证据,微血栓与出血并存,PT 延长,D- 二聚体升高。

(五)鉴别诊断

原发性与继发性纤维蛋白溶解鉴别诊断见表 14-23。

表 14-23 原发性与继发性纤维蛋白溶解鉴别表

鉴别点	继发性纤溶(DIC)	原发性纤溶
致病因素	多种	手术、外伤
微循环衰竭	存在	很少
微血栓	有	无
血涂片异形红细胞	出现	无
血小板	减少	正常
凝血酶原时间	延长明显	略微延长
降解产物	纤维蛋白降解产物(D- 二聚体)	纤维蛋白原降解产物(FgDP)
3P 试验	阳性	阴性

六、抗凝物质增多致出血性疾病

(一)概述

抗凝物质增多所致的出血包括一组疾病。包括先天性疾病和获得性疾病、生理性和病理性。最常见的疾病有:凝血因子抑制物增多症,肝素及类肝素样物质增多以及狼疮抗凝物质增多等。

(二)机制

每类抗凝物质作用凝血环节不同,如Ⅷ因子抗体影响或破坏Ⅷ因子活性,外源性肝素结合 AT-Ⅲ抑制凝血酶活性,香豆素类作为假介质影响维生素 K 依赖凝血因子合成,狼疮抗凝物抗磷脂抗体抑制凝血因子活性,从而导致出血。

(三)临床表现与解释

凝血因子抑制物增多,以因子Ⅷ抑制物增多最为常见。血友病 A 患者反复输注Ⅷ因子可形成Ⅷ因子抗体,抗因子Ⅷ抗体对Ⅷ:C 产生破坏或灭活导致出血。临床见于血友病患者突然发生出血,常规剂量因子Ⅷ治疗无效。实验室检查部分凝血活酶时间延长,用正常人血浆纠正仍然延长。

肝素样抗凝物质增多,肝素类抗凝物质增多主要为获得性。抗凝治疗中注射肝素过量、或由某些疾病如严重肝病、流行性出血热、急性白血病、肿瘤等疾病,其体内肝素水平增高可引起。多部位皮肤黏膜出血为表现,也可发生内脏出血。常有血小板减少,凝血时间延长,凝血酶时间(TT)延长可被鱼精蛋白所纠正,正常血浆不能纠正。血浆肝素定量增高。

香豆素类物质增多,口服华法林过量可引起出血。药物是通过竞争拮抗作用导致维生素 K 吸收障碍,引起维生素 K 依赖凝血因子合成减少导致出血。有明确服药史,可有皮肤黏膜或内脏出血。实验室检查凝血酶原时间(PT)延长,维生素 K 治疗有效,血小板正常。

系统性红斑狼疮抗凝物,系统性红斑狼疮是自身免疫性疾病。狼疮性抗凝物实际上是一种抗磷脂抗体。抗磷脂抗体可引起血管内皮损伤,促发血栓形成。同时抗凝物质也可抑制凝血因子活性,产生类肝素作用,导致血小板减少,发生出血。血栓与出血并存为此类疾病特点。实验室检查抗核抗体阳性,血小板减少,APTT 延长,正常血浆不能纠正。检查抗核抗体(ANA)、抗 DNA 抗体等相关抗体阳性。

(四)诊断依据

存在致病因素或药物应用史,检测血液中存在相关抗体,或相关抗凝物升高。

(五)鉴别诊断

与凝血因子减少性疾病鉴别。如遗传性血友病、慢性肝病等。依据病史,检测凝血因子减低或肝功能障碍,一般容易鉴别。

七、其他脏器疾病引起出血鉴别

(一)肝疾病引起的出血

严重肝病或亚急性肝坏死时临床常有出血。肝病性出血与肝功能降低、合成凝血因子减少以及脾大脾功能亢进导致血小板减少有关。患者多有黄疸、腹胀、恶心、呕吐等消化道症状,发生皮肤黏膜出血与消化道出血。B 型超声肝回声异常,肝缩小、门静脉增宽、脾大。实验室检查血小板降低,凝血酶原时间延长,纤维蛋白减低,肝功能异常。

(二)肾疾病引起的出血

急性或慢性肾衰竭可导致临床出血表现。急性肾衰竭出血与并发 DIC 相关;慢性肾衰竭出血与体内毒素影响血小板功能和血管壁受损有关。实验室检查有蛋白尿或血尿、贫血、肾功能异常、代谢性酸中毒。

(三)肿瘤性出血

肿瘤可导致血小板减少,凝血障碍,发生出血或并发 DIC。有肿瘤病史,存在瘤体原发灶或转移病灶,有影像学改变,肿瘤标志物升高,检查血小板减少,凝血异常,D- 二聚体常有升高。

第七章 血栓形成鉴别诊断

第一节 概 述

从发病机制的角度,血栓形成应归属于血液病的范畴。然而由于不同脏器血栓导致的临床症状、发生的生理与病理变化各异,疾病危害程度不同,因此心血管的栓塞(心肌梗死)则归于心血管科医生诊治,脑血管脑梗死归于神经科诊疗,四肢血管栓塞归属于血管外科治疗。血栓的发生取决于血管内膜有无异常、血液成分的改变以及凝血因子激活。不同血管(动脉、静脉和微血管)致病因素、发病机制、表现不同,早期预防是防止发生血栓形成的关键,及时诊断可得到有效治疗。静脉血栓形成与动脉血栓形成相关危险因素见表 14-24。

表 14-24　静脉血栓形成与动脉血栓形成相关危险因素表

静脉血栓形成	动脉血栓形成
静脉血流缓慢、内膜损伤	血管内膜异常
心力衰竭	动脉粥样硬化
妊娠	高血压
肥胖	吸烟
手术或创伤	高脂血症
长期卧床	糖尿病
抗凝血酶Ⅲ缺乏	高尿酸血症
蛋白 C 缺乏	同型半胱氨酸血症
口服避孕药	红细胞增多症
纤溶酶原异常	血小板增多症
肾病综合征	镰状细胞贫血

第二节　常见血栓病

一、动脉血栓

(一) 概念

发生在动脉内的血栓称之为动脉血栓。动脉血管壁损伤是血栓发生的基础,最常见致病因素是高脂血症引起的动脉粥样硬化,或某些致病因素引起的动脉炎等。

动脉血栓是在血流较快的情况下形成的,血管内膜损伤后,血管内皮暴露与流动的血液接触,提供了血小板黏附、聚集部位与机会,致使血小板活化,促发血栓素释放。另外,凝血系统激活使纤维蛋白原变成纤维蛋白,与血小板相互网络包裹形成血栓。动脉血栓由血小板和纤维蛋白构成,外观呈白色,故称之为白色血栓。动脉血栓可以发生在全身任何一根血管,常见心、脑和下肢血管血栓病。临床由心脏瓣膜病变形成的栓子脱落后随血液循环堵到动脉血管也称之为动脉血栓,是动脉栓塞症,见于风心病、冠心病心房纤颤患者。

(二) 机制

动脉血管内膜损伤是血栓形成前提,它促使血小板活化与凝血激活发生血栓。不同部位的血管血栓导致相关组织脏器损害,引起临床症状。

（三）临床表现与解释

动脉血栓形成可致血管全部或部分狭窄,使血流减少或闭塞,血液灌注不良,组织缺氧,甚至坏死,组织器官及功能障碍引起临床症状。不同部位的血管血栓对人体危害与临床表现不同。其共同点为:发生缺血改变,导致相关器官功能障碍。

冠状动脉血栓——急性心肌梗死,突然胸痛、胸闷、气短、心悸、出汗、血压降低、心电图 ST 段抬高或坏死型 Q 波、心肌坏死标志物肌红蛋白、肌钙蛋白及血清心肌酶谱增高。

脑血管血栓——脑血栓,常有高血压、糖尿病、高脂血症病史,发病后头晕、手脚麻木、无力、语言障碍、昏迷或偏瘫,头颅 CT 检查有梗死影像学改变。

肢体动脉栓塞——周围动脉病,常引起肢端疼痛和缺血性坏死,间歇性跛行,肢体发凉,指甲生长缓慢,皮肤干燥,汗毛脱落。

眼底动脉血栓——俗称"眼中风",表现是视力障碍、模糊、眼胀痛。

肠系膜动脉栓塞,多见于房颤患者,脱落栓子堵塞肠系膜动脉,引起腹痛、恶心、呕吐,甚至发生肠梗阻、腹水。

（四）诊断依据

依据病史,不同脏器血管栓塞后临床表现,结合实验室及影像学(或血管造影)检查可诊断。

（五）鉴别诊断

不同脏器栓塞病应与相关脏器其他疾病鉴别。如心肌梗死应与心绞痛、肺动脉栓塞鉴别,脑梗死应与脑出血鉴别,周围动脉病与多发性动脉炎鉴别等。

二、静脉血栓

（一）概念

发生在静脉的血栓称之为静脉血栓。静脉壁受损,血流淤滞是静脉血栓的基础。体内抗凝系统功能减低,抗凝血酶Ⅲ、或蛋白 C 缺乏时均可引起静脉血栓。

静脉血栓特点是逐渐形成、远离性(非向心性)血栓,血栓富有纤维蛋白和红细胞。血栓呈红色,拖着长尾巴。静脉血栓使静脉回流受阻,静脉压增高,静脉曲张,受阻肢体肿胀,疼痛,皮肤温度可升高,甚至水肿坚实不可压。深静脉血栓形成可并发致命性肺动脉栓塞。

（二）机制

血管内膜损伤同样是血栓发生的基础,当存在致病因素(如长期卧床静脉血回流缓慢、静脉瓣膜功能不全、妊娠静脉受压、静脉损伤)情况下,若患者抗凝物质缺乏(存在易栓症)时,可发生静脉血栓。

（三）临床表现与解释

静脉血栓的部位不同其临床表现有别。由于静脉回流受阻,常发生局部胀痛、水肿、肿胀、静脉曲张、肢体沉重等。

浅静脉血栓,可由外伤、药物、感染等因素导致的静脉炎引起。表现为受阻浅静脉曲张,疼痛或压痛,周围发红,轻度水肿,沿着血管可触及到硬的结节或绳样索条。

深静脉血栓形成,可发生在全身任何部位,以双下肢多见,如髂股静脉、股静脉、小腿静脉。也可发生在上腔或下腔静脉,以及内脏静脉和门静脉。发生在上腔静脉时,静脉回流受阻,表现为颈部、面部、胸部水肿,颈静脉扩张,胸部血管暴露,出现头晕,呼吸困难,晕厥。X线检查可有胸腔积液、纵隔增宽,临床称为"上腔静脉堵塞综合征"。发生在下腔静脉血栓,腹壁静脉曲张,检查静脉回流,血流向上、腹胀、肝脾大、下肢静脉压升高、精索静脉曲张。因影响下肢静脉回流,双下肢沉重、水肿、胀痛,B型超声可探及下肢静脉血栓。发生在腋锁骨下静脉血栓,表现为病变侧胸壁肿胀、疼痛,下垂位时加重,腋窝及乳腺处丰满,可触及有压痛的索条样静脉,上肢与胸壁浅静脉充盈,B型超声局部可探及到血栓。

内脏静脉血栓,常见有肾静脉血栓,表现为腰部胀痛,肾区叩痛、可有发热、血尿、尿蛋白、血压升高、尿少、水肿、肾功能异常。肝静脉血栓时肝脏增大、腹水、肝功能损害、腹壁静脉曲张、黄疸,临床称为"巴德-基亚里综合征"。如并发下腔静脉血栓则可发生下肢水肿、皮肤溃疡及色素沉着等。门静脉血栓,多发生在有肝硬化或肝癌患者,有脾大、脾功能亢进、腹水、食管静脉曲张、腹壁静脉曲张等。

(四) 诊断依据

依据临床表现,超声、X线检查、血管造影、CT或磁共振成像检查可诊断。静脉血栓患者特别是反复发作者,应进一步检查抗凝系统、肿瘤标志物、除外易栓症或肿瘤。

(五) 鉴别诊断

静脉血栓应与外压性静脉狭窄、静脉瓣功能不全引起的静脉回流障碍鉴别。静脉外受压时检查可发现肿块,故临床症状出现缓慢,受压处常伴有其他组织或器官受压表现。B型超声、CT、磁共振成像有助于鉴别。

三、微血管血栓

(一) 概念

发生在微血管的血栓称之为微血管血栓。

(二) 机制

微血管损伤与微血管循环障碍、免疫反应性小血管炎或毒素作用相关。微血管血栓可引起微血管溶血、影响组织器官功能。

(三) 临床表现与解释

临床微血管血栓见于弥散性血管内凝血、血栓性血小板减少性紫癜、风湿免疫性疾病。

弥散性血管内凝血(DIC),发病常有致病因素,早期由于凝血因子激活促发广泛形成微血栓,皮下的微血栓可引起瘀斑,内脏微血栓可导致相关脏器功能障碍,血管微血栓可致红细胞破溃发生微血管性溶血。实验室检查PT延长,纤维蛋白降低,D-二聚体明显升高。

血栓性血小板减少性紫癜,致病因素引起微血管内皮受损,血小板黏附、聚集后形成广泛微血栓。特点是血小板减少、皮肤瘀斑、鼻黏膜或口腔黏膜出血、微血管性溶血、黄疸,意识障碍、半身麻木、瘫痪等神经症状,蛋白尿或血尿。

风湿免疫性疾病基本病变是引起小血管炎,导致小血管内膜损伤,形成微血栓。表现为多系统损害,相关抗体阳性。

(四) 诊断依据

存在原发病是诊断微血管血栓的前提,致病因素不同病理生理有别,临床表现与原发病累及微血管部位相关。

（五）鉴别诊断

应注意原发病的鉴别。

四、疾病与血栓

（一）概念

许多疾病可并发血栓形成。一些血栓形成发生与高黏滞血症相关,如真性红细胞增多症、原发性血小板增多症、阵发性睡眠性血红蛋白尿、肾病综合征、肿瘤等疾病。一些血栓发生与抗凝系统活性降低有关,如遗传性抗凝血酶Ⅲ缺乏症、遗传性蛋白 C 缺乏症、先天性蛋白 S 缺乏症、先天性异常纤溶酶原血症、异常纤维蛋白原血症、纤溶酶原活化剂抑制物过多等疾病,属于易栓症。此外风湿免疫性疾病、动脉粥样硬化、糖尿病等疾患常并发血栓。

临床应注意高黏滞血症与易栓症鉴别。高黏滞血症特点是在一定的条件下可发生血栓,但并不一定发生,主要引起动脉栓塞。易栓症特点是只要具备条件,很易于发生血栓,主要发生静脉血栓。

（二）临床特点

真性红细胞增多症,因红细胞增多血液黏稠,血流缓慢,导致氧气供应障碍,动脉内壁损伤,血小板活性和敏感性增高可形成血栓。特点为多次检查红细胞 $>6 \times 10^{12}/L$,血红蛋白 $>180g/L$,JAK2 V617F 突变基因阳性。

原发性血小板增多症,血小板增多致使血小板黏附性和聚集性增强,易于激活凝血因子促发血栓形成。特点是一般血小板 $>100 \times 10^9/L$,JAK2 V617F 突变基因阳性。

阵发性睡眠性血红蛋白尿(PNH),其血栓形成与溶血后红细胞释放的促凝物及补体作用增加了血小板聚集性有关。诊断要点是典型的血红蛋白尿,酸溶血试验阳性。CD55、CD59 异常。

抗凝血因子与纤溶因子缺乏,抗凝血因子与纤溶因子减少多为遗传性疾病。由于抗凝血作用降低易发生血栓,称之为易栓症。常见有:遗传性抗凝血酶Ⅲ缺乏症、遗传性蛋白 C 缺乏症、先天性蛋白 S 缺乏症、先天性异常纤溶酶原血症、异常纤维蛋白原血症、纤溶酶原活化剂抑制物过多等。特点是发病年龄早、反复发病、实验室检查凝血异常,相关抗凝因子缺乏。

抗磷脂抗体综合征,包括原发与继发性。原发性抗磷脂抗体综合征发病机制尚不清,见于系统性红斑狼疮。临床特点是患者不仅易发生血栓,同时也常伴有出血,已婚女性易发生流产。实验室检查抗磷脂抗体阳性。

动脉粥样硬化,动脉粥样硬化是血脂代谢异常结果。胆固醇或甘油三酯可沉积在动脉内膜,使动脉发生非炎症性退行性和增殖性病变。血管内膜损伤后血小板会很快黏附于病变部位,继而血小板聚集增加,纤维蛋白网状包裹形成血栓。多见于中老年患者,有高血压、糖尿病、高血脂。检查血脂增高,眼底见动脉硬化,B 型超声可显示斑块,动脉血管造影常作为诊断冠心病"金指标"。

肾病综合征患者由于大量蛋白从尿中丢失,肝合成代偿性增加,导致机体凝血、抗凝血及纤溶酶系统失衡。当血小板功能亢进,血液黏稠度增加后易发生血栓。特点是大量蛋白尿、高胆固醇血症、低蛋白血症。

肝病,重症肝病时肝内血管阻力增加,血管扩张,血流缓慢,肝内血管和门静脉淤血、内皮损伤,血小板聚集,血管内凝血因子激活易发生血栓。检查肝功能异常、门静脉高压、腹壁静脉曲张、腹水、黄疸。

肿瘤,血栓发生与肿大瘤体机械性压迫、局部组织损伤、肿瘤释放组织凝血活酶样物质增多有关。特点是相关检查提示存在肿瘤病灶、肿瘤标志物升高、有病理活检证据。

(三)诊断依据

有血栓形成表现,实验室检查 D- 二聚体升高明显,B 型超声或 CT 或磁共振成像,或血管造影显示血栓形成。

(四)鉴别诊断

不同部位血栓应与其相关疾患鉴别。

第八章 骨髓增殖性疾病

第一节 原发性血小板增多症

一、概念

原发性血小板增多症(ET)属于骨髓增殖性疾病,其发生与 JAK2 基因突变有关。特点为血小板持续性增多($\geq 450 \times 10^9$/L),多数患者 $>600 \times 10^9$/L,JAK2 V617F 突变基因阳性。患者可有出血或血栓,检查脾增大。

二、机制

JAK2 基因突变使大量 JAK2 蛋白 617 位点上的缬氨酸被苯丙氨酸替代(V617F),JAK2 是细胞质中酪氨酸激酶,为细胞因子(血小板生成素、红细胞生成素)启动信号。JAK2 突变使其激活效应放大,致使细胞(巨核)过度增殖,导致血小板增多。

三、临床表现与解释

血小板持续性增多($\geq 450 \times 10^9$/L),多数患者 $>600 \times 10^9$/L。可伴有白细胞和(或)血红蛋白升高。血涂片可见血小板聚集成堆,有畸形和巨大血小板。骨髓巨核细胞增多,骨髓片成堆血小板易见。JAK2 突变使其激活效应放大,致使巨核细胞过度增殖导致血小板增多。

四、诊断依据

患者可有出血或血栓,检查脾增大。持续、多次检查血小板 $\geq 450 \times 10^9$/L,骨髓巨核细胞增生活跃,可有染色体异常,JAK2 V617F 突变基因阳性。排除继发性血小板增多可诊断。

WHO 依据有无 JAK2 V617F 突变分为 JAK2 V617F 阳性原发性血小板增多症与 JAK2 V617F 阴性血小板增多症。

JAK2 V617F 阳性原发性血小板增多症,血小板 $\geq 450 \times 10^9$/L,JAK2 V617F 阳性,除外

其他疾病。

JAK2 V617F 阴性血小板增多症,血小板持续性 >600×10⁹/L,JAK2 V617F 阴性,除外其他血液病。

五、鉴别诊断

慢性粒细胞白血病(CML),以白细胞增多为主,血涂片呈现"百花异样"(可见各系各阶段细胞)。骨髓粒系增生明显活跃,以中晚幼粒细胞为主,染色体异常 t(9;22)(q34;q11),存在 BCR-ABL 基因。

真性红细胞增多症(PV),皮肤、黏膜呈特征性绛红色。红细胞明显增多 >6.5×10¹²/L,血小板一般减低或轻度升高。

骨髓纤维化(MF),患者脾大明显,血小板可以增高但一般 <800×10⁹/L,外周血涂片可见幼红幼粒细胞,骨髓穿刺多部位干抽,骨髓病理为纤维化表现。

继发性血小板增多症,见于脾切除术后、恶性肿瘤、某些药物应用。存在致病因素,血小板数值随病情变化波动范围大,JAK2 V617F 阴性。

第二节　真性红细胞增多症

一、概念

真性红细胞增多症(PV)是造血干细胞疾病,因 JAK2 突变作用酪氨酸激酶效应性细胞因子(血小板生成素、红细胞生成素)启动信号,激活效应放大,致使红系过度增殖导致红细胞明显增多,血容量加大,归属于骨髓增殖性疾病。红细胞 ≥(6~10)×10¹²/L,血红蛋白 ≥180~240g/L。

二、机制

JAK2 突变使大量 JAK2 蛋白 617 位点上的缬氨酸被苯丙氨酸替代(V617F),JAK2 是细胞质中酪氨酸激酶,为细胞因子(血小板生成素、红细胞生成素)启动信号。JAK2 突变使其激活效应放大,致使红系过度增殖,导致红细胞增多。

三、临床表现与解释

由于红细胞明显增多,导致患者面红、唇紫、舌暗红、结膜充血、血管怒张特有体征。血液黏滞、血流缓慢、组织缺氧使得患者感到头晕、头痛、四肢胀痛、麻木、耳鸣、视力减退、皮肤瘙痒。少数患者可伴有牙龈或鼻出血,或合并血栓形成。检查脾大。实验室检查红细胞 ≥(6~10)×10¹²/L,血红蛋白 ≥180~240g/L,可有白细胞与血小板升高。骨髓细胞学红系增生活跃或明显活跃,部分患者可有染色体异常,JAK2 V617F 阳性。

四、诊断依据

依据临床表现,若实验室检查男性血红蛋白 ≥180g/L,红细胞 ≥6.5×10¹²/L。女性血红蛋白 ≥170g/L,红细胞 ≥6×10¹²/L,骨髓增生红系明显活跃以上,排除了继发性红细胞升高,临床可诊断。依据 JAK2 V617F 检测进一步分为 JAK2 V617F 阳性与阴性红细胞增多症。

五、鉴别诊断

继发性红细胞增多症,长期生活在高原、先天性右至左分流心脏病、慢性肺源性疾患,可因长期缺氧引起促红细胞生成素升高、刺激骨髓红系导致红细胞增多。此外肾肿瘤也可引起红细胞升高。依据病史、体格检查易于鉴别诊断。

相对性红细胞增多，主要是因呕吐、腹泻后血容量丢失引起的红细胞增多，为假性红细胞升高，经过血容量补充则恢复正常。

第三节　原发性骨髓纤维化

一、概念

原发性骨髓纤维化（PMF）是多能干细胞异常增殖，病理证实骨髓纤维组织过度增殖，导致骨髓造血障碍，引起髓外造血，临床具有肝脾大，外周血表现为幼红 - 幼粒性贫血，并伴有高分解代谢状态病症。

二、机制

JAK2 突变使大量 JAK2 蛋白 617 位点上的缬氨酸被苯丙氨酸替代（V617F），JAK2 是细胞质中酪氨酸激酶，为细胞因子（血小板生成素、红细胞生成素、粒 - 巨噬细胞集落刺激因子、白介素 3、生长因子）启动信号。JAK2 突变使其激活效应放大，细胞因子活性增强，促进或调节细胞过度增殖；c-Mpl 受体突变（血小板生成素受体）致使巨核细胞过度增殖，从而引起纤维化。

三、临床表现与解释

发病多在 40 岁以上，起病隐匿，进展缓慢，发病初期一般无症状，部分患者感到乏力，左上腹不适或胀痛，检查脾大。实验室检查发现贫血、白细胞或（和）血小板升高。血涂片可见幼红 - 幼粒细胞。病情发展，脾大明显，贫血加重。骨髓多部位穿刺为干抽，骨髓组织活检表现为非均匀一致的纤维组织增生，染色体可异常，JAK2 V617F 阳性。

四、诊断依据

具有脾大，外周血表现为幼红 - 幼粒细胞性贫血，骨髓穿刺多部位干抽，骨髓病理显示胶原纤维和（或）网状纤维明显增生，临床可诊断。

五、鉴别诊断

原发性血小板增多症（ET）、真性红细胞增多症（PV）、原发性骨髓纤维化（PMF）慢性粒细胞白血病（CML）之间的鉴别见表 14-25。

表 14-25　骨髓增殖性各类疾病的鉴别

鉴别点	PMF	ET	PV	CML
临床表现	贫血	出血或血栓	高血容量、血压高	贫血、上腹不适
脾大	中至重度	轻至中度	轻至中度	中至重度
外周血特点	幼红 - 幼粒细胞	血小板持续升高	红细胞持续升高	幼稚粒细胞
白细胞 ×10⁹/L	10~20	<50	<50	>50
骨髓象	增生减低或干抽 骨髓活检纤维化	巨核细胞增生明显	红系增生明显	增生极度活跃 中幼粒为主

续表

鉴别点	PMF	ET	PV	CML
Ph 染色体 BCR/ABL 基因	阴性	少数阳性	不定	阳性 阳性
JAK2 V617F 基因突变	50% 左右阳性	一半以上阳性	95% 阳性	阴性

继发性骨髓纤维化,多见于恶性肿瘤、转移癌、结核病、毒物接触等疾病。继发性骨髓纤维化有明显致病因素,存在原发性疾病诊断依据,不同部位骨髓取材差别很大,纤维化较局限。骨髓转移癌患者可见到癌细胞。检查脾不大或略大。JAK2 V617F 阴性。

第九章 其他血液病

第一节 溶酶体贮积症

一、溶酶体贮积症特点

溶酶体贮积症是由于溶酶体水解酶缺陷,酶不能降解大分子,贮积在溶酶体内,使细胞功能受到影响导致的疾病。溶酶体内不同的酶缺乏导致的贮积症特点有别,有粘多糖贮积症、神经鞘脂贮积症、糖脂质贮积症等,其特点为:

1. 多数属于常染色体隐性遗传性疾病。
2. 临床多有智力低下、骨骼及神经发育障碍。
3. 病情具有进展性,表现为神经系统损害。
4. 酶的活性测定及基因作为诊断依据。
5. 目前缺少有效根治手段。

二、戈谢病与尼曼 - 匹克病

(一)概念

戈谢病,为一种家族性糖脂代谢病,为染色体隐性遗传。因葡萄糖脑苷脂酶缺陷,导致葡萄糖脑苷脂贮积在各组织的单核细胞系统形成戈谢细胞。表现为多系统脂质沉积,累及骨髓、肝脾、骨骼及中枢神经,使脾大,脾功能亢进性全血细胞减少,骨质破坏、眼球运动障碍、共济失调等。

尼曼 - 匹克病,是酸性鞘磷脂酶缺乏或细胞内低密度脂蛋白胆固醇转运缺陷所致。为先天性糖脂代谢疾病,常染色体隐性遗传。患者表现有肝脾大,骨髓、脑及脏器可见充满脂质的泡沫尼曼 - 匹克细胞。临床上可分为急性神经型、慢性非神经型、慢性神经型、成人非神经型。

(二)临床表现与解释

戈谢病,有脾大、贫血、表情淡漠、语言障碍、痉挛、共济失调等症状,骨髓或组织病理可见戈谢细胞,检测葡萄糖脑苷脂酶缺陷。

尼曼-匹克病,肝脾大、贫血,多在婴幼儿发病,智力减低、运动能力差、失明、耳聋,可有黄疸,眼底检查可见到樱桃样红斑,血液中可发现空泡的淋巴细胞,骨髓可见泡沫细胞。

(三)诊断依据

依据发病年龄,发病特点,临床表现,骨髓有戈谢细胞,尼曼-匹克细胞,检查相关糖脂酶缺陷,可考虑诊断。

(四)鉴别诊断

应与其他疾病引起骨髓泡沫细胞鉴别,如与慢性粒细胞白血病、地中海贫血、多发性骨髓瘤、淋巴瘤、原发性海蓝组织细胞增生症、镰状细胞贫血等鉴别。依据每种疾病临床表现,不难鉴别。

第二节　血　色　病

一、概念

临床包括遗传引起的原发性血色病与继发性铁负荷过多导致的继发性血色病。前者是基因突变发生的铁代谢异常,后者与铁的入量过多有关。人体铁过多时将储存在肝、胰腺、心脏、肾上腺、皮肤等组织器官,使其器官增大、功能受损,引起一系列临床表现。

二、临床表现与解释

由于铁沉积在组织器官,导致皮肤色素沉着、血糖升高、心力衰竭、肝硬化,患者虚弱、嗜睡、消瘦、性功能减退、阳痿,少数患者可有腹痛、关节痛等。X线检查关节面不平整和骨密度降低、骨质疏松及皮质囊肿。B型超声脾大。铁蛋白明显升高 >500μg/dl。

三、诊断依据

具有临床表现,肝脾大,铁蛋白明显升高,组织病理显示含铁血黄素沉积可诊断。若其病史提供存在铁入量增多(反复输血),则考虑为继发性血色病。

四、鉴别诊断

酒精性肝硬化,有长期大量饮酒史,肝脾可肿大,肝功能异常明显,有肝病容、铁蛋白不高。

糖尿病,患者多有三高一低临床症状,肝脾一般无肿大,血糖与糖化血红蛋白均升高,铁蛋白正常。

心肌病心力衰竭,扩张型心肌病心功能不全,可有肝大,慢性病容表现,检查心脏扩大,心瓣膜杂音,下肢水肿,铁蛋白降低。

第三节　脾功能亢进

一、概念

脾功能亢进是各种疾病引起脾脏增大,脾功能增强导致血液学改变的一种综合征。常见的病因为慢性肝炎、造血系统疾病、类脂质沉积症、结缔组织疾病或感染性疾病等。

而临床引起脾功能亢进,最常见疾病为慢性肝炎、肝硬化。

二、临床表现与解释

脾明显肿大伴有全血细胞减少。最常见致病因素为慢性肝病,检查患者见蜘蛛痣、门静脉高压,B 型超声肝回声改变,肝功能异常、白蛋白减低。

继发于造血系统疾病、类脂质沉积症等疾患多有原发病表现。

三、诊断依据

物理检查或 B 型超声证实脾大。实验室检查血红蛋白、血小板与白细胞降低。脾切除或脾区放疗或脾动脉栓塞后血小板或(和)白细胞增多,骨髓巨核细胞增生活跃,多伴有成熟障碍。

四、鉴别诊断

急性白血病,发病急,发热,有淋巴结和肝大,以及胸骨压痛等浸润症状。外周血检查三系减少,可见幼稚细胞,骨髓具有特征性白血病形态学异常。

骨髓增生异常综合征 / 骨髓增殖性疾病(MDS/MPD),为恶性克隆性疾病,检查全血细胞减少,脾大,骨髓细胞见病态造血,或骨髓穿刺呈干抽,染色检查异常。

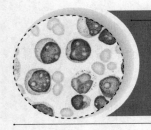

第十五篇
血液病综合征鉴别诊断

---------- 第一章 概 述 ----------

第一节 关 于 命 名

病"症"与"征"是临床上对于具有一定内在联系若干症状、体征、实验室检查或影像学改变等存在个体的一组病症命名。"症"与"征"之间有一些区别。症的诊断犹如"戴帽子","症"之间缺少"相加"作用。"征"诊断更像"组合","征"之间常存在"相加"作用。例如不同致病因素引起的红细胞增多称为红细胞增多症,各种致病因素引起嗜酸粒细胞增多称为嗜酸粒细胞增多症,一般很少将此归于"综合征"。"征"的发生常用一元论解释,如在病态造血基础上加上相关条件则诊断为骨髓增生异常综合征;同样,过敏性紫癜伴有腹痛为 Henoch 征;伴有关节痛为 Schonlein 征,三者同时存在则为 Schonlein-Henoch 征。可见,将不同致病因素或单一致病因素导致发生的临床结果更多地称为"症",如红细胞增多症、嗜酸粒细胞增多症、白细胞减少症、血小板增多症、传染性单核细胞增多症等。将一个疾病引起的更多症状、实验室检查异常或影像学改变谓之"征",如骨髓增生异常综合征、缺铁性吞咽困难综合征、Evans 综合征、POEMS 综合征、噬血细胞综合征等。

第二节 血液病综合征分类

一、分类方法

按照血液病学传统分类方法,血液病综合征可分为:红细胞病综合征、白细胞病综合征、出凝血病综合征、淋巴瘤及其他疾病综合征、血液病相关综合征。综合征的致病因素包括造血障碍、细胞生成素分泌异常、造血物质缺乏、细胞破坏过多、基因异常以及外因作用等引起。

二、诊断综合征几点说明

1. 临床上,一些综合征发病机制至今尚未清楚,一些综合征以某人发现而命名。但随着医学进展,相信更多的综合征发病机制将得到阐明,并将以"病名"替代综合征的诊断。

2. 血液病综合征中一部分为遗传性疾病,这类综合征通常在儿科病学或遗传病学详细论述,当临床鉴别诊断与诊断困难时,可参考相关文献或书刊。

3. 每一种综合征致病因素不同,发病机制不同,导致临床表现有别,治疗与预后也不一样。因此应更多的追查致病因素，认真鉴别诊断，防止误诊漏诊。

4. 为了便于查找，"综合征"按细胞系顺序排列讨论。

第二章　红细胞综合征

第一节　骨髓增生异常综合征

一、概念

骨髓增生异常综合征简称 MDS，是 myelodysplastic syndrome 的缩写。myelo 指出此病病变在骨髓造血干细胞，dysplastic 提示病变性质具有异常性（造血异质性），syndrome 说明此症包括一组疾病，为综合征。

最初临床包括难治性贫血（RA）、伴有原始细胞增多的难治性贫血（RAEB）、难治性贫血伴环形铁粒幼细胞（RAS）。2008 年 WHO 对 MDS 分型进行了修订（表 15-1）。

表 15-1　WHO 骨髓增生异常综合征分型（2008 年）

分型	外周血	骨髓
难治性血细胞减少伴单系发育异常（RCUD） 难治性贫血（RA） 难治性中性粒细胞减少（RN） 难治性血小板减少（RT）	一系或两系血细胞减少 原始细胞无或少见（小于 1%）	一系发育异常，占此系 10% 以上 原始细胞小于 5% 环形铁粒幼细胞小于 15%
难治性贫血伴环形铁粒幼细胞（RARS）	贫血 无原始细胞	环形铁粒幼细胞大于 15%，仅红系发育异常，原始小于 5%
难治性血细胞减少伴多系发育异常（RCMD）	血细胞减少 原始细胞无或少见 无 Auer 小体 单核细胞小于 1×10^9/L	原始细胞小于 5% 无 Auer 小体 有或无环形铁粒幼细胞大于 15%
难治性贫血伴有原始细胞增多（RAEB1）	血细胞减少 原始细胞小于 5% 单核细胞小于 1×10^9/L	一系或多系发育异常 原始 5%~9% 无 Auer 小体
难治性贫血伴有原始细胞增多（RAEB2）	血细胞减少 原始细胞 5%~9% 有或无 Auer 小体 单核细胞小于 1×10^9/L	一系或多系发育异常 原始 10%~19% 有或无 Auer 小体
MDS 未分类（MDS-U）	血细胞减少，贫血 原始 1%	一系或多系异常细胞小于 10%，同时伴有遗传学异常，原始细胞小于 5%
MDS 伴单纯 5q-	贫血，血小板正常或升高原始细胞无或少见	原始细胞小于 5%，细胞遗传学仅见 5q-，无 Auer 小体

二、临床表现与机制

骨髓和外周血各系病态造血出现是主要的临床特征,恶性克隆存在,DNA复制异常是导致病态造血发生的主要机制。

三、诊断依据

1. 诊断要满足2个必要条件+一个确定标准。

(1) 必要条件

1) 持续大于或等于6个月一系或多系细胞减少。

2) 排除其他可引起血细胞减少和病态造血及非造血系统性疾病。

(2) 确定标准

1) 骨髓涂片三系中任何一系至少10%有发育异常。

2) 环形铁粒幼细胞占有核红细胞≥15%。

3) 骨髓涂片中原始细胞达5%~19%。

4) 染色体异常(包括非平衡性与平衡性)。

2. 常见类型

(1) RA:贫血伴有血小板减少或白细胞增高或降低。除外营养性贫血或其他致病因素所引起的贫血,应用一般抗贫血药治疗无效。染色体异常。

(2) RAEB:外周血出现原始粒细胞,<5%,骨髓原始粒细胞增多RAEB>5%而<20%,染色体异常。

(3) RAS:临床表现与RA相似,但骨髓中环形铁粒幼细胞>骨髓有核细胞的15%。

四、鉴别诊断

1. RA　临床应与巨幼细胞贫血和双相性贫血(巨幼细胞贫血与缺铁性贫血)鉴别。巨幼细胞贫血多可找到致病因素,临床上伴有神经症状和消化道症状。检查贫血为大细胞性,MCV明显增高。多有原位溶血征象:乳酸脱氢酶(LDH)和胆红素增高。血清叶酸和(或)血清维生素B_{12}降低。应用叶酸与维生素B_{12}治疗有效。双相性贫血除具有巨幼细胞贫血表现外,同时具有缺铁性贫血表现。

2. RAEB　白细胞增高时应与类白血病反应鉴别。类白血病反应时临床可找到致病因素,外周血很少出现中幼以上阶段幼稚细胞,骨髓原始细胞一般<2%,无病态造血表现。致病因素去除后病情改善,血常规可恢复正常。

3. RAS　因表现为小细胞低色素性贫血,故应与缺铁性贫血鉴别。缺铁性贫血是由于体内铁缺乏引起。RAS临床上病人体内并不缺铁,而是铁利用障碍使血红蛋白不能合成,从而引起小细胞低色素表现。缺铁性贫血实验室检查血清铁低,铁蛋白减低,总铁结合力增高。骨髓铁染色检查细胞外与细胞内均显示缺铁,无典型环形铁粒幼细胞。铁剂治疗有效。而RAS由于铁利用障碍,形成特有环形铁粒幼细胞。

第二节　再生障碍性贫血 - 阵发性睡眠性血红蛋白尿综合征

一、概念

再生障碍性贫血 - 阵发性睡眠性血红蛋白尿（AA-PNH）综合征，临床有两种情况：一是患者病初以再生障碍性贫血表现，全血细胞减少，骨髓增生低下，Ham 试验阴性，但其后在病程中出现血红蛋白尿，Ham 试验出现阳性，再生障碍性贫血表现仍然存在或好转，此为再生障碍性贫血 - 阵发性睡眠性血红蛋白尿（AA-PNH）综合征。另一种情况是起病时有血管内溶血表现，骨髓增生活跃，流式细胞学检查存在异常克隆。Ham 试验阳性，符合阵发性睡眠性血红蛋白尿诊断，但在病程中骨髓出现增生低下，全血细胞减少，此为阵发性睡眠性血红蛋白尿 - 再生障碍性贫血（PNH-AA）综合征。

二、临床表现与机制

全血细胞减少伴有血管内溶血，可出现 AA-PNH 或 PNH-AA 表现。其发生与造血干细胞受损，同时伴有获得性红细胞膜蛋白缺陷发生血管内溶血有关。

三、诊断依据

病初符合 AA 的全血细胞减少，有骨髓增生低下或血管内溶血证据诊断标准。

病程中 AA 患者出现 PNH 表现或 PNH 患者出现 AA 表现。

除外其他相关性疾病。

四、鉴别诊断

骨髓增生异常综合征（MDS），AA-PNH 或 PNH-AA 应与低增生性骨髓增生异常综合征鉴别，鉴别点是骨髓增生异常综合征存在明显的病态造血，骨髓细胞学检查可见到原始粒细胞，染色体检查异常。应用肾上腺皮质激素与雄性激素治疗无明显治疗反应。

巨幼细胞贫血（MA），因缺乏叶酸或维生素 B_{12} 导致细胞 DNA 合成障碍，可导致细胞生成障碍及原位溶血，红细胞体积增大，贫血，白细胞减少，血小板降低。特点多有致病因素，实验室检查血清叶酸或（和）血清维生素 B_{12} 降低，乳酸脱氢酶与间接胆红素升高。骨髓细胞学检查见红系各阶段呈巨幼细胞样改变，原始细胞比例正常，应用叶酸和（或）维生素 B_{12} 治疗完全有效。

第三节　造血障碍性贫血综合征

一、概念

造血障碍性贫血综合征是一组先天性或家族性造血障碍病症。包括：先天性再生障碍性贫血（Fanconi 综合征），家族性再生障碍性贫血（Estren-Dameshek 综合征），伴有胰腺功能不良的先天性再生障碍性贫血（Shwachman-Diamond-Oski 综合征），以及先天性纯红细胞再生障碍性贫血（Diamond-Blackfan 综合征）。

二、临床表现与机制

幼年出现贫血，因骨髓造血障碍引起贫血或全血细胞减少，属于遗传性疾病，发生于遗传基因异常,导致细胞 DNA 复制功能障碍。

三、诊断依据

Fanconi 综合征,属于常染色体隐性遗传病,多于婴幼儿发病。患者智力降低,发育较差,常合并先天畸形,如皮肤色素沉着、脾和肾萎缩、多指症、小头颅、小眼球等。全血细胞减少,网织细胞绝对值减少,骨髓增生低下。

Estren-Dameshek 综合征,家族性发病,为常染色体隐性遗传,多在 4~6 岁发病,表现为全血细胞减少,肝脾和淋巴结不肿大,骨髓增生低下,雄性激素治疗效果差。

Diamond-Blackfan 综合征,属于基因异常性疾病,以出生后贫血为主要表现,肝脾不大,网织细胞减少,白细胞和血小板正常。骨髓红系增生低下。

四、鉴别诊断

获得性再生障碍性贫血,无家族发病史,发病年龄偏大,检查染色体无异常,可找到致病因素,全血细胞减少,肝脾不大,应用免疫抑制剂环孢素、免疫球蛋白,雄性激素治疗可改善病情。

第四节 肝炎 - 再生障碍性贫血综合征

一、概念

肝炎 - 再生障碍性贫血综合征是指病毒性肝炎患者患病过程中或之后发生的再生障碍性贫血。

二、临床表现与机制

外周血三系减少,在肝炎病程中或之后发生。原因与肝炎病毒破坏骨髓造血干细胞引起骨髓造血功能衰竭有关。

三、诊断依据

有明确的肝炎病史,全血细胞减少发生在肝炎病程中或之后。实验室检查符合再生障碍性贫血诊断条例。

四、鉴别诊断

肝炎并发溶血性贫血,有溶血表现,外周血涂片可见晚幼红细胞,网织红细胞增高,间接胆红素升高,骨髓红系增生活跃,易于鉴别。

肝炎并发巨幼细胞贫血,贫血为大细胞性,可表现为三系减少,网织红细胞不低。胆红素与乳酸脱氢酶升高,骨髓增生活跃,红系巨幼样变,巨幼红细胞 10% 以上。血清叶酸水平或(和)血清维生素 B_{12} 水平减低,叶酸和(或)维生素 B_{12} 治疗明显见效。

第五节 普 - 文二氏综合征

一、概念

缺铁后人体上皮组织萎缩,敏感性下降,可发生口角炎、舌乳头萎缩、食欲减退,食管功能降低,致使摄入食物通过食管时感到吞咽困难。因缺铁性贫血引起的这组综合征称

为普 - 文二氏综合征（Plummer-Vinson 综合征）。

二、临床表现与机制

吞咽困难与缺铁引起食管黏膜上皮组织功能受损，束缚食管开口有关，食管隔膜形成常为本病特征。

三、诊断依据

临床符合缺铁性贫血诊断标准。表现有口腔炎、舌乳头萎缩、毛发干枯、皮肤干燥、皱缩、指趾甲缺乏光泽、脆薄易裂、指甲变平，甚至凹下呈勺状。血常规呈小细胞低色素贫血，铁蛋白降低。检查可见舌及咽部黏膜萎缩，胃镜可发现咽下部和食管交界处或食管下段有食管黏膜网形成。

四、鉴别诊断

食管癌，常发生于中老年，男性多见，进行性吞咽困难为特点，食管吞钡 X 线检查早期可见黏膜增粗或中断，晚期可呈不规则狭窄。胃镜可直接见到病灶，病理组织活检见到癌细胞。

神经症，以吞咽困难为表现的神经症临床称之"梅核气"。见于中年女性，发病与情绪有关，反复发作，病情无进展性，症状可随情绪变化加重或减轻。无缺铁性贫血依据，胃镜检查食管正常。

第六节　无胃酸缺铁舌炎综合征

一、概念

本病是一组胃酸缺乏并有舌炎的缺铁性贫血。

二、临床表现与机制

本症特点是胃酸缺乏，胃镜检查见胃黏膜萎缩，胃酸缺乏引起铁吸收障碍，上皮组织受损引起舌炎。

三、诊断依据

临床为缺铁性贫血，伴有舌炎，舌乳头萎缩，舌质干裂，检查胃酸低，铁剂治疗有效。

四、鉴别诊断

巨幼细胞贫血也可有胃酸缺乏发生舌炎，呈牛肉样舌。血常规为大细胞性贫血，铁蛋白不低，血清叶酸或（和）维生素 B_{12} 降低，维生素 B_{12} 或（和）叶酸治疗有效，铁剂治疗无效。

第七节　恶性贫血综合征

一、概念

恶性贫血综合征是由胃的内因子缺乏致使维生素 B_{12} 吸收障碍引起的贫血。临床又称 Biermer 综合征或 Addison-Biermer 综合征。见于胃次全切除术后、萎缩性胃炎等疾患。恶性贫血内因子缺乏可能与胃黏膜完全萎缩或（和）内因子抗体存在有关。

二、临床表现与机制

巨幼细胞贫血常有神经炎表现与消化道症状。DNA 的合成依赖于甲基供给，维生素

B_{12} 是合成 DNA 重要辅酶,也是维持神经功能重要物质。维生素 B_{12} 进入人体必须与内因子结合才能吸收,内因子缺乏,维生素 B_{12} 吸收障碍,DNA 合成受影响,引起恶性贫血和神经炎。

三、诊断依据

临床常有食欲不振、腹胀、腹泻等消化道症状以及手足麻木、四肢无力等神经方面表现。贫血为大细胞性,血常规检查成熟红细胞 MCV 增大、MCH 增高。正常人每升血液中红细胞计数与血红蛋白含量存在一定比例关系,巨细胞贫血时红细胞计数与血红蛋白含量比值变小。粒系可见巨杆状核细胞、成熟粒细胞分叶过多。骨髓红系增生活跃,呈老质(浆)幼核,巨幼红细胞。抗胃壁细胞抗体阳性,血清维生素 B_{12} 水平降低。维生素 B_{12} 治疗有效,但需终生治疗。

四、鉴别诊断

非内因子缺乏引起的巨幼细胞贫血,临床表现与恶性巨幼细胞贫血基本相同。维生素 B_{12} 治疗有效,检查抗胃壁细胞抗体为阴性,祛除致病因素后无须终生使用维生素 B_{12} 治疗。

骨髓增生异常综合征(MDS),MDS 血常规检查 MCV 表现增大,伴有单系细胞或两系细胞减少。骨髓检查存在多样性病态造血,血清铁蛋白、血清叶酸、血清维生素 B_{12} 水平不低,甚至升高。染色体检查异常,按营养性贫血治疗无效。

第八节　早期溶血综合征

一、概念

早期溶血综合征是指极少幼稚红细胞及一部分网织阶段的红细胞在骨髓释放之前,于骨髓内破溃而发生的溶血,临床也称为原位溶血。主要见于巨幼细胞贫血,也可发生再生障碍性贫血、阵发性睡眠性血红蛋白尿、骨髓增生异常综合征患者。

二、临床表现与机制

红细胞"在骨髓内"过早破坏发生溶血为本病特点,其发生与骨髓生成的红细胞存在异常有关。

三、诊断依据

骨髓可见红细胞成熟障碍,有胆红素与乳酸脱氢酶升高等溶血证据,除外其他疾病引起的溶血性贫血。

四、鉴别诊断

临床上原位溶血是红细胞在骨髓内发生红细胞破溃的一种表现。巨幼细胞贫血、再生障碍性贫血、阵发性血红蛋白尿、骨髓增生异常综合征发生的原位溶血结合临床可鉴别。临床上原位溶血更多见于巨幼细胞贫血。

自身免疫性溶血为血管外溶血,检查脾多有肿大,存在红细胞相关抗体,网织红细胞明显升高,激素治疗有效。

第九节　Evans 综合征

一、概念

Evans 综合征是指自身免疫性溶血并发血小板减少的一组综合征。

二、临床表现与机制

临床特点为存在溶血贫血证据,Coombs 试验阳性并发血小板减少。是自身抗体与红细胞和血小板结合后,导致红细胞和血小板在血管外破坏引起贫血与血小板减少。

三、诊断依据

具备血管外溶血征象,Coombs 试验阳性。网织红细胞增多,间接胆红素升高,血小板减少或(和)伴有出血倾向。检查可有脾轻度肿大,激素治疗有效。继发者见于结缔组织病,胸腺瘤等。

四、鉴别诊断

巨幼细胞贫血,贫血可伴有血小板减少。但贫血为大细胞性,LDH 增高。骨髓巨幼红细胞比例 >10%,血清叶酸和(或)血清维生素 B_{12} 水平降低,维生素 B_{12} 和叶酸治疗有效。

与其他溶血性疾病鉴别,如蚕豆病、阵发性睡眠性血红蛋白尿、药物性溶血、球形红细胞增多症等。检查网织红细胞增多,间接胆红素升高。蚕豆病为葡糖 -6- 磷酸脱氢酶缺乏(G6PD),检测 G6PD 水平降低,表现为慢性溶血过程,发病与食用蚕豆相关。阵发性睡眠性血红蛋白尿(PNH)为获得性红细胞膜缺陷疾病,为血管内溶血,流式细胞学可检测到病态克隆细胞 CD55、CD59。药物性溶血与用药相关,停药后溶血停止,抗人球蛋白试验一般阴性。球形红细胞增多症为遗传性疾病,血细胞形态学可见典型球形红细胞,脾增大明显,常合并胆石症,红细胞脆性试验脆性增加。

第十节　冷凝集素 / 冷溶血素综合征

一、概念

冷凝集素 / 冷溶血素综合征(CAS)是冷抗体引起溶血性贫血,称为冷抗体型自身免疫溶血性贫血。而 D-L 抗体引起阵发性寒冷性血红蛋白尿(PCH),患者在寒冷的情况下(一般在冬季)出现肢体动脉痉挛症,手足发绀,发生血红蛋白尿。

二、临床表现与机制

寒冷情况下患者出现血红蛋白尿,手足发绀。血清中含有冷凝集素,遇冷时引起自身红细胞发生凝集,在补体参与下引起的溶血。

三、诊断依据

临床上不一定找到致病因素,有充足临床和实验室证据表明,在寒冷的情况下出现肢体末端发绀,发生溶血,血红蛋白尿。冷型红细胞抗体检测阳性,直接 Coombs 试验阳性。

四、鉴别诊断

系统性红斑狼疮(SLE),SLE可出现肢体动脉痉挛,发生溶血。SLE多见于女性,有发热、关节疼痛,伴有皮肤和肾损害,多系统受累为其特点。虽有雷诺反应,但以小血管炎表现明显,抗核抗体与抗ds-DNA抗体阳性。

阵发性睡眠性血红蛋白尿(PNH),发病与天气变化无关,酸溶血试验阳性,存在克隆性细胞,CD55、CD59异常。

第十一节　溶血性尿毒症综合征

一、概念

溶血性尿毒症综合征(HUS)是一种病因不明的急性肾衰竭伴微血管内溶血性贫血、血小板减少综合征。

二、临床表现与机制

肾衰竭伴有微血管内溶血是本病主要特征,其发生与致病因素导致肾微血管损害有关。

三、诊断依据

1. 急性发病,发病前可有感染因素,突然出现肾衰竭。
2. 有溶血性贫血征象,黄疸,胆红素增高。
3. 贫血多伴有血小板减少。
4. 尿液检查可出现蛋白尿、血尿。

四、鉴别诊断

血栓性血小板减少性紫癜(TTP),临床也有肾损害,微血管溶血贫血表现。但检查血小板减少明显,皮肤多处紫癜,伴有神经症状。近年通过病理生理检查,认为TTP与HUS同属于血栓性微血管病,可称为TTP/HUS综合征。

第十二节　HELLP综合征

一、概念

HELLP综合征是妊娠先兆子痫一种类型,临床以微血管病溶血、肝酶升高、血小板减少为主要表现。

二、临床表现与机制

妊娠发生微血管损害为其主要原因。

三、诊断依据

有微血管病性溶血性贫血证据,转氨酶升高,血小板减少,伴有凝血障碍。

四、鉴别诊断

妊娠期间发生血管内溶血,并有肝损害、血小板减少、凝血障碍有助于与其他疾病鉴别。

第十三节　血色病综合征

一、概念

血色病(Hemochromatosis)是由于体内铁负荷过多,使含铁血红素广泛沉积于各脏器组织,引起纤维组织明显增生,导致多种脏器功能损害的一种病症。原发性血色病为常染色体隐性遗传性疾病,继发性与反复输血有关。

二、临床表现与机制

皮肤色素沉着、肝硬化、糖尿病、心功能障碍等为主要表现。其发生原理是组织中大量铁沉积引起组织损害所致。

三、诊断依据

皮肤色素沉着为古铜色,肝大而坚硬,血糖升高,心律失常,心功能不全,关节痛,性功能减退。血清铁与铁蛋白明显增高,去铁胺排铁试验阳性。有一定的遗传性。继发性血色病多与反复输血有关。

四、鉴别诊断

肝硬化,有慢性肝炎病史,检查皮肤可见蜘蛛痣、肝掌、黄疸。实验室检查白蛋白降低,肝功能异常,B型超声检查肝缩小,脾增大,门静脉压增高(门静脉直径一般大于1.4cm)。血清铁与铁蛋白可正常或轻度增高。

第十四节　遗传性球形红细胞增多症

一、概念

遗传性球形红细胞增多症(HP)为家族性、常染色体显性遗传性疾病。临床特点为程度不一的溶血性贫血,间歇性黄疸,肝脾大,外周血可见许多小球形红细胞,红细胞渗透脆性显著提高。

二、临床表现与机制

因存在遗传基因导致红细胞膜先天性缺陷,可塑性降低,渗透性增加,红细胞在一定的条件下或经脾脏作用破溃发生溶血引起贫血。涂片见红细胞体积小,染色深,中心淡染区消失的小球形红细胞,比例10%以上。脾功能的增强(破坏红细胞)导致脾大。

三、诊断依据

多数有家族史。为常染色体显性遗传,临床表现为贫血、黄疸、脾大,血涂片可见典型的胞体小、染色深的球形红细胞,多在10%以上,红细胞脆性增高。

四、鉴别诊断

其他红细胞病性溶血,如G6PD缺乏症、镰状细胞贫血等。这些疾病虽然血涂片有球形红细胞,其数量一般都<5%,异常的球形细胞不典型,红细胞脆性无明显提高。

第三章　白细胞综合征

第一节　药物性粒细胞减少症

一、概念

由于药物应用引起的粒细胞减少,其中性粒细胞绝对值 $<1.8 \times 10^9/L$ 称之为药物性粒细胞减少症。

二、临床表现与机制

药物引起粒细胞减少机制有药物直接损伤造血干细胞或干扰粒细胞增殖;作为抗原与粒细胞蛋白结合形成完全抗原后刺激身体产生抗体,抗原和抗体结合后破坏细胞;药物也可导致细胞合成物质(如应用叶酸拮抗剂)缺乏,使粒细胞产生减少。

三、诊断依据

中性粒细胞减少与药物使用存在因果关系是诊断主要依据,由于粒细胞减少患者可合并感染、发热。常引起咽喉肿痛等呼吸道症状。实验室检查粒细胞减少,分类淋巴细胞比例升高,骨髓细胞学粒系增生活跃或低下,原始粒细胞比值正常,无病态造血改变。

四、鉴别诊断

脾功能亢进,有慢性肝炎肝硬化病史,体格检查或行 B 型超声检查脾大,门静脉增宽。肝功能异常。粒细胞减少并伴有血小板减少。骨髓检查增生活跃。

再生障碍性贫血,临床三系减少,贫血程度一般较重,可有感染或并发出血,肝、脾、淋巴结不肿大,骨髓增生低下,巨核细胞少见,网浆细胞增多。

第二节　脾性白细胞减少症

一、概述

因脾大、脾功能亢进导致的白细胞减少称之为脾性白细胞减少。

二、临床表现与机制

粒细胞减少与脾大生理功能发生紊乱,使各系血细胞在脾内阻留时间延长,从而被单核 - 巨噬细胞大量吞噬和破坏相关。另与脾分泌某种内分泌素抑制成熟细胞释放有关。

三、诊断依据

存在脾大并证实脾功能亢进存在(脾脏容积测定脾脏阻留细胞能力增大)伴有白细胞减少,常有血小板和红细胞减少。骨髓检查增生活跃,细胞形态正常。脾切除后外周血细胞升高或恢复正常。

四、鉴别诊断

低增生性骨髓增生异常综合征,多见于老年人,脾可肿大,白细胞减少。涂片检查可见幼稚细胞,骨髓增生活跃,存在病态造血,染色体异常。切脾血细胞减少不能改善。

第三节 遗传性粒细胞缺乏症

一、概念

遗传性粒细胞缺乏症是常染色体隐性遗传性疾病,出生后检查中性粒细胞 $<0.5 \times 10^9/L$,常并发感染,临床称为 Kostamnn 综合征(遗传性粒细胞缺乏症)。

二、临床表现与机制

中性粒细胞减少与染色体遗传基因异常,血浆中缺乏某种造血因子或骨髓中粒系早期细胞不能利用含有的氨基酸有关。

三、诊断依据

出生后检查粒细胞减少,白细胞总数正常,单核细胞增多或淋巴细胞增多,骨髓粒细胞增生低下,红、巨核两系细胞正常。婴幼儿期反复感染倾向,激素或切脾治疗无效。

四、鉴别诊断

同种免疫性新生儿粒细胞减少症,是母亲怀孕期间产生了抗胎儿中性粒细胞抗体所致(母亲自身抗体进入胎儿血液循环)。粒细胞减少伴有感染,血清中存在抗体,骨髓粒系增生活跃。

第四节 无力中性白细胞综合征

一、概念

无力中性白细胞综合征是免疫功能不全综合征的一个类型,特征是中性白细胞吞噬功能不全,由此易引起细菌感染。

二、临床表现与机制

反复重症感染为主要临床表现,其发生与白细胞游走功能不全和吞噬功能降低以及杀菌功能不全所致。

三、诊断依据

出生后反复发生重症感染,有家族发病倾向,白细胞减少,分类中性粒细胞数减少。骨髓分类晚幼粒以下阶段比例减少。细菌吞噬试验中性白细胞吞噬功能减低。

四、鉴别诊断

慢性肉芽肿为一种隐性遗传疾病,仅见于男病人,缺乏中性粒细胞和单核细胞,虽然吞噬细菌,但不能将其在细胞内杀死,因而常引起化脓性细菌感染,继发形成肉芽病变。临床检查发现颈部淋巴结或皮肤出现化脓性肉芽肿,白细胞四唑氮蓝还原试验阴性。

第五节 白细胞过氧化酶缺乏与巨幼细胞贫血综合征

一、概念

一种中性白细胞缺乏过氧化酶同时伴有叶酸和维生素 B_{12} 治疗不能改善的巨幼细胞

贫血。

二、临床表现与机制

血液内中性粒细胞大部分显示过氧化酶染色阴性伴有叶酸和维生素 B_{12} 治疗难以改善的巨幼细胞贫血。其发生与白细胞内缺乏过氧化酶以及祖细胞合成 DNA 障碍有关。

三、诊断依据

儿童期发病,容易患上呼吸道感染,贫血呈大细胞性,血片中性粒细胞过氧化酶染色 50%~80% 显示阴性,叶酸和维生素 B_{12} 治疗巨幼细胞贫血不能纠正。尿中排泄大量尿嘧啶和尿苷一磷酸。

四、鉴别诊断

巨幼细胞贫血,存在致病因素,外周呈大细胞性贫血,多伴有无力、肢体麻木等神经方面症状,可有白细胞和血小板减少。中性粒细胞过氧化酶染色阳性,叶酸和维生素 B_{12} 治疗贫血改善明显。

第六节 类白血病反应(征)

一、概念

致病因素刺激机体过度反应引起血细胞增高称之为类白血病反应。依据细胞类型分为中性粒细胞增多、单核细胞增多、淋巴细胞增多。常见致病因素有感染、外伤、中毒、出血、肿瘤等。

二、临床表现与机制

感染炎症引起粒细胞增高是机体发生反应、大量动员粒细胞从骨髓释放的结果;组织损伤与出血引起的粒细胞增高可能与反应性刺激机体、增加粒细胞释放有关。病毒或结核感染可反应性引起淋巴细胞或单核细胞明显增多。

三、诊断依据

存在致病因素,实验室检查中性粒细胞增高,可见中毒颗粒。也可引起淋巴细胞或单核细胞过度升高。骨髓检查增生活跃,原始细胞正常。病因去除后血细胞恢复正常。

四、鉴别诊断

慢性粒细胞白血病,外周血粒细胞明显增多,脾大明显,血涂片可见粒系各阶段细胞和幼红细胞,骨髓分类中幼粒细胞增多。染色体与基因检查异常。

第七节 特发性嗜酸粒细胞增多

一、概念

特发性嗜酸粒细胞增多(IHES)病因不明,临床以外周血嗜酸粒细胞增多,可存在 FIPIL1-PDGFRa 融合基因,伴有多脏器损害,其预后较差。

二、临床表现与机制

嗜酸粒细胞增多或与过度增殖,或与 T 淋巴细胞产生嗜酸粒细胞刺激物,或与过敏状态下肥大细胞释放多种嗜酸粒细胞趋化物有关。分类嗜酸粒细胞在25%以上。伴有心、肺、神经和皮肤损害。受损脏器损害与嗜酸粒细胞释放活化因子,组胺的释放,以及嗜酸粒细胞释放出的各种酶以及其他毒性物质有关。

三、诊断依据

无明确致病因素存在,检查嗜酸粒细胞增多,其数值>1.5×10^9/L。有发热、多汗、乏力、体重减轻、肌肉关节疼痛、皮肤过敏表现。呼吸系统肺受累可有咳嗽、憋气、呼吸困难、胸膜渗出,X线肺部有浸润阴影;心脏受累患者心悸、心电图ST-T改变;神经系统可导致感觉异常、共济失调;肾受累出现蛋白尿、血尿、血肌酐升高;胃肠道累及可有腹痛、腹泻等表现。体格检查可有淋巴结、肝、脾大,以及心、肺、神经受损体征。

四、鉴别诊断

嗜酸粒细胞白血病,有胸骨压痛和淋巴结及肝脾大浸润症状,血涂片见幼稚嗜酸粒细胞,骨髓增生活跃,原始细胞增多≥20%。

反应性嗜酸粒细胞增多,存在明确致病因素,嗜酸粒细胞增多常伴有过敏症状,致病因素消除后嗜酸粒细胞恢复正常。临床常多以某个受累器官症状为表现,如皮疹、咳喘、腹泻、腹痛。

第八节　传染性单核细胞增多症

一、概念

传染性单核细胞增多症(IM)是由EB病毒引起的一种急性或亚急性淋巴细胞良性增生性传染病。

二、临床表现与机制

白细胞增高与并发咽炎、扁桃体炎有关,病毒感染引起淋巴细胞反应性增生,导致淋巴细胞增多和异型淋巴细胞出现。

三、诊断依据

发热咽痛,咽峡与扁桃体部位常覆有白色假膜,淋巴结肿大伴有疼痛,肝脾大,血涂片异型淋巴细胞>10%,肝功可轻度异常,嗜异凝集反应阳性,EB病毒抗体阳性。

四、鉴别诊断

与其他病毒感染鉴别,如肝炎、风疹与巨细胞病毒,也可引起异型淋巴细胞增多,但存在原发病表现,无典型咽峡炎,异常淋巴细胞一般<5%。嗜异凝集反应阴性,EB病毒抗体阴性。

第九节　低热综合征

一、概念

低热综合征是一组以长期低热、淋巴细胞增多为特征的慢性非特异性淋巴细胞增多症。

二、临床表现与机制

低热、咽炎和扁桃体炎可能与淋巴细胞比例增多、中性粒细胞减低、咽喉潜在感染有关。

三、诊断依据

较长时间低热，咽炎和扁桃体炎，颈部淋巴结肿大，婴幼儿常有脾大。白细胞总数正常或偏高。淋巴细胞比例 60%~80%，血涂片可见核偏向一侧的特征性大淋巴细胞。CD5、CD23 阴性。

四、鉴别诊断

淋巴结核，可有低热和淋巴细胞增多。有结核病史，以儿童和青少年多见，淋巴结肿大互相粘连，可软化形成冷性脓肿，PPD 试验阳性。

第四章　出凝血综合征

第一节　Rendu-Osler-Weber 综合征

一、概念

Rendu-Osler-Weber 综合征为常染色体显性遗传性疾病，特征为小静脉及毛细血管局限性扩张和迂曲导致异常出血倾向，属于血管异常性疾病，也称为遗传性出血性毛细血管扩张症。

二、临床表现与机制

特征性表现是皮肤及黏膜的血管扩张，病变部位受损引起出血。主要与先天性毛细血管壁和小血管壁变薄，舒张功能欠佳，形成易碎血管相关。病变在内脏如肺，可形成肺内动静脉瘘；在颅内形成血管瘤出血；在肝内形成毛细血管性肝硬化。

三、诊断依据

可有家族史，表皮内或黏膜下有扭曲扩张小血管团或小血管袢，经 X 线造影或 CT 内脏检查可发现成簇毛细血管扩张改变，伴有某一部位反复出血史。

四、鉴别诊断

蜘蛛痣，见于慢性肝病患者，多发生面部或前胸，血管扩张呈蜘蛛状，伪足明显，压之中心点可褪色。

第二节　许兰 - 亨诺综合征

一、概念

许兰 - 亨诺综合征（Schonlein-Henoch syndrome）是一种血管变态反应性出血性疾病，由于变态反应引起广泛无菌性毛细血管炎发生出血。临床按累及部位分为五型：皮肤型，单纯以皮肤紫癜为表现；腹痛型（Henoch 型）是紫癜伴有胃肠道症状；关节型（Schonlein 型），紫癜伴有关节症状;肾炎型,紫癜伴有肾炎表现;混合型紫癜,伴有两种以上其他症状。

二、临床表现与机制

皮肤紫癜是变态反应引起小血管炎,血管壁通透性和脆性增高,导致皮下组织、黏膜及内脏器官出血水肿。病变累及肾损害引起蛋白尿和血尿,累及关节引起关节痛,累及胃肠道引起消化道反应。

三、诊断依据

可追溯到过敏因素,发病前常有上呼吸道感染史。紫癜以下肢关节附近及臀部为明显,紫癜特点分批出现,呈对称分布,大小不等,突出皮肤。病程中可出现腹痛、关节痛、紫癜肾(表现为蛋白尿和(或)血尿)。实验室检查血小板和凝血象正常。病理示弥漫性小血管周围炎。

四、鉴别诊断

血小板减少性紫癜,多见于年轻女性,紫癜(出血点)不突出皮肤,常有口腔和鼻黏膜出血,女性可有月经增多。实验室检查血小板减低,一般 $<50 \times 10^9$/L。

第三节　Bernard-Soulier 综合征

一、概念

Bernard-Soulier 综合征是一种常染色体隐性遗传性出血性疾病。因血小板巨大,其功能减低,故称为巨大血小板病症。

二、临床表现与机制

出血原因与血小板对内皮下组织的黏附功能发生障碍有关。

三、诊断依据

有家族史,婴儿开始发病,轻度或中度出血表现,出血时间延长,血小板巨大,血小板对利托菌素诱导不聚集,其他诱导剂聚集功能基本正常。

四、鉴别诊断

血小板贮存池病,是血小板内容物释放反应异常所致的出血性疾病,因而称为血小板释放功能缺陷病。此病出血时间延长,血小板聚集试验异常。血小板数可正常,形态无异常。

第四节　Glanzmann 综合征

一、概念

Glanzmann 综合征也称血小板无力症,常染色体隐性遗传性疾病,由于血小板功能缺陷,引起出血时间延长,血块回缩不佳。血小板对 ADP、凝血酶、5- 羟色胺、肾上腺素都不发生聚集反应。

二、临床表现与机制

临床发生的出血时间延长,黏附、聚集功能减低,出血与血小板酶的异常,血小板膜表面和血小板内的纤维蛋白减少以及血小板膜缺乏糖蛋白有关。

三、诊断依据

自幼表现有出血倾向,出血时间延长,血小板数正常,血块回缩不良,血小板聚集试验加用 ADP、肾上腺素、胶原、凝血酶均不引起聚集,加利托菌素引起聚集正常或减低。

四、鉴别诊断

血管性血友病,为一种常染色体遗传性出血性疾病,出血时间延长,血小板黏附功能减低,利托菌素诱导的血小板凝集减低或不凝集,其他诱聚剂试验反应正常,血浆因子Ⅷ:C 和 vWF:Ag 浓度降低。

第五节　Moschcowitz 综合征

一、概念

Moschcowitz 综合征属于血栓性微血管病,因伴有溶血表现也称之为血栓溶血性紫癜或血栓性血小板减少性紫癜。发病急,有发热,以血小板减少伴发出血、黄疸、神经精神症状、尿改变和发热为主要表现。

二、临床表现与机制

发病与免疫反应有关。血小板减少引起出血。血管内皮的损伤,血小板的激活导致广泛微血栓形成。微血栓形成后循环中的红细胞受到机械性损伤破坏引起溶血。颅内或肾的微小血管内皮损伤及微血栓形成引起神经和肾损害,致使出现神经精神症状和蛋白尿或血尿。

三、诊断依据

有发热、微血管病性溶血性贫血、血小板减少并发出血、肾损害蛋白尿或血尿、神经与精神症状。血涂片可见到有核红细胞、畸形红细胞、红细胞碎片,网织红细胞增多。血清胆红素与乳酸脱氢酶升高,蛋白尿与血尿,血肌酐升高,PT、APTT 一般正常。

四、鉴别诊断

系统性红斑狼疮,病程中可出现紫癜与出血,也可发生溶血。发病多为女性,多系统损害表现。可有关节疼痛、皮肤红斑、蛋白尿等。实验室检查抗核抗体阳性。

弥散性血管内凝血,有感染、产后、中毒等致病因素,发病急,引起多脏器功能衰竭表现,凝血项目检查 PT 明显延长,纤维蛋白原与纤维蛋白降解产物明显升高。

第六节　Good-Pasture 综合征

一、概念

Good-Pasture 综合征是一种自身免疫性疾病,其抗体作用肺和肾引起损害,导致尿血和咯血,称之为肺出血 - 肾炎综合征。

二、临床表现与机制

自身抗体作用肾小球和肺泡基膜导致补体介导的肾和肺损害,引起频繁咯血伴有呼吸困难,尿血、蛋白尿等临床症状。

三、诊断依据

进行性肾和肺损害,表现有蛋白尿、血尿、肾功能不全。咯血、呼吸困难、肺部有干鸣音,出血活动期 X 线检查表现为弥散性粉末状或云雾样片状阴影。痰液有含铁血黄素的巨噬细胞,肾脏和肺组织活检其免疫荧光显微镜检查存在抗肾小球基膜或肺毛细血管基膜抗体。

四、鉴别诊断

Wegener 肉芽肿病,上呼吸道和肺严重破坏性肉芽肿,可并发肾小球炎。多有咯血和血尿,但早期主要先侵犯呼吸道,以后累及肾、肝、脾。组织活检显示抗肾小球或肺毛细血管基膜抗体助于诊断和鉴别。

第七节　凝血因子缺乏症

一、概念

凝血因子缺乏症包括先天性和继发性。先天性因子缺乏症与遗传有关,常染色体显性遗传性疾病见于血管性血友病、异常纤维蛋白原血症;常染色体隐性遗传见于因子Ⅱ、Ⅴ、Ⅶ、Ⅹ 和Ⅺ缺乏;Ⅹ 染色体伴有隐性遗传见于血友病等。遗传性因子缺乏特点为自幼发病,以迟发性关节或肌肉及内脏出血为主。实验室检查 PT、或 APTT、和(或)TT 延长。一般止血药物治疗无效,输注血浆或凝血因子有效。

二、临床表现与机制

凝血因子缺乏导致凝血功能障碍,隔断或弱化了凝血过程,致使临床表现为出血。

三、诊断依据

常见的因子缺乏症有:遗传性纤维蛋白原缺乏症,常染色体隐性遗传,于创伤或手术后出血,关节出血少见,CT、PT、APTT、TT 延长,血浆纤维蛋白原降低。

凝血酶原缺乏症,常染色体不完全隐性遗传,皮肤、黏膜或关节出血,PT 延长不能被血清和吸附血浆纠正。APTT 可延长,TT 正常。

遗传性因子Ⅴ缺乏,属于常染色体不完全隐性遗传。儿童发病,皮肤、黏膜或创伤后出血。PT 延长可被正常新鲜血浆或吸附血浆纠正。不能被贮存血浆纠正。

遗传性因子Ⅶ缺乏,常染色体隐性遗传,皮肤、黏膜出血。PT 延长能被贮存的正常血浆或正常血清纠正,不能被吸附血浆纠正。

遗传性因子Ⅷ、Ⅸ、Ⅺ缺乏,分别为血友病甲、乙、遗传性Ⅺ缺乏症(见血友病临床表现)。

遗传性因子Ⅹ缺乏,常染色体隐性遗传,新生儿开始发病,皮肤和黏膜出血。PT 延长能被贮存正常血浆或血清纠正,不能被吸附血浆纠正,APTT 延长。蛇毒时间延长,FX:C 测定降低。

遗传性因子Ⅻ缺乏,常染色体遗传,自幼出血不多见,少数见于手术时出血。可并发心肌梗死和血栓性静脉炎。凝血时间、APTT 明显延长,用已知因子Ⅻ缺乏的血浆进行交叉试验不能相互纠正可确诊本病。

四、鉴别诊断

获得性凝血因子缺乏症,有确切致病因素或存在相关因子抗体。见于严重肝病、弥散性血管内凝血、应用某些抗凝血药等。诊断依据原发病表现和体征,无家族史、发病为成人、染色体检查正常。血浆中存在相关因子抗体。病因去除后因子水平可恢复。

第八节　纤维蛋白溶解出血症

一、概念

纤溶活性异常增强,导致纤维蛋白过早、过度破坏和(或)纤维蛋白原等凝血因子大量降解,引起出血,为纤维蛋白溶解亢进或称为纤维蛋白溶解出血症。临床包括:原发性纤维蛋白原与继发性纤维蛋白溶解。

二、临床表现与机制

原发性纤维蛋白原溶解与体内纤溶酶原活化物增多,纤溶酶大量生成,溶解纤维蛋白原所致。纤维蛋白溶解常继发于弥散性血管内凝血(DIC)之后,是在凝血酶大量生成基础上,纤溶酶生成溶解已经形成的纤维蛋白,因而有其降解产物 D- 二聚体。

三、诊断依据

全身可有多部位自发性出血或轻微外伤后出血。皮肤瘀点或相互融合大片瘀斑、穿刺部位、手术创面、黏膜出血为特点。严重并发内脏出血。实验室检查纤维蛋白原减低,FDP 水平升高,优球蛋白溶解试验时间明显缩短。继发性患者 D- 二聚体明显升高。

四、鉴别诊断

严重肝病出血,有肝病史,肝病相关抗原阳性,肝功能异常,PT、APTT 延长。B 型超声门静脉高压,肝回声异常或肝缩小,脾大。

第九节　易　栓　症

一、概念

易栓症是指在一定诱因情况下,患者可发生血栓的疾病。易栓症包括一组致病因素,主要与体内抗凝物质 AT-Ⅲ、PC、PS 缺乏相关。易栓症与高黏滞血症有所不同。后者更多指由高脂血症或血小板增多,或红细胞增多等疾患导致血液黏稠情况下发生的血栓形成。

二、临床表现与机制

抗凝物质缺乏,凝血活性增强是导致血栓发生的基础,其静脉血栓发生率远高于动脉血栓。而高黏滞血症动脉血栓发病一般高于静脉血栓。

三、诊断依据

可有家族史,诱因包括卧床、手术后、口服避孕药、吸烟、妊娠或产后、感染等,发病年龄常小于 40 岁。可发生在全身任何静脉,极少数发生在动脉。实验室检查 AT-Ⅲ、PC、PS

水平降低。

四、鉴别诊断

狼疮抗凝物与抗心磷脂抗体综合征,有原发病表现,可有血小板减少,常并发小血管炎,相关抗体检查阳性。

第十节　高黏滞综合征

一、概念

高黏滞综合征是指血液的黏稠度显著增加引起血液流变学抵抗增加所出现的一系列特有的临床症状,抽取患者血液体外可见到迅速凝固现象。

二、临床表现与机制

血浆中存在增加细胞相互粘连和聚集成分导致血液黏稠度增加。

三、诊断依据

高黏滞综合征是由许多疾病引起的血液流变学的一种表现。常见有多发性骨髓瘤、巨球蛋白血症、某些肿瘤、风湿免疫性疾病、血小板增多、红细胞增多等。血液黏稠度增加,血流相对变缓,可引起人体部分血管供血障碍,甚至引起血栓形成。临床上可有乏力、头晕、心悸等症状,也可并发出血、贫血、血栓。基础病因不同其表现有别。实验室检查血沉明显增快,免疫球蛋白增高,存在异常 M 蛋白。

四、鉴别诊断

易栓症,可有家族史,发病年龄早,存在明显诱因,静脉血栓发病率高。检查抗凝因子缺乏。

第十一节　抗磷脂抗体综合征

一、概念

抗磷脂抗体综合征(APA)是一组以动静脉血栓形成、血小板减少、已婚女性多次流产为表现,实验室检查抗磷脂抗体阳性病症。

二、临床表现与机制

抗磷脂抗体直接作用在与磷脂结合的凝血酶原上,抑制凝血酶原、因子 X 与磷脂结合,导致凝血延长,而抗磷脂抗体影响血小板活性、干扰凝血或抗凝血机制、损伤血管内皮功能诱发血栓形成。

三、诊断依据

当临床缺少致病因素,出现一般疾病又不能解释的出血或血栓性疾病,伴有血小板减少,有习惯性流产,狼疮抗凝物(LA)和(或)抗磷脂抗体(ACA)阳性,应诊断抗磷脂抗体综合征。

四、鉴别诊断

干燥综合征,患者常表现为口干、眼干燥,可伴有关节痛。检查抗 SSA、抗 SSB 阳性。

第五章　淋巴免疫性综合征

第一节　先天性胸腺发育不全

一、概念

先天性胸腺发育不全为 DiGeorge 综合征。是胚胎早期Ⅲ、Ⅳ咽囊发育障碍,引起胸腺缺如,常伴有甲状腺发育不全,主动脉弓、下颌与耳畸形,免疫异常为主要表现。外周血 T 细胞明显减低,临床上易于被致病菌感染,有低血钙和手足搐搦。

二、临床表现与机制

胸腺发育不全,胸腺不能使成熟的淋巴样细胞分化为成熟的 T 淋巴细胞,T 淋巴细胞成熟障碍,使其细胞免疫功能降低,因此病人易于感染。

三、诊断依据

具有典型的出生后手足搐搦、反复感染、低耳位、高腭弓、鱼形嘴、短人中(鼻唇之间距离)、小下颌特殊的面容临床表现。CT 或磁共振成像检查胸腺缺如,大血管畸形,T 细胞功能降低。

四、鉴别诊断

散发性胸腺发育不全,常染色体隐性遗传病,骨髓干细胞未能进入胸腺从而导致胸腺发育不全,从婴儿期反复感染,慢性腹泻,检查免疫球蛋白缺乏或降低。淋巴细胞减少,T 细胞功能降低。

第二节　Wiskott-Aldrich 综合征

一、概念

Wiskott-Aldrich 综合征属于性连锁遗传性疾病,可能与白细胞表面缺乏一种糖基化蛋白,血小板表面糖蛋白表达缺乏有关。临床以湿疹和血小板减少,反复感染为主要表现。

二、临床表现与机制

白细胞表面缺乏一种糖基化蛋白 CD43,血小板表面糖蛋白 IB 表达缺乏致使免疫功能降低,血小板减少。

三、诊断依据

幼年发病,通常男孩,皮肤紫癜、鼻出血、牙龈出血、甚至尿血、呕血。多部位湿疹,持久不愈,易于感染,鼻窦炎、中耳炎、肺炎、皮肤感染。实验室检查血小板减低,IgM 降低,淋巴细胞和 T 细胞减少。皮肤高敏反应减弱或消失。

四、鉴别诊断

单纯儿童湿疹,以湿疹为主要表现,血小板正常,无出血表现,治疗明显改善,淋巴细胞正常。

第三节　高 IgE 综合征

一、概念

高 IgE 综合征是一种伴有 IgE 升高的 T 细胞功能不全症。临床特征为患者反复发生感染疾病，检查血中 IgE 明显增高，伴有过敏现象。

二、临床表现与机制

症状发生与血中 IgE 增高干扰了正常免疫球蛋白功能，增加了对致病菌易感性以及患者血中存有一种抑制性因子，影响了 T 细胞和中性粒细胞功能有关。

三、诊断依据

幼儿期反复发生化脓性感染，如咽炎、气管炎、肺炎和化脓性皮肤感染。易出现过敏反应。有不同程度的淋巴结、肝和脾大，T 细胞功能降低，血中 IgE 升高。

四、鉴别诊断

过敏性疾病，有特异性家族史，在过敏因素作用下反复发病，有典型过敏反应表现，血中 IgE 一过性升高，应用激素治疗有效，免疫功能正常。

第四节　IgG$_4$ 综合征

一、概念

与 IgG$_4$ 相关性疾病是一种综合征，可累及多器官或组织，慢性、进行性自身免疫性疾病。该病临床谱广泛，包括自身免疫性胰腺炎、间质性肾炎及腹膜后纤维化等多种疾病，有独特的临床及病理学表现。

二、临床表现与机制

目前认为与免疫反应相关，可累及多个器官如胰腺、胆道、肾、肺、胸膜等。

三、诊断依据

临床多见于 50 岁的男性患者。主要为腹部不适、黄疸、腹痛、体重减轻、脂肪泻、新发糖尿病等表现。血清碱性磷酸酶和胆红素以及血清 IgG$_4$ 水平明显上升。影像学显示胆总管胰腺内段狭窄占 51%，有典型的弥漫性腊肠样胰腺水肿伴胰管不规则狭窄。激素治疗有效。

四、鉴别诊断

实验室检查发现 IgG$_4$ 水平升高临床要想到 IgG$_4$ 相关性疾病（综合征），应与淋巴增殖性疾病及浆细胞病鉴别。淋巴增殖性疾病常有淋巴结肿大，流式细胞学可检测到克隆性淋巴细胞。浆细胞病骨髓细胞学有特征性改变。

第五节　De Vaal 综合征

一、概念

因先天性造血器官发育不良，骨髓缺乏淋巴样干细胞，从而引起 T-B 细胞生成障碍，导致联合性免疫缺陷,临床称为网状组织发育不全。

二、临床表现与机制

感染是因机体缺乏免疫功能,防御能力减低所致。

三、诊断依据

出生后发生严重感染,病情发展迅速,抗生素治疗效果不佳,病情易于恶化甚至死亡。检查 T 和 B 细胞功能显著减低。

四、鉴别诊断

先天性胸腺发育不全,主要 T 细胞功能低下。

第六节　获得性免疫缺陷综合征(艾滋病)

一、概念

人类免疫缺陷病毒(HIV)通过性接触或输注血液制品或母婴传染,导致人体 T 淋巴细胞损伤引起免疫功能低下性疾病,称为获得性免疫缺陷综合征(AIDS),简称艾滋病。

二、临床表现与机制

人类免疫缺陷病毒(HIV)进入人体感染辅助性 T 细胞,病毒遗传物质为 RNA,当病毒复制时,可将遗传信息整合于宿主白细胞的 DNA 中,存在染色体内。感染的靶细胞有两种表现形式,一种是呈睡眠状态,长期潜伏在细胞内;另一种为活动态,病毒在细胞内大量繁殖,引起 T 淋巴细胞损伤死亡,使机体免疫功能破坏,失去了抗病毒、抗细菌、抗真菌、抗肿瘤能力和作用,导致患者发生各种机会感染或并发肿瘤。

三、诊断依据

如临床上出现用一般疾病难以解释的发热、无力、腹泻、精神异常、反复呼吸道感染、全身淋巴结肿大、皮疹为多样性或发生卡波西肉瘤患者,有流行病学史,T 细胞减少,血清中抗 -HIV 阳性可诊断。

四、鉴别诊断

粒细胞缺乏症,常有发热、淋巴结肿大,继发感染。检查中性粒细胞减少,淋巴细胞相对增多,细胞免疫功能正常,抗 -HIV 阴性。

结核病,有结核病接触史,低热、盗汗、乏力、干咳,胸片或 CT 可发现病灶,痰涂片可找到结核分枝杆菌。

第七节　原发性免疫疾病相关淋巴增殖性疾病

一、概念

原发性免疫疾病相关淋巴增殖性疾病是指在原发免疫缺陷或原发免疫调节紊乱的基础病(包括 T 细胞、B 细胞联合免疫缺陷)之上发生的淋巴增殖性疾病。原发性免疫疾病(PID)是 LPD 的前驱病变,由于 PID 的病理学和发病机制具有异源性,因此 PID 相关的淋巴增殖疾病具有高度异质性。

二、临床表现与机制

以原发免疫缺陷或原发免疫调节紊乱为发病基础,在致病因素作用下发生原发性免疫疾病相关的淋巴增殖性疾病,并引起相关临床表现。

三、诊断依据

依据有原发免疫缺陷或原发免疫调节紊乱病史(如共济失调毛细血管扩张症、Wiskott-Aldrich 综合征、普通变异型免疫缺陷症、严重联合免疫缺陷症、X 连锁淋巴增殖性综合征、断裂综合征、高 IgM 综合征、自身免疫性淋巴增殖性综合征等),致病因素作用后出现发热、疲劳,并有单核细胞增多症样综合征表现,皮疹、淋巴结肿大疼痛,肝脾大。实验室检查淋巴细胞增多,可出现异型淋巴细胞,或单核细胞增多。

四、鉴别诊断

淋巴瘤:淋巴结持续肿大,发热明显,体重降低,盗汗,病理组织活检符合淋巴瘤。

第八节　Castleman 病

一、概念

Castleman 病是巨大淋巴结病,为一种病因不明的良性淋巴组织增殖性疾病。病理组织学血管和滤泡增生,临床表现为巨大淋巴结肿大,也称为巨大淋巴结增生症。局灶性手术治疗可获治愈,多中心性预后不佳。

二、临床表现与机制

发病机制不清,可能与致病因素引起反应性淋巴组织异常增生有关。

三、诊断依据

通常以无痛性巨大淋巴结为表现,局限性可有局部压迫症状;多部位者可有发热、盗汗、体重减轻、乏力、皮疹。可累及相关脏器,引起肝脾大、水肿、胸腹水,或引起多系统损害,如肾脏、神经系统、呼吸系统、血液、皮肤等。实验室检查贫血,血小板减少,免疫球蛋白升高,低蛋白血症。淋巴结病理结构基本保持完整,滤泡增生明显,小血管增生。

四、鉴别诊断

血管免疫母细胞淋巴结病,组织病理有相似血管增生,但淋巴结的结构破坏,大量增殖的细胞是大型免疫母细胞,细胞间有无定形嗜酸性物质沉着。

第九节　自身免疫性淋巴细胞增殖综合征

一、概念

由淋巴细胞凋亡缺陷导致的免疫缺陷,以淋巴结肿大、脾大、自身免疫性血细胞减少,外周血 CD3$^+$,CD4$^-$、CD8$^-$ 双阴性 T 细胞增多为表现。

二、临床表现与机制

生理性凋亡称为程序化细胞死亡,维持机体周围免疫耐受,清除免疫激活的 T、B 细胞,保证淋巴细胞数量动态平衡。此病患者因基因缺陷,淋巴细胞凋亡障碍,T细胞凋亡不足,活化T细胞持续,从而导致原发性免疫缺陷。

三、诊断依据

存在遗传致病基因,自幼发病,淋巴结及脾大。肿大的淋巴结质软,无疼痛,较少发热与消瘦。脾脏一般轻度肿大。常合并不同程度自身免疫性疾病,如自身免疫性溶血、免疫性血小板减少性紫癜、自身免疫型肝炎或反复荨麻疹等。实验室检查 CD4⁻、CD8⁻ 细胞增高,其表型 TCRαβCD4⁻ CD8⁻,检查 T 细胞体外经 FasL、抗 Fas 和(或)抗 CD3 单抗诱导凋亡缺陷。常见 TN-FRSF6/Fas 基因突变。

四、鉴别诊断

感染性淋巴细胞增殖性疾病,发病急,有病毒或细菌感染证据,不存在双阴性 T 细胞增生,抗感染治疗有效。

第十节　自身免疫性淋巴结肿大病

一、概念

自身免疫性是指淋巴细胞丧失了对自身组织(抗原)的耐受性,以至于淋巴细胞对自身组织出现免疫(细胞免疫与体液免疫)反应并导致组织损伤的一组疾病。由此类疾病引起的淋巴结肿大为自身免疫性淋巴结肿大疾病。临床常见疾病有类风湿性关节炎、系统性红斑狼疮、干燥综合征等。

二、临床表现与机制

临床表现与淋巴细胞活化,致使 T 细胞分泌大量炎性细胞因子造成组织损伤破坏,而被激活的 B 细胞产生大量抗体,作用于靶细胞有关。

三、诊断依据

符合自身免疫性疾病诊断,疾病过程中发生淋巴结肿大,组织活检一般表现为反应性增生,无淋巴瘤证据。

四、鉴别诊断

淋巴瘤,淋巴结肿大为进展性,多伴有发热、体重减轻、盗汗,自身抗体阴性,组织病理符合淋巴瘤诊断。

第十一节　成人自身炎症综合征

一、概念

由于炎症基因变异或其他原因引起的炎症因子(如炎症复合物)失调,导致患者发热、炎症细胞因子升高,应用抗炎性药物有效,炎症基因检测可阳性。

二、临床表现与机制

炎症因子失调发生的炎性反应。

三、诊断依据

北京大学感染科田庚善提出的诊断标准是:发热超过 14 天,病因不明,伴有或不伴有关节炎(痛)、多浆膜炎、多淋巴结肿大、皮疹、咽炎、广泛渗出水肿;除外已知发热原因(感染、自身免疫疾病、风湿、肿瘤);炎症细胞因子和(或)炎症指标阳性;抗炎药物(IL-1 拮抗剂、非甾体抗炎药、肾上腺皮质激素)治疗有持久疗效;炎症基因可阳性。

四、鉴别诊断

感染性炎症,有明确细菌或病毒感染史,存在明显感染灶,应用抗生素或抗病毒药物后发热很少超过 14 天。单用 IL-1 拮抗剂、非甾体抗炎药、肾上腺皮质激素类抗炎药物不能控制病情。

第十二节　噬血细胞综合征

一、概念

噬血细胞综合征(HS)是一组因遗传或获得性免疫缺陷导致以过度炎症反应为特征疾病。多种病因导致组织细胞增生,机体产生大量炎症细胞因子,引起临床以高热、肝脾淋巴结肿大、血细胞减少一系列炎症反应。实验室检查甘油三酯、铁蛋白升高,纤维蛋白原降低。骨髓细胞学或组织活检可见到各种吞噬血的细胞。

二、临床表现与机制

各种病因导致的组织细胞增生,产生大量炎症细胞因子,发生一系列炎症反应,导致组织器官损伤而引发临床表现。

三、诊断依据

临床上有发热、脾大、血细胞减少(两系或三系),常并发上呼吸道和消化道感染,有黄疸、嗜睡、惊厥等神经症状。实验室检查:甘油三酯、铁蛋白增高,纤维蛋白原减低,骨髓、脾或淋巴结中见吞噬血的细胞。sIL-2R≥2400U/ml(可溶性白介素 2 受体),NK 细胞活性减低或缺如,分子学检查存在 PRF 或 SAP 基因突变。

四、鉴别诊断

恶性组织细胞病,临床高热、肝脾淋巴结肿大为进展性,检查缺少致病因素,抗生素治疗无改善,病情逐渐恶化,涂片见幼稚吞噬细胞,吞噬细胞内可见多种吞噬物。病理淋巴结病变沿着窦状隙向实质侵犯。可见异形组织细胞,多核巨细胞浸润,吞噬现象明显。目前有专家认为此病实为噬血细胞综合征或间变性大细胞淋巴瘤。但另有专家则认为确实存在来源于组织细胞的真性恶性组织细胞病。

第十三节　组织细胞增生症

一、概念

组织细胞增生症是一类原因尚不完全明确的疾病。特点是以组织细胞异常增生为主要表现。不明原因性组织细胞增生症临床也称为组织细胞增生病 X。而由脂质代谢异常引起的脂质代谢紊乱则为类脂沉积病性组织细胞增生。某些感染或肿瘤引起的组织细胞增生属于反应性的。

二、临床表现与机制

外周血单核细胞增多,骨髓网状细胞增生,其发生与致病因素作用网状内皮系统引起超敏反应有关。

三、诊断依据

致病因素不同表现有别,共同的症状有发热、贫血、皮疹、肝脾大,骨髓网状细胞增生。病变组织细胞增生,骨髓细胞学可见泡沫细胞、组织细胞吞噬现象。皮肤或淋巴结病理网状细胞增生。

四、鉴别诊断

恶性组织细胞病,临床发病急,进展快,进行性贫血,发热,淋巴结肿大,黄疸,出血。血片中可找到恶性组织细胞,骨髓象和组织活检可见恶性网织细胞。抗生素和激素治疗无效。病情多呈恶化。

第十四节　POEMS 综合征

一、概念

POEMS 综合征是一种多系统损害疾病,由于检查有单克隆免疫球蛋白存在故常在血液病中讨论。临床上以多发性神经病(polyneuropathy)、脏器肿大(organomegaly)、内分泌病(endocrinopathy)、单克隆蛋白(monoclonal)和皮肤改变(skin changes)为特征。

二、临床表现与机制

神经和皮肤损害以及脏器肿大与浆细胞分泌某些毒性物质产生毒性作用有关。

三、诊断依据

临床具有多发性神经病,呈对称性、进行性感觉异常。肝、脾、淋巴结肿大,女性月经异常,两性性功能降低,皮肤色素沉着,血中存在 M 蛋白。

四、鉴别诊断

多发性骨髓瘤,发病年龄一般较大,M 蛋白明显增高,常伴有贫血,本周蛋白阳性,骨髓细胞学可见瘤细胞,X 线检查可见骨质破坏。

第十五节　重　链　病

一、概念

重链病是浆细胞恶性病的一种类型,其特征是恶性增生的单克隆细胞及分泌大量结构均一的仅由重链组成的单克隆不完全免疫球蛋白。根据重链不同,临床上包括 IgG 重链、IgA 重链、IgM 重链。

二、临床表现与机制

血清蛋白免疫电泳出现单克隆的重链,IgG 为 γ 重链、IgA 为 α 重链、IgM 为 μ 重链是诊断的重要依据。单克隆重链的出现是由恶性增生克隆细胞所分泌。

三、诊断依据

免疫电泳证实仅有单克隆重链而轻链缺如。γ重链患者常有乏力、发热、贫血、肝脾淋巴结肿大、软腭红斑等。α重链病人常有腹泻、吸收不良、进行性消瘦。μ重链病人肝脾大，多伴发慢性淋巴细胞白血病或淋巴瘤。

四、鉴别诊断

多发性骨髓瘤，多发生于老年，常有骨痛、贫血，X线检查可见扁骨骨质破坏，骨髓细胞学可见骨髓瘤细胞，存在M蛋白。

第六章　其他血液病综合征

第一节　维甲酸综合征

一、概念

急性早幼粒细胞白血病应用维甲酸(维A酸)时，当患者出现发热、呼吸窘迫、水肿、肾衰竭、高组胺血症、高白细胞症、颅内压增高等一系列临床症状时，称为维甲酸综合征(RAS)，若未能早期发现及时积极有效治疗，可导致全身脏器功能障碍死亡。

二、临床表现与机制

发病机制尚未阐明，可能与细胞因子大量释放和黏附因子表达增加有关。用药后血液组胺升高可导致过敏，细胞过度分化引起白细胞增多，少数颅内压增高引起头痛。

三、诊断依据

急性早幼粒细胞白血病在应用维甲酸后，如患者出现发热、口干、皮肤水肿、体重增加、肌肉与骨骼疼痛、呼吸窘迫、肺间质浸润、胸腔积液、蛋白尿、肾功能(血肌酐)升高、白细胞明显升高时，应考虑维甲酸综合征。

四、鉴别诊断

肺部感染，患者有发热，呼吸道症状明显，检查肺部常有湿性啰音，给予抗生素后症状改善。

第二节　甲氨蝶呤相关淋巴增殖性疾病

一、概念

自身免疫性疾病长期应用甲氨蝶呤后发生的淋巴组织增生。

二、临床表现与机制

自身免疫性疾病应用甲氨蝶呤后，发生淋巴组织增生性疾病可能与甲氨蝶呤影响机体免疫能力失调，并发EB病毒感染相关。

三、诊断依据

有较长时间应用甲氨蝶呤药物史,之后发生淋巴结肿大。

四、鉴别诊断

自身免疫性淋巴结增生,有自身免疫性疾病,无甲氨蝶呤应用而发生的淋巴结肿大。

第三节　肿瘤溶解综合征

一、概念

白血病或其他肿瘤(常见淋巴瘤)在较强的化疗时,瘤细胞大量崩解,释放出细胞内容物和代谢产物,导致身体组织器官损害,出现的一组病症。

二、临床表现与机制

肿瘤细胞大量崩解,释放出的细胞内容物或代谢产物引起身体组织器官损害。

三、诊断依据

常发生在高负荷肿瘤患者,如高白细胞性白血病、多发或巨大淋巴瘤、骨髓瘤,于大剂量化疗后出现高尿酸血症、高磷酸血症、低钙血症、高钾血症、代谢性酸中毒、急性肾损害、肾衰竭、心律失常、惊厥等表现。

四、鉴别诊断

原发性肾病,患者无化疗应用史,实验室检查显示高尿酸血症、低钙血症、高钾血症、代谢性酸中毒、急性肾损害。

第四节　药物超敏反应综合征

一、概念

药物超敏反应综合征(DIHS)是一种以急性广泛的皮肤损伤、伴发热、淋巴结肿大、多脏器受累(肝炎、肾炎、肺炎)、嗜酸粒细胞增多及单核细胞增多等血液学异常为特征的严重全身性药物反应。

二、临床表现与机制

其发生与药物过敏或伴有病毒参与引起人体超敏反应有关。

三、诊断依据

有药物应用史(常见药物为卡马西平、苯妥英钠、苯巴比妥、拉莫三嗪、氨苯砜、柳氮磺胺、别嘌醇等),服药后患者发热、皮疹、瘙痒、淋巴结肿大、黄疸、肝脾大、血沉增快、血红蛋白降低、白细胞及嗜酸粒细胞增多,外周血可见异型淋巴细胞。临床可归纳为:发热、皮疹、内脏受累"三联征"。

四、鉴别诊断

传染性单核细胞增多症,依据临床无明确药物应用史、发热伴有较重的咽喉扁桃体症状,嗜异凝集反应阳性易于鉴别。

第五节　移植后淋巴组织增生性疾病

一、概念

移植后淋巴组织增生性疾病(PTLD)是指实体器官移植和异基因造血干细胞移植患者应用免疫抑制剂治疗后导致的淋巴细胞或浆细胞异常增生性疾病。

二、临床表现与机制

PTLD 的发生与 EB 病毒(EBV)感染相关。PTLD 由于免疫抑制剂的应用,机体抵抗力减低,免疫调控不健全,易于 EBV 感染,EBV 诱导克隆 B 细胞增殖性发生疾病。

三、诊断依据

依据病史,患者临床出现淋巴增殖性疾病可诊断。

四、鉴别诊断

淋巴结核,有结核病史,低热、盗汗、体重减轻,结合 X 线或淋巴组织活检可鉴别。

第六节　上腔静脉综合征

一、概念

上腔静脉综合征(superior vena caval syndrome,SVCS)是一组由于通过上腔静脉回流到右心房的血流部分或完全受阻相互影响所致的综合征,为肿瘤临床上最常见的急症。患者以急性或亚急性呼吸困难和面颈肿胀为表现。检查可见面颈、上肢和胸部静脉回流受阻、瘀血、水肿,可引起缺氧和颅内压增高。

二、与血液病的关系

淋巴瘤、胸腺瘤可引起上腔静脉综合征。

三、鉴别诊断

临床因为淋巴瘤、胸腺瘤压迫引起的上腔静脉综合征应与原发性上腔静脉血栓形成、心腔狭窄、胸骨后甲状腺肿、支气管囊肿、特发性硬化性纵隔炎、纵隔纤维化以及肺癌、转移癌所致上腔静脉阻塞相鉴别。依据病史及相关检查有助于鉴别。如肺癌时咳嗽、痰中带血、胸痛等临床表现,有典型肺癌影像学改变,痰病理检查可见到癌细胞。

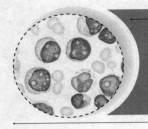

第十六篇
相关性血液病鉴别诊断

第一章 病毒相关性血液病鉴别

第一节 总 论

一、概念

由病毒感染引起的血液病或血液学改变称之为病毒相关性血液病症。

二、常见病毒与血液病

（一）EB 病毒

EB 病毒是疱疹病毒,感染 EB 病毒后可引起急性传染性单核细胞增多症、淋巴瘤、血小板减少、粒细胞缺乏、溶血和噬血细胞综合征等。

（二）人类微小病毒

此类病毒可引起再生障碍性贫血、溶血性贫血、急性造血停滞。

（三）肝炎病毒

肝炎病毒可引起再生障碍性贫血、粒细胞减少、血小板减少,出现异型淋巴细胞等。

（四）人类巨细胞病毒

巨细胞病毒易发生在有免疫缺陷或器官移植后患者,可引起肺炎、骨髓抑制、血小板减少、溶血性贫血、噬血细胞综合征。

（五）人类免疫缺陷病毒（HIV）

抑制造血,发生贫血、血小板减少、杀伤 T 淋巴细胞导致 T 细胞减少、免疫功能降低。

（六）登革热病毒

抑制骨髓造血,白细胞和血小板减少。

（七）反转录病毒

反转录病毒按形态学分为 A 型、B 型、C 型、D 型,可诱发白血病发生。

三、机制

病毒引起血液病或血液学改变,与病毒侵犯人体后或直接抑制骨髓造血,或伤害侵犯的血细胞,或导致血细胞合成与增殖异常有关。

四、诊断依据

临床有明确的病毒感染史,于病毒感染过程中或病毒感染后发病。主要临床特点为具有病毒感染临床表现和实验室检查(病毒分离、相关抗体生成)依据,除外其他疾病。

病毒相关血液病表现与血液学异常有:

1. 淋巴结肿大、肝脾大、出血、贫血、免疫功能减低。

2. 白细胞减少或增多或分类有异型淋巴细胞或单核细胞增多。

3. 血小板减少。

4. 少数诱发溶血。

5. 骨髓造血障碍。

6. 引起淋巴细胞增殖性疾病、白血病。

五、鉴别要点

与非病毒所致的血液学异常或疾病鉴别,后者临床上无病毒感染依据,检查病毒相关抗体阴性,临床出现的症状不能用病毒感染所解释。

第二节　常见侵犯白细胞病毒

一、概念

病毒感染人体入侵白细胞,导致宿主细胞损害,为侵犯白细胞病毒。

二、常见病毒

(一)EB 病毒

病毒侵犯的靶细胞为 B 淋巴细胞,对细胞杀伤或转化,可导致急性传染性单核细胞增多症、淋巴增殖性疾病、鼻咽癌等。

(二)巨细胞病毒

病毒侵犯的靶细胞常为淋巴母细胞、单核巨噬细胞、骨髓干细胞。可杀伤或长期共存,引起单核细胞增多症、肝炎、肺炎、肾炎。

(三)人类免疫缺陷病毒

病毒侵犯的靶细胞为 Th 淋巴母细胞、巨噬细胞、神经胶质细胞、骨髓干细胞。对宿主细胞杀伤,与细胞染色体整合,引起艾滋病、卡波西肉瘤、脑病。

(四)人微小核糖核酸病毒

病毒侵犯的靶细胞为骨髓干细胞前驱期细胞,对宿主细胞杀伤。可引起再生障碍性贫血、淋巴增殖性疾病。

(五)疱疹病毒

第六型疱疹病毒侵犯的靶细胞为 T 或 B 淋巴细胞,对宿主细胞杀伤或转化。可引起单核细胞增多症、慢性疲劳综合征、淋巴增殖性疾病。

(六)成人淋巴性白血病病毒

病毒侵犯的靶细胞为 Th 淋巴细胞,对宿主细胞转化,病毒基因与细胞染色体整合,引起成人 T 细胞白血病或淋巴瘤。

第三节 EB 病毒与血液病

一、EBV 的主要生物学特性

EB 病毒（EBV）是用两位发现者英国病毒学家 Epstein 和 Barr 姓氏命名。EB 病毒是 DNA 病毒，属于疱疹病毒科。EB 病毒具有嗜 B 淋巴细胞特性，EB 病毒受体存在 B 淋巴细胞表面，其病毒可在上呼吸道和唾液腺上皮细胞内复制与释放。EB 病毒感染淋巴细胞后，具有持续生长和增殖能力，引起细胞伤害与转化，导致细胞增殖异常。

二、EBV 与血液病

EBV 可引起 B 细胞淋巴瘤、NK/T 细胞性淋巴瘤、传染性单核细胞增多症、儿童 EB 病毒阳性 T 淋巴细胞增殖性疾病及种痘水疱样皮肤 T 细胞淋巴瘤、噬血细胞综合征。

第四节 HIV 与血液病

一、HIV 的主要生物学特性

HIV 是 1986 年由 WHO 专家组将人类免疫缺陷病毒命名为 HIV。HIV 为反转录病毒，具有嗜 T4（CD4）细胞特性，病毒与 CD4 受体结合，或进入激活的 T4 细胞，复制、释放大量病毒，导致细胞死亡，或进入非激活 T4 细胞，整合到细胞染色体，长期潜伏。在适宜条件下激活导致细胞死亡。病毒主要通过性接触、输入带有 HIV 血液或制品及母婴传播。

二、HIV 与血液病

HIV 主要引起 T 淋巴细胞减少、HIV 相关淋巴瘤。

第五节 肝炎病毒与血液病

一、肝炎病毒的主要生物学特性

肝炎病毒包括甲、乙、丙、丁、戊肝炎病毒。甲型肝炎主要通过消化道传染，乙型肝炎通过母婴、血液传染，丙型肝炎通过肠道外（输血）传播。

二、肝炎病毒与血液病

肝炎病毒可刺激淋巴细胞活性，引起淋巴增殖性疾病，影响干细胞发生再生障碍性贫血。

第六节 流行性出血热病毒与血液病

一、流行性出血热病毒的生物特性

认为是一组由虫媒病毒、以鼠为主要传染源引起的自然疫源性传染病。病毒分离困难。因临床导致肾损害，也称为肾综合征出血热（HFRS）。

二、流行性出血热病毒与血液病

病毒进入人体,引起全身性、广泛性小血管炎、病毒血症,之后休克、出血、肾功能不全,发生流行性出血热。

第二章　细菌感染相关性血液病鉴别

第一节　总　论

一、概念

各种致病菌引起的血液病或血液学改变称之为细菌感染性相关性血液病。

二、常见细菌

各种致病菌均可引起血液病或血液异常。常见的致病菌有革兰阳性或革兰阴性球菌、非发酵糖革兰阴性杆菌、肠杆菌属等。

三、机制

细菌感染可引起贫血、溶血、出血、血小板减少、弥散性血管内凝血、白细胞增多或减少、三系细胞减少等。

(一) 贫血

1. 细菌感染释放的毒素或慢性炎症可抑制骨髓造血。

2. 血管内皮损伤可导致微血管溶血,产生的抗体或毒素损伤红细胞也可引起急性溶血。

3. 感染还可引起红细胞生成素减少、铁的利用障碍,导致贫血。

4. 慢性感染常可引起慢性病性贫血。

(二) 白细胞增多或减少

1. 细菌感染可抑制骨髓造血,也可反应性刺激骨髓造血,引起白细胞减少或白细胞增高。

2. 细菌释放的毒素作用可引起血细胞形态与数量变化,发生类白血病反应。

(三) 血小板减少

1. 感染可损害血管内皮引起表面介导的血小板破坏。

2. 内毒素和多种致病因子诱导血小板聚集,产生消耗性血小板减少。

3. 感染引起血小板表面抗原性发生改变,产生自身抗血小板抗体破坏血小板。

4. 感染还可并发弥散性血管内凝血消耗血小板。

(四) 出凝血障碍

1. 感染引起血小板降低,影响止血功能。

2. 感染内毒素损伤血管内皮,激活与消耗凝血因子,继发弥散性血管内凝血。

四、诊断依据

有明确的细菌感染证据,血液学改变发生在感染后,实验室检查血沉增快,C反应蛋白与降钙素原升高,除外其他引起血液学改变的疾病,感染病灶治愈后血液学可完全恢复。

五、鉴别要点

与原发性血液病和非感染性疾病引起的血液学异常鉴别。

原发性血液病检查无感染病灶,较少发热,C反应蛋白与降钙素原正常。非感染患者无发热,存在原发病,无细菌感染证据。

第二节 常见细菌感染血液病鉴别

一、感染相关性贫血

感染性贫血包括急性感染性贫血与慢性感染性贫血。

(一) 急性感染性贫血

发病急,贫血发生是与机体免疫紊乱和(或)毒素直接作用导致急性溶血,或合并骨髓造血组织受抑制有关。特点是贫血发生在急性感染期,病灶可明确或不明确。原发病症状明显,有发热、寒战、胸痛、憋气、四肢酸痛、血红蛋白尿、黄疸等表现。检查可有肝区叩痛、脾大。实验室检查白细胞升高或降低,血小板可减少,血红蛋白降低,网织红细胞增多,间接胆红素升高。与原发性血液病鉴别要点是骨髓细胞学无病态造血,原始细胞正常,疾病痊愈后血象恢复。

(二) 慢性感染性贫血

发病时间长,贫血逐渐发生,贫血发生与营养吸收利用障碍、机体消耗过多、骨髓造血功能抑制有关。临床多见于老年或多病并存患者、或脑血管病长期卧床患者。患者体质虚弱,疲乏、心悸、气短、纳差、消瘦。常合并呼吸道感染、发热。实验室检查多表现为正细胞或小细胞低色素贫血,铁代谢其总铁结合力降低,铁蛋白正常。骨髓细胞学大致正常。依据病史与实验室检查可与骨髓增生异常综合征进行鉴别。

(三) 感染性溶血性贫血

感染性溶血也称为微生物因素性溶血。引起溶血的细菌有肺炎链球菌、肠炎杆菌、志贺菌、沙门菌、大肠埃希菌、产气荚膜杆菌、结核分枝杆菌等。

此外支原体和衣原体,某些病毒、疟疾以及寄生虫感染也可引起溶血性贫血。

感染性溶血临床上无显著特征,溶血程度轻而呈自限性。感染性溶血的发生可能与微生物感染引起自身免疫反应、细菌的多糖体被红细胞吸收直接破坏、血液中出现高滴度冷凝集素等机制有关。

依据患者存在感染性疾病,结合Coombs试验、CD55、CD59、Flaer以及血细胞形态血检查有助于与自身免疫性溶血、阵发性睡眠性血红蛋白尿、遗传性红细胞病所致贫血鉴别。

二、感染性血小板减少

细菌感染可引起血小板减少。血小板减少原因与致病菌感染后机体产生免疫复合物、抗体形成、吞噬细胞活性增强或并发弥散性血管内凝血有关。每种感染性疾病引起的血小板减少机制与临床表现有别,可参见有关文献。感染性血小板减少特点是:存在感染病灶,患者多有发热,白细胞增多或减少,C 反应蛋白与降钙素原升高。血小板一般轻中度减少,严重感染特别是并发 DIC 时,血小板可重度减少并有出血表现。骨髓细胞学检查一般增生活跃,巨核细胞正常或增多,无巨核细胞成熟障碍。。当临床感染控制后,血小板减少可恢复正常。感染性血小板减少与感染相关,此点可与免疫性血小板鉴别。

三、感染性白细胞异常

感染性白细胞异常包括白细胞增多或减少、淋巴细胞增多或减少、嗜酸粒细胞增多或减少。细菌感染可引起白细胞发生数量变化与分类异常。例如急性感染多引起中性粒细胞增多,革兰阳性菌见于肺炎球菌性肺炎、葡萄球菌性脓肿、链球菌性咽峡炎,革兰阴性杆菌引起的菌血症、感染性休克等。而感染伤寒、布氏杆菌病时中性粒细胞可正常或减少。临床依据病史、C 反应蛋白、降钙素原、原发病表现,血细胞形态学检查,感染性白细胞异常易于与非感染性白细胞异常鉴别。

第三章　药物相关性血液病鉴别

第一节　总　　论

一、概念
由于药物引起的血液学改变或疾病称之为药物相关性血液病。

二、常见药物
可引起药物相关性白血病的药物有:氯霉素、合霉素、羟哌嗪衍生物乙双吗啉以及烷化剂如氮芥、环磷酰胺等。

可引起药物相关性再生障碍性贫血的药物有:氯霉素、保泰松、阿司匹林、安乃近、磺胺类药物、抗甲亢药物如甲巯咪唑、抗组胺药异丙嗪、抗癫痫药物苯妥英钠以及染发剂等。

可引起药物相关性白细胞减少和粒细胞缺乏的药物有:解热镇痛剂如安乃近、对乙酰氨基酚、氨基比林等。抗精神病药如氯丙嗪、氯氮䓬等。抗风湿药保泰松、吲哚美辛。抗甲亢药物如甲巯咪唑、甲硫氧嘧啶、卡比马唑。抗结核药如异烟肼、对氨基水杨酸、利福平。抗感染药物如磺胺类药、氯霉素、抗疟疾药、抗癫痫药、降糖药等。

引起药物相关性溶血性贫血的药物有:奎尼丁、非那西丁、磺胺药、解热镇痛药、青霉素、头孢霉素、甲基多巴等。

引起药物相关性血小板减少药物有:解热镇痛药、镇静安眠药、某些抗生素、磺胺类药物等。引起药物相关性出血的药物有:香豆素类、肝素、水杨酸类。

引起药物性血栓形成的药物有:抗纤维蛋白溶解剂类止血药、促红细胞生成素。

引起药物相关性出血性疾病的药物有:阿司匹林、肝素、华法林等。

三、机制

1. 药物引起骨髓抑制或损伤,可导致再生障碍性贫血。

2. 药物使人体产生抗体或使细胞被吞噬破坏,可导致溶血性贫血、白细胞与血小板减少。

3. 药物毒性作用,引起骨髓抑制。

4. 药物引起的过敏反应,导致嗜酸粒细胞增多,细胞分类异常。

5. 药物引起脱氧核糖核酸异常,导致染色体变异,诱发白血病。

6. 药物引起的凝血功能障碍或血小板减少等导致出血。

四、诊断依据

药物相关性血液病的发生与药物应用存在因果关系,其文献报告证实此类药可引起相应的血液学改变,从药物机制上可解释此类药物确可引起相关反应。除外了其他疾病引起的血液学改变。

五、鉴别要点

根据药物引起不同血液学变化与相关的疾病进行鉴别。

药物性白细胞减少应与脾功能亢进、感染性白细胞减少鉴别。

药物性血小板减少应与免疫性血小板减少症和慢性肝病鉴别。

药物性溶血应与自身免疫性溶血等鉴别。

非药物性血液学改变共同点是临床上无服用药物史,有原发病临床症状和体征。

第二节　常见药物性血液病

一、药物性白细胞减少

(一) 概念

由于药物使用引起白细胞计数 $<4.0 \times 10^9/L$,临床称为药物性白细胞减少。药物引起白细胞减少机制有:细胞毒药物可直接损伤干细胞或干扰粒细胞增殖周期,使骨髓抑制。有些药物抑制骨髓早期细胞 DNA 合成致使粒细胞减少。某些药物进入体内成为半抗原,与粒细胞蛋白质结合后形成全抗原,产生抗体,当再次用药粒细胞被凝集破坏。

很多药物可引起白细胞减少。如各种抗癌细胞药物;解热镇痛药如氨基比林、保泰松、安乃近、去痛片、吲哚美辛、布洛芬、对乙酰氨基酚、氨咖黄敏胶囊。镇静药如地西泮、艾司唑仑;抗甲亢药有甲硫氧嘧啶、丙硫氧嘧啶、甲巯咪唑;抗癫痫药有苯妥英钠、苯巴比妥;磺胺类药物与抗生素有头孢类、氨苄西林等;抗结核药有异烟肼、对氨基水杨酸、利福平、乙胺丁醇;抗疟疾药有伯氨喹、乙胺嘧啶、氯喹;抗组胺药苯海拉明、氯苯那敏、西咪替丁、法莫替丁;抗糖尿病药物磺脲类;心血管病药有阿普林定、美托洛尔、普萘洛尔、甲基多巴等。

(二) 临床特点

白细胞减少发生在用药之后,其白细胞减少程度与药物应用种类、剂量、引起白细胞减少机制密切相关。作用在干细胞或引起骨髓抑制时,白细胞下降程度重,持续时间长。某些药物除引起白细胞减少外,还可并发血小板减少,或并发过敏反应。

轻度白细胞减少患者一般无明显临床表现,少数患者感到乏力,易患感冒、咽喉炎。白细胞降低明显者可有发热,并发呼吸道感染。

（三）鉴别诊断

慢性肝病引起的脾功能亢进,有肝病史,检查皮肤可见蜘蛛痣,B 型超声显示脾大、门静脉增宽。实验室检查肝功能异常,白蛋白降低,白细胞降低和(或)血小板降低。

风湿免疫性疾病,患者存在病史,多系统损害症状,血沉增快,多克隆免疫球蛋白升高,相关抗体阳性,白细胞减少,可伴有血小板减少。

二、药物性血小板减少

（一）概念

由药物使用引起的血小板计数 $<100 \times 10^9$/L,临床上称为药物性血小板减少。药物引起血小板减少机制有,药物引起的骨髓抑制,或药物引起的免疫作用,或药物的直接杀伤(如羟基脲)等。可导致血小板减少的药物有各种抗癌细胞药物;噻嗪类利尿剂、奎尼丁、氯喹、乙胺嘧啶、磺胺类、氨苄西林、头孢菌素类、利福平、水杨酸钠、非那西丁、安乃近、呋塞米、螺内酯、磺脲类降糖药、巴比妥等。

（二）临床特点

血小板减少发生在用药之后,其减少程度与药物应用种类、剂量、引起血小板减少机制密切相关。作用在干细胞或引起骨髓抑制时,血小板下降程度重,持续时间长,可伴有出血表现。其他药物一般只引起血小板轻度减少,临床很少有出血表现。实验室检查血小板 $<100 \times 10^9$/L,血小板 $<50 \times 10^9$/L 可出现紫癜,$<30 \times 10^9$/L 可有皮肤或黏膜出血。

（三）鉴别诊断

免疫性血小板减少,无药物应用史,多见于女性,可有乏力、皮肤紫癜或黏膜出血、骨髓检查巨核细胞增多或正常,有成熟障碍,肾上腺皮质激素治疗有效,少数患者反复发作。

三、药物性出血

（一）概念

因药物使用引起的出血称为药物性出血。引起出血的药物常见三大类,影响血小板功能药物如阿司匹林、氯吡格雷等。影响外源凝血因子药物如华法林。影响凝血活酶与凝血酶活性药物有低分子量肝素或肝素。

（二）临床特点

阿司匹林、氯吡格雷常可引起皮肤或黏膜出血,少数引起消化道出血。作用于凝血因子药物更多的引起皮肤瘀斑或内脏出血。药物性出血有药物应用史,阿司匹林、氯吡格雷引起的出血检查血小板功能异常,华法林引起凝血酶原时间(PT)延长,肝素引起部分凝血活酶时间(APTT)及凝血酶时间(TT)延长。

（三）鉴别诊断

血管性出血,见于有外伤史、或存在消化性溃疡患者。检查血小板数量与功能正常,PT、APTT、TT 等凝血项目正常。

四、药物性溶血

（一）概念

由于应用某种药物引起的红细胞破溃,称为药物性溶血。药物作为半抗原进入人体,与机体的蛋白结合形成了自身抗原,激发自身抗体产生引起溶血,或药物诱发患者自身存在某种红细胞缺陷疾病(如 G6PD)直接导致溶血。作为半抗原的药物有青霉素、头孢菌素、链霉素、甲基多巴、氟达拉滨等。诱发 G6PD 发病药物有抗疟疾药伯氨喹、磺胺药、解热镇痛药阿司匹林、硝基呋喃类药对氨水杨酸、奎尼丁等。

(二) 临床特点

患者存在溶血证据,溶血发生在药物应用之后。

(三) 鉴别诊断

自身免疫性溶血,无药物应用史,实验室检查 Coombs 试验阳性。

第四章 中毒相关性血液病

第一节 总 论

一、概念

由于中毒引起的血液学改变称之为中毒相关性血液病,包括化学因素和物理因素。常见的中毒有苯中毒、铅中毒、锌中毒、砷中毒。此外还有急性短期电离辐射和慢性长期电离辐射。

二、常见毒性物质

(一) 化学物质

常见苯、铅、锌、砷化学物质。

(二) 电离辐射

急性或慢性电离辐射。

三、机制

(一) 化学物质中毒机制

1. 苯是一种脂肪溶剂,具有挥发性,可通过吸入中毒,进入人体常固定于富含脂肪的组织中.苯进入骨髓中首先刺激骨髓细胞增殖,以后抑制细胞分裂,引起细胞核型的异常或成为多倍体,导致恶性克隆发生白血病或骨髓造血障碍发生再生障碍性贫血。

2. 铅是一种重金属,吸收缓慢,进入体内有蓄积作用。铅可引起卟啉代谢紊乱,使血红蛋白合成障碍,引起贫血和铁粒幼细胞贫血。铅中毒可使骨髓有核红细胞的嗜碱性物质发育受阻,形成点彩红细胞。

3. 锌属于低毒性物质,锌进入体内可影响血红素合成酶活性,影响血红素合成。

4. 砷能抑制骨髓造血,引起再生障碍性贫血,还可引起溶血。

(二) 电离辐射机制

对血液学的影响与其接触量和时间有关。短时间大剂量接触可引起急性放射病,其发生为电离辐射直接作用组织细胞的蛋白和酶使之发生变性和分子结构破坏所致。可引起急性造血停滞、急性再生障碍性贫血。慢性电离辐射引起慢性放射病,其发生原因与长期接触电离辐射影响免疫功能使之降低,染色体畸变有关。

四、诊断依据

病史的采集最为重要,有接触使用或服用毒物史,出现毒物中毒相关临床表现,存在毒物检测证据,血液学发生的病理改变能用相关毒物中毒解释。

五、鉴别要点

主要与非毒物中毒引起造血功能障碍发生贫血、白细胞减少、血小板减少、溶血和血细胞形态学异常鉴别。存在毒物接触或使用或服用毒物史是鉴别的关键,毒物检测阴性结果有助于排除诊断。

第二节　常见中毒性血液病

一、铅中毒

职业性铅中毒为慢性中毒,可表现有神经系统症状如头晕、头痛、失眠、乏力、四肢关节酸痛、肢端麻木、肌肉无力,严重者可引起铅毒性脑病,出现顽固头痛、双手或舌震颤、感觉迟钝、精神抑郁等。消化系统可出现口内金属味、腹部不适、脐周腹痛,口腔可见齿龈铅线。造血系统表现为轻中度贫血,多染性红细胞增多,嗜碱性点彩红细胞。实验室检查患者血液与尿液中铅含量明显升高。正常人血铅 <20μg/dl(微克/100毫升),尿铅 <50μg/L(微克/升)。

二、苯中毒

苯具有挥发性,可通过吸入引起中毒。短期大量吸入引起急性中毒,而慢性吸入或接触可引起慢性中毒。慢性中毒神经系统可表现为神经衰弱综合征,长期皮肤接触引起皮肤干燥、瘙痒、皮炎或湿疹。血液系统表现为白细胞减少、血小板降低、贫血,甚至引起白血病或再生障碍性贫血。

第五章　输血相关性疾病

第一节　总　　论

一、概述

血液是人体重要的体液。血液由有形和无形成分组成。无形成分是指血浆、血浆内的各种凝血因子、白蛋白和免疫球蛋白等。有形成分主要有红细胞、白细胞和血小板。输血可以补充血液成分,是临床医学常用的重要治疗方法。紧急输血不仅可改善临床症状并可抢救病人生命。

输血包括自体输血和异体输血。自体输血是用采集自身的血给自己输,异体输血则是采集自己血给别人输。输血可引起输血反应和疾病。

二、输血相关性疾病包括的内容

1. 引起发热、过敏、溶血反应。

2. 引起低血钙、高血钾电解质异常以及铁中毒。

3. 产生抗体。

4. 继发性感染。

第二节　输血引起的反应和疾病

一、发热反应

(一) 概念

由于输血引起体温增高称之为输血发热反应。

(二) 机制

于输血后出现发热,可伴有寒战、恶心、皮肤发红、心悸、呼吸困难等症状。输血后发热的原因与血液中存在致热原、多次输血机体产生抗体以及血液保养液中化学品不纯等有关。

(三) 诊断依据

输血性发热,速发反应多在输血后 15 分钟内出现,速发反应者体温较高多在 38℃ 以上,伴有寒战、皮肤发红、头痛、心悸。迟发反应者则多在输血后数小时发热,一般体温在 38℃ 左右。输血性发热体温持续时间较短且无再次发热现象。

(四) 鉴别要点

细菌污染输血反应,输血后出现发热,体温增高伴有全身强烈反应,寒战、烦躁、心悸、呼吸困难等中毒症状明显,重者可引起休克。增高的体温持续时间长,应用退热剂体温正常后可再次发热。

二、过敏

(一) 概念

具有过敏体质受血者输入了存在有某种抗原供血者血液或反复输血导致受血者体内产生抗体后,使受血者在输血时发生的过敏反应。

(二) 临床表现与机制

接受输血者于输血后出现荨麻疹,颜面部血管神经性水肿,喉头痉挛、哮喘、过敏性休克等反应,过敏反应初次可以是供血者血液中抗原直接引起受血者体内肥大细胞释放活性物质所致,也可由于反复输血使受血者体内产生抗体引起。

(三) 诊断依据

输血后出现典型过敏反应,除外药物等其他因素所致的过敏反应时即可诊断。

(四) 鉴别诊断

药物过敏反应,有用药物史,过敏与输血时间无相关性。

三、溶血反应

(一) 概念

输血后导致受血者红细胞破坏称之为溶血反应。

(二) 临床表现与机制

受血者输入血液后出现发热、茶色尿或酱油色尿、黄疸、腰背疼痛、心悸,甚至引起呼吸困难、心率加快、血压下降、急性肾衰竭、弥散性血管内凝血。

溶血的发生主要是由于血型不合引起。不同血型的红细胞上含有不同的抗原,输入不相同的血型可因抗体反应导致红细胞破坏。

（三）诊断依据

受血者于输血后出现典型的溶血症状,实验室检查血型不合,血红蛋白尿,血液中胆红素和游离血红蛋白增高。

（四）鉴别诊断

药物性溶血,使用了可诱发溶血药物,溶血发生与输血无时间相关性。

四、低钙

（一）概念

人体输入的血液中含有枸橼酸,枸橼酸能与钙离子结合,可使血液中游离钙离子减少,当人体大量输血时可引起低钙血症。

（二）临床表现与机制

受血者于输血后出现指端或口角部麻木和刺痛,手足与面部肌肉痉挛,手足搐搦伴有酸痛。正常血液保养液中含有枸橼酸,一般每100ml血中含有0.38g枸橼酸,如果一个人输入4000~5000ml血液,枸橼酸量可达15g,大量枸橼酸与钙离子结合致使低钙血症发生。

（三）诊断依据

患者于输血后出现低血钙表现,实验室检查血钙减低。

（四）鉴别诊断

神经症,既往有类似发病史,发病与输血无时间相关性,检查血钙不低。

五、钾中毒

（一）概念

由于输血导致受血患者血液中钾离子升高引起的钾中毒。

（二）临床表现与机制

临床最主要的表现是实验室检查血钾增高。正常红细胞内有钾离子,保存在血库内血袋的血液如果时间过长,血袋内红细胞破坏较多就会使血浆内钾离子增多,当受血者输入过多的长时间库存血后可引起高钾血症。

（三）诊断依据

有输入大量长时间库存血证据,检查血钾增高,伴有手足感觉异常,四肢苍白湿冷,极度无力,心率减慢,心电图可见高峰T、S波加深、S-T段下移等。

（四）鉴别诊断

实验室检查血清钾正常可与相关疾病鉴别。

六、铁中毒

（一）概念

血液中含有铁,有人计算500ml血液中含有200~250mg铁,由于铁在人体内为闭式循环,长期反复输血患者可引起体内铁储存过多,引起慢性铁中毒。

（二）临床表现与机制

反复大量输血可引起血色病，铁沉积在人体肝、胰腺、心脏、垂体和性腺等器官导致功能损害，表现皮肤色素沉着、肝硬化、糖尿病、性腺功能减退和心功能不全。

（三）诊断依据

具有反复长期大量输血病史，典型的临床铁沉积表现，实验室检查血清铁和铁蛋白明显增高。

（四）鉴别诊断

临床应注意与肝硬化、糖尿病、其他心脏病鉴别。

依据反复输血病史可与其相关疾病鉴别，实验室检查铁蛋白明显升高。

七、输血性抗体形成

（一）概念

由于输血导致受血者体内产生的血液相关成分抗体生成，如抗因子Ⅷ抗体、抗血小板抗体、抗红细胞抗体等。

（二）临床表现与机制

抗因子Ⅷ抗体生成，长期输入因子Ⅷ患者，可产生相应的抑制物，临床特点是有反复输入因子Ⅷ史，如果在治疗过程中给予了足量因子Ⅷ制品治疗后仍不能纠正出血或出血反而加重，应考虑患者有因子Ⅷ抗体形成。

血小板抗体生成，血小板具有 HLA 抗原，反复输入血小板可以产生抗血小板抗体，血小板抗体产生的病人输入一定量的血小板后病人临床出血症状改善不明显，检查血小板不增高。

红细胞抗体生成：红细胞有很多同种抗体，包括 ABO 系统的抗 A、抗 B、抗 Rh。当输入不同抗原的血液后可引起受血者产生相关抗体，如 Rh 血型系统中的 D 抗原是 A 和 B 抗原之外最有效力的红细胞同种抗原，D 阴性受血者输入 D 阳性血液后即可产生抗 D 抗体。再次输入如同种血型后可发生溶血反应。

（三）诊断依据

输血性抗体产生的病人再次输血后临床常引起输血反应，成分输血者表现疗效减低，单纯输血者可发生溶血反应。

（四）鉴别诊断

应与自身免疫性疾病鉴别，患者无输血病史，存在自身免疫性疾病临床表现，相关抗体可阳性。

八、输血性感染

（一）概念

由于输血引起的感染性疾患称之为输血性感染。

（二）常见的输血性感染

病毒性肝炎，输血常可引起乙型肝炎和丙型肝炎。乙型肝炎的潜伏期一般 14~180 天，丙型肝炎的潜伏期 2~10 周不等。病人多有恶心、腹胀、发热、肝区疼痛、黄疸。检查转氨酶增高，乙肝或丙肝抗体阳性。

艾滋病,输入带有人类免疫缺陷病毒的血液可引起艾滋病。感染者多数在感染后 2 个月左右血中查到人类免疫缺陷病毒抗体。许多感染者临床并无症状,可延续数月到数年。也可发生持续性全身性淋巴结病。如果病毒导致淋巴细胞进行性破坏,病人则发热、盗汗、体重减轻、免疫功能低下,并发各种感染。实验室检测 HIV 阳性。

疟疾,输入感染疟疾的血液可引起疟疾。

梅毒,输入梅毒患者的血液可感染梅毒。

巨细胞病毒,机体抵抗力低下、免疫功能不健全的早产儿可被巨细胞病毒感染。

输血性细菌性感染,输入微生物污染的血液可引起输血性细菌性感染。患者输血后急性发病,出现高热、寒战、恶心、呕吐、呼吸困难、血压降低、休克、弥散性血管内凝血,如不积极治疗可引起死亡。

(三)诊断依据

有输血史,实验室检查可检测到相关抗体或致病微生物。

(四)鉴别诊断

应与非输血所致的相关性疾病鉴别。

第六章　骨髓移植相关病症

第一节　总　　论

一、概述

由于骨髓移植所引起的某些症状或疾病称之为骨髓移植并发症或疾病。

二、机制

骨髓移植性并发症或疾病按发病机制包括两个方面:一是骨髓移植预处理引起的并发症或疾病,二是骨髓移植种植成功后引起的疾病。前者主要由化疗或放疗所致,后者主要由免疫反应引起。

第二节　常见骨髓移植性疾病鉴别

一、移植物抗宿主病(GVHD)

(一)概念

在异体干细胞移植中,植活的供者 T 细胞识别受体抗原并发生免疫反应,导致受体组织细胞损伤引起的临床表现称之为移植物抗宿主病(GVHD),移植物抗宿主病分为急性和慢性,发生在 3 个月内为急性,发生在 3 个月后为慢性。

(二)临床表现与机制

临床出现的皮肤、口腔、肝、胃肠道、呼吸系统等组织器官损害,其发生与植入的免疫活性细胞被受体抗原致敏而增殖分化,直接或间接攻击受体 T 细胞引起效应细胞损害有关。慢性移植抗宿主病症状的发生可能还与自身抗体产生有关。

(三) 诊断依据

急性移植物抗宿主病,移植成功后外周血回升,出现典型皮肤、肝和胃肠道损害。表现有皮肤红斑或斑丘疹,严重者出现水疱。胃肠道反应有恶心呕吐、腹痛、腹泻、肝功能异常、黄疸等。

慢性移植物抗宿主病,可累及身体多个器官。皮肤最常见,可出现皮肤干燥、瘙痒、红斑、色素沉着、口腔黏膜溃疡、红斑。眼部可患角膜炎、眼睛干、异物感。肝功能异常,黄疸。呼吸道患气管炎、呼吸困难等。

二、骨髓移植其他相关疾病

移植相关疾病——间质性肺炎,常发生在移植早期,病人病初发热、咳嗽,之后进行性呼吸困难,发绀,缺氧表现,两肺可有干湿啰音。X线肺部间质改变。血氧分压降低。

移植相关疾病——白质脑病,白质脑病是移植后中枢神经系统的并发症。其发生与颅脑放疗和鞘内注射药物有关。临床多发生在移植半年后,表现有精神异常、神志淡漠、嗜睡、头痛、痉挛等。

移植相关疾病——感染,预处理的患者由于免疫功能低下,防御细胞被杀伤,感染是最常见的并发症。病人可发生细菌或病毒等各种感染,临床多发热,可并发肺炎、胃肠炎、脑膜炎等。

移植相关疾病——化疗药反应,最常见出血性膀胱炎,多由环磷酰胺引起。主要发生在预处理后的 2 周内。病人表现尿频、尿急、尿痛、尿血,严重者肉眼血尿,甚至引起肾功能不全。

移植相关疾病——继发性恶性肿瘤,干细胞移植的患者可发生第二肿瘤。其发生的原因可能与预处理大剂量化疗或放疗引起细胞恶性变,移植后免疫功能低下,抑癌基因失调有关。

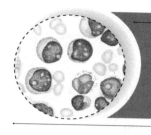

第十七篇
血液病感染性疾病鉴别

第一章 总 论

第一节 血液病感染性疾病概述

一、概念

血液病并发感染最常见的疾病包括：急性粒细胞缺乏症，如化疗或放疗引起的白细胞减少、再生障碍性贫血。血细胞异常(质的异常)，如各种白血病、骨髓增生异常综合征。免疫功能(细胞免疫或体液免疫)的降低，如多发性骨髓瘤、艾滋病。长期服用肾上腺皮质激素治疗的血液病，如自身免疫性溶血、难治性免疫性血小板减少。感染是血液病诊断与治疗方面重要内容！

二、常见的致病菌

各种致病菌均可引起血液病感染，但以革兰阴性菌多见，其中大部分是革兰阴性杆菌，部分为革兰阳性菌，在机体抵抗力低下同时应用广谱抗生素后可并发真菌感染。口咽和食管主要为白色念珠菌，也可为金黄色葡萄球菌，肺炎多为革兰阴性杆菌或金黄色葡萄球菌，表皮葡萄球菌和肠球菌。肛周感染多为铜绿假单胞菌，皮肤软组织感染多为金黄色葡萄球菌或表皮葡萄球菌。此外血液病还容易发生病毒感染，引起病毒性肺炎等。

三、感染部位

全身各个部位均可感染，常见于呼吸道、消化道、泌尿系、口腔、肛门、骨骼、皮肤和软组织等。

四、发热特点

体温多在 38.5℃以上，发热常伴有寒战。病灶症状可不典型，但中毒症状明显，血培养可为阴性。短期应用抗生素疗效不明显。

五、病情程度

血液病感染病情凶险，病死率高，感染不易控制，易扩散，抗菌药物疗效较差，易并发严重感染。

第二节 血液病感染的特征

1. 由于血液病患者或存在白细胞减低，或免疫功能降低，或使用免疫抑制剂与激素，或有骨髓抑制，因此易于合并感染，病情较重。

2. 血液病感染常有发热,而临床病灶部位的症状可不典型。

3. 血培养阳性率不高。

4. 应用抗生素后炎症控制相对较慢。

5. 院内感染多见,常合并真菌感染。

第二章　血液病各类致病菌感染鉴别

第一节　血液病常见感染细菌

一、主要致病细菌分类

分为球菌、杆菌以及非典型病原菌,应用革兰染色有:革兰阳性(G^+)与革兰阴性(G^-)菌。

(一) 球菌类

1. G^+ 球菌　G^+ 球菌有金黄色葡萄球菌、表皮葡萄球菌与腐生球菌。

金黄色葡萄球菌常引起疖肿、肺炎、中耳炎、败血症等。细菌侵袭可导致化脓、释放毒素引起中毒反应、休克,还可出现烫伤样皮肤综合征表现。表皮葡萄球菌,可通过介入感染,可引起心内膜炎、腹膜炎。腐生球菌易通过尿路感染。

链球菌,有溶血性链球菌、肺炎链球菌、草绿色链球菌以及肠球菌。溶血性链球菌感染可引起急性炎症、丹毒,毒素可导致猩红热,也可引起风湿病与肾炎。肺炎链球菌引起肺炎。草绿色链球菌引起心内膜炎,肠球菌导致尿路感染,也可侵袭呼吸道、心内膜与中枢神经系统。

2. G^- 球菌

主要有淋病奈瑟球菌与脑膜炎奈瑟球菌。淋病奈瑟球菌引起淋病,脑膜炎奈瑟球菌可感染脑膜。

(二) 非发酵革兰阴性杆菌

1. 铜绿假单胞菌　为条件致病菌与院内常见感染菌,含有内毒素与产生 β- 内胺酰酶,多重耐药,可引起皮肤、呼吸道、泌尿系感染,导致菌血症、心内膜炎。

2. 嗜麦芽窄食单胞菌

为条件致病菌,有 β- 内酰胺酶,多重耐药。可感染呼吸道、泌尿系、伤口,引起菌血症、心内膜炎。

3. 鲍曼不动杆菌　为院内常见感染菌与条件致病菌,耐药性极强。可引起呼吸道、泌尿系感染。

4. 产碱杆菌与黄杆菌属　也是院内感染常见菌。

(三) 肠杆菌属

1. 大肠埃希菌　为革兰阴性菌,可直接侵犯肠道黏膜,有内毒素活性与肠毒素,可引起发热、休克、DIC、严重腹泻。

2. 沙门菌属(伤寒与副伤寒)　细菌具有侵袭肠道黏膜能力,释放内毒素与肠毒素。常引起发热、腹泻、腹痛,少数并发呼吸道、肝脾和神经系统损害。

3. 志贺菌属 细菌具有侵袭肠道黏膜能力,直接形成感染灶,释放内毒素与外毒素、细胞毒素、肠毒素、神经毒素,引起急性中毒性痢疾。

4. 肺炎克雷伯菌 为条件致病菌,可产生 β- 内酰胺酶,可引起呼吸道、口咽部、鼻窦及肺部感染。

5. 枸橼酸杆菌属、沙雷菌属与变形杆菌属 也属于肠杆菌属,引起呼吸道或泌尿系感染。

(四)非典型病原菌

非典型病原菌包括支原体、衣原体、立克次体及军团菌。病原性支原体缺乏细胞壁,具有吸附作用、产生内外毒素物质,可引起呼吸道、泌尿系感染。衣原体可引起附件炎症与泌尿系炎症,肺炎衣原体可引起支气管炎和肺炎。立克次体主要引起斑疹伤寒。

二、常见感染部位鉴别

(一)血流感染

血液病易于发生血流感染。血流感染是指菌血症和败血症,其致病菌感染后全身产生的一种炎症反应。患者表现为发热、寒战、心动过速、呼吸急促、皮疹以及出现精神神经系统症状。严重者并发休克、DIC、多器官功能衰竭。临床上部分患者可找到感染灶,血培养可为阳性。常见致病菌为葡萄球菌、肠球菌、大肠杆菌、克雷伯菌属、肠杆菌属、假单胞菌属等,少数可为真菌感染。

1. 葡萄球菌血流感染,临床可由血管内留置管、皮肤软组织感染或肺部感染引起。患者临床发热明显,可引起心内膜炎。

2. 肠球菌血流感染,可有粪肠球菌、屎肠球菌,多继发于腹腔感染与泌尿系感染后,易于发生有褥疮溃疡、导尿管留置时间长患者。

3. 铜绿假单胞菌血流感染,易于发生长期血管内留置管、抵抗力减低患者,临床病情严重,可出现"牛眼样"皮损,或称为坏疽性深脓疱疮。

4. 链球菌血流感染,肺炎链球菌多见,多发生于免疫功能低下或老年患者,患者发热、中毒症状明显,常导致呼吸衰竭、肝衰竭和肾衰竭。

5. 肠杆菌科细菌感染,为常见院内感染,包括大肠埃希菌、克雷伯菌属、肠杆菌属、变形杆菌属。表现为寒战、发热,甚至感染性休克。

6. 厌氧菌血流感染,感染多来源于口腔、肠道、泌尿系、褥疮溃疡坏疽处。病情一般较重、可有高热、黄疸、休克,形成迁徙性病灶。病变处分泌物带有恶臭味。

(二)呼吸道

血液病最常见的感染部位是呼吸道。可引起急性气管炎、支气管肺炎、肺炎、肺脓肿等。患者多有发热、程度不一,咳嗽、咳痰,肺部听诊呼吸音增粗或减低,可有干鸣音、湿性啰音。影像学改变随肺部感染程度、感染部位、感染菌群而不同。

感染轻者,临床症状不明显,影像学可仅表现肺纹理增粗,肺部小片状影。感染重者,患者高热、呼吸道症状明显,影像学可表现两肺阴影或一侧肺部大片阴影。

肺炎链球菌肺炎,痰涂片可见革兰阳性、带荚膜的双球菌或链球菌,X 线呈肺段或肺叶急性炎症改变,表现大片炎症浸润或实变影。

葡萄球菌肺炎,起病急骤,发热、呼吸道症状明显,咳脓样带血丝痰,量多,伴有全身症状。检查两肺湿啰音。X线显示肺段或肺叶实变,可形成小叶浸润,有单个或多发液气囊,也可形成空洞。肺部影像学阴影易变,一处炎性浸润消失在另一处出现新病灶,单一小病灶发展为大片阴影。

肺炎克雷伯菌与大肠埃希菌肺部感染,患者发热、咳嗽、咳痰黏稠,可为灰黄色。两肺湿啰音,X线可见片状影。

(三) 消化道感染

1. 胃肠道感染　由肠杆菌属引起的胃肠道感染患者多有发热、腹痛、腹泻,大便呈糊状或稀水样。便常规检查可见较多的白细胞或脓球。应注意与假膜性结肠炎鉴别。

2. 肝与脾感染　肝、脾感染可来自血流感染,也可来自门静脉系。患者发热,可有寒战,肝区胀痛、叩击痛,肝、脾大,B型超声肝、脾可见动态性回声异常。见于细菌感染与真菌感染。CT检查肝、脾可见密度不一致阴影。

3. 急性阑尾炎　血液病患者化疗期间与化疗后可发生急性阑尾炎。表现为右下腹疼痛、发热,检查压痛、反跳痛明显,伴有肌紧张。

(四) 泌尿系感染

患者多有尿频、尿急、尿痛、发热、腰部疼痛症状,尿常规检查可见较多白细胞或伴有红细胞。常见肠杆菌感染,尿细菌培养可阳性。

1. 上尿路感染　患者常有发热、腰痛,尿常规可见较多白细胞,尿培养阳性。

2. 下尿路感染　患者可有发热,以尿频、尿急、尿痛为主要表现。尿常规可见较多白细胞和少量红细胞。

(五) 软组织与骨骼

软组织损伤或血流感染可引起软组织或骨骼感染,软组织可见红、肿、热、痛,骨骼感染可有骨骼压痛,CT检查见骨密度增高、骨膜异常。以球菌感染多见,也见于真菌感染。

1. 疖肿　血液病患者疖肿好发于前胸、后背、颈部、面颊、会阴部。初期局部呈突出小红点,疼痛,逐渐变大,红肿明显,压痛明显,可有发热、局部淋巴结肿大。疖肿进一步发展可化脓、破溃。若机体抵抗力降低也可造成血感染。

2. 骨质感染　多出现在粒细胞缺乏症或化疗后骨髓抑制患者。患者有关节或骨痛,活动加重,发热,X线或磁共振成像检查可见骨质炎性改变。

(六) 口腔感染

口腔可被细菌、真菌或病毒感染。口腔是呼吸道与消化道的"门户"。当血液病患者粒细胞缺乏、免疫功能降低、或应用化疗药后,容易发生口腔溃疡而感染各种致病菌,发生细菌性口腔炎、扁桃体炎,甚至引起真菌性口腔炎等。主要表现有口腔黏膜溃烂、咽喉疼痛、牙龈肿胀、吞咽困难。常有下颌下淋巴结肿大、发热等症状。

第二节　血液病真菌感染鉴别

一、侵袭性肺部真菌感染

(一) 概念

侵袭性肺部真菌感染(IPFI)不包括真菌寄生和过敏所致的支气管肺部真菌感染,分为原发和继发。常见的真菌主要有念珠菌属、曲霉菌属、隐球菌属、肺孢子菌等。

（二）诊断标准

确诊：至少符合 1 项宿主因素、肺部感染的一项主要或 2 项次要临床特征以及一项微生物学或组织病理学依据。

临床诊断：至少符合 1 项宿主因素、肺部感染的一项主要或 2 项次要临床特征以及一项微生物学检查依据。

拟诊：至少符合 1 项宿主因素、肺部感染的一项主要或 2 项次要临床特征。

侵袭性肺部真菌感染临床诊断见表 17-1。

表 17-1　侵袭性肺部真菌感染临床诊断

评断	宿主因素	临床特征	微生物学	组织病理学
确诊	+	+	+	+
临床诊断	+	+	+	−
拟诊	+	+	−	−

（三）宿主因素包括

外周中性粒细胞计数 $<0.5\times10^9/L$，且持续 >19 天。

体温 >38℃或 <36℃，并有如下之一：

1. 之前 60 天内出现过持续的中性粒细胞减少（其时间 >10 天）。

2. 之前 30 天内曾接受或正在接受化疗、免疫抑制剂治疗。

3. 有侵袭性真菌感染史。

4. 患有艾滋病。

5. 存在移植物抗宿主病的症状和体征。

6. 持续应用类固醇激素 3 周以上。

7. 有慢性疾病、体质衰弱、留置导管、长期使用广谱抗生素等。

（四）肺部影像学

肺曲霉感染胸部 X 线和 CT 影像学：早期出现胸膜下密度增高的结节实变影，数天后病灶周围可出现晕轮征，10~15 天后肺实变区液化、坏死，出现空洞阴影或新月征。

肺孢子菌肺炎的胸部 CT 影像学特征为两肺出现毛玻璃样肺间质变征象。临床伴有低氧血症表现。

次要体征为有肺部感染症状和体征，持续发热 96 小时，积极的抗菌治疗无效，影像学出现新的肺部浸润影。

（五）微生物学检查

菌体检查与抗原检查。合格的痰液经直接镜检发现菌丝，真菌培养 2 次阳性（包括曲霉属 / 镰刀霉属 / 接合菌），或支气管肺泡灌洗液经直接镜检发现菌丝，真菌培养 2 次阳性，或合格的痰液或与气管肺泡灌洗液直接镜检或培养新生隐球菌阳性，或合格的痰液或与气管肺泡灌洗液中发现肺孢子菌囊、滋养体或囊内小体，或血标本曲霉菌半乳甘露聚糖抗原（GM）两次阳性（ELSA），或血液标本真菌细胞壁成分 1,3-β-D- 葡聚糖抗原连续两次阳性。

GM 为半乳甘露聚糖试验,半乳甘露聚糖是曲霉菌细胞壁上的一种多糖抗原,能特异性区分侵袭性曲霉病与白色念珠菌和接合菌及普通细菌感染。研究表明,GM 对于曲霉菌诊断敏感性和特异性分别为 79% 和 78%,还可动态观察,诊断价值更大。

G 为 β-D-葡聚糖试验,β-D-葡聚糖广泛存在于除接合菌、隐球菌外的真菌细胞壁中,在酵母菌中含量最高,也见于曲霉菌。监测局限性没有种属特异性,主要检测念珠菌、曲霉菌、青霉镰刀菌,G 试验≥20pg/ml 视为阳性。血液、胸水标本隐球菌抗原阳性。

二、各类真菌感染鉴别

(一) 念珠菌感染

急性患者,较轻时低热、咳嗽,重者可有畏寒、高热、咳白色泡沫痰,有臭味,黏液痰或呈胶冻状,有时带血丝甚至咯血,肺部听诊检查中度湿性啰音,或呼吸音减低,酷似细菌性肺炎。X 线表现为双肺纹理增粗、纤维条索影伴散在的大小不等形状不一结节阴影,或融合成片,自肺门向周边扩散,可形成空洞,双肺或多肺叶病变、病灶部位常有变化,但肺尖较少受累。偶尔可并发胸膜炎实验室检查 3 次连续以上痰培养有念珠菌,涂片查见菌丝。

(二) 肺曲霉菌病

主要为烟曲霉菌引起,烟曲霉菌的内毒素可使组织坏死,病灶可为浸润性、实性变、空洞、支气管周围炎或粟粒状弥漫性病变。临床分为三种类型:侵袭性肺曲霉菌病、曲霉肿、变应性支气管肺曲霉菌病(也可分为寄生型与支气管肺炎型)。侵袭性肺曲霉菌病有干咳、胸痛,部分患者咯血,病变广泛时出现气急、呼吸困难甚至呼吸衰竭。曲霉肿可引起肺曲霉菌病。变应性支气管肺曲霉病可出现喘息、刺激性咳嗽。侵袭性肺曲霉菌病 X 线以胸膜为基底的多发的楔形阴影或空洞,CT 早期为晕轮征(由局部水肿或出血形成),周围环绕低密度影(缺血),后期为新月体征,慢性空洞内常可显示一个球状影。GM 试验阳性,组织培养阳性。

(三) 隐球菌感染

原发性肺部感染症状轻,1/3 无症状,可自愈,可表现支气管炎或肺炎,出现咳嗽胸痛,咳出胶冻样痰液、黏液样痰液、黄色稠厚黏液样痰液、血丝痰或咯血。痰中可有多量隐球菌,严重患者高热,呼吸困难,体征为支气管炎或肺炎表现,可侵犯肺部任何部位,单侧或双侧,局限性或广泛性,少数患者有胸水。X 线可有表现孤立的中度致密的浓厚阴影,直径 2~3cm,可逐渐增大,很少发生空洞,肺门变化不明显。

发生性弥漫性肺炎时,肺部为浸润性阴影,有时伴有胸膜炎,肺门淋巴结肿大、支气管周围浸润,肺门部有广泛阴影,肺部阴影似粟粒性结核样变化,需与肺结核鉴别。

(四) 接合菌

接合菌包括毛霉和虫霉。起病急,进展快,病死率极高。多发生在免疫功能缺陷病人,可呈肺炎表现。X 线常伴有空洞,也可呈斑片结节影,大片实变。

(五) 肺孢子菌病(耶氏肺孢子菌)

潜伏期一般 2 周,艾滋病为 4 周,淋巴细胞绝对值减少。早期 X 线检查典型改变为双侧肺门周围弥漫性渗出,呈网状和小结节影,然后迅速进展双肺门蝶状影,呈实性变,可见气管充气征,一般不累及肺尖和肺的外带。

中国侵袭性真菌感染工作组第四次对《血液/恶性肿瘤患者侵袭性真菌病的诊断标

准与治疗原则》进行修订,修订后将其侵袭性真菌感染改为侵袭性真菌病(见下)。

三、侵袭性真菌病

(一)概念

侵袭性真菌病(IFD)系指真菌侵入人体,在组织、器官或血液中生长、繁殖,并导致炎症反应及组织损伤的疾病。

(二)诊断分层

分为确诊侵袭性真菌病、临床诊断侵袭性真菌病、拟诊侵袭性真菌病以及未确定侵袭性真菌病。

(三)评价内容

1. 宿主因素　近期发生中性粒细胞缺乏,并持续 10 天以上,接受异基因造血干细胞移植,使用糖皮质激素超过 3 周,90 天内应用过 T 细胞抑制剂,有侵袭性真菌感染史,有艾滋病或遗传性免疫缺陷病。

2. 临床标准　下呼吸道真菌 CT 检查存在致密、边界清楚的病变,伴或不伴晕轮征、空气新月征、空洞。气管支气管炎其气管镜检查表现器官黏膜溃疡、结节、假膜。鼻窦感染局部急性疼痛、鼻部溃疡伴黑痂、侵蚀骨质。中枢神经系统影像学(CT/MRI)检查提示脑膜强化。播散性念珠菌病,此前 2 周内出现念珠菌血症,伴有肝/脾牛眼征或进展性视网膜渗出。

3. 微生物标准　直接检查包括细胞学、镜检或培养,间接检查包括检测抗原或细胞壁成分。

(1)直接检查:

1)在痰液、支气管肺泡灌洗液、支气管刷取物中发现至少一项提示真菌感染:发现真菌成分显示为真菌或(和)培养提示真菌。

2)痰或支气管肺泡灌洗液经培养新型隐球菌阳性或经直接镜检/细胞学检查发现隐球菌。

(2)间接检查

1)曲霉菌,血浆、血清、支气管肺泡灌洗液或脑脊液检测半乳甘露聚糖抗原阳性。侵袭性真菌病(隐球菌病、接合菌病除外)。

2)血清 $1,3\text{-}\beta\text{-D-}$ 葡萄糖检测阳性。

3)隐球菌荚膜多糖抗原阳性。

(四)诊断

1. 确诊侵袭性真菌病(深部组织真菌感染、真菌血症)

(1)确诊深部组织真菌(霉菌、酵母菌、肺孢子菌)感染

1)霉菌:相关组织存在损害时(镜下可见或影像学证据确凿),在针吸或活检取得的组织中,采用组织化学或细胞化学方法检获菌丝或球形体;或在通常无菌而临床表现或放射学检查支持存在感染部位,在无菌术下取得的标本,其培养结果呈阳性。

2)酵母菌:从非黏膜组织采用针吸或活检取得标本,通过组织化学或细胞化学方法检获酵母菌细胞和(或)假菌丝;或在通常无菌而临床表现或放射学检查支持存在感染的部位,在无菌术下取得的标本,其培养结果呈阳性;或脑脊液经镜检发现隐球菌或抗原反应呈阳性。

3)肺孢子菌:肺组织标本染色、支气管肺泡灌洗或痰液中发现肺孢子菌包囊、滋养体

或囊内小体。

（2）确诊真菌血症：血液真菌培养出现或获得霉菌（不包括曲霉菌属和除马尔尼菲青霉素的其他青霉属）、念珠菌或其他酵母菌阳性，同时临床症状及体征符合相关致病菌的感染。

2. 临床诊断侵袭性真菌病　有至少 1 项宿主因素、1 项临床标准及微生物学标准。

3. 拟诊侵袭性真菌病　具有至少 1 项宿主因素、1 项临床标准，而缺乏微生物学标准。

4. 未确定侵袭性真菌病　具有至少 1 项宿主因素、临床证据及微生物学结果不符合确诊、临床诊断及拟诊侵袭性真菌病标准。

（摘自中华内科杂志 2013 年第 52 卷 8 期，血液／恶性肿瘤患者侵袭性真菌病的诊断标准与治疗原则）

第三节　混合菌感染鉴别

恶性血液病化疗或骨髓移植后以及使用免疫抑制剂患者，临床可发生混合性细菌或细菌合并真菌感染。此类患者病情严重，高热、寒战，存在明显感染灶。痰液或尿可培养出两种或以上细菌。血培养可阳性。

第四节　特殊菌感染鉴别

结核病，见于长期使用激素的血液病患者，患者可表现反复发作、迁延不愈的咳嗽、咳痰，痰中带血，经用抗菌药物治疗 3~4 周无改善。伴有低热、盗汗、乏力。X 线检查其病变常发生在上叶后段或下叶上段，可为浸润性病灶如云雾状，边缘模糊，密度相对较淡。若为干酪性病灶密度较高，不均匀，或形成空洞。

第五节　病　毒　感　染

免疫功能低下患者易于发生病毒感染。患者发热，咽痛，伴有呼吸道症状，检查血常规白细胞或中性粒细胞值不高，C 反应蛋白与降钙素原正常。感染肺部呼吸道症状可不明显，或为干咳、胸痛、气短。X 线显示肺纹理增粗，或呈小片状浸润，或广泛性浸润或肺间质改变。

第三章　血液病常见感染病因

第一节　白细胞异常并发感染

一、粒细胞缺乏感染

粒细胞缺乏是指粒细胞绝对数 $<0.5×10^9$/L。许多致病因素如药物、放疗、化疗和疾病

如急性再生障碍性贫血、溶血危象、骨髓造血停滞等均可引起粒细胞缺乏症。粒细胞是机体重要防御细胞,粒细胞缺乏后,致病菌常可通过皮肤、黏膜、呼吸道、胃肠道、泌尿系侵入人体,引起急性感染,发热、畏寒、头痛、全身肌肉和关节酸痛,口腔、食管、肠道黏膜可出现坏死性溃疡,严重感染者发生菌血症甚至败血症、感染性休克死亡。

二、白细胞质异常感染

白细胞质异常是指血液中出现幼稚细胞或功能不健全细胞而言,使得白细胞防御功能降低并发感染。常见于各种白血病,骨髓增生异常综合征。致病菌感染后患者有发热、寒战、全身酸痛,呼吸道感染咳嗽、咳痰、胸痛,消化道表现为腹痛、腹泻。泌尿系尿频、尿急、尿痛等。检查恶性血液患者有淋巴结和肝脾大,胸骨压痛。外周血涂片可见白血病细胞,常伴有贫血或(和)出血。

第二节　免疫功能低下并发感染

人体免疫包括细胞免疫和体液免疫,细胞免疫主要通过细胞吞噬而起作用,体液免疫主要通过抗体发挥作用。细胞免疫功能低下(如艾滋病)和体液免疫功能低下时常并发各种感染。

一、细胞免疫功能低下

T细胞是人体重要的免疫细胞,原发性胸腺缺如或发育不全可引起T细胞显著减少,功能降低。获得性免疫缺陷综合征是人类免疫缺陷病毒(HIV)引起,HIV感染导致免疫系统重要组成部分CD4细胞进行性枯竭,抑制细胞功能,加速细胞死亡。此类患者易于反复感染,常有发热、盗汗、乏力、四肢酸痛,抗生素治疗效果差。重者患者可并发机会感染或发生肿瘤。实验室检查T细胞功能降低。

二、体液免疫功能低下

体液免疫主要指的是机体免疫球蛋白,原发性免疫球蛋白减少见于先天性丙种球蛋白缺乏症,异常免疫球蛋白增多见于多发性骨髓瘤,自身抗体形成见于如系统性红斑狼疮等。患者易发生各种感染性疾病,且反复发作,临床治疗效果差。实验室检查免疫球蛋白减少,或存在异常免疫球蛋白,或自身抗体阳性。

第三节　化疗致骨髓抑制期感染

化疗常引起骨髓抑制,其抑制时间与化疗强度、患者对化疗反应而异。骨髓抑制可引起全血细胞减少,免疫功能降低,因此患者常合并感染甚至全身严重感染。常表现在口腔、呼吸道、胃肠道、泌尿系。发热体温>38℃,粒细胞常<0.5×10⁹/L,血培养可为阳性。

第四节　静脉穿刺置入导管感染

临床静脉穿刺置入导管方法包括:锁骨下静脉置管(CVC)和经外周静脉穿刺置入中

心静脉导管(PICC)。由于 PICC 留置时间长、操作简便,并发症少,诱发感染率低,避免化疗药物刺激,利于肿瘤化疗给药,便于营养支持治疗,目前临床广泛应用。恶性血液病化疗常导致骨髓抑制,发生粒细胞缺乏症,机体免疫功能低下。长时间留置的静脉穿刺导管可引起穿刺部位损伤,穿刺部位不严格的消毒换药、导管接头多次使用均可导致导管相关血流感染。患者表现为发热、寒战等全身中毒症状,在导管和血培养中分离出相同的致病菌,称为静脉穿刺置入导管感染。

第五节 输 血 感 染

由于输血引起的感染性疾病称之为输血感染性疾病。血液污染是引起输血性感染常见原因。引起血液污染原因有:采血时空气环境污染,输血袋或血液保养液或采血器具灭菌不严,供血者发生菌血症以及存放冰箱温度不恒定等。血液污染以 G⁻ 杆菌多见,如大肠杆菌、铜绿假单胞菌。也可见链球菌、葡萄球菌和厌氧菌。输血后出现急剧寒战、高热、烦躁、呼吸困难、血压降低,甚至发生休克表现。症状的发生与细菌进入受血者机体内后,病原微生物及其毒素或抗原抗体复合物激活机体某些潜在反应系统,产生多种生物活性物质释放有关。患者于输血数毫升后即出现感染中毒性症状甚至休克,输血袋内血培养有细菌生长可诊断。

第六节 造血干细胞移植术后感染

造血干细胞移植(HSCT)术后感染是常见并发症,也是 HSCT 常见死亡原因。文献报道早期感染发生率35%~94%。发生的中位时间为 +7 天,中性粒细胞均低于 0.5×10^9/L。感染部位可为肠道、呼吸道、静脉导管处。可合并各种细菌感染,真菌以曲霉菌和念珠菌多见,也可发生病毒感染。感染特点是体温升高,一般单次体温 >38.5℃或体温持续 >38℃,检查有病原学依据。

第七节 血液病感染鉴别诊断

一、血液病感染发热应与肿瘤所引起的发热鉴别

肿瘤性发热其特点是体温一般在 38℃以下,无出汗、寒战等中毒表现。脉搏增快与体温升高不相称。检查无感染证据,足量有效的抗生素治疗常无疗效。应用一般解热药退热不明显或应用解热药物后体温降低后再升高,对非甾体抗炎药退热敏感。

二、血液病感染发热应与药物性发热鉴别

发热程度不一,发热时间与药物应用时间密切相关,临床无感染证据,缺少原发病表现,应用抗生素无效,停用导致发热药物后体温恢复正常。

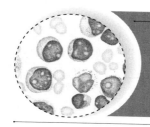

第十八篇
各系统疾病与血液病之间鉴别诊断

第一节 心血管系统疾病

一、心力衰竭

（一）概念

心力衰竭是指致病因素使心脏结构或功能异常,导致心脏充盈或射血能力降低,引起肺循环和(或)体循环障碍的一组综合征,以呼吸困难和体力活动受限与水肿为主要临床表现。血液病中淀粉样变、血色病可引起心肌变性,心肌肥厚,心脏扩大、心肌收缩无力,发生心力衰竭。重度贫血可引起贫血性心脏病,心脏扩大,心率增快,也可导致心力衰竭。化疗药物如蒽环类,可损伤心肌,导致心肌收缩无力,心力衰竭。

（二）与血液病的关系

恶性淀粉样变见于多发性骨髓瘤、巨球蛋白血症、重链病、原发性淀粉样变性。发病多为老年,有原因不明的舌、心、肝、脾、肾器官肿大,并发心、肝、肾、胃肠、神经肌肉功能不全。筛查试验可显示:血沉明显增快、球蛋白升高,血清与尿液有异常单克隆免疫球蛋白,活体组织刚果红染色阳性。

血色病患者其皮肤广泛色素沉着,为古铜色。肝脾轻度肿大,心脏扩大,血糖升高,血清铁蛋白明显升高,原发性患者为常染色体遗传,继发性有反复输血病史。

重度贫血,最常见为慢性再生障碍性贫血、骨髓增生异常综合征患者。血红蛋白长期低于50g/L以下,心脏长时间代偿,致使心脏扩大。检查有贫血体征,心脏扩大,心率增快,心尖区多有收缩期杂音,实验室检查血红蛋白明显降低。

药物性心肌损伤,有使用蒽环类化疗药物史,心功能不全症状出现在应用化疗药物之后。心电图检查可见心律异常、ST和T波改变,少数患者血清酶谱升高。

（三）鉴别诊断

主要与冠心病、高血压心脏病以及瓣膜病鉴别。

冠心病的本质是冠状动脉粥样硬化性心脏病,是血管性疾病。冠状动脉缺血是引起临床表现的基础,冠脉血管造影为诊断最准确标准。瓣膜病是器质性疾病,由于瓣膜出现狭窄与关闭不全导致的心功能障碍,心脏彩超可明确诊断。高血压心脏病,依据高血压病史及超声心动图可诊断。

二、高血压

(一) 概念

成人收缩压≥140mmHg 和或舒张压≥90mmHg 为高血压。原发性高血压致病因素与遗传、环境相关。继发性高血压多由肾脏、内分泌、血管等疾患引起。血液病红细胞增多症也可引起高血压。

(二) 与血液病的关系

高血压患者检查血常规,如果男性红细胞≥$6.5×10^{12}$/L,血红蛋白≥180g/L,女性红细胞≥$6.0×10^{12}$/L,血红蛋白≥170g/L,不存在引起继发性红细胞增多的慢性肺疾患、高原地带生活或工作、先天性心脏病、大量吸烟等因素,应诊断真性红细胞增多症。可进一步行骨髓细胞学与 JAK2 V617F 基因突变检查。

(三) 鉴别诊断

真性红细胞增多症引起的高血压一般轻中度,患者皮肤黏膜、手掌呈绛红色,脾大。检查红细胞升高明显。JAK2 V617F 基因突变阳性。而原发性高血压缺少真性红细胞增多症临床典型表现,脾不大,JAK2 V617F 基因突变检测为阴性。继发肺源性的红细胞增多常有肺部疾患病史,检查存在肺部体征及缺氧表现。

三、心肌病

(一) 概念

心肌病是指因为心肌病变导致的心功能障碍性疾病。按病理一般分为扩张型心肌病、肥厚型心肌病、限制型心肌病以及心律失常型右室心肌病。每类心肌病病因有别。

(二) 与血液病的关系

血液病作为致病因素导致的心肌损害为继发性心肌病。常见于淀粉样变性、嗜酸粒细胞增多、化疗药物使用等。

淀粉样变性主要见于中老年人,有原因不明舌、心、肝、脾、肾肿大与功能不全。血清与尿中存在单克隆免疫球蛋白。组织活检病理刚果红染色阳性。

嗜酸粒细胞增多心肌损害检查血常规可见嗜酸粒细胞明显增高,骨髓细胞学显示嗜酸粒细胞增生伴核左移。血清 IgE 可升高。患者常有呼吸道或胃肠道症状。

药物性心肌损害有明确药物应用史,特别是蒽环类化疗药物,其药物累计量偏大。

心肌病患者主要表现为心悸、气短、气急、活动后加重。检查心脏常扩大、心律失常,可有心脏收缩期杂音。发生心功能不全时多有肝大、下肢水肿。心电图可出现 ST、T 改变,也可出现异常 Q 波、各种心律失常。超声心动图有助于心肌病类型的鉴别。

(三) 鉴别诊断

血液病所致的心肌损害应与原发性心肌病鉴别。原发性心肌病致病因素尚不明确,有一定的遗传因素,临床上多为扩张型心肌病与肥厚型心肌病。扩张型心肌病检查心脏扩大明显,常有心力衰竭表现。肥厚型心肌病因易导致心排血障碍,多有胸痛,可发生运动性晕厥。心电图可出现异常 Q 波。心肌病理无淀粉沉积与嗜酸粒细胞浸润。

四、静脉血栓症

（一）概念

在静脉内发生的血栓为静脉血栓症。最常见为深静脉血栓形成,如髂股静脉、小腿静脉。静脉发生血栓后,静脉回流受阻,发生在下肢的深静脉血栓形成可引起肢体水肿、胀痛,站立后加重,皮肤颜色变深。栓子脱落可引起肺栓塞。

（二）与血液病的关系

引起静脉血栓症的血液病见于抗凝因子缺乏即为"易栓症",血小板增多与红细胞增多的"高黏滞血症"。也见于浆细胞病(多发性骨髓瘤)、阵发性睡眠性血红蛋白尿等疾患。D-二聚体升高常作为血栓存在与否的过筛性与动态监测检查,血管超声是检查静脉血栓形成的最好方法。深静脉造影可定性与定位。依据患者有肢体水肿、肿胀、浅静脉扩张表现,D-二聚体升高,血管超声检查,临床易于诊断。

（三）鉴别诊断

临床上应重视静脉血栓症的病因寻找与鉴别。血液病可见于 AT-Ⅲ、蛋白 C、蛋白 S 缺乏、血小板增多症或红细胞增多症。而非血液病引起的静脉血栓症多见于长期卧床、外伤、肿瘤、妊娠、深静脉炎等。相关的实验室检查、病史的采集有助于鉴别。静脉回流受阻引起的肢体肿胀应与心力衰竭、肾疾患鉴别。心力衰竭存在基础心脏病,检查心脏扩大、心率增快,多有肝大,超声心动图心脏射血分数降低,脑钠尿肽升高。肾性水肿可有蛋白尿、尿量较少、血肌酐升高等。

第二节 呼吸系统疾病

一、肺栓塞

（一）概念

肺栓塞是血管(深静脉)内的栓子通过血液循环堵塞了肺动脉,引起以肺循环和呼吸功能障碍为临床表现的病症。因为栓子产生与来源其基础疾病不同,因此可归于临床综合征范畴。

血液病引起的肺栓塞,主要见于易栓症,也见于红细胞增多症与血小板增多症。易栓症是指由于抗凝物质如蛋白 C 缺乏、蛋白 S 缺乏、抗凝血酶缺乏所引起的凝血机制异常。红细胞增多症与血小板增多症则导致血液黏滞度增高。

（二）与血液病的关系

无明显诱因、40 岁以下患者、反复发生深静脉血栓形成和肺栓塞,应进行易栓症方面筛查。红细胞增多、血小板增多患者,应进行 JAK2 V617F 基因突变定性检查,检查符合标准则诊断骨髓增殖性疾病。怀疑"易栓症"患者,应检测蛋白 C、蛋白 S、抗凝血酶水平,如果检测结果明显降低,应尽早进行血栓病防治。

存在深静脉血栓形成,出现不明原因呼吸困难、胸痛、咯血、咳嗽、心悸。突发大的肺动脉栓塞可引起晕厥、呼吸急促、发绀。X 线可见肺动脉阻塞征。血气分析氧分压降低。

（三）鉴别诊断

主要与非血液性疾患引起的肺栓塞鉴别。

非血液性疾病引起的肺栓塞实验室检查抗凝物质不缺乏,红细胞与血小板无明显升高。可找到诱发肺动脉栓塞致病因素,如肿瘤、深静脉损伤等。

二、间质性肺疾患

（一）概念

间质性肺疾患不是一个独立性疾病,是一组主要累及肺间质、肺泡和（或）细支气管的肺部弥漫性疾病。通常以劳力性气促,病情进展,肺部听诊有固定性湿性啰音(Velco 啰音)、血气分析为低氧血症,通气功能检查为限制性通气障碍,X 线显示双肺弥漫性阴影,伴有肺叶下部网状改变或伴蜂窝样改变。

（二）与血液病的关系

血液病引起的间质性肺疾患见于嗜酸粒细胞增多、朗格汉斯细胞组织细胞增生症。嗜酸粒细胞增多可浸润肺,引起呼吸功能障碍。X 线有肺部浸润阴影,为肺间质样改变。检查嗜酸粒细胞增高。朗格汉斯细胞组织细胞增生症是一组原因不明的组织细胞增殖性疾患。以皮疹性皮肤病变为首发症状,有溶骨性损害、肝脾大,病理检查发现病灶内有组织细胞浸润。

（三）鉴别诊断

临床需要与结缔组织病引起的肺间质疾患鉴别。包括系统性红斑狼疮、干燥综合征、重叠综合征等。此类患者血沉明显增快,免疫球蛋白增高,相关抗体阳性。

三、哮喘

（一）概念

哮喘是致病因素引起呼吸道黏膜慢性炎症与气道高反应,使气道发生广泛性可逆性痉挛,引起喘息、气急、胸闷和咳嗽等症状疾患。

（二）与血液病的关系

血液病本身与哮喘没有直接关系。原发性嗜酸粒细胞增多可累及肺,引起咳嗽、憋气、呼吸困难。肺部 X 线检查肺部可见浸润性阴影。继发性嗜酸粒细胞增多是致病因素引起的血液学反应。哮喘与过敏反应相关。当致病因素消除后,嗜酸粒细胞可恢复正常。

（三）鉴别诊断

支气管哮喘的发病机制不完全清楚。特点是反复发作,可自行或于应用药物后缓解。肺部检查散在哮鸣音,血常规嗜酸粒细胞无明显升高。

第三节　消化系统疾病

一、消化道疾病引起的贫血

（一）概念

因胃肠道疾病导致的造血物质吸收障碍或血液丢失引起的贫血,可称之为消化道疾患性贫血。胃肠道疾患可引起缺铁性贫血、巨幼细胞贫血、失血性贫血。

（二）与血液病的关系

缺铁性贫血,铁的吸收不足可见于胃酸分泌不足,胃次全切除术后、慢性腹泻。巨幼细胞贫血见于内因子缺乏、胃切除术后、胃黏膜萎缩、肠炎等。缺铁性贫血为小细胞低色素性贫血,铁蛋白减低。巨幼细胞贫血为大细胞性贫血,检查血清叶酸和(或)维生素 B_{12} 水平降低,内因子抗体可为阳性。

（三）鉴别诊断

主要与失血性贫血鉴别。失血性贫血本质上是血管性出血,如胃溃疡出血、食管静脉曲张破裂。慢性失血多见于溃疡病、溃疡性结肠炎。胃镜或结肠镜检查可明确诊断。检查便潜血阳性。急性失血性贫血,MCV 可正常,慢性失血多表现为小细胞低色素贫血。

二、黄疸

（一）概念

血清中胆红素升高引起皮肤、黏膜、巩膜发黄为黄疸。血液病性黄疸主要为溶血性黄疸,消化内科的黄疸常为阻塞性和或肝性黄疸,黄疸与肝、胆和胰腺疾患相关。

（二）与血液病的关系

血液病导致肝损害可引起黄疸,如白血病细胞或淋巴瘤细胞的肝浸润、淋巴瘤的压迫、恶性血液病化疗引起的肝损害等。白血病细胞肝脏浸润可引起肝区疼痛,血常规可见幼稚细胞,骨髓细胞学检查符合白血病诊断标准。肿大的淋巴瘤可压迫胆道,B 型超声提示淋巴结肿大,CT 检查可见肿大淋巴结影像学改变,病理活检符合淋巴瘤诊断。药物性黄疸患者存在用药史,药物有肝损害副作用说明,实验室检查肝酶谱升高,停用药物肝功能逐渐恢复。

（三）鉴别诊断

非血液病所致的黄疸,见于肝炎、肝硬化、肝癌、胆囊炎、胆囊结石、胰腺肿物等。

三、凝血障碍

（一）概念

因遗传因素或合成减少或消耗过多致使凝血因子缺乏,导致凝血项目检查异常。血液病性凝血障碍见于血友病、弥散性血管内凝血、维生素 K 缺乏症等。消化道疾患见于各种肝病,如肝硬化、肝癌等疾病,也见于胆道梗阻性疾患。

（二）与血液病的关系

肝脏是合成凝血因子的重要器官,当患有肝病时,凝血因子合成障碍可导致凝血异常甚至出血。胆道疾病(如阻塞性黄疸、胆道手术后引流或瘘管形成等)可使维生素 K 吸收不良,导致维生素 K 依赖凝血因子合成减少,凝血障碍或出血。

（三）鉴别诊断

血液病性凝血障碍与消化道疾病引起的凝血异常鉴别要点是:血液病性凝血障碍多为遗传性,有性别差异。而消化道疾病引起的凝血障碍则常有基础病,存在原发病临床表现。

四、腹痛

（一）概念

腹痛可由多种致病因素引起,致病因素可直接影响腹部器官,或累及腹膜,或侵袭到脊髓,引起内脏性腹痛、躯体性腹痛、牵涉性腹痛以及反应性腹痛等。腹痛包括急性腹痛、慢性腹痛、间歇性腹痛。其性质有绞痛、割裂痛、痉挛痛等。

(二) 与血液病的关系

某些血液病如血卟啉病、过敏性紫癜、淋巴瘤、骨髓瘤、白血病、骨髓纤维化可引起腹痛。血卟啉病神经症状性卟啉90%以上患者腹痛,程度不一,呈痉挛或绞痛。发作期间尿呈深棕色,二甲氨基苯甲醛定性试验阳性。过敏性紫癜可表现全腹痛,但检查腹部柔软,无明确压痛点,存在皮肤紫癜。淋巴瘤累及器官后引起腹痛,患者多有发热、盗汗、体重减轻,B型超声或腹部CT可发现肿大的淋巴结,淋巴结、胃镜、结肠镜下病理活检可明确诊断。慢性白血病与骨髓纤维化患者,脾明显肿大,若并发脾周围炎、脾破裂,引起疼痛。多发性骨髓瘤患者腰椎骨质破坏可侵袭或压迫脊髓,引起腹痛或发生截瘫。

(三) 鉴别诊断

非血液病性腹痛与血液病性腹痛鉴别的要点是临床无血液病证据。急性的非血液病性腹痛多为腹部炎症、肠梗阻、胃肠穿孔、外伤等。炎症性腹痛特点是定位明显、白细胞升高;梗阻性腹痛常伴有梗阻症状,X线可见液平面;穿孔性腹痛因为有胃肠道内化学物质流出,全腹痛、X线可见膈下游离气体、腹腔穿刺液为渗出液。非血液病性慢性腹痛多见于慢性胃炎、溃疡病、结肠炎等。依据病史,相关检查,易于与血液病性腹痛鉴别。

五、脾大

(一) 概念

脾脏超过正常为脾大。脾肋缘下 <2cm 为轻度肿大,>2cm 在脐水平线以上为中度肿大,超过脐水平线为高度肿大。消化道疾患引起的脾大主要见于肝硬化门静脉高压。中度以上的脾大更多见于血液性疾病。

(二) 与血液病的关系

血液病可因恶性细胞的浸润引起脾大。如慢性粒细胞白血病、慢性淋巴细胞白血病、幼淋巴细胞白血病、多毛细胞白血病、脾淋巴瘤等;也可因脾功能增强引起肿大。如骨髓纤维化、遗传性球形红细胞增多症、原发性血小板增多症、真性红细胞增多症、地中海贫血等。

(三) 鉴别诊断

消化性疾病引起的脾大最常见为肝病后肝硬化。患者有肝病史,检查肝病相关抗原阳性,皮肤可见蜘蛛痣,实验室检查可有白细胞减少和血小板降低,白蛋白降低,转氨酶和(或)胆红素升高,凝血项目异常。B型超声肝回声异常、门静脉高压。而血液病性脾大其血细胞形态学与骨髓细胞学检查存在异常。

六、腹部肿物

(一) 概念

腹部肿物可发生在实质脏器,如肝、脾、胰腺、肾、女性子宫、卵巢、男性前列腺。也可发生在空肠脏器,如胃、十二指肠、小肠、大肠、结肠、胆囊、膀胱。还可以在腹腔,如腹膜、大网膜等。

（二）与血液病的关系

血液病引起的腹部肿物主要见于淋巴瘤,而更多是非血液病性肿物。如囊肿以及恶性肿瘤。淋巴瘤可以发生在胃、肠道、脾和淋巴组织分布处。胃肠道淋巴瘤 50%~70% 发生在胃,35% 发生在小肠,多为 B 细胞来源。

（三）鉴别诊断

淋巴瘤患者多有发热、盗汗、体重减轻,检查浅表或深部淋巴结肿大,诊断依据肿物病理检查。

第四节　泌尿系统疾病

一、血尿

（一）概念

血尿分为肉眼血尿和镜下血尿。血尿可来自肾、输尿管、膀胱、尿道以及生殖系。泌尿系统的任何一个器官疾患均可引起血尿。血尿的来源部位不同,其特点有别,相差显微镜检查肾性血尿红细胞异形比例增高,而输尿管与膀胱血尿多为正常形态红细胞。

（二）与血液病的关系

血液病可引起血尿,见于血小板减少性紫癜、血小板减少症、弥散性血管内凝血、维生素 K 缺乏症、血友病、血管性血友病、过敏性紫癜等。血液病引起的血尿主要由血小板减少、凝血因子缺乏、过敏性小血管炎所致。实验室检查血小板 $<30\times10^9/L$,凝血因子缺乏明显。

（三）鉴别诊断

泌尿系统疾患引起的血尿血小板、凝血项目检查正常,多有原发病表现,常有蛋白尿或白细胞尿。肾衰竭可导致凝血因子缺乏,也可引起瘀斑、黏膜出血、胃肠道出血、尿血等。检查血肌酐明显升高,肌酐清除率明显降低。

二、贫血

（一）概念

各种原因引起的慢性肾功能不全均可导致肾性贫血。肾性贫血主要与肾生成的促红细胞生成素减少有关。

（二）与血液病的关系

血液病性贫血的发生机制主要有:造血障碍(再生障碍性贫血、骨髓增生异常综合征)、营养缺乏(缺铁性贫血、巨幼细胞贫血)、破坏或丢失过多(溶血或失血),以及恶性病浸润(白血病、骨髓瘤)。红细胞的生成依赖于红细胞生成素的刺激,肾功能不全红细胞生成素缺乏,因而可发生贫血。

（三）鉴别诊断

血液病性贫血造血障碍检查骨髓异常,营养性贫血检查血清铁蛋白和(或)叶酸或维生素 B_{12} 降低,恶性病浸润性贫血骨髓存在恶性细胞。肾性贫血一般为正细胞性贫血,有高血压、B 超肾脏缩小,血肌酐明显升高。

第五节　代谢疾病与内分泌系统疾病

一、糖尿病

(一) 概念

由于体内胰岛素分泌和(或)作用缺陷使糖代谢异常,导致血葡萄糖水平增高为特征的疾病。临床上有 1 型糖尿病和 2 型糖尿病。其他因素也可引起血糖升高,一般归属于继发性或特殊类型糖尿病。

(二) 与血液病的关系

某些血液病在治疗中可引起血糖升高,如反复输血发生的血色病,激素(如肾上腺皮质激素或雄性激素)与门冬酰胺酶类药物应用等。血色病患者较多的铁沉着在胰腺,损伤胰腺细胞,使胰岛素生成减少。大量皮质醇促进糖异生,拮抗胰岛素作用,减少外周组织对葡萄糖的利用,肝葡萄糖输出增加,糖耐量减低,导致类固醇性糖尿病。

(三) 鉴别诊断

临床依据血色病患者体征,或有反复输血史,检查肝脾大,铁蛋白明显升高,常大于 1000μg/L,易于与原发性糖尿病鉴别。药物性糖尿病可见于长期大量使用糖皮质激素患者。

二、贫血

(一) 概念

甲状腺功能减退、腺垂体功能减退可以引起贫血。

(二) 与血液病的关系

甲状腺功能减退时,甲状腺激素缺乏可引起血红蛋白合成障碍,肠道吸收铁与叶酸吸收减低。腺垂体功能减退时患者整体生理功能降低,胃肠道吸收功能下降,常并发营养性贫血。

(三) 鉴别诊断

实验室检查甲状腺功能减退,甲状腺素明显减低,促甲状腺水平升高。腺垂体功能减退,其性腺功能、肾上腺皮质功能和甲状腺功能降低,腺垂体分泌激素减少。

三、骨质疏松症

(一) 概念

骨质疏松症是一个综合征,是各种致病因素使骨量降低和骨组织微结构破坏,导致骨脆性增加,易于发生骨折的代谢性骨病。其临床可表现骨痛、负重能力降低,骨质具有影像学改变。骨质疏松症包括原发性骨质疏松症与继发性骨质疏松症。

(二) 与血液病的关系

引起继发性骨质疏松症的血液病有浆细胞病(多发性骨髓瘤、巨球蛋白血症)、系统性肥大细胞增多症、白血病和淋巴瘤、镰状细胞贫血、戈谢病、骨髓增生异常综合征等。恶性血细胞浸润骨质可引起骨质疏松,镰状细胞贫血由于骨髓造血组织过度代偿性增加,使骨皮质变薄,发生骨质疏松。戈谢病属于类脂质贮存病,戈谢细胞浸润可引起骨内动脉内膜炎导致骨髓炎或引起骨质坏死。

（三）鉴别诊断

原发性骨质疏松症主要见于绝经后女性与老年患者，无血液病证据，可有骨痛、负重能力降低或活动受限等表现，单位体积骨量减少、矿盐和骨基质减少，两者比例正常，低骨量。X线无骨质破坏。女性雌激素缺乏，老年可有甲状旁腺素升高。1,25-$(OH)_2D_3$浓度低。

第六节　风湿免疫性疾病

一、风湿免疫性疾病相关血液学改变

（一）概念

由风湿性疾病引起的血液学改变称之为风湿性疾病相关性血液疾病。风湿免疫性疾病包括一组疾病，引起血液学改变常见有系统性红斑狼疮，类风湿性关节炎、干燥综合征等。主要表现有血小板减少、贫血、出血、血栓等。

（二）与血液病的关系

风湿免疫性疾病的血液学改变与血液中存在抗体相关。抗体作用于血细胞，被覆抗体的血细胞被脾破坏可引起溶血，血小板减少，白细胞减少。抗体还可直接作用于骨髓引起骨髓造血障碍。结缔组织病可引起小血管炎，机体免疫球蛋白增高，有时存在抗凝物质，还可促进因子活性，引起微血栓，并发亚急性弥散性血管内凝血和微血管性溶血。抗体可使血小板减少，血小板功能降低，凝血因子活性抑制，微血管损伤，导致出血。

（三）鉴别诊断

风湿免疫性疾病临床女性多见，常有结缔组织相关受损症状如关节疼痛、皮疹或皮下结节或面部红斑、蛋白尿、肝功能异常、可有发热，胸腔积液等。实验室检查血液中存在抗体，如抗核抗体，类风湿因子阳性，血沉增快，γ球蛋白增高等。试验性治疗对肾上腺皮质激素敏感。非风湿免疫性疾病血液学改变临床有原发病症状和体征，缺少多样性或多系统损害表现。检查血沉不快或稍快，血液中无相关抗体存在。对肾上腺皮质激素治疗不敏感。

二、淋巴结肿大

（一）概念

病理上肿大的淋巴结常有反应性淋巴结、炎症性淋巴结、结节病、结核病、淋巴瘤、转移癌。风湿免疫性疾病如系统性红斑狼疮、干燥综合征、类风湿等可引起淋巴结肿大，其淋巴结病理为反应性增生表现。

（二）与血液病的关系

风湿免疫性疾病可引起浅表淋巴结肿大，同时伴有白细胞减少、血小板降低、贫血、凝血异常。淋巴结一般肿大不太明显，少数伴有疼痛。存在相关抗体。

（三）鉴别诊断

风湿性淋巴结肿大多见于女性，可有低热，血沉增快，免疫球蛋白升高，血清抗体阳性，淋巴结组织活检多为反应性增生。

三、免疫球蛋白升高

（一）概念

免疫球蛋白是人体的抗体，是介导体液免疫的重要效应分子，由 B 细胞接受抗原刺激后增殖分化为浆细胞所产生。由两条重链和两条轻链经链间二硫键连接形成一个"Y"字形结构。免疫球蛋白具有明显异质性，依据功能和理化性质不同分为 IgG、IgA、IgM、IgD、IgE。

（二）与血液病的关系

引起异质性免疫球蛋白升高的血液病见于多发性骨髓瘤（MM）、巨球蛋白血症、淋巴增殖性疾病、溶血性贫血。非血液病可见于系统性红斑狼疮、慢性肝病、肾病综合征等。

（三）鉴别诊断

非血液病免疫球蛋白升高特点为多克隆性，临床有原发病表现，常见于风湿免疫性疾病、慢性肝病等。

第七节 神经系统疾病

一、多发性神经炎

（一）概念

由于致病因素导致肢体对称性、远端感觉障碍和迟缓性瘫痪为表现疾病。

（二）与血液病的关系

POEMS 综合征是一种多系统损害疾病，由于检查有单克隆免疫球蛋白存在，故常在血液病中讨论；临床上以多发性神经病（polyneuropathy）、脏器肿大（organomegaly）、内分泌病（endocrinopathy）、有 M 蛋白（monoclonal immunoglobulin）和皮肤改变（skin changes）为特征。

巨幼细胞贫血，可引起神经髓鞘合成障碍，导致神经炎。实验室检查贫血，MCV 增大，血清维生素 B_{12} 水平降低。

血液病患者使用植物碱类药物（长春新碱、硫酸长春地辛）、沙利度胺等药物可引起神经炎。

（三）鉴别诊断

非血液病神经炎临床无血液病及药物应用病史，患者可能存在糖尿病、酒精中毒、金属中毒，或病毒感染后发病。

二、截瘫

（一）概念

因为脊髓损伤，导致高级运动中枢和阶段装置所发出的冲动不能下传，受损部位以下感觉缺失，为截瘫。

（二）与血液病的关系

血液病可见于多发性骨髓瘤。骨髓瘤细胞侵袭胸腰椎，可致局部骨质破坏或引起骨折，发生截瘫。淋巴瘤累及脊髓，局部压迫或浸润，也可发生截瘫。

（三）鉴别诊断

应与脊髓压迫症鉴别，此为一组疾病，有髓内肿瘤、硬膜外肿瘤、腰椎间盘脱出等。实验室检查无 M 蛋白、骨髓细胞学无骨髓瘤细胞与白血病细胞证据。磁共振成像检查有助于病灶性质鉴别。

第八节 非血液肿瘤

一、肿瘤相关性血液学改变

（一）概念

肿瘤可引起血液学异常。瘤细胞浸润和破坏骨髓导致造血异常,癌瘤细胞分泌物或代谢产物可影响造血,瘤细胞还可影响造血物质吸收。

（二）与血液病的关系

肿瘤引起造血异常。在红细胞方面,肿瘤患者可因失血和吸收障碍致缺铁性贫血和巨幼细胞贫血;癌细胞骨髓转移引起造血功能障碍发生贫血。某些部位的肿瘤(如肾、子宫、肺、卵巢)可使促红细胞生成素分泌增多,引起红细胞增多。在白细胞方面,肿瘤释放的克隆刺激因子可引起白细胞反应性增多。瘤组织中的一种多肽物质可引起嗜酸粒细胞增多。在出凝血方面,肿瘤释放血液中的促凝物质可引起血栓形成,也可引起弥散性血管内凝血。

（三）鉴别诊断

肿瘤性血液学改变特点是:有肿瘤病史,血液学改变可用原发病解释,除外原发性血液病导致的血液学改变。

二、骨髓转移癌

（一）概念

癌细胞转移到骨髓为骨髓转移癌。患者可表现为骨痛、血细胞异常,引起贫血、白细胞增多或减少、血小板减少。外周血涂片可见晚幼红细胞。骨髓细胞学检查可见到癌细胞。

（二）与血液病的关系

骨髓转移癌细胞可引起骨髓造血障碍导致血细胞异常,发生贫血、白细胞与血小板增高或减少,也可引起凝血异常。

（三）鉴别诊断

患者可找到原发癌,有自发性骨痛或局部压痛。骨髓细胞学或骨髓活检可见到癌细胞。癌细胞归属骨髓非特有细胞范畴,其形态一致,细胞体积大,细胞与细胞的边界不清,聚集成堆,细胞染色异常,核仁大。易于与骨髓特有浆细胞和成骨细胞鉴别。

第二章 传染性疾病

第一节 呼吸道传染病

一、肺结核

（一）概念

肺结核是由结核分枝杆菌引起的呼吸道慢性传染病,是《传染病防治法》管理规定的乙类传染病。主要特点有:全身中毒性症状,表现为慢性低热,多发生在午后,面部潮红,夜间盗汗,食欲减退,体重减轻。呼吸道症状,患者慢性干咳,或仅咳少量黏液痰,或咯血性痰。常规抗生素治疗无效。少数患者可发生播散性粟粒型肺结核或发生肺外结核。胸部 X 线检查及胸部 CT 可发现病灶。痰结核菌检查检出抗酸杆菌。

(二) 与血液病的关系

淋巴结肿大,结核病常可引起淋巴结肿大,如肺部结核引起纵隔淋巴结肿大,淋巴结核多发生在颈部。

血细胞异常,结核病可引起白细胞升高,甚至引起类白血病反应或淋巴细胞增多。

血沉增快,结核病特别是活动性肺结核,检查血沉明显增快,或伴有轻度贫血。

(三) 鉴别诊断

淋巴结肿大应与淋巴瘤鉴别。结核病患者可有结核病史,淋巴结肿大伴有中毒症状,淋巴结可发生干酪性液化、破溃。淋巴结病理与淋巴瘤有本质性不同,易于鉴别。

淋巴细胞增多,结核病患者外周血淋巴细胞比例可增高,涂片检查为成熟淋巴细胞,也可见少数异型淋巴细胞。骨髓细胞学及流式细胞学检查正常。可与淋巴细胞白血病鉴别。

血沉增快,血沉增快对于临床诊断无特异性,结核病血沉增快并发贫血应与多发性骨髓瘤鉴别。结核病检查无克隆性免疫球蛋白升高,血清蛋白电泳不显示 M 带,骨髓检查无骨髓瘤细胞。

二、传染性单核细胞增多症

(一) 概念

传染性单核细胞增多症是 EB 病毒引起的急性传染病,临床上有发热、咽痛、淋巴结肿大、周围血液中单核细胞增多并出现异常淋巴细胞,少数患者肝功能异常,肝脾大。嗜异性凝集试验 1∶32 阳性,EB 病毒抗体阳性。

(二) 与血液病的关系

传染性单核细胞增多症发病急,患者下颌下、颈部常有淋巴结肿大,伴有疼痛,咽喉扁桃体处可见白色假膜。

传染性单核细胞增多症血常规白细胞可增高,涂片可见单核细胞增多,异型淋巴细胞大于 15%。

(三) 鉴别诊断

淋巴结肿大应与淋巴瘤鉴别,传染性单核细胞增多症急性发病,以下颌下、颈部淋巴结肿大为主,伴有疼痛,嗜异性凝集试验与 EB 病毒抗体阳性。经一般治疗可痊愈。

异型淋巴细胞与急性淋巴细胞白血病鉴别。白血病细胞为幼稚淋巴细胞,不成熟,有明显核仁。骨髓细胞学检查呈"清一色"。而传染性单核细胞增多症其骨髓细胞学正常,可见异型淋巴细胞。

第二节　消化道传染病

一、病毒肝炎

（一）概念

病毒性肝炎是由甲、乙、丙、丁和戊型肝炎病毒引起。甲型肝炎经消化道传染，为急性肝炎，一般不发展为慢性肝炎。发展为慢性肝炎主要为乙型肝炎与丙型肝炎，也是临床常见肝病。肝病的主要临床表现引起消化道症状，食欲不振、恶心、呕吐、腹胀、肝区疼痛、可并发黄疸。检查可有肝大、脾大。实验室检查肝功能异常。肝炎相关抗体阳性。发展为慢性肝炎可引起腹水、脾大、门静脉高压，生化检查白蛋白减低。

（二）与血液病的关系

慢性肝炎特别是脾大脾功能亢进时，可引起白细胞减少、血小板减低。肝功能损害可引起凝血因子合成障碍。

（三）鉴别诊断

白细胞和血小板减少常见于重症肝病或有脾功能亢进患者。体检颈部或前胸皮肤可见蜘蛛痣，腹壁静脉曲张。B型超声门静脉增宽，脾大。实验室检查白蛋白降低。依据检查易于诊断与鉴别。

肝功能衰竭时凝血项目检查异常，可表现为 PT、APTT 延长，纤维蛋白原减低。患者有肝炎病史，存在门静脉高压表现，肝炎病毒抗体检查阳性，白蛋白降低。

二、伤寒

（一）概念

伤寒是伤寒杆菌引起的急性肠道传染病。主要通过水、食物传播。临床表现为持续发热、食欲不振、腹泻、表情淡漠、反应迟钝，检查肝脾大、玫瑰疹、相对缓脉（脉搏与体温升高不成正比）、白细胞减少、肥达反应（血清凝集试验）阳性。血培养或骨髓细菌培养阳性。

（二）与血液病的关系

伤寒常引起白细胞减少，分类单核细胞相对增多，嗜酸粒细胞降低甚至消失。

（三）鉴别诊断

临床上应与噬血细胞综合征鉴别，伤寒患者发病急，有传染病流行病史，血培养阳性，肥达反应阳性，应用抗生素有效。

第三节　虫媒传播疾病

一、登革热

（一）概念

登革热是伊蚊传播的急性传染病。以突然高热、头痛、肌肉与关节痛、极度疲乏为临床表现，可伴有皮疹、淋巴结肿大、白细胞减少。发生登革出血热时血管渗透性高，高热明显，血小板减少，出血，病死率高。血凝抑制试验抗体效价符合诊断标准，补体结合试验阳性。

（二）与血液病的关系

登革出血热白细胞增高，血小板减低，紫癜或瘀斑，内脏出血。

（三）鉴别诊断

依据流行病学史、临床表现、实验室检查，有助于诊断与血液病鉴别诊断。

二、疟疾

（一）概念

疟疾是由疟原虫引起的严重传染病。疟原虫寄生于红细胞内，由按蚊叮咬人体传播。临床特点为周期性定时发作的寒战与高热大汗，可引起贫血和脾大。实验室检查血小板减少，血红蛋白降低，红细胞中可找到疟原虫的环状体或滋养体。相关抗体阳性。

（二）与血液病的关系

由于疟疾反复发作时大量红细胞破坏，可引起贫血。疟原虫在人体内增殖，使全身网状内皮系统显著增生，引起脾大。

（三）鉴别诊断

依据流行病学史，典型临床表现，显微镜下见到红细胞内环状体或滋养体，相关抗体阳性，其贫血与脾大可与原发性血液病鉴别。

三、黑热病

（一）概念

黑热病由杜氏利什曼原虫引起。白蛉为本病传播媒介，带有利什曼原虫体的白蛉叮咬人体可将虫体传播引起发病。临床上以长期发热、淋巴结及肝脾大、血常规粒细胞减少、血清中球蛋白明显增多为主要表现。病原学可在皮疹活检、骨髓、淋巴结穿刺物涂片见到利什曼原虫无鞭毛体，相关抗体阳性。

（二）与血液病的关系

利什曼原虫侵袭骨髓，可引起全血细胞减少，侵袭网状内皮系统，导致淋巴结及肝脾大。

（三）鉴别诊断

临床上主要与淋巴瘤和白血病鉴别。黑热病有流行病学史，病原体检查与补体结合试验阳性。

四、血吸虫

（一）概念

血吸虫病是一种人畜共患寄生虫病。人皮肤接触含尾蚴的疫水而感染，尾蚴进入人体变为血吸虫童虫，经过血液循环，通过肠系膜血管进入肝门静脉发育成熟。雌雄合抱逆行到肠系膜静脉。钉螺为传播媒介，临床以腹泻、肝脾大为表现。血吸虫常引起迟发变态反应疾病。

（二）与血液病的关系

变态反应可引起嗜酸粒细胞增多，虫卵引起肝病变、门静脉循环障碍、脾大。

（三）鉴别诊断

依据有疫水接触史，发热、肝脾大、粪便找到血吸虫虫卵，相关抗体阳性有助于与血液病鉴别。

第四节　动物源性传染病

一、流行性出血热

（一）概念

流行性出血热是由流行性出血热病毒引起的一种急性病毒性传染病。因临床以发热、休克、充血、出血、急性肾衰竭为表现，所以也称为"肾综合征出血热"。鼠为主要传染源。

（二）与血液病的关系

流行性出血热病毒引起血管损害与血小板减少、紫癜、出血、白细胞增高，血涂片分类可见较多异型淋巴细胞。

（三）鉴别诊断

与急性白血病鉴别，急性白血病可有发热、出血。血细胞分类见幼稚细胞，骨髓细胞学检查为白血病细胞。

二、鼠疫

（一）概念

鼠疫是由耶尔森菌引起的自然疫源性疾病，原发于啮齿类动物，以介蚤类为媒介传染给人。发病急，全身中毒症状重，有恶寒、高热、头痛。肺鼠疫可见呼吸急促、出血、休克、败血症。鼠疫引起神志障碍，病死率高。腺鼠疫引起淋巴结肿大、淋巴结破溃。

（二）与血液病的关系

可引起出血、类白血病反应。

（三）鉴别诊断

与血栓性血小板减少性紫癜鉴别，流行病学史与血清抗体检测为鉴别依据。

三、布氏杆菌病

（一）概念

布氏杆菌病也称为波浪热，是由布氏杆菌引起的人畜共患的传染病。临床发热呈波浪式，有多汗、关节及肌肉痛、肝脾大。男性可引起睾丸肿大疼痛。

（二）与血液病的关系

血常规检查可见淋巴细胞增多。

（三）鉴别诊断

依据有牛羊接触史、典型的临床表现、补体结合试验阳性可以排除血液病。

第五节　艾　滋　病

一、概念

艾滋病是获得性免疫缺陷综合征，是人类免疫缺陷病毒（HIV）通过性接触、血液、母婴传染。病毒进入人体侵犯和破坏辅助性 T 淋巴细胞，损害机体细胞免疫功能，致使发生各种严重机会感染和肿瘤而死亡。

二、与血液病的关系

可有淋巴结肿大、发热。血常规检查可有贫血、白细胞降低、淋巴细胞减少。T淋巴细胞减低，CD4/CD8比值倒置。

三、鉴别诊断

依据患者属于高危人群，有性乱交、静脉注射毒品史，实验室检查T淋巴细胞减低，CD4/CD8比值倒置，HIV抗体阳性，可与原发性血液病淋巴结肿大及淋巴细胞异常鉴别。

第三章　妇产科疾病

第一节　阴道流血

一、概念

血液病性阴道流血是指非月经期或超过正常月经期的阴道流血。

二、与血液病的关系

引起阴道流血的血液病见于各种原因引起的血小板减少，如白血病、再生障碍性贫血、骨髓增生异常综合征、免疫性血小板减少性紫癜，也见于凝血因子缺乏病，如血管性血友病、维生素K缺乏症、弥散性血管内凝血。非血液病阴道流血为妇科疾病。

三、鉴别诊断

非血液性阴道流血主要与女性生殖器官疾病有关，常为血管性出血。如功能性出血、子宫肌瘤等。血液病性阴道流血与血小板数量及凝血功能相关。血液病性阴道流血检查血小板减低（常 $<50\times10^9$/L），凝血项目PT或APTT延长。

第二节　红细胞增多

一、概念

女性患者检查肝脾不大，外周血红细胞超过正常值，但低于 5.5×10^{12}/L，血红蛋白低于160g/L，JAK2 V617F基因阴性，多为继发性红细胞增多。

二、与血液病的关系

女性患子宫肌瘤或卵巢囊肿，可产生过多的促红细胞生成素，引起红细胞增多。

三、鉴别诊断

患者有子宫肌瘤或卵巢囊肿病史，红细胞轻中度升高，检查肝脾不大，JAK2 V617F基因阴性。真性红细胞增多症多有典型的体征，检查肝脾大，红细胞 $\geq6.0\times10^{12}$/L，血红蛋白 ≥170g/L，JAK2 V617F基因阳性。

第三节 凝 血 障 碍

一、概念

妇产科出现凝血异常可见于弥散性血管内凝血(DIC)与 HELLP 综合征。DIC 是产科急症。常见病因为胎盘早剥、子痫、死胎滞留、羊水栓塞、流产或产后感染。HELLP 综合征为子痫的一种类型。

二、与血液病的关系

DIC 的病理过程包括凝血因子激活、凝血因子消耗与继发纤溶。凝血因子激活引起广泛微血栓形成,凝血因子消耗导致出血,继发纤溶产生 D- 二聚体。HELLP 综合征则以溶血、肝酶谱升高、血小板减少为表现。

三、鉴别诊断

凝血异常应与抗磷脂综合征鉴别,既往有风湿免疫疾病史,可有关节痛、面部皮疹。血沉明显增快,狼疮抗凝物(AA)、抗磷脂抗体检查阳性。APTT 延长但不能用正常血浆纠正。

与慢性肝病鉴别,慢性肝病凝血项目检查可异常,检查肝病相关抗体阳性,皮肤可见蜘蛛痣,脾大,白蛋白降低,PT 和 APTT 延长。

第四章 外 科

第一节 骨 科 疾 患

一、骨痛、骨折、骨质破坏

(一)概念

致病因素浸润骨膜或引起骨折或骨质破坏均可导致骨痛、骨坏死。骨坏死不是一个独立疾病,是局部血液供应受阻,骨骼营养供应障碍引起。骨坏死好发于 20~50 岁,有药物(如糖皮质激素)应用史、长期大量饮酒史。患者表现为骨痛、骨折、肢体活动特别是下肢内旋受限、负重能力减低,磁共振成像检查是诊断的最好方法。

(二)与血液病的关系

多发性骨髓瘤细胞在骨髓腔内无限制增生,影响骨皮质血液供应,破坏骨髓基质微环境,增加破骨细胞释放损害骨质。可发生于肋骨、肩胛骨、胸骨、锁骨、头颅骨、骨盆、胸腰椎骨等部位。表现为骨痛,X 线检查可见骨质疏松、肿块、破坏、骨折。单克隆免疫球蛋白升高,骨髓细胞学可见骨髓瘤细胞。镰状细胞贫血因细胞携带氧能力下降,细胞碎片可形成血栓,阻塞影响骨的血液供应,发生骨坏死。

(三)鉴别诊断

主要与骨转移癌鉴别,有癌症病史,骨髓可找到癌细胞。X 线为浸润性、整个骨损害。

而多发性骨髓瘤 X 线以骨松质为主,病灶由内向外侵蚀皮质层,皮质破坏较晚,可累及全身骨骼,常见于头颅、脊柱、肋骨、骨盆。

二、骨肿瘤

(一) 概念

骨肿瘤分为原发肿瘤与继发肿瘤。原发性骨肿瘤是由成骨的各项组织本身发展而来。原发性骨肿瘤包括良性的与恶性的。

良性的有软骨组织肿瘤如软骨瘤、软骨母细胞瘤,骨细胞肿瘤如骨瘤、骨样骨瘤、骨母细胞瘤,骨骼附属组织肿瘤如骨血管瘤、骨神经纤维瘤,以及骨囊肿、纤维性骨炎等。

恶性骨瘤有软骨肉瘤、骨肉瘤、骨纤维肉瘤、血管肉瘤、脊索瘤、尤因肉瘤、网状细胞肉瘤。

继发骨肿瘤主要为转移癌及肉瘤。

良性肿瘤特点一般界限清楚,边缘由皮质构成,其结构存留,很少完全溶骨,不侵犯附近骨质,骨骼多无变化,病理性骨折少见,瘤体边界线清楚,生长缓慢,可呈膨胀性发育,无转移。恶性肿瘤特点边界不清,边缘可能由新生骨所构成,其结构有不规则的骨松质破坏,可伴有硬化。病变浸润邻近骨质呈现进行性脱钙,破坏区可相互融合,常侵犯软组织,瘤体边界不清,生长迅速,可转移。

(二) 与血液病的关系

白血病与多发性骨髓瘤可引起骨肿块。如白血病引起的绿色瘤,多发性骨髓瘤引起的浆细胞瘤。

(三) 鉴别诊断

与原发性骨肿瘤鉴别,多发性骨髓瘤由于存在异常骨髓瘤细胞(恶性浆细胞),因此分泌单克隆免疫球蛋白,血清可检测到 M 蛋白,骨髓可见到异常浆细胞,常引起骨质破坏。白血病有典型骨髓细胞形态学改变。

第二节　普外科疾病

一、脾切除术后血小板增多

(一) 概念

脾脏是破坏血小板的主要场所,脾切除术后可引起血小板升高。

(二) 与血液病的关系

血液病引起的血小板升高主要见于慢性粒细胞白血病、血小板增多症。慢性粒细胞白血病血小板可增高,但白细胞增高明显,外周血涂片呈现"百花异样"(有各类细胞及各个阶段细胞)。脾明显肿大,骨髓增生极度活跃,以中、晚幼粒细胞为主,染色体 t(9,22)异常,BCR/ABL 阳性。血小板增多症为骨髓增殖性疾病,检查可有轻中度脾大,血小板增高明显,常大于 $1000×10^9/L$,白细胞数值正常或偏高,JAK2 V617F 阳性。

(三) 鉴别诊断

患者无血液病史,脾切除术前血小板正常,脾切除术后血小板明显增高。结合病史易与血液病鉴别诊断。

二、腹部肿物

（一）概念

腹腔实质脏器与空腔脏器以及腹膜均可患肿瘤（肿物）。不同部位、器官其临床表现不同。

（二）与血液病的关系

血液病引起腹腔肿物主要见于淋巴瘤。

（三）鉴别诊断

腹腔淋巴瘤与腹部其他肿物鉴别依据病理。

第三节 胸 外 科

一、纵隔肿瘤

（一）概念

在原发纵隔肿物（块）中，可见于神经母细胞瘤、畸胎瘤、淋巴管囊肿、支气管囊肿、血管瘤、甲状腺瘤等（见 X 线纵隔检查）。25% 为恶性肿瘤。

（二）与血液病的关系

血液病纵隔肿物主要见于淋巴瘤。

（三）鉴别诊断

纵隔见淋巴结肿大，可伴有浅表淋巴结肿大，患者多有发热、盗汗、体重减轻。获取淋巴组织病理是诊断的主要依据。

二、胸腺瘤

（一）概念

胸腺瘤是最常见的前纵隔原发肿瘤，是一组来源于不同胸腺上皮细胞，具有独特临床病理特点疾病。胸腺瘤多数位于前上纵隔的胸腺部位，极少数可异位发生在后纵隔、下颈部、肺门周边、胸膜或肺实质内。

（二）与血液病的关系

胸腺是免疫器官，胸腺瘤患者免疫稳定性缺陷，T 细胞调节紊乱，生成红细胞抗体，抑制骨髓红细胞生成。此外胸腺瘤还可引起上腔静脉综合征。胸腺瘤常有的症状是胸痛、胸闷、咳嗽及前胸部不适。症状迁延时间较长，部分患者多在进行 X 线检查时意外发现纵隔肿物阴影。肿瘤生长到一定体积时可压迫上腔静脉，引起头、面、上肢及上半身皮肤发绀、水肿，胸壁静脉呈网状分布曲张。

（三）鉴别诊断

临床应与纵隔其他肿瘤、淋巴瘤、转移癌鉴别，临床表现和影像学改变有助于鉴别，病理活检为主要依据。

第五章 五 官 科

第一节 口腔科疾病

(一) 概念

常见口腔疾病有口腔溃疡、牙龈出血、牙周炎、牙源性囊肿、良性肿瘤、恶性肿瘤。

(二) 与血液病的关系

血液病常见的口腔疾患为牙龈出血、口腔溃疡、口腔炎、下颌下淋巴结肿大。

(三) 鉴别诊断

血液病性牙龈出血其血小板减少,见于再生障碍性贫血、免疫性血小板减少、骨髓增生异常综合征等疾病。口腔溃疡与口腔炎主要见于恶性血液病化疗后或急性粒细胞缺乏症患者。下颌下淋巴结肿大者应注意与嗜酸性细胞增多性淋巴肉芽肿或嗜酸细胞肉芽肿鉴别。嗜酸粒细胞明显增多与病理活检有助于鉴别。

第二节 眼 科 疾 病

一、眼睑肿瘤

(一) 概念

良性眼睑肿瘤见于色素痣、黄色瘤(结缔组织变成脂肪沉淀和色素沉着)、皮样囊肿、海绵窦型血管瘤,恶性肿瘤有基底细胞癌、鳞状细胞癌、睑板腺癌、恶性黑色素瘤等。

(二) 与血液病的关系

血液病累及眼睑疾病的有白血病绿色瘤、恶性淋巴瘤眼睛浸润。

(三) 鉴别诊断

病史与局部组织活检有助于与原发眼肿瘤鉴别。

二、球结膜出血

(一) 概念

常见的眼科球结膜出血见于结膜炎、动脉硬化自发出血、传染病、外伤等。

(二) 与血液病的关系

引起球结膜出血的血液病常见于急性白血病、免疫性血小板减少、骨髓增生异常综合征、凝血因子缺乏症、弥散性血管内凝血。

(三) 鉴别诊断

依据实验室检查血小板减少与凝血项目异常可鉴别。

三、视网膜

(一) 概念

视网膜病变包括充血、贫血、渗出、出血、高血压动脉硬化视网膜病变、肾性视网膜病变、糖尿病视网膜病变等。

（二）与血液病的关系

血液病可见贫血性视网膜病变、白血病视网膜病变、红细胞增多症视网膜病变。贫血特点：检眼镜检查显示视盘色浅、发白、发亮，视盘微有水肿，边缘模糊。白血病眼底血管扩张和具有白色中心的出血斑，其表现出血部位为白色，白色的中心区被其红色环绕。红细胞增多症表现静脉极度扩张，呈暗紫色或紫红色，动脉扩张，颜色深、呈正常静脉色。动静脉均显弯曲。

（三）鉴别诊断

依据病史、实验室检查结果，易于与原发性眼病鉴别。

第三节 耳鼻喉科疾病

一、鼻出血

（一）概念

鼻出血常见，非血液病可以由于血管畸形、动脉硬化、高血压、外伤引起。血液病见于急性白血病、免疫性血小板减少、凝血因子缺乏症等。

（二）与血液病的关系

血液病引起的鼻出血主要与血小板减少、凝血因子缺乏相关。

（三）鉴别诊断

非血液病性鼻出血，无家族出血性疾病史，实验室检查血小板与凝血因子正常。

二、扁桃体肿大

（一）概念

扁桃体是咽喉重要的淋巴组织，具有防御致病菌感染作用。但反复感染可引起慢性扁桃体炎，扁桃体肿大。

（二）与血液病的关系

扁桃体肿大应注意淋巴增殖性疾病，特别是淋巴瘤。

（三）鉴别诊断

单纯扁桃体肿大检查可见扁桃体一般形态正常。若为淋巴瘤，其扁桃体形态常有异常，呈进行性增大，常有发热，虽然经过治疗，但是症状与扁桃体大小无改善。

三、鼻腔病变

（一）概念

鼻腔肿物可见于良性鼻息肉、恶性鼻咽癌等。

（二）与血液病的关系

可见于淋巴瘤、恶性肉芽肿。恶性肉芽肿病变多开始于鼻部，之后渐延及面部中线，是一种以进行性坏死性溃疡为临床特征的疾病，病理检查多为慢性非特异性肉芽组织和坏死，其中有多种成分的炎症细胞浸润。

（三）鉴别诊断

恶性肉芽肿在其患者鼻部和面中部有进行性肉芽性溃疡坏死，局部损害严重，全身表现尚好，局部淋巴结一般不肿大，病理为慢性非特异性肉芽肿性病变，同时看到异形网状细胞或核分裂象，依据病理可与鼻部结核、鼻咽癌鉴别。

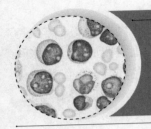

第十九篇
血液病中医辨证（鉴别诊断）

第一章　中医辨证基本内容

第一节　血液病中医辨证

中医没有直接关于血液病论述，常将贫血归属于血虚、虚劳、虚黄；血小板减少归于发斑、红疹、鼻出血、内脏血证；急性白血病归于急劳、热劳、血证，慢性白血病为虚劳、积聚、痰核；淋巴瘤归于瘿瘤、痰核等。

中医对于任何一种病证都要进行表里、寒热、虚实、阴阳、脏腑辨证。就是说，通过辨证看每一种病是表证还是里证，是热证还是寒证，是虚证还是实证，是阴证还是阳证，其病证与哪个脏腑相关——这就是中医的八纲辨证与脏腑辨证。此外，中医还有伤寒论的六经辨证、温病学的卫气营血辨证以及三焦辨证等。

第二节　血液病中医辨证基本要点

一、表里辨证

表证是指病邪在肌表，里证是指病邪在脏腑。表证包括表寒、表热、表虚、表实，里证有里寒、里热、里虚、里实。表证提示病轻，里证提示病重（表19-1）。

表 19-1　表里辨证

辨证	寒	热	虚	实
表	恶寒、发热 四肢疼痛 舌苔薄白 脉浮紧	发热重、恶寒轻 咽干口渴 舌质红 脉浮数	有汗恶风 或有汗不止 脉浮缓	无汗 体痛项强 脉浮紧
里	畏寒喜温 四肢发凉 不渴 尿清长 苔白滑 脉沉迟	恶热 口渴思饮 烦躁出汗 尿短赤 舌质红苔黄 脉沉数	疲倦懒言 气弱声低 饮食不佳 二便失控 舌质淡嫩 脉沉弱	腹胀胸满 烦躁发热 喜餐饮 便秘尿黄 苔黄燥 脉沉实有力

二、虚实辨证

主要反映机体状况，从而判断病邪盛衰。

虚证，一般指正气不足，是生理功能减退、久病体虚表现。有少气懒言、纳差、乏力自汗、消瘦、面色淡黄、精神委靡、大小便失禁、舌质无苔、脉细弱无力。

实证，患者病邪过盛，提示机体对疾病反应强。表现声高气促、腹胀拒按、大便干结、高热无汗、小便不利、烦躁、舌质干、脉实有力。

三、阴阳辨证

从阴阳角度分析，阴证其实包括里证、寒证、虚证，而阳证有表证、热证与实证。依据精神、面色、寒热、二便、呼吸、渴饮、舌苔、脉象可进行阴阳证鉴别（表 19-2）。

表 19-2　阴证与阳证辨证

辨证	阴证	阳证
表证	精神委靡、语声低微、目光无神、面色淡黄、畏寒喜温、口不渴、尿清白、大便溏、乏力、舌质淡、脉沉细、无力	精神兴奋、语声粗壮、面赤气促、发热口渴、身热喜凉、便秘、尿黄、舌苔黄、舌质红、脉浮有力
虚证	阴液不足、怕热喜冷、五心烦热、盗汗、咽干、小便黄、舌红少苔、脉细数	阳气不足、四肢冷、怕冷喜热、面色发白、口淡不渴、自汗、小便清长、舌质淡、苔白、脉弱无力

四、脏腑辨证

与血液病相关的脏腑主要有心、肝、脾、肺、肾。脏腑心证表现有心气虚、心血虚；肝证有肝阴虚、肝气郁结；脾证有脾虚、脾不统血；肾证有肾阴虚与肾阳虚。脏腑并病常见于心脾两虚、肝肾阴虚、脾肾阳虚等。

心病证

心气虚证表现，心慌、气短、自汗、乏力、怕冷、面色浮白、脉细弱。

心阴虚证表现，心悸、心烦、健忘、失眠多梦、面色不华、唇舌色淡、盗汗、脉细。

肝病证

肝阴虚表现，头眩晕、急躁易怒、耳鸣、手足心热、口燥咽干、肢体麻木、脉细数。

肝气郁结表现，两肋胀痛、胸闷、抑郁多怒、肋下痞块、食欲不振、女子月经不调。

脾病证

脾气虚表现，倦怠无力、纳差、气短懒言、面色不华、胃脘胀闷、嗳气呃逆、脘痛喜按、腹胀便溏、脏器脱垂。

脾不统血表现，面色萎黄不华、少气懒言、倦怠食少、皮下出血、便血、月经过多。

肾病证

肾阴虚表现，头晕耳鸣、腰膝酸软、视力减退、口干盗汗、男子阳痿、女子闭经不孕、脱发齿摇、脉细数。

肾阳虚表现，腰膝酸软、形寒肢冷、神疲乏力、水肿、面色白、便溏、性欲减退。

心脾两虚表现

心悸健忘、失眠多梦、食欲不振、腹胀便溏、倦怠无力、面色萎黄、舌质淡、脉沉细无力。

肝肾阴虚表现

头晕眼花、视物模糊、耳鸣、失眠、咽干盗汗、腰膝酸痛、贫血、手足心热。月经不调。

脾肾阳虚表现

食欲不振、疲乏无力、少气懒言、便溏或五更泻、水肿、舌淡苔白、脉细弱。

第二章 血液病症状与中医辨证

第一节 贫 血

人体血液从中医角度认为主要与心、脾、肝、肾器相关。心主血脉,心正常面色润泽;脾是后天之本,为营血生化之源;肝储藏血,调整血液供给;肾为先天之本,藏精物质,生髓。贫血中医多认为血虚证(表19-3)。

表 19-3 血虚脏腑辨证

血虚证表现					
血	面色萎黄	心	心悸、健忘、失眠多梦、烦躁、咽干	心脾两虚
虚	唇质色淡	肝	眩晕头痛、肢体麻木、眼干、月经不调	肝肾两虚
证	发无光泽	脾	不思饮食、倦怠无力、腹胀、月经过多	脾肾两虚
表	舌质淡			气血两虚
现	脉沉细	肾	水肿、尿频、尿少、腰脊酸痛、便溏、肢冷无力	

第二节 出 血

中医将出血归于血热妄行、气不摄血、脾不统血、肝不藏血、虚火伤络范畴。现代医学出血主要与血小板数量、凝血有无异常相关。出血辨证见表19-4。

表 19-4 出血辨证

气虚	气不摄血	气为血帅,气行血行,气虚不能控制血行,可出血	气虚表现
	脾不统血	脾虚不能管辖,血不归经,出现紫癜、崩漏、便血	脾虚表现
妄行	血热	实热邪迫,溢出脉络	热证表现
	虚火	虚火内生,伤及脉络	阴虚表现

第三节 血 瘀

中医血瘀是一组症候群,包括心血瘀阻(如冠心病)、血瘀胃肠(肠梗阻)、血瘀下焦(闭经)以及血瘀四肢。从现代医学来看,血瘀主要与人体存在血液黏滞或易栓因素,引起的血管阻塞。从一定意义上,中医血瘀证与现代医学并不完全一致。

中医血瘀症状有:一定部位的疼痛,可有痞块、紫癜、舌质暗紫或有紫斑、脉细涩。

常见血瘀病证：

心血瘀阻，胸闷、心前区绞痛、憋闷明显、唇舌青紫。

血瘀四肢，肢体疼痛、活动受阻、运动无力、肢体发凉。

血瘀腹部，胃肠血瘀可有呕吐、腹胀、黑便；下焦少腹痛、闭经、崩漏。

第四节　淋巴结、肝、脾大，肿物

按中医理论，淋巴结、肝、脾大，肿物发生主要与邪毒、血瘀、气滞、痰结、积聚、虚证有关。但病变部位不同其发病机制有别。

淋巴结肿大

现代医学从病理角度，可分为炎症性、反应性增生、结核病、坏死淋巴结、结节病、淋巴瘤、转移癌等。而中医将淋巴结炎归属于痈范畴，认为多因外感风热、内挟痰火、经络留滞、气血瘀滞所致。淋巴结核称为瘰疬，认为与肝郁不舒、痰湿凝聚引起，日久痰湿化热可溃脓。淋巴瘤称为痰核、恶核、瘰疬，现代中医命名"痰毒病"。

肝脾大

现代医学肝脾大主要与血液病性、免疫性疾病、传染性疾病等相关。中医归属于胁痛、积聚、症积、鼓胀病证，认为与肝失疏泄、气滞血瘀有关。

肝病，主要因情志抑郁、饮食不节、湿热内蕴、伤及肝脾、肝失疏泄与脾失运化功能，形成积聚，引起肝脾大。

肿物

肿瘤性疾病包括良性与恶性，有块状物与非块状物（如白血病）。肿瘤诊断主要依据病理组织活检，良性肿瘤通过手术可以完全治愈，恶性肿瘤早期得到及时治疗，许多肿瘤也可临床治愈。中医认为肿瘤的发生主要与邪毒、血瘀、气滞、痰结、积聚、虚证相关。并依据肿物发生部位不同称为：癥瘕积聚（指腹部肿块如胃、肝、脾、胰腺、腹腔肿物）、肺积指肺部肿瘤、此外皮肤肿瘤为黑疔、阴疽、肌肉处筋瘤、肉瘤、骨疽等。

因气滞引起肿瘤与七情刺激和体虚有关；血瘀者是气滞血瘀所致；湿聚是脾胃虚弱、水湿不能运化，水聚于内，产生湿毒引起；痰结者是脾肺功能失调，水湿不化凝聚成痰核；邪毒者是外邪入侵，毒蕴于内，日久化热所致。每种肿瘤的致病因素并非单一，常常是几种。如气滞＋血瘀，痰结＋气滞，湿聚＋邪毒等。

第三章　常见血液病中医辨证

第一节　再生障碍性贫血

一、中医分型

脾肾虚是引起再生障碍性贫血病因之一，脾主运化，若脾功能差，饮食不调，营养失源,不能生血,直接影响造血。肾阳不足,脾蒸化不能完成,肾阴不足,肝得不到滋养,藏血困难。

肝肾两虚,肾藏精、生髓,滋养肝,肝藏血。肾功能减低不能生髓养肝,导致造血困难。

气血两亏型,气为血帅,心气、肺气、脾气、肾气对造血有不同影响,血为气之母,来自肾、肝、脾,肾如果生髓养肝障碍,则气血两亏。

二、各型特点

脾肾虚型,饮食不调、腹胀、乏力、怕冷、腰腿酸软、水肿、少气懒言、心悸、面色苍白、唇色淡、脉虚软无力。(表现阳虚、气虚症状为主)

肝肾虚型,头晕目眩、耳鸣、腰酸腿软、手足心热、烦急、咽干、盗汗、男子遗精、舌淡苔少、脉弦细。

气血两虚型,面色苍白、神疲体倦、心悸气短、畏寒肢冷、腿软腰酸、水肿、纳差、便溏、舌质淡、脉沉细。

第二节　骨髓增生异常综合征

一、中医分型

西医将骨髓增生异常综合征(MDS)分为许多亚型,不同亚型其临床表现、实验室检查结果也有别。与现代医学一样,中医将骨髓增生异常综合征归属于虚劳、温热、热毒、邪毒等范畴。由于虚劳导致造血障碍;由于热毒、邪毒久阻经络、可形成症积肿块;邪毒进入营血、骨髓可有出血、发热、贫血。

其虚劳可导致气血两虚型、肝肾两虚型、脾肾两虚型骨髓增生异常综合征。

热毒、邪毒可导致热毒内蕴、邪毒阻络型以及邪毒伤营、毒入骨髓型。

二、各型特点

关于虚劳所致的气血两虚型、肝肾两虚型、脾肾两虚各型,其临床表现可见于再生障碍性贫血分型。从现代医学偏向于分型中的难治性贫血。

热毒内蕴、邪毒阻络型,特点为有头晕、口干咽痛、出血、贫血、肝脾大、大便干、小便赤、脉弦数。其临床与 MDS 分型中伴有原始细胞增多的难治性贫血有共同之处。

邪毒伤营、毒入骨髓,表现发热、可有关节骨痛、乏力、纳差、皮肤出血、肝脾大,面色白、脉细数。

第三节　溶血性贫血

一、中医分型

依据临床表现,溶血性贫血与中医虚劳、黄疸有关。成人虚劳与体虚饮食劳伤所致。阳虚外寒损伤肺、阴虚内热来自肾、饮食劳倦起于脾。阳虚气不足面色苍白或萎黄、倦怠、气短、纳差、脉微弱。血虚头晕、面色发白不泽、舌淡脉细。黄疸为胃脾湿热所致。

二、各型特点

脾虚黄疸,多为虚寒湿内阻,患者面色萎黄、畏寒少食、困倦、四肢欠温、小便不利、舌质淡、脉沉细无力。

湿热黄疸,黄色鲜明、心烦、胸闷、恶心喜呕、腹胀、大便秘结、小便涩赤、脉滑有力、舌苔黄腻。

第四节　免疫性血小板减少性紫癜

一、中医分型

可因热邪干扰血分,迫血妄行,引起出血,或阴虚内热阴液耗失,阴虚阳扰,灼伤脉络;或因心脾亏损,气血不足,心脾两虚、脾不统血,溢出肌肤。

二、各型特点

毒热郁营、热迫血溢型,发病急,多有外感因素,皮肤紫斑,可有鼻出血、牙龈出血,重者尿血或便血,月经过多,小便黄赤,大便秘结,舌质红,苔薄黄,脉弦数。

阴虚内热、迫血妄行型,慢性发病,反复发作,皮肤紫斑,多有黏膜出血、月经过多、手足心热、腰酸腿软、潮热、舌质红、苔干、脉细数。

气虚不摄、血不循经型,慢性反复发作,皮肤紫斑,常有牙龈出血、鼻出血、面色苍白、水肿、唇甲不华、神疲体倦、食欲不振、心悸、多汗、舌质淡、脉细弱。

第五节　其他出凝血性疾病

一、中医分型

中医将鼻出血、咯血、呕血、便血、尿血归于血症。血为水谷之精气,运行经脉之中环周不息。当阳络伤则血外溢,外溢则出血(鼻、口腔、皮肤);阴络伤则内溢、表现为便血、尿血、咯血。实证为血热,血热则妄行,虚者为气虚,气伤血无以存。

二、中医对不同部位出血认识

咯血,认为与外感风邪、肺有燥热、肺络受伤,或与肺阴虚,虚火伤肺有关。

吐血,与饮食不洁,胃有积热,胃络受伤,或怒气伤肝,肝横乘胃有关。

鼻出血,与上焦风热与肺热伤及鼻络有关。

便血,虚寒者与脾不统血有关(一般指肠道血),近血(一般指肛门处)与湿热有关。

尿血,与下焦湿热或脾肾内伤有关。

第六节　急性白血病

一、中医分型

急性白血病属于温邪、急劳、热劳、血证范畴。由于脏气亏损,内有蕴毒所致。临床分为营血毒热、复感外邪型与毒热内蕴、髓血两伤型。

营血毒热、复感外邪型:脏气内蕴毒,外邪诱发,致使发热,咽喉肿痛,热窜血络,热毒迫血妄行,导致出血。

毒热内蕴、髓血两伤型:毒热内蕴、病伤脾肾、毒热致发热、口干咽痛、伤及脉络出血、伤及脾肾致贫血、无力、纳差、关节痛或骨痛。

也有学者将急性白血病归属于热劳、湿病、虚劳、瘀积、痰核与血症。

二、各型特点

营血毒热、复感外邪型特点为:起病急,发热,乏力,骨关节痛,咽喉痛,皮下紫癜,鼻齿衄血,舌质红绛或淡红,脉细数。

毒热内蕴、髓血两伤型:发热、无力、纳差、骨关节痛、口干咽痛、皮肤紫癜、胁下肿痞、舌苔或黄腻、淡白。舌质赤降或嫩白。脉数弦或无力。

第七节　淋　巴　瘤

一、中医分型

淋巴瘤的发生与痰气、诸毒相关。但从本质上是内虚与外邪所致。外邪与内伤均可导致肺失宣降,脾失健运,痰湿内停,肝气郁结,气机阻滞,血瘀不行,痰湿聚集,毒蓄结聚成瘤。当人体处于内虚情况下,气瘀滞、痰聚集、血瘀阻是淋巴瘤发生的基本要素。因此从病因上看,有外邪、有内伤、有痰毒、有气滞、有血瘀,本(患者)为虚,瘤为实。依据淋巴瘤发生机制,可分为痰滞型、气滞痰结型、血瘀癥积型、热毒炽盛型与气血两虚型。

二、各型特点

痰滞(寒痰或热痰)型,浅表淋巴结肿大、不痛不痒、触之如石、皮肤如常。寒痰型形寒肢冷、较少发热、舌质淡、苔白薄、脉沉细而弱。热痰型口干口苦、烦躁、大便干结、舌质红、苔黄、脉弦滑或数。

气滞痰结型,患者多为女性、浅淋巴结肿大、不痛不痒、触之如石、皮肤如常。心情郁闷、烦躁易怒、头晕耳鸣。舌质红、苔微黄、脉弦滑。

血瘀癥积型,浅表淋巴结肿大、胁下或腹内结块、腹胀满、发热、胀痛、形体消瘦、舌质暗或有瘀斑、苔黄、脉弦涩。

热毒炽盛型,浅表淋巴结肿大、可有触痛、腹部癥积、高热、盗汗、咽喉肿痛、口干渴、乏力、心悸气短、小便赤、舌质红、脉弦数。

气血两虚型,病期较长、浅表淋巴结肿大、坚硬如石、推之不动、腹内结块、神疲乏力、面色不华、消瘦、气短心悸、舌质淡、苔薄白、脉细弱。

第八节　多发性骨髓瘤

一、中医分型

多发性骨髓瘤常以或骨痛,或反复感染,或肾功能异常就诊。其腰痛中医认为与风、寒、湿、热、瘀血、气滞、痰饮、肾虚有关。闭塞不通视为痹证(病),为湿气伤及骨髓型。而骨痹病,由骨髓空虚、邪气客于骨髓,或筋痹不愈伤及骨髓,引起骨痛,为肺肾两虚型。其贫血、反复感染者与虚劳有关。

二、各型特点

湿气伤及骨髓型,湿并热或寒,均可聚留腰间,引起疼痛,客于骨髓。腰痛、骨痛、肢体沉重、尿少、乏力、贫血。

肺肾两虚型,肺气不足易于外邪侵入咳喘、肾气不能主水、生骨生髓,导致尿不利、腰痛、贫血。腰腿疼痛、软弱无力、咳喘、乏力气短、贫血、尿少、水肿。

第九节　骨髓增殖性疾病

一、中医分型

骨髓增殖性疾病主要有真性红细胞增多症、血小板增多症、骨髓纤维化。依据临床特点其红细胞增多症与血小板增多症与中医脉络阻滞、眩晕、头痛相关,脱疽、血瘀、癥积和痞块与骨髓纤维化有关。

二、各型特点

肝肾阴虚、肝阳上亢,真性红细胞增多症与血小板增多症患者,由于血液黏滞,可有血压升高、眩晕。中医则认为:"诸风掉眩,皆属于肝","无痰不作眩"。肾阴不足,相火上扰,常引起头晕、头痛、耳鸣、情绪急躁、腰腿酸软、四肢麻木、失眠多梦。脉弦细、舌质赤。

痰湿中阻,阻遏心络,患者体胖、乏力身倦、胸闷发憋、头沉、心悸不宁、舌苔厚或腻、脉滑或弦滑。

气虚血瘀、络脉阻滞,患者体型消瘦、全身无力、面色淡黄或萎黄,腹胀、胁下肿块、食欲不振、下肢水肿、脉沉弦无力。

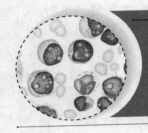

第二十篇
血液病分类、程度与预后评估

第一章　红细胞疾病分类、程度与预后评估

第一节　贫血性疾病

一、分类

(一) 造血物质缺乏或吸收障碍

1. 缺铁性贫血。

2. 巨幼细胞贫血。

(二) 溶血

1. 自身免疫性溶血。

2. 阵发性睡眠性血红蛋白尿。

3. 遗传性红细胞疾病。

(三) 骨髓造血疾患

1. 再生障碍性贫血。

2. 骨髓增生异常综合征。

3. 骨髓纤维化。

4. 白血病。

5. 骨髓转移癌。

(四) 继发性贫血

1. 肾性贫血。

2. 慢性病性贫血。

3. 炎症性贫血。

4. 失血性贫血。

二、程度

1. 轻度贫血 Hb>90g/L。

2. 中度贫血 Hb 60~89g/L。

3. 重度贫血 Hb 30~59g/L。

4. 极重度贫血 Hb<30g/L。

三、评估

1. 缺铁性贫血、巨幼细胞贫血的程度及疗效与致病因素明显相关。

2. 溶血性贫血因基础病不同其病情程度及疗效有别。

3. 骨髓造血疾患各类疾病预后存在明显差异。

4. 继发性贫血因依据原发病判断疗效。

5. 每类疾病参见相关章节评估。

四、缺铁性贫血

（一）分类（分期）

1. 储存铁耗尽。

2. 缺铁性红细胞生成。

3. 缺铁性贫血。

（二）程度

参见贫血总论。

（三）评估

1. 储存铁耗尽，血清铁蛋白 <12μg/L，骨髓铁染色显示骨髓小粒可染铁消失，铁粒幼细胞少于 15%。

2. 缺铁性红细胞生成，血清铁 <8.95μg/L，总铁结合力 >64.44μmg/L，转铁蛋白饱和度 <15%，红细胞游离缘卟啉 >0.9μmol/L，但无临床贫血。

3. 缺铁性贫血，男性 Hb<120g/L，女性 Hb<110g/L，孕妇 Hb<100g/L，MCV<80fl，MCH<27pg，MCHC<32%。血清铁蛋白 <12μg/L，总铁结合力 >64.44μmg/L，骨髓铁染色显示骨髓小粒可染铁消失，铁粒幼细胞少于 15%。

五、巨幼细胞贫血

（一）分类（分期）

1. 叶酸缺乏性巨幼细胞贫血。

2. 维生素 B_{12} 缺乏性巨幼细胞贫血。

3. 叶酸与维生素 B_{12} 混合性缺乏性巨幼细胞贫血。

4. 恶性贫血（内因子缺乏导致维生素 B_{12} 吸收障碍性贫血）。

（二）程度

参见贫血总论。

（三）评估

1. 此类贫血归属于营养性贫血，明确诊断者疗效明显。

2. 存在致病因素者可复发。

3. 内因子缺乏或存在内因子抗体吸收障碍性疾病患者应按需补充。

六、再生障碍性贫血

（一）分类（分期）

按病情分类

1. 重型再生障碍性贫血（包括急性再生障碍性贫血、慢性再生障碍性贫血重型）。

2. 非重型再生障碍性贫血(未达到重型再生障碍性贫血标准)。(参见张之南,沈悌.血液病诊断及疗效标准)

按时间分类

1. 慢性再生障碍性贫血。

2. 急性再生障碍性贫血。

(二) 程度

1. 重型再生障碍性贫血 发病急,贫血进行性加重,严重感染和出血,网织红细胞绝对值 $<15 \times 10^9/L$,中性粒细胞 $<0.5 \times 10^9/L$,血小板 $<20 \times 10^9/L$,骨髓增生重度低下。

2. 非重型再生障碍性贫血 各项指标未达重型再生障碍性贫血标准。

(三) 评估

1. 重型再生障碍性贫血 其中的急性再生障碍性贫血,病情发展快,病死率高。

2. 非重型再生障碍性贫血 病情发展缓慢,多数患者可缓解甚至治愈。若经过一年系统治疗而未缓解者疗效差。少数发展为重型再生障碍性贫血或并发阵发性睡眠性血红蛋白尿。

七、骨髓增生异常综合征

(一) 分类

1. 难治性贫血。

2. 难治性贫血原始细胞增多。

3. 由于骨髓细胞学分类骨髓幼稚细胞数量不同、三系比例以及病态造血有别,又可分出不同亚型。

4. 所有患者在形态学分类后,均应附加骨髓铁染色、染色体、基因检查结果再评价疗效与预后。

5. 骨髓增生异常综合征分型见表 20-1。

表 20-1 骨髓增生异常综合征分型(2008 年 WHO 修订)

分型	外周血	骨髓
难治性细胞减少伴单系发育异常(RCUD) 难治性贫血(RA) 难治性中性粒细胞减少(RN) 难治性血小板减少(RT)	一系或两系血细胞减少 原始细胞无或少见(小于 1%)	一系发育异常,占此系 10% 以上 原始细胞小于 5% 环形铁粒幼细胞小于 15%
难治性贫血伴环形铁粒幼细胞(RARS)	贫血 无原始细胞	环形铁粒幼细胞大于 15%,仅红系发育异常,原始细胞小于 5%
难治性细胞减少伴多系发育异常(RCMD)	血细胞减少 原始细胞无或少见 无 Auer 小体 单核细胞小于 $1 \times 10^9/L$	原始细胞小于 5% 无 Auer 小体 有或无环形铁粒幼细胞大于 15%

续表

分型	外周血	骨髓
难治性贫血伴有原始细胞增多（RAEB）1	血细胞减少 原始细胞小于 5% 单核细胞小于 1×10^9/L	一系或多系发育异常 原始细胞 5%~9% 无 Auer 小体
难治性贫血伴有原始细胞增多（RAEB）2	血细胞减少 原始细胞 5%~9% 有或无 Auer 小体，单核细胞小于 1×10^9/L	一系或多系发育异常 原始细胞 10%~19% 有或无 Auer 小体
MDS 未分类（MDS-U）	血细胞减少，贫血 原始细胞 1%	一系或多系异常细胞小于 10%，同时伴有遗传学异常，原始细胞小于 5%
MDS 伴单纯 5q-	贫血，血小板正常或升高原始细胞无或少见	原始细胞小于 5% 细胞遗传学仅见 5q-，无 Auer 小体

（二）程度

1. 贫血程度参见贫血总论，血小板减少程度见血小板减少总论，白细胞减少程度见白细胞减少总论。

2. 染色体、基因是病情程度评定条件之一。

（三）评估

骨髓增生异常综合征预后积分系统（IPSS）见表 20-2。

表 20-2　骨髓增生异常综合征预后积分系统（IPSS）

预后参数	积分				
	0	0.5	1.0	1.5	2
骨髓原始细胞 %	<5	5~10	—	11~20	21~30
染色体核型	良好	中间	不良		
外周血细胞减少	0~1 系	2~3 系			

注：血细胞减少标准 HB<100g/L，中性粒细胞 NC<1.8×10^9/L，Plt<100×10^9/L。

预后良好核型：正常核型，-Y，5q-，20q-。

预后不良核型：复杂核型（≥3 种异常），7 号染色体异常。

预后中等核型：除上述两类以外的其他核型异常。

IPSS 危度划分：低危 0 分，中危 0.5~1 分，中危 1.5~2 分，高危≥2.5 分。

骨髓增生异常综合征修订国际积分系统（IPSS-R）见表 20-3。

WHO 骨髓增生异常综合征分型预后积分系统（WPSS 2011）见表 20-4。

表 20-3　骨髓增生异常综合征修订国际积分系统（IPSS-R）

预后变量	积分						
	0	0.5	1	1.5	2	3	4
细胞遗传学	极好		好		中等	差	极差
骨髓原始细胞（%）	≤2		>2~<5		5~10	>10	
血红蛋白 g/L	≥100		80~<100	<80			
血小板计数（×10⁹/L）	≥100	50~<100	<50				
粒细胞绝对值（×10⁹/L）	≥0.8	<0.8					

注：极好：-Y，11q-；好：5q-，12p-，20q-；5q- 附加另一种异常。

中等：7q-，+8，+19，i(17q)，其他 1 个或两个独立克隆的染色体异常。

差：-7，inv(3)/t(3q)/del(3q)，-7/7q- 附加另一种异常，复杂异常（3 个）。

极差：复杂异常（>3 个）。

IPSS-R 危险度分类：极低危≤1.5 分；低危 >1.5~3 分，中危 >3~4.5 分，高危 >6 分。

表 20-4　WHO 骨髓增生异常综合征分型预后积分系统（WPSS 2011）

预后变量	标准	积分
WHO 分型	RCUD，RARS，5q-	0
	RCMD	1
	RAEB-1	2
	RAEB-11	3
染色体核型	好，正常，-Y，del(5q)，del(20)	0
	中度，其余异常	1
	差，复杂，3 个以上，或 7 号染色体异常	2
贫血（g/L）	无	0
	有（男小于 90，女小于 80）	1

注：预后好核型：正常核型，-Y，5q-，20q-。

预后中等核型：其余异常。

预后差核型：复杂（≥3 个异常）或 7 号染色体异常。

WPSS 危度分值：极低危 0，低危 1，中危 2，高危 3~4，极高危 5~6。

八、自身免疫性溶血性贫血

(一) 分类

1. 温抗体型　Coombs 试验阳性，Coombs 试验阴性，IgG 抗体型，C3 型。

2. Evans 综合征。

3. 继发性。

4. 冷抗体型　抗体 IgM。

(二) 程度

贫血程度参见贫血总论。

（三）预后

1. 激素治疗有效。

2. 激素依赖。

3. 需要其他免疫抑制剂或脾切除治疗。

4. 难治性,病情进展。

九、阵发性睡眠性血红蛋白尿

（一）分类

1. PNH。

2. PNH-AA。

3. AA-PNH。

（二）程度

1. 贫血程度参见贫血总论。

2. 血红蛋白尿分级为频发、偶发、不发作。

（三）预后

1. 治疗缓解病情稳定。

2. 明显进步或进步。

3. 进展或恶化。

第二节　红细胞增多症

一、分类

1. 单纯红细胞增多症(真性红细胞增多症)。

2. 骨髓增殖性疾病(混合性血细胞增多)。

3. *JAK2* 基因阳性、*JAK2* 基因阴性。

4. 继发性红细胞增多症。

二、程度

1. 红细胞增多期(可并发血栓)。

2. 合并纤维化期(并发贫血或血小板降低)。

3. 衰竭期(贫血合并血小板减少)。

三、评估

1. 经治疗完全缓解。

2. 缓解。

3. 恶化。

4. 合并重度贫血和(或)出血或巨脾,或并发骨髓纤维化,其预后差。

第二章　白细胞疾病分类、程度与预后评估

第一节　白细胞减少

一、分类

1. 按程度分为白细胞减少、中性粒细胞减少、粒细胞缺乏。

2. 按致病因素分为生成缺陷、破坏或消耗过多、分布异常。

二、程度

1. 白细胞减少，是指成人外周血白细胞数低于 4.0×10^9/L。

2. 中性粒细胞减少，是指外周血中性粒细胞绝对值低于 2.0×10^9/L。

3. 粒细胞缺乏，是指外周血中性粒细胞绝对值低于 0.5×10^9/L。

4. 中性粒细胞减少，轻度 $\geq1.0\times10^9$/L，中度 $(0.5\sim1.0)\times10^9$/L，重度 $<0.5\times10^9$/L。

三、评估

1. 粒细胞的绝对值小于 0.5×10^9/L 为粒细胞缺乏，应视为血液病的急症。

2. 白细胞减少的致病因素不同治疗反应有别。

3. 不同的致病因素对促粒细胞生成素治疗反应也不同。

4. 合并不同程度感染与预后相关。

第二节　白　血　病

一、急性白血病

（一）分类

1. 按 FAB 分型　急性髓系白血病（AML）与急性淋巴细胞白血病（ALL）。

2. 世界卫生组织（WHO）分型　依据临床特点与形态学＋细胞化学＋免疫学＋细胞遗传学＋分子生物学（MICM 分型），将急性白血病分为：伴有重现性遗传学异常急性白血病，伴有多系病态造血急性白血病，治疗相关性急性白血病，不另做分类的急性白血病。

3. 按发病时细胞增生程度　高白细胞白血病、低增生性白血病。

4. 按免疫标志物分型　急性粒细胞白血病、急性淋巴细胞白血病、双表型急性白血病。

（二）程度

有下列表现者病情重：

1. 高白细胞急性白血病。

2. 合并中枢神经系统白血病。

3. 有中度以上脾大。

4. 转化型白血病。

5. 合并髓外浸润白血病。

6. 复杂核型白血病。

7. 有预后差的基因表达。

8. 老年白血病。

（三）评估

依据治疗评价,难度大与预后差的白血病：

1. 仅从细胞学评价,急性髓系白血病 M_5、M_6、M_7、成人急性淋巴细胞白血病。

2. 从 MDS 或 MPD 转化的急性白血病。

3. 从慢性白血病转化的急性白血病。

4. 正规治疗期间复发的白血病。

5. 带有特殊染色体或伴有复杂核型染色体的白血病。

6. 存在预后差的基因表达与突变。

7. 合并髓外浸润白血病。

8. 合并中度以上脾大患者。

9. 经 2 次标准方案诱导未达临床缓解患者。

10. 老年白血病。

二、急性髓系白血病

（一）分类

1. 按 FAB 分型　急性髓系白血病分为 M_1、M_2、M_4、M_5、M_6、M_7、急性早幼粒细胞白血病。

2. 按世界卫生组织（WHO）分型（2008 年）

3. 当原始细胞小于 20% 时,如有克隆性细胞遗传异常 t(8;21)(q22;q22),inv(16)(p13;q22) 或 t(16;16)(p13;22) 以及 t(15;17)(q22;q12)时也诊断白血病。

（二）程度

与急性白血病相同。

（三）评估

预后不良因素：

1. 年龄大于或等于 60 岁,t(15;17)属于良好核型。累及大于等于 3 个染色体复杂异常核型预后不良。染色体小于 3 种,无论是否具有 5、7、3q 的异常,均视为中等预后。

2. 急性髓系白血病遗传学与分子生物学预后等级见表 20-5。

表 20-5　急性髓系白血病遗传学与分子生物学预后等级

预后等级	细胞遗传学	分子异常
预后较好	inv(16)	正常核型伴孤立的 NPM1
	t(8;21);t(15;17)	
	t(16;16)	
预后中等	正常核	t(8;21)或 inv(16)伴有 c-kit 突变
	孤立的 +8	
	孤立的 t(9;11)	
	其他异常	

预后等级	细胞遗传学	分子异常
预后不良	复杂核型大于等于 3	正常核型伴有单独的 FLT3-ITD
	-5	
	-7	
	5q-	
	7qi	
	11q23 异常,除外 t(9;11)	
	inv(3)	
	t(3;3)	
	t(6;9)	
	t(9;22)	

3. 遗传学与分子生物学预后分组见表 20-6。

表 20-6 遗传学与分子生物学预后分组

预后	染色体	融合基因	常见类型
低危组	t(8;21)(q22;q22)	AML-ETO	M_2
	t(15;17)(q22;q22)	PML-RARa	M_3
	inv(16)(p13;q22)	CBFβ-MYH11	M_4Eo
	t(16;16)(p13;q22)	CBFβ-MYH11	M_4Eo
	del(16)		
中危组	正常核型		
	t(9;11)(p22;q23)		
	del(9q)、del(11q)、del(20q)		
高危组	复杂核型		
	inv(3)(q21q23)、t(3;3)(q21;q26)		
	t(6;9)(p23;34)、t(6;11)(q27;q23)		
	del(5q-)、-5、del(7q)、-7		

摘自陆再英,钟南山.内科学.第 7 版.北京:人民卫生出版社,2010.

三、急性早幼粒细胞白血病

预后好。

四、急性淋巴细胞白血病

(一) 分类

1. 按 FAB 分型。

2. MICM 分型。

(二) 程度

1. 与急性白血病相同。

2. Ph^+ 急性淋巴细胞白血病,Ph^- 急性淋巴细胞白血病。

（三）评估

1. 标危组，年龄 <35 岁，白细胞 <30×10⁹/L（B-ALL）或白细胞 <100×10⁹/L（T-ALL），4 周内达到 CR。

2. 高危组，年龄 >35 岁，白细胞 ≥30×10⁹/L（B-ALL）或白细胞 ≥100×10⁹/L（T-ALL），免疫分型为 pro-B-ALL，早期或成熟 T-ALL，伴有 t（9；22）/BCR-ABL 或 t（4，11）/MLL-AF4，达 CR 时间超过 4 周。

3. Ph⁺ 急性淋巴细胞白血病。

五、慢性粒细胞白血病

（一）分类（分期）（按原始细胞数值评价）

1. 慢性期外周血，骨髓原始细胞均小于 10%。

2. 加速期外周血，骨髓原始细胞均大于 10%。

3. 急变期外周血，骨髓原始细胞均大于 20%。

（二）程度

1. 一般根据分期了解病情，慢性期→加速期→急变期。急变期病情重。

2. 根据细胞遗传学与分子遗传学判断病情。经治疗遗传学与分子生物学不能缓解者预后差。

（三）评估

1. 药物治疗持续细胞学、遗传学、分子生物学缓解者预后好。

2. 应用酪氨酸激酶抑制剂显效者预后好。

六、慢性淋巴细胞白血病

（一）分类（分期）

1. 免疫分型 T 慢性淋巴细胞白血病，B 慢性淋巴细胞白血病。

2. 细胞学分型

（1）B 慢性淋巴细胞白血病：典型 CLL、CLL 伴随幼淋巴细胞增多型、混合型。

（2）T 慢性淋巴细胞白血病：大淋巴细胞型、幼稚 T 细胞型、脑回样细胞核型、形态多样型。

（二）程度

1. 国内临床分期

（1）Ⅰ期：淋巴细胞增多，可伴有淋巴结肿大。

（2）Ⅱ期：Ⅰ期 + 肝大或 + 脾大或 + 血小板减少（100×10⁹/L）。

（3）Ⅲ期：Ⅰ期或Ⅱ期 + 贫血（Hb<110g/L）。

2. Binet 分期标准

（1）A 期：Hb>110g/L；血小板 >100×10⁹/L；头颈、腋窝、腹股沟淋巴结（单侧或双侧）、肝、脾共 5 个区累及 3 个以下。

（2）B 期：Hb>110g/L；血小板 >100×10⁹/L，淋巴结和肝、脾累及区域 ≥3 个。

（3）C 期：出现贫血（Hb<100g/L 或（和）血小板减少（<100×10⁹/L）。

3. Rai 分期：

（1）0 期：仅表现淋巴细胞增多，低危。

（2）Ⅰ期：淋巴细胞增多 + 淋巴结肿大，中危。

（3）Ⅱ期：淋巴细胞增多伴肝或（和）脾大，中危。

（4）Ⅲ期：淋巴细胞增多伴贫血（Hb<100g/L），高危。

（5）Ⅳ期：淋巴细胞增多伴血小板减少（Plt<100×10^9/L），高危。

（三）评估

1. Binet 分期 C 期与 Rai 分期Ⅲ和Ⅳ期病情重。

2. 遗传学检查有多种和复杂核型改变，预后差。

3. 药物治疗后无变化预后差。

4. 预后因素

（1）细胞遗传学与预后：见表 20-7、表 20-8。

表 20-7 慢性淋巴细胞白血病细胞遗传学与预后

染色体异常	预后	染色体异常	预后
13q-	预后好	17 号染色体短臂缺失	预后差
12 号染色体三体 + 正常核型	预后中等	6 号染色体短臂或长臂缺失	预后差
11 号染色体长臂缺失	预后差	14q-	预后差

表 20-8 慢性淋巴细胞白血病细胞遗传学与预后

预后不良	预后中等	预后良好
t(11q;v)	正常	del(13q)（唯一的异常）
del(11q)	+12	
del(17p)		

（2）常见染色体数目异常：为 12 号染色体三体，17 号染色体短臂缺失，14 号染色体长臂易位，13q14 缺失，11 号染色体长臂缺失，6 号染色体短臂或长臂缺失。

（3）分子学与预后

1）50%~60% 发生免疫球蛋白重链可变区（IgVH）基因突变。

2）有突变的细胞起源于经历的记忆 B 细胞（后发生中心），生存期长。

3）无突变的细胞起源于未经历抗原选择的原始 B 细胞（前发生中心），预后差。

4）存在 P53 缺失，预后差。

5）免疫球蛋白可变区基因突变与流式细胞仪检测与预后见表 20-9。

表 20-9 基因突变与流式细胞仪检测与预后

DNA 测序	相关预后	
	预后良好	预后不良
IgVH	突变 >2%	突变 ≤2%
流式细胞仪检测	CD38 阴性	CD38 阳性 >30%

表达 CD38、ZAP-70，预后差。

第三章　出凝血性疾病分类、程度与预后评估

第一节　血小板疾病

一、血小板减少性紫癜

（一）分类

1. 按致病因素分类　免疫性血小板减少性紫癜,继发性血小板减少性紫癜。

2. 按起病方式分类　急性型、慢性型。

3. 按年龄分类　成人型、儿童型。

（二）程度

1. 危急值水平,血小板 $<20\times10^9/L$。

2. 安全水平以下,血小板 $<30\times10^9/L$。

3. 安全水平,血小板 $\geq30\times10^9/L$。

4. 血小板低于正常, $\geq60\times10^9/L$, $<100\times10^9/L$。

（三）评估

1. 急性血小板减少性紫癜,临床上多有致病因素,常合并湿性（黏膜）出血或内脏出血。

2. 慢性血小板减少性紫癜,常反复发作。

3. 血小板 $<20\times10^9/L$ 应积极治疗,预防发生致命性出血。

二、继发性血小板减少

（一）分类　依据原发病分类。

（二）程度　同血小板减少紫癜。

（三）评估　病情预后与血小板数值和原发病相关。

第二节　凝血疾病

一、血友病

（一）分类

1. 依据凝血因子的缺乏分类　血友病 A（FⅧ）、血友病 B（FⅨ）、遗传性 FⅪ缺乏。

2. 依据凝血因子结构分类　血友病 A（FⅧ:C 缺乏）、血管性血友病（vWF 缺乏）。

（二）程度

1. 一般分型　见表 20-10、表 20-11。

2. Robert HR、Hoffmam M 分型　见表 20-11。

（三）评估

1. 目前 FⅧ替代是主要治疗,反复应用可产生抗体。

2. 替代疗法可使患者寿命接近正常人。

表 20-10　血友病分型

分型	FⅧ:C（%）	临床特点
亚临床型	26~45	严重创伤或手术后出血
轻型	6~25	关节出血少见，无关节畸形
中型	2~5	偶有关节、肌肉、深部组织出血，关节畸形少
重型	<1	关节、肌肉、深部组织出血，关节畸形

表 20-11　Robert HR、Hoffmam M 分型

分型	FⅧ:C（%）	临床特点
轻型	6~30	幼儿期早期即有自发出血，常有关节出血
中型	1~5	外伤或手术后出血，偶有关节自发出血
重型	<1	自发关节、肌肉、深部组织出血，关节畸形

二、弥散性血管内凝血

（一）分类（分期）

1. 高凝期　DIC 早期，凝血因子激活，血液凝固性增高，凝血酶致使弥散微血栓形成。

2. 消耗性低凝期　凝血因子与血小板发生消耗，引起凝血功能异常，发生出血。

3. 纤溶亢进期　纤维蛋白原与纤维蛋白降解产物（FDP）大量产生干扰止血功能，发生微循环障碍。

（二）程度

国际血栓与止血学会（ISTH）DIC 诊断评分系统见表 20-12。

判断标准：评分≥5，符合 DIC，每天重复评分；评分 <5，提示目前无明确 DIC，1~2 天后重复评分。

表 20-12　国际血栓与止血学会（ISTH）DIC 诊断评分系统

分值	0	1	2	3
血小板（×10⁹/L）	>100	<100	<50	
凝血酶原时间延长（秒）	<3	>3	>6	
纤维蛋白原（g/L）	>1.5	<1.5		
FDP（mg/L）	<10	<25	>25	≥40

（三）评估

1. 病情危险度与原发病相关。

2. 产科 DIC，关键要清除异物，防止再吸收。

3. 感染性疾病,应积极控制感染。

4. 纤溶亢进期常合并多器官功能衰竭,预后差。

第四章 淋巴瘤及其他分类、程度与预后评估

第一节 淋 巴 瘤

一、淋巴瘤概括

1. 淋巴瘤累及病变常用符号 临床上对于恶性淋巴瘤除诊断明确外,正确的分期是制定治疗方案的前提条件,而分期的关键则是要明确病灶定位。临床上一般对于霍奇金病分期要求严格,而非霍奇金淋巴瘤由于多为全身性疾病,因此分期不必过于严格。也可参照 Ann 与 Arbor 分期。

淋巴瘤分期中常用的符号

E 结外

X 直径 10cm 以上的巨大肿块

M 骨髓

S 脾

H 肝

O 骨骼

D 皮肤

P 胸膜

L 肺

2. 淋巴瘤分期 Ann Arbor 分期(经过 Cotswold 修订),目前的国际临床分期标准:

(1) Ⅰ期:病变仅局限于 1 个淋巴结区(Ⅰ)或单个结外器官局部受累(ⅠE)。

(2) Ⅱ期:病变累及横膈两侧两个或更多的淋巴结区(Ⅱ),或病变局限侵犯淋巴结以外器官及横膈同侧 1 个以上淋巴结区(ⅡE)。

(3) Ⅲ期:横膈上、下均有淋巴结病变(Ⅲ),可伴脾累及(ⅢS),结外器官局限受累(ⅢE),或脾与局限性结外器官受累(ⅢSE)。

(4) Ⅳ期:一个或多个结外器官受到广泛性或播散性侵犯,伴或不伴淋巴结肿大。肝或骨髓只要受到累及均属于Ⅳ期。

3. 临床症状分组 根据有无特定全身症状分 A 与 B 两组,无症状为 A 组,有症状为 B 组。

体重减轻大于 10%。

不明原因发热,体温高于 38℃。

盗汗。

4. 国际淋巴瘤预后指数(IPI) 见表 20-13。

表 20-13　国际淋巴瘤预后指数（IPI）

相关因素	预后好	预后不良
年龄	<60 岁	>60 岁
分期	Ⅰ、Ⅱ期	Ⅲ、Ⅳ期
结外侵犯部位数	0、1	>1
体能状态（ECOG 评分）	0、1	2、3、4
LDH	正常	不正常
颅脑有无病灶	无	有

二、霍奇金病

（一）分类

1. 组织学分型　结节硬化型、淋巴细胞为主型、混合细胞型、淋巴细胞减少型。

2. 2008 年 WHO 分类　分为两大类：经典型霍奇金病和结节性淋巴细胞为主型霍奇金病

经典型霍奇金病包括：结节硬化经典型淋巴瘤（结节硬化型）、富于淋巴细胞经典型淋巴瘤（淋巴丰富型）、淋巴细胞减少典型霍奇金病（淋巴细胞消减型）、混合细胞型经典霍奇金病（混合型）。另一类为结节性淋巴细胞为主型霍奇金病。

另外依据免疫标志物，分为 B、T 细胞型淋巴瘤。

（二）程度

1. 依据分期评定。

2. 依据细胞类型评定。

（三）评估

1. 类型预后评估　见表 20-14。

表 20-14　霍奇金病类型预后评估

类型	条件	预后
淋巴细胞为主型	病变局限、病程长	相对较好
结节硬化型	青壮年	相对较好
混合细胞性	病变播散	一般
淋巴细胞消减型	老年	预后差

2. 分期评估　见表 20-15。

表 20-15　霍奇金病分期预后评估

分期	预后
Ⅰ~Ⅱ，无症状	为良好组
Ⅰ~Ⅱ，有症状，有多个病灶，血沉明显增快	预后不良组
Ⅲ~Ⅳ	预后差

三、非霍奇金淋巴瘤

（一）分类

1. 按 WHO 淋巴组织肿瘤分类

B 细胞肿瘤

前 B 细胞肿瘤（见白血病）

成熟 B 细胞肿瘤

慢性淋巴细胞白血病 / 小淋巴细胞淋巴瘤

B 细胞幼淋巴细胞白血病

脾边缘区淋巴瘤

多毛细胞白血病

脾淋巴瘤 / 白血病，不能分类

多毛细胞白血病，变异型

淋巴浆细胞性淋巴瘤（淋巴母细胞淋巴瘤）

华氏巨球蛋白血症（Waldenström 巨球蛋白血症）

重链病（α、γ、μ 型）

浆细胞骨髓瘤

孤立性骨髓瘤

骨外浆细胞瘤

结外黏膜相关淋巴组织边缘区淋巴瘤（MALT 淋巴瘤）

淋巴结内边缘区 B 细胞淋巴瘤

儿童结内边缘带 B 细胞淋巴瘤

原发皮肤滤泡中心淋巴瘤

套细胞淋巴瘤

弥漫大 B 细胞淋巴瘤（DLBCL），非特指类型

T 细胞 / 组织细胞丰富的大 B 细胞淋巴瘤

原发性中枢神经系统弥漫性大 B 细胞淋巴瘤（CNL DLBCL）

原发性皮肤弥漫性大 B 细胞淋巴瘤，腿型

老年人 EBV 阳性弥漫性大 B 细胞淋巴瘤

慢性炎症相关性弥漫性大 B 细胞淋巴瘤

淋巴瘤样肉芽肿

原发性纵隔（胸腺）大 B 细胞淋巴瘤

血管内大 B 细胞淋巴瘤

ALK 阳性弥漫大 B 细胞淋巴瘤

浆母细胞性淋巴瘤

起源于 HHV8 相关多中心 Castleman 病的大 B 细胞淋巴瘤

原发性渗出性淋巴瘤

伯基特淋巴瘤

B 细胞淋巴瘤,不能分类,具有 DLBCL 和伯基特淋巴瘤中间特点

B 细胞淋巴瘤,不能分类,具有 DLBCL 和经典霍奇金病中间特点

成熟 T 细胞和 NK 细胞肿瘤

T 细胞幼淋巴细胞白血病

T 细胞大颗粒淋巴细胞白血病

慢性 NK 细胞淋巴组织增生性疾病

侵袭性 NK 细胞白血病

儿童系统性 EBV 阳性 T 细胞淋巴组织增生性疾病

水疱痘疮样淋巴瘤

成人 T 细胞白血病 / 淋巴瘤

结外 NK/T 细胞淋巴瘤,鼻型

肠病相关性 T 细胞淋巴瘤

肝脾 T 细胞淋巴瘤

皮肤脂膜炎样 T 细胞淋巴瘤

蕈样肉芽肿

Sézary 综合征

原发性皮肤 CD30 阳性 T 细胞淋巴组织增生性疾病

淋巴瘤样丘疹

原发性皮肤间变性大细胞淋巴瘤

原发性皮肤 γδT 细胞淋巴瘤

原发性皮肤 CD8 阳性侵袭性亲表皮细胞毒性 T 细胞淋巴瘤

原发性皮肤小 / 中 CD40 阳性 T 细胞淋巴瘤

周围 T 细胞淋巴瘤,非特指性

血管免疫细胞性 T 细胞淋巴瘤

间变性大细胞淋巴瘤(ALCL),ALK 阳性

间变性大细胞淋巴瘤(ALCL),ALK 阴性

2. 肿瘤细胞生物学行分类

惰性淋巴瘤 滤泡性淋巴瘤,B 细胞慢性淋巴细胞白血病 / 小淋巴细胞瘤,淋巴浆细胞淋巴瘤,脾边缘区 B 细胞淋巴瘤,淋巴结边缘区细胞淋巴瘤,蕈样肉芽肿。

局部性惰性淋巴瘤 结外边缘区 B 细胞淋巴瘤 MALT 型,原发性皮肤型间变大细胞淋巴瘤。

侵袭性淋巴瘤 弥漫性大 B 细胞淋巴瘤,周围 T 细胞淋巴瘤,NK 细胞淋巴瘤。

高度侵袭性淋巴瘤 淋巴母细胞淋巴瘤,Burkitt 淋巴瘤。

(二)程度

1. 惰性淋巴瘤。

2. 局部惰性淋巴瘤。

3. 侵袭性淋巴瘤。

4. 高度侵袭性淋巴瘤。

（三）评估

1. 病理学评估 见表 20-16。

表 20-16 非霍奇金淋巴瘤病理学评估

病理学特点	预后	问题
低度恶性	预后较好	评价局限,应进一步
中度恶性	介于低度与高度之间	免疫分型与分子遗传
高度恶性	预后差	学检查评价

2. 国际预后指数评估 见表 20-17。

主要依据年龄、行为状况、临床分期、淋巴结外累及区、乳酸脱氢酶水平进行评估。

表 20-17 非霍奇金淋巴瘤国际预后指数评估

评价项目	国际指数	分值
年龄 >60 岁	低	0 或 1
行为状况评分 2~4	低 / 中	2
临床分期 III/IV	高 / 中	3
淋巴结外累及区 >1	高	4 或 5
血清乳酸脱氢酶 > 正常值 1 倍		1

（摘自沈志祥,朱雄增主编. 恶性淋巴瘤. 北京:人民卫生出版社）

3. 临床分组

低危组	不良因素	0~1
低中危组	不良因素	2
中高危组	不良因素	3
高危组	不良因素	4~5

4. 免疫表型 免疫组织化学染色和(或)流式细胞学检查,有助于淋巴瘤分类。

5. 染色体异常 应用间期荧光原位杂交(FISH)染色体检查,有助于淋巴瘤分型。

6. 分子生物学 IgH 和 TCR 基因重排对淋巴造血疾病的良性与恶性判定有高度敏感和特异性。

第二节 多发性骨髓瘤

一、分类

1. 依据血清 M 蛋白与轻链定量 IgG 型、IgA 型、IgD 型、IgM 型、IgE 型、双克隆型或多克隆型、不分泌型、轻链型。

2. 依据骨髓瘤特性与部位 多发性骨髓瘤、冒烟型骨髓瘤、惰性骨髓瘤、孤立性浆细胞瘤、骨硬化骨髓瘤、浆细胞白血病、髓外浆细胞瘤。

二、程度

1. Durie-Salmon（D-S）分期标准

（1）Ⅰ期：血红蛋白 >100g/L，血钙正常，X 线检查骨髓正常或只有孤立性浆细胞瘤。

M 成分 IgG<50g/L，IgA<30g/L，本周蛋白 <4g/24h。

（2）Ⅱ期：检查结果介于Ⅰ期与Ⅲ期之间

（3）Ⅲ期：血红蛋白 <85g/L，血钙 >2.98mmol/L，多处进行性溶骨病变。

M 成分 IgG>70g/L，IgA>50g/L，本周蛋白 IgG>12g/24h。

2. International Staging System（ISS）分期标准

（1）Ⅰ期：β_2 微球蛋白 <3.5mg/L，白蛋白 >3.5g/L。

（2）Ⅱ期：检查结果介于Ⅰ期与Ⅲ期之间。

（3）Ⅲ期：β_2 微球蛋白 >5.5mg/L。

三、评估

1. 多发性骨髓瘤目前尚无临床治愈方法。

2. 预后与临床分期、年龄、肾功能相关。病变处于Ⅲ期、年龄 >65 岁，肾功能严重损害患者预后差。

3. 遗传学、分子学与相关预后见表 20-18。

表 20-18　多发性骨髓瘤遗传学及分子学与相关预后

染色体与基因	预后
RB1	中等预后
P53	预后差
1q21	预后差
IgH 重排	IgH，提示 MM 较早异常，预后差
13q14.3　D13S319	预后中等
t(14；16)IgH/MAF	预后差
t(4；14)IgH/FGFR3	预后差
t(11；14)IgH/CCND1	预后好

（1）13 号染色体缺失（同时 t(4；14)(p16.3；q32)预后不良）。

（2）17q 缺失、t(4；14)、t(14；16)亚二倍体 del13 生存期短。

（3）t(11；14)(q13；q32)预后好。

第三节　巨球蛋白血症

本病是淋巴细胞样浆细胞恶性增生与浸润，单克隆免疫球蛋白为 IgM。

一、分类

依据病因分类：原发性巨球蛋白血症，继发性巨球蛋白血症。

二、程度

病情属于惰性。

三、评估

依据病情及有无合并症评价预后。

第五章　骨髓增殖性疾病分类、程度与预后评估

第一节　原发性骨髓纤维化

一、分类

1. 依据病因分类　原发性骨髓纤维化,继发性骨髓纤维化。
2. 依据病程分类　急性骨髓纤维化,慢性骨髓纤维化。

二、程度

依据骨髓活检,按骨髓纤维化程度分为三期:

1. 全血细胞增生期,骨髓细胞呈程度不一增生,网状纤维增多,造血细胞占 70%。
2. 骨髓萎缩与纤维化期,纤维组织明显增生,占骨髓 40%~60%。
3. 骨髓纤维化和骨质硬化期,骨髓纤维化终末期。

三、评估

国际骨髓纤维化工作组制定原发性骨髓纤维化预后积分系统

年龄 >65 岁,全身症状有体重减轻 10% 以上,和(或)不能解释的发热或明显盗汗持续 >1 个月,实验室检查:血红蛋白 <100g/L,白细胞 >25×10^9/L,外周血原始细胞≥1% 各为 1 分。

低危组　　　　0 分
中危险组 1　　1 分
中危险组 2　　2 分
高危组　　　　≥3 分

第二节　真性红细胞增多症

一、分类

1. 依据病因分类　真性红细胞增多症,继发性红细胞增多症。
2. 依据有无基因突变分类　JAK2 V617F 阳性红细胞增多症,JAK2 V617F 阴性红细胞增多症。

二、程度

依据有无合并骨髓纤维化、白细胞与血小板数、有无并发症评价疾病程度。
合并骨髓纤维化、白细胞与血小板数高、有并发症患者,病情重。

三、评估

预后与有无骨髓纤维化、白细胞与血小板数、有无并发症以及是否正规合理治疗相关。

第三节 原发性血小板增多症

一、分类

1. 依据病因分类 原发性血小板增多症,继发性血小板增多症。

2. 依据有无基因突变分类 JAK2 V617F 阳性血小板增多症,JAK2 V617F 阴性血小板增多症。

二、程度

高危患者,年龄 >60 岁,血小板 ≥1500×10^9/L,有基础病高血压、糖尿病、高脂血症患者。

中危患者,年龄 40~60 岁,无高危性基础疾病。

低危患者,年龄 <40 岁,无高危性基础疾病。

三、评估

年龄 >60 岁,白细胞明显增多,有基础病高血压、糖尿病、高脂血症患者,预后差。

第六章 临床常用的功能评估项目

第一节 WHO/ECOG 体能状态分级标准表

WHO/ECOG 体能状态分级标准表 见表 20-19

表 20-19 WHO/ECOG 体能状态分级标准

分值	体能状况
0	活动不受影响,能够不受限制地承担患病前所从事的工作
1	剧烈活动受限制,但可以活动并从事轻体力或久坐的工作,如轻松的家务,办公室工作
2	能够活动或自理,但不能从事工作,白天卧床时间不超过 50%
3	能部分自理,但白天卧床时间超过 50%
4	不能活动及自理,卧床不起

(摘自黄晓军主译,牛津临床血液病手册 539)

Karnofsky 体质状况评分标准见表 20-20。

表 20-20　Karnofsky 体质状况评分标准

行为状态（PS）	记分
正常,无不适,无疾病征象	100
能从事正常活动,有轻微症状、体征	90
勉强参加正常活动,有某些症状、体征	80
能自我料理生活,但不能胜任正常工作	70
需要他人帮助,但基本能自理生活	60
需要一定的帮助和护理	50
不能活动,需要特殊护理	40
严重不能活动,需住院照料,但不会立即死亡	30
病情严重,需积极支持治疗	20
即将死亡	10
死亡	0

（摘自刘乃丰、孙子林主编．临床医嘱手册,319)

第二节　药物治疗监测表

一、药物性血液系统毒性分级

药物性血液系统毒性分级见表 20-21。

表 20-21　药物性血液系统毒性分级

参数	0	1	2	3	4
血红蛋白（g/L）	≥110	95~109	80~94	65~79	<65
白细胞（×10^9/L）	≥4	3~3.9	2~2.9	1~1.9	<1
粒细胞（×10^9/L）	≥2	1.5~1.9	1~1.4	0.5~0.9	<0.5
血小板（×10^9/L）	≥100	75~99	50~74	25~49	<25
出血	无	瘀点、瘀斑	轻度失血	明显失血	严重失血

（摘自黄晓军主译,牛津临床血液病手册,539)

二、实体瘤疗效评定

实体瘤疗效评定见表 20-22。

表 20-22　实体瘤疗效评定

CR	肿瘤完全消失,持续 4 周以上
PR	肿瘤缩小 50% 以上,持续 4 周以上,无新病灶出现
NR	肿瘤缩小 50% 以下或增大在 25% 以内,持续 4 周以上,无新病灶出现
PD	肿瘤增大在 25% 以上,有新病灶出现

第三节　脏器功能表

一、心功能不全分级

1. Ⅰ级　有心脏病，但日常活动不受限制，一般活动不引起症状。
2. Ⅱ级　体力活动受到轻度限制，休息时无自觉症状，一般活动下出现症状。
3. Ⅲ级　体力活动明显受限，小于平时一般活动即引起症状。
4. Ⅳ级　不能从事任何体力活动，休息状态也出现症状。

临床应结合检测心房钠尿肽、脑钠尿肽结果、超声心动图左室射血分数（LVEF）、E/A值进行评定。LVEF 正常 >50%，≤40% 为收缩期心力衰竭，E/A 正常不应 <1.2。

二、肺功能

1. 肺功能不全分级

	VC 或 MVV 实 / 预 /%	FEV$_1$/FVC %
基本正常	>80	>70
轻度减退	80~71	70~61
显著减退	70~51	60~41
严重减退	50~21	≤40
呼吸衰竭	≤40	

肺活量（VC）、最大自主通气量（MVV）、第一秒用力呼气量（FEV1）、用力肺活量（FVC）。

正常动脉血氧分压（PaO_2）95~100mmHg（12.6~13.3kPa）。

正常动脉二氧化碳分压（$PaCO_2$）35~45mmHg（4.7~6.0kPa）。

正常动脉氧饱和度（SaO_2）95%~98%。

2. 肺通气功能障碍的程度分级

严重程度	FEV1 占预计值 %
轻度	≥70%
中度	60%~69%
中重度	50%~59%
重度	35%~49%
极重度	<35%

三、肝功能分级

肝功能分级见表 20-23、表 20-24。

表 20-23　肝功能分级

项目	I	II	III
血清胆红素（μmol/L）	<20.52	20.52~34.2	>34.2
血浆白蛋白（g/L）	>35	26~34	<25
凝血酶原时间延长（s）	1~3	4~6	>6
丙氨酸氨基转移酶（u）	40~99	100~200	>200
腹水	无	少、易控制	多、难控制
脑病	无	无	有

（1983 年,武汉肝病会议）

表 20-24　肝功能 Child-Pugh 分级

分值	1	2	3
肝性脑病	无	1~2	3~4
腹水	无	轻度	中重度
总胆红素（μmol/L）	小于 34	34~51	大于 51
白蛋白（g/L）	≥35	28~35	≤28
凝血酶原延长时间（秒）	1~3	4~6	>6

A 级为 5~6 分,B 级为 7~9 分,C 级为 10~15 分。

四、肾功能分期

肾功能分期见表 20-25、表 20-26。

1. 慢性肾衰竭及分期表（CRF 分期）

表 20-25　慢性肾衰竭及分期表（CRF 分期）

CRF 分期	肌酐清除率（Ccr）ml/min	血肌酐（Scr）	
		mmol/L	mg/dl
肾功能代偿期	50~80	133~177	1.6~2
肾功能失代偿期	20~50	186~442	2.1~5.0
肾功能衰竭期	10~20	451~707	5.1~7.9
尿毒症期	<10	≥707	≥8.0

2. 美国肾病基金会 K/DOQI 专家慢性肾病（CKD）分期。

表 20-26　美国肾病基金会 K/DOQI 专家慢性肾病（CKD）分期

分期	特征	GFR 水平（ml/min）
1	已有肾损害,GFR 正常	≥90
2	GFR 轻度降低	60~80
3	GFR 中度降低	30~50
4	GFR 重度降低	15~29
5	肾衰竭	<15

第四节　疼痛评价表

一、疼痛强度简易描述表(VRS)

1 — 2 — 3 — 4 — 5 — 6 — 7 — 8 — 9 — 10

　　无痛　　　　　轻度　中度　　　重度　　　剧痛　　　最痛

二、数字疼痛强度量表(NRS)

0 1 2 3 4 5 6 7 8 9 10

无痛　　　　　中度　　　　　最痛

评定方法:数字越大表示疼痛越重,可以让患者说出疼痛所处的数字。

第五节　常用计算图表

一、体表面积列线图见(图13)

二、肾功能异常药物使用

　　药物调整剂量基于内生肌酐清除率的估测值,计算如下:

$$男性(女性 \times 0.85) = \frac{(140 - 年龄) \times 体重(kg)}{72 \times 血清肌酐(mg/dl)}$$

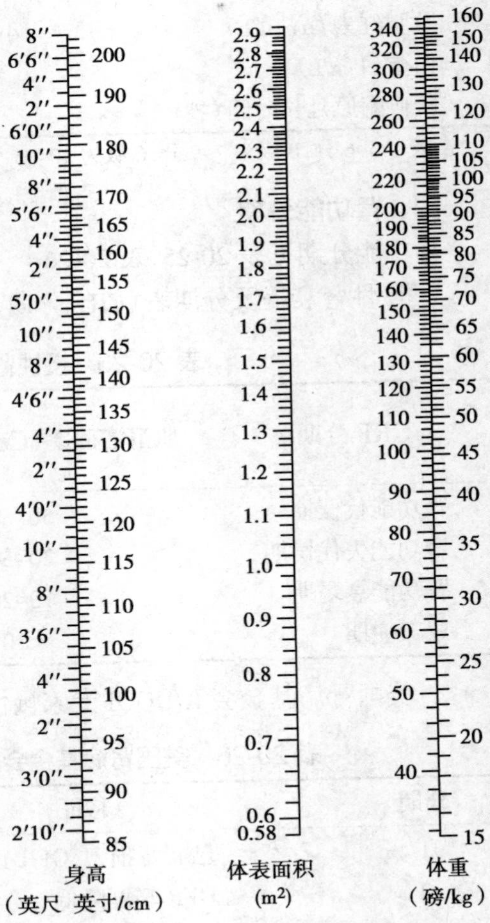

身高
（英尺 英寸/cm）

体表面积
(m²)

体重
（磅/kg）

图13　体表面积列线图

(摘自黄晓军主译,牛津临床血液病手册,540.)

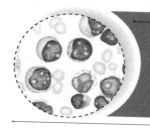

第二十一篇
血液病实验室检查的选择与标本采集

---------- 第一章　红细胞疾病实验室相关检查的选择 ----------

第一节　贫　血

一、缺铁性贫血

基本检查：血常规、网织红细胞、血清铁、转铁蛋白饱和度、总铁结合力、血清铁蛋白、红细胞游离原卟啉。

必要时检查：骨髓细胞学、铁染色。消化道内镜、妇科B型超声。

二、巨幼细胞贫血

基本检查：血常规、网织红细胞、血清叶酸、血清维生素 B_{12}、内因子抗体、骨髓细胞学。

必要时检查：肝功能、胆红素、乳酸脱氢酶、消化道内镜。

三、再生障碍性贫血

基本检查：血常规、网织红细胞、CD55、CD59、Flaer、酸化血清溶血试验、骨髓细胞学、骨髓组织活检、染色体核型分析。

必要时检查：骨髓造血组织扫描、抗核抗体、抗DNA抗体、抗SSA抗体、抗SSB抗体。

四、免疫性全血细胞减少

基本检查：血常规、网织红细胞、骨髓细胞学、骨髓组织活检、CD55、CD59、Coombs试验。

必要时检查：免疫球蛋白、促红细胞素水平及抗体、骨髓自身抗体检测（应用流式细胞术）、抗核抗体、抗SSA与SSB抗体、类风湿因子、血沉、补体等。

五、溶血性贫血

1. 阵发性睡眠性血红蛋白尿

基本检查：血常规，网织红细胞、尿潜血试验、尿含铁血黄素试验、血清结合珠蛋白、游离血红蛋白测定、肝功能、胆红素、酸溶血试验、CD55、CD59、Flaer检测、骨髓细胞学。

必要时检查：抗人球蛋白试验、G6PD定量测定。

2. 自身免疫性溶血——温抗体型

基本检查：血常规，网织红细胞、免疫球蛋白与补体、肝功能、胆红素、抗核抗体、抗DNA抗体、抗SSA与SSB抗体、抗人间接球蛋白试验、肝脾B型超声。骨髓细胞学。

必要时检查：酸溶血试验、CD55、CD59、Flaer 检测、全身淋巴结（B 型超声或 CT）检查。

3. 自身免疫性溶血——冷抗体型

基本检查：血常规、网织红细胞、免疫球蛋白与补体、肝功能、胆红素、抗核抗体、抗 DNA 抗体、抗 SSA 与 SSB 抗体、直接和间接抗人球蛋白试验、冷凝集素试验、冷热溶血试验、肝脾 B 型超声、骨髓细胞学。

必要检查：酸溶血试验、CD55、CD59、Flaer 检测。

相关检查：B 型超声淋巴结检查。

4. 遗传性红细胞形态异常溶血性贫血

基本检查：血常规、网织红细胞、红细胞形态、红细胞渗透脆性试验、红细胞孵育渗透脆性试验、肝功能、胆红素、B 型超声。

必要时检查：红细胞电镜扫描、骨髓细胞学、腹部 CT、抗人球蛋白试验。

5. 葡糖 -6- 磷酸脱氢酶缺乏

基本检查：血常规，网织红细胞、尿潜血、尿胆原、肝功能、胆红素、血清游离血红蛋白、血清结合珠蛋白、高铁血红蛋白还原试验、变性珠蛋白小体生成试验、G6PD 荧光斑点试验、G6PD 定量测定。

必要时检查：血清酸溶血试验、血红蛋白电泳、骨髓细胞学、腹部 B 型超声。

6. 珠蛋白生成障碍性贫血

基本检查：血常规、网织红细胞、血细胞形态学、血红蛋白电泳、抗碱血红蛋白测定、肝功能、胆红素。

必要时检查：骨髓细胞学、染色体、基因检测、血红蛋白 α 与 β 基因、腹部 B 型超声。

六、铁粒幼细胞贫血

基本检查：血常规、网织红细胞、血清铁、总铁结合力、铁蛋白、游离红细胞原卟啉、血清叶酸测定、骨髓细胞学、铁染色。

必要时检查：染色体核型分析、腹部 B 型超声。

七、纯红细胞再生障碍

基本检查：血常规、网织红细胞、血清铁、总铁结合力、游离红细胞原卟啉、抗人球蛋白试验、免疫球蛋白、免疫复合物、抗核抗体、类风湿因子、抗 SSA 与 SSB 抗体、EPO 水平、骨髓细胞学。

必要时检查：染色体核型、胸部 CT、纵隔扫描。

八、继发性贫血

1. 肾性贫血

基本检查：血常规、尿常规、网织红细胞、血清铁、总铁结合力、血清铁蛋白、血清叶酸、血清维生素 B_{12}、肾功能、促红细胞生成素水平。

必要检查：骨髓细胞学、肾超声。

2. 垂体性贫血

基本检查：血常规、电解质、血糖、血清铁蛋白、血清叶酸、血清维生素 B_{12}、骨髓细胞学、染色体、生长激素（GH）、促肾上腺皮质激素（ACTH）、促甲状腺素（TSH）、黄体生成素（LH）、促卵泡激素（FSH）、催乳素（PRL）以及血清总甲状腺素（TT_4）等。

必要时检查：免疫相关抗体，垂体 CT 或 MRI、病灶病理。

3. 风湿病性贫血

基本检查：血常规、血沉、免疫球蛋白、抗"O"、类风湿因子（RF）、抗核抗体（ANAs）、抗中性粒细胞胞质抗体（ANCA）、抗磷脂抗体、抗 SSA 抗体、抗 SSB 抗体等相关抗体。血清总补体（CH50）以及补体 C3、C4 检测。网织红细胞、抗人球蛋白试验。

必要时检查：骨髓细胞学、流式细胞学、CT。

4. 肿瘤性贫血

基本检查：血常规、血细胞形态学、血清铁蛋白、血清叶酸、血清维生素 B_{12}、骨髓细胞学、骨髓组织活检、肿瘤标志物、原发病灶相关检查、病灶活检病理。

必要时检查：骨扫描、内窥镜、CT、MRI。

5. 慢性病贫血

基本检查：血常规、血细胞形态学、血清铁、总铁结合力、血清铁蛋白、血清叶酸、血清维生素 B_{12}、骨髓细胞学。

必要时检查：肿瘤标志物、肝肾功能、原发病相关检查。

第二节　红细胞增多症

1. 真性红细胞增多症

基本检查：血常规、网织红细胞、血细胞形态学、骨髓细胞学、JAK2 基因、染色体核型分析、动脉血氧饱和度测定。

必要时检查：骨髓活检、BCR/ABL、腹部肝脾肾 B 型超声、肝功能、女性盆腔 B 型超声、^{51}Cr 标记测量红细胞容积。

2. 继发性红细胞增多症

基本检查：血常规、网织红细胞、骨髓细胞学、JAK2 基因、染色体核型分析、动脉血氧饱和度测定。

必要时检查：肿瘤标志物、B 型超声检查肝、脾、肾、卵巢、子宫、胸片、动脉血氧饱和度测定、染色体检查。

第三节　其他红细胞病

卟啉病

基本检查：血常规、尿常规、血清铁、总铁结合力、红细胞荧光试验、尿卟啉原试验、红细胞内原卟啉、染色体核型。

必要时检查：骨髓细胞学、肝脾 B 型超声。

第四节　铁代谢异常

一、铁粒幼细胞贫血

基本检查：血常规、血糖、血清铁、总铁结合力、转铁蛋白饱和度、铁蛋白、骨髓细胞学、骨髓细胞铁染色。

必要时检查：染色体核型。

二、血色病

基本检查：血常规、血糖、血清铁、总铁结合力、转铁蛋白饱和度、铁蛋白、骨髓细胞学、染色体核型。

必要时检查：肝脾 B 型超声、心脏磁共振成像、骨密度、心电图、心脏彩超。

第二章　白细胞疾病实验室相关检查的选择

第一节　白细胞减少

一、白细胞减少

基本检查：血常规，网织红细胞、血细胞形态学、骨髓细胞学。

必要时检查：致病因素检查、细菌培养（咽拭子、血、尿、痰）、病毒抗体检测、相关检查：胸片、肝脾 B 型超声。

二、中性粒细胞减少

基本检查：血常规、网织红细胞、血细胞形态学、骨髓细胞学。

必要时检查：致病因素检查、细菌培养（咽拭子、血、尿、痰）、胸片、肝脾 B 型超声。

三、淋巴细胞减少

基本检查：血常规、网织红细胞、血细胞形态学、骨髓细胞学、淋巴细胞亚群。

必要时检查：致病因素检查、细菌培养（咽拭子、血、尿、痰）、病毒抗体检测、胸片、B 型超声、HIV。

第二节　反应性白细胞异常

一、类白血病反应

基本检查：血常规、网织红细胞、血细胞形态学、骨髓细胞学。

必要时检查：致病因素检查、细菌培养（咽拭子、血、尿、痰）、CRP、降钙素原、胸片、肝脾 B 型超声。

二、反应性白细胞异常

1. 嗜酸粒细胞增多

基本检查:血常规、血细胞形态学、骨髓细胞学、FIP1L-PDGFRα 融合基因。

必要时检查:粪便虫卵、胸片、微丝蚴补体结合试验、痰真菌培养、IgE、过敏原检测。

2. 淋巴细胞增生

基本检查:血常规、网织红细胞、血细胞形态学、骨髓细胞学、流式细胞学。

必要时检查:基因 IgH 重排检测、TCR 重排检测、B 型超声、胸、腹 CT、淋巴结组织活检。

第三节　传染性单核细胞增多症

1. 基本检查:血常规、血细胞形态学、ESR、嗜异性凝集试验、抗 EB 病毒抗体检查、EB 病毒 DNA、咽拭子培养。

2. 必要时检查:骨髓细胞学、胸片、B 型超声。

第四节　急性白血病

一、急性白血病总的检查

基本检查:血常规、网织红细胞、血型、血细胞形态学、骨髓细胞学、组织化学染色、流式细胞学、染色体、融合基因、基因突变、肝肾功能、血清钾、钠、氯、尿酸、血糖、肝炎病毒抗原抗体系统、HIV、凝血项目(PT、APTT、TT、FIB、FDP、D- 二聚体)心电图、胸片、B 型超声。

必要时检查:胸 CT、腹部 CT、细菌培养(咽拭子、血、尿、痰)、G 试验、GM 试验、骨髓活检、配型。

二、各类型的特殊检查

(一)急性粒细胞白血病

1. 急性粒细胞白血病 M_1

特殊检查:过氧化酶染色、流式细胞学、染色体核型、基因检测。

2. 急性粒细胞白血病 M_2

特殊检查:过氧化酶染色、流式细胞学、染色体核型、基因检测。

3. 急性粒细胞白血病 M_4

特殊检查:过氧化酶染色、氯化醋酸 AS-D 萘酚酯酶、醋酸萘酚酯酶及氟化钠抑制试验、流式细胞学、染色体核型、基因检测。

4. 急性粒细胞白血病 M_5

特殊检查:过氧化酶染色、氯化醋酸 AS-D 萘酚酯酶、醋酸萘酚酯酶及氟化钠抑制试验、流式细胞学、染色体核型、基因检测。

5. 急性粒细胞白血病 M_6

特殊检查:过氧化酶染色、糖原染色、流式细胞学、染色体核型、基因检测。

6. 急性早幼粒细胞白血病

特殊检查:过氧化酶染色、流式细胞学、染色体核型、基因检测、凝血项目。

（二）急性淋巴细胞白血病

1. 急性 B 淋巴细胞白血病

特殊检查：过氧化酶染色、糖原染色、流式细胞学、染色体核型、基因检测。

2. 急性 T 淋巴细胞白血病

特殊检查：过氧化酶染色、糖原染色、流式细胞学、染色体核型、基因检测。

（三）急性混合细胞白血病

特殊检查：过氧化酶染色、糖原染色、流式细胞学、染色体核型、基因检测。

第五节　中枢神经系统白血病

基本检查：血常规、血细胞形态学、骨髓细胞学、头颅 CT、检眼镜。脑脊液常规、脑脊液生化、脑脊液细胞学。

必要时检查：头颅磁共振成像、脑脊液细菌学检查。

相关检查：肝肾功能、出凝血项目、血清免疫球蛋白。

第六节　慢性白血病

一、慢性白血病总的检查

基本检查：血常规，血型、血细胞形态学、骨髓细胞学、组织化学染色、流式细胞学、染色体、基因检测、肝肾功能、血清钾、钠、氯、尿酸、血糖、肝炎病毒抗原抗体系统、HIV、凝血项目（PT、APTT、TT、FIB、FDP、D- 二聚体）心电图、胸片、B 型超声。

必要检查：骨髓组织活检、肝脾 B 型超声、胸腹部 CT、心电图、心脏彩超。

二、各类型特殊检查

1. 慢性粒细胞白血病

特殊检查：BCR/ABL 融合基因、Ph 染色体。

2. 慢性中性分叶性白血病

特殊检查：BCR/ABL 融合基因、Ph 染色体。

3. 慢性粒单核细胞白血病

特殊检查：BCR/ABL 融合基因、Ph 染色体。

4　慢性淋巴细胞白血病

特殊检查：IgH 基因重排、TCR 基因重排、淋巴结病理。

5. 多毛细胞白血病

特殊检查：扫描电镜、抗酒石酸性磷酸酶染色。

6. 幼淋巴细胞白血病

特殊检查：糖原染色、酸性磷酸酶、病理活检。

第七节 骨髓增生异常综合征

基本检查:血常规,网织红细胞、血细胞形态学、骨髓细胞学、染色体、基因检测。

必要时检查:骨髓活检、铁染色、肿瘤相关标志物、血清铁蛋白、血清叶酸水平、血清维生素 B_{12} 水平。

第八节 骨髓增殖性疾病

一、真性红细胞增多症

基本检查:血常规、网织红细胞、血细胞形态学、骨髓细胞学、JAK2 基因、染色体核型分析、动脉血氧饱和度测定。

必要时检查:骨髓活检、BCR/ABL 融合基因检测、腹部肝脾肾 B 型超声、肝功能、女性盆腔 B 型超声、^{51}Cr 标记测量红细胞容积。

二、原发性血小板增多症

基本检查:血常规、血细胞形态学、骨髓细胞学、JAK2 基因。

必要时检查:骨髓活检、BCR/ABL 融合基因检测、腹部肝脾肾 B 型超声、肝功能、女性盆腔 B 型超声。

三、骨髓纤维化

基本检查:血常规、网织红细胞、血细胞形态学、骨髓细胞学、JAK2 基因、骨髓活检病理。

必要时检查:染色体 Ph、肝脾淋巴结病理。腹部 B 型超声、腹部 CT。

四、慢性粒单核细胞白血病

基本检查:血常规、血细胞形态学、骨髓细胞学、BCR/ABL 融合基因、染色体 Ph、骨髓活检病理。

必要时检查:流式细胞学、腹部 B 型超声、腹部 CT。

第三章 出凝血疾病实验室相关检查的选择

第一节 过敏性紫癜

基本检查:血常规、尿常规、便常规 + 潜血、血沉、凝血项目、免疫球蛋白。
必要时检查:咽拭子培养、抗核抗体、抗 DNA 抗体、抗链 "0"、B 型超声。

第二节 血小板减少与血小板减少性紫癜

基本检查:血常规、血细胞形态学、骨髓细胞学、凝血项目、抗人球蛋白试验、血小板抗体及 PAC3 测定、血小板膜糖蛋白 I b、Ⅱb/Ⅲa、血清补体、ANA、ds-DNA、抗 Sm 抗体、抗 SSA、抗 SSB、RF、肝肾功能、凝血项目。

必要时检查：染色体、B 型超声。

第三节　血栓性血小板减少性紫癜

基本检查：血常规、尿常规、网织红细胞计数、血细胞形态学、骨髓细胞学、肝功能＋胆红素、抗人球蛋白试验、凝血项目、血游离血红蛋白、血浆结合珠蛋白、乳酸脱氢酶、血管性血友病因子裂解酶（ADAMTS）。

必要时检查：头颅 CT、肝脾 B 型超声。

第四节　血小板功能异常

基本检查：血常规，血细胞形态学、骨髓细胞学、出血时间、血块收缩试验、血小板聚集试验、黏附试验、血小板释放反应、花生四烯酸含量、凝血项目。

必要时检查：染色体、肝功能、肝脾 B 型超声。

血小板无力症，血小板聚集试验与黏附试验。血小板颗粒缺陷性疾病，血小板聚集试验与黏附试验、电镜检查、内容物测定。

第五节　血　友　病

基本检查：血常规、凝血时间（试管法）、凝血项目、APTT 纠正试验、凝血因子检测、肝功能。家族人员筛查凝血项目。

必要时检查：染色体。血友病 A，凝血因子Ⅷ：C 活性检测。血友病 B，凝血因子Ⅸ：C 活性检测。血管性血友病，出血时间（LVY 法），凝血因子Ⅷ：C 活性检测，vWF 抗原（vWF：Ag），Ristocetin 诱导的血小板聚集反应（RIPA）。

第六节　维生素 K 缺乏症

基本检查：血常规、凝血项目、PT 纠正试验、凝血因子检测、肝功能。

必要时检查：肝炎相关病毒抗原、肝、脾、门静脉 B 型超声。

第七节　弥散性血管内凝血

基本检查：血常规、血细胞形态学、血型、凝血项目、鱼精蛋白副凝试验、纤维蛋白原降解产物（FDP）、D- 二聚体、肝肾功能、原发病相关检查。

必要时检查：C 反应蛋白、细菌培养、肝肾功能。

第八节　纤维蛋白原溶解症

基本检查：血常规、血型、凝血项目、鱼精蛋白副凝试验、优球蛋白溶解时间、纤维蛋白原降解产物(FDP)、纤维蛋白肽、纤溶酶原水平、D-二聚体、抗凝血酶Ⅲ、肝肾功能。致病因素相关检查。

必要时检查：骨髓细胞学、肝、脾 B 型超声。

第九节　易　栓　症

基本检查：血常规、凝血项目、D-二聚体、FDP、抗凝血酶Ⅲ、蛋白 C、蛋白 S、血沉、免疫球蛋白、抗核抗体、狼疮抗凝物。

必要时检查：胸片、胸部 CT、肺动脉造影、双下肢静脉超声。

第十节　高黏滞血症

基本检查：血常规、血液流变学、血糖、血脂、纤维蛋白原。

必要时检查：骨髓细胞学、*JAK2* 基因、血管超声、血小板聚集试验。

第四章　其他血液疾病实验室相关检查的选择

第一节　淋　巴　瘤

基本检查：血常规、血细胞形态学、骨髓细胞学、淋巴结活检及印片、血沉、血浆蛋白电泳、免疫球蛋白定量、免疫固定电泳、胸部 X 线摄片及 CT、腹部肝脾 B 型超声、腹腔淋巴结、腹部 CT。乳酸脱氢酶、肝肾功能。

必要时检查：染色体、基因、磁共振成像、肝炎病毒抗原抗体系统、HIV、血清抗结核抗体、耳鼻喉部位检查。霍奇金病，病毒相关抗体、组织病理。非霍奇金淋巴瘤，结外活组织标本病理、基因重排、单克隆抗体检测细胞表型、骨扫描。

第二节　浆　细　胞　病

一、骨髓瘤

基本检查：血常规、血细胞形态学、骨髓细胞学、尿常规、尿本周蛋白测定、血清免疫球蛋白、免疫电泳测定 M 蛋白、血清轻链 κ、λ 含量与 κ/λ 比值。流式细胞学检测细胞表型、肾功能、血钙、血磷、碱性磷酸酶、血尿 β2 微球蛋白、颅骨、脊柱、肋骨、骨盆等 X 线摄片、

CT、骨扫描和磁共振成像检查

必要时检查：骨髓活检、染色体、血黏滞度、肝炎病毒抗原抗体系统、肝功能。

二、巨球蛋白血症

基本检查：血常规、血细胞形态学、骨髓细胞学、尿常规、尿本周蛋白测定、血清免疫球蛋白、免疫电泳测定 M 蛋白、流式细胞学检测细胞表型、肾功能、血钙、血磷、碱性磷酸酶、血尿 β2 微球蛋白、颅骨、脊柱、肋骨、骨盆等 X 线摄片、CT 骨扫描和磁共振成像检查。

必要时检查：骨髓活检、染色体、肝脾淋巴结 B 型超声、肝炎病毒抗原抗体系统、肝功能。

第三节　淀粉样变性

基本检查：血常规、血细胞形态学、骨髓细胞学、尿常规、尿本周蛋白测定、血清免疫球蛋白、免疫电泳测定 M 蛋白、血清轻链、流式细胞学检测细胞表型、组织活检及刚果红染色。

必要时检查：肝肾功能、心脏彩超、骨髓活检、肝脾淋巴结 B 型超声。

第四节　噬血细胞综合征

基本检查：血常规、血细胞形态学、骨髓细胞学、血脂项目、凝血项目、铁蛋白、可溶性白介素 2 受体、淋巴细胞亚群、B 型超声。

必要时检查：骨髓活检病理、流式细胞学、淋巴结组织活检、血培养、肿瘤标志物、胸部与腹部 CT。

第五节　朗格汉斯细胞组织细胞增生症

基本检查：血常规、血细胞形态学、骨髓细胞学、淋巴细胞亚群、病理活检、胸片、骨骼 X 线。电镜细胞学检查。血清蛋白电泳。

必要时检查：组织病理，免疫组织化学染色。电镜超微结构。肝肾功能、肺功能、骨骼磁共振成像。

第六节　血液病感染

基本检查：血常规、血细胞形态学、骨髓细胞学、CRP、降钙素原，胸片、CT、细菌培养（分泌物 + 血），真菌检查、G 试验与 GM 试验。幽门螺杆菌、支原体等病原体，病毒检测。

必要检查：骨髓培养、结核菌检查、气管镜、肝、脾、胆、肾 B 型超声。内窥镜胃肠道检查。

第五章　血液病实验室检查标本采集要求

第一节　总　　论

一、血液标本采集要求

1. 应在治疗之前采集标本。

2. 空腹静脉血。

3. 避免使用静脉留置管采血。

4. 避开正在输液的肢体。

5. 止血带避免压迫时间过长(一般不超过 40 秒)。

6　依据检查项目不同,选择不同试管与处理方法。

二、常用采血管标志

常用采血管标志见表 21-1。

表 21-1　常用采血管标志

头盖颜色标记	抗凝剂	促凝剂	分离胶
红色	—	—	—
黄色	—	+	+
橘红色	—	+	—
绿色	肝素	—	+
浅绿	肝素	—	+
深蓝	枸橼酸钠	—	—
蓝色	枸橼酸钠	—	—
黑色	枸橼酸钠	—	—
紫色	EDTA	—	—

三、采血标本分类

1. 按血液成分　血清、血浆。

2. 按有无抗凝剂　有、无。

3. 按抗凝剂成分　肝素、枸橼酸钠、EDTA。

第二节　血液病常做的检查采血管选择

血液病常做的检查采血管选择见表 21-2。

表 21-2　血液病检测项目采血管选择

检验项目		采血管选择(头帽颜色)	备注
一般血液检验	血常规 血细胞形态学 网织红细胞	紫色、绿色、蓝色。直接涂片或用紫色采血管制血涂片	EDTA(紫色)管有发生血小板聚集可能，引起假性血小板减少
贫血 相关 检验	血清铁 血清铁蛋白 血清叶酸 血清维生素 B_{12}	红色 红色 红色 红色	
溶血相关检验	酸溶血试验 抗人血球蛋白试验 冷热溶血试验 CD55、CD59	一个红色 + 一个绿色 紫色	
遗传性贫血病	红细胞 G6PD 活性测定 红细胞渗透脆性试验 血红蛋白 A_2 测定		
造血 因子	促红细胞生成素	红色	
血小板功能	血小板黏附试验 血小板聚集试验 血小板内容物检测	紫色	需一定保存条件
凝血项目 检测	PT APTT TT 纤维蛋白原 凝血因子活性	蓝色	
纤溶项目检测	纤维蛋白原降解产物 优球蛋白溶解试验 3-P 试验 D- 二聚体	蓝色	
抗凝因子检测	PC、PS AT-Ⅲ LA	蓝色	
免疫相关检测	免疫球蛋白 补体 自身抗体	红色 红色 红色	
流式 细胞	淋巴细胞亚群 白血病分型	绿色或紫色	
染色体		绿色	
基因		紫色	
生化	肝肾功能	红色	

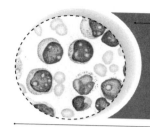

第二十二篇
血液病实验室检查内容与正常值

---------- **第一章　血液病实验室检查内容** ----------

第一节　血液病一般检查

1. 血常规检查　目前采用血细胞分析仪的检测,检测主要内容包括白细胞计数、白细胞分类其百分比与绝对值;红细胞计数、血红蛋白、红细胞平均体积、红细胞平均血红蛋白、红细胞平均血红蛋白浓度、血小板计数、网织红细胞。

2. 血细胞形态学　血液分析仪检测可提示白细胞分类与红细胞体积。但要了解血液中是否存在异常细胞,仍应行血细胞形态学检查。

3. 血型　血液病患者需要血型检查,但是血常规检查并不包括血型检查。

第二节　造血物质与造血因子检测

1. 血细胞合成需要营养物质,营养物质缺乏可导致造血障碍。主要检测的物质有血清铁、铁蛋白、转铁蛋白、叶酸、维生素 B_{12}。

2. 造血因子检测　血细胞的生成受因子调控,细胞生成因子包括:促红细胞生成素、促粒细胞因子、促血小板生成素。

第三节　溶血相关检查

1. 溶血证据的相关检查。

2. 溶血病因检查　红细胞缺陷的检测、红细胞酶缺陷的检测、红细胞孵育渗透脆性检测、珠蛋白生成异常检测、自身免疫性溶血检测、异常克隆检测。

第四节　造血异常检查

1. 网织红细胞。

2. 骨髓细胞学 + 细胞化学染色。

3. 骨髓活检病理。

4. 干细胞培养。

5. 流式细胞学检查。

第五节　血小板检查

1. 血小板计数。

2. 血小板功能。

第六节　凝血项目检查

1. 凝血因子活性水平检测。

2. 内源性凝血、外源性凝血试验检查。

3. 纤维蛋白原检测。

第七节　纤溶项目检查

1. 纤维蛋白原降解产物。

2. 纤维蛋白降解产物（D-二聚体）。

3. 优球蛋白溶解试验、血浆素原活性、鱼精蛋白副凝试验。

第八节　抗凝系统检查

1. 抗凝因子。

2. 抗凝性相关抗体　狼疮抗凝物、抗心磷脂抗体。

第九节　恶性血液病实验室检测

1. 白血病　外周血与骨髓细胞学、细胞组织化学、流式细胞学、染色体、基因。

2. 淋巴瘤　组织病理＋外周血与骨髓细胞学、细胞组织化学、流式细胞学、染色体、基因。

3. 骨髓瘤　外周血与骨髓细胞学、细胞组织化学、流式细胞学、染色体、基因＋血清免疫球蛋白、血清轻链、免疫固定电泳。

第十节　血液病相关实验室检查

1. 血清免疫球蛋白。

2. 血清补体。

3. 细胞免疫。

4. 流式细胞学

5. 染色体。

6. 基因检测。

第二章　实验室检查正常值

第一节　血常规正常值

一、血常规

主要通过血细胞计数仪检测,可显示白细胞、红细胞及血小板数量与比值、红细胞大小与染色、血小板、网织红细胞比值与数量(表 22-1)。缺点:不能提供细胞形态,准确进行细胞分类。

表 22-1　血常规正常值

检查项目		法定单位	旧制单位
血常规	白细胞	$(4.0{\sim}10)\times10^9/L$	$4000{\sim}10\,000/mm^3$
	中性粒细胞	$(2.0{\sim}7.0)\times10^9/L$	50%~70%
	嗜酸粒细胞	$(0.05{\sim}0.5)\times10^9/L$	1%~5%
	嗜碱粒细胞	$(0.00{\sim}0.01)\times10^9/L$	0~1%
	单核细胞	$(0.12{\sim}0.8)\times10^9/L$	1%~8%
	淋巴细胞	$(0.8{\sim}4.0)\times10^9/L$	20%~40%
	红细胞数　男	$(4.0{\sim}5.5)\times10^{12}/L$	
	红细胞数　女	$(3.5{\sim}5.0)\times10^{12}/L$	
	血红蛋白　男	120~160g/L	12~16g/dl
	血红蛋白　女	110~150g/L	11~15g/dl
	血细胞比容　男	0.40~0.50	40%~50%
	血细胞比容　女	0.37~0.48	37%~48%
	红细胞平均体积(MCV)	82~95fl	μm^3
	红细胞平均血红蛋白(MCH)	26~32pg	$\mu\mu g$
	红细胞平均血红蛋白浓度(MCHC)	320~360g/L	32%~36%
	血小板	$(100{\sim}300)\times10^9/L$	

二、血细胞形态学（检测项目）

1. 白细胞（比例与形态）　中性粒细胞、嗜酸粒细胞、嗜碱粒细胞、中性杆状和中性分叶细胞、淋巴细胞、异型淋巴细胞、单核细胞。

2. 红细胞（形态）　正常红细胞、大红细胞、小红细胞、异形红细胞、红细胞内容物、红细胞碎片。

3. 血小板　大血小板。

4. 幼稚细胞（粒系、单核、淋巴与红系）　正常外周血液，应用普通显微镜不能检测到幼稚细胞。

5. 异常物（寄生虫、细胞载体、细胞吞噬物）。

三、网织红细胞

网织红细胞 0.5%~1.5%，网织红细胞绝对值(24~84)×10⁹/L。

网织红细胞 0.5%~1.5%，网织红细胞绝对值$(24\sim84)\times10^9/L$。

四、红细胞沉降率（ESR）

Westergren 法，男性 0~15mm/1h，女性 0~20mm/1h。

五、造血因子

促红细胞生成素。

第二节　贫血检测项目正常值

贫血检测项目正常值见表 22-2。

表 22-2　贫血检测项目正常值

贫血检测项目		正常值	
铁代谢项目检测	血清铁	男	11~30μmol/L
		女	9~27μmol/L
	总铁结合力	男	50~77μmol/L
		女	54~76μmol/L
	转铁蛋白		28.6~51.9μmol/L
	转铁蛋白铁饱和度		33%~55%
	血清铁蛋白	男	15~200μg/L
		女	15~150μg/L
	红细胞内游离原卟啉	男	0.56~1.0μmol/L
		女	0.68~1.32μmol/L
维生素检测	血清叶酸	正常	6~21ng/ml
	血清维生素 B₁₂	正常	160~1000pg/ml
溶血证据项目检测	总胆红素	成人	3.4~17.1μmol/L
	血清结合胆红素		0~6.8μmol/L
	血清非结合胆红素		1.7~10.2μmol/L
	血浆游离血红蛋白		<0.05g/L（1~5mg/dl）

续表

贫血检测项目		正常值
	血清结合珠蛋白	<0.7~1.5g/L（70~150mg/dl）
	血浆高铁血红素白蛋白	电泳法阴性
	红细胞内游离原卟啉	（FEP）荧光光度法 <2.34μmol/L
	尿含铁血黄素	阴性
红细胞膜缺陷检查	红细胞渗透脆性简易试验	开始溶血 0.40%~0.44%（4.2~4.6g/L）（NaCL 溶液） 完全溶血 0.32%~0.36%（2.8~3.4g/L）（NaCL 溶液） 阴性
	酸性溶血试验（Ham 试验）	阴性
	热溶血试验	
红细胞酶缺陷	红细胞 G6PD 活性测定	Zinkham 法：12.1±2.09IU/gHb（37℃） GLOCK 法：8.34±1.59IU/gHb（37℃）
	高铁血红蛋白还原试验	目测法：阴性 电光比色法：还原率 >75%
自身免疫性溶血	温抗体型、抗人球蛋白试验（Coombs 试验）	正常阴性
	冷抗体型、D-L 抗体	正常阴性
血红蛋白异常	pH8.5TEB 缓冲液醋酸纤维膜电泳	正常 A：96%~98%；A₂：1%~3%；F：1%~2%
	血红蛋白 F 酸洗脱法	成人 <0.01（1%）
	血红蛋白 A₂	成人 0.015~0.03（1.5%~3%）
	红细胞镰变试验	阴性
	变形珠蛋白小体生成试验	<0.30（30%）

第三节　出血、凝血、抗凝相关检测正常值

出血、凝血、抗凝相关检测正常值见表 22-3。

表 22-3　出血、凝血、抗凝相关检测正常值

检测项目		正常值
血小板	血小板计数	（100~300）×10⁹/L
	血小板黏附试验	血小板黏附率 62.5%±8.61%
	血小板聚集试验	依据检测仪器不同而定
	血浆血小板球蛋白（β-TG）	ELISA：（16.4±9.8）μg/L
	血小板第 4 因子（PF4）	ELISA：（3.2±2.3）μg/L
	血浆血栓烷 B2（TX-B2）	ELISA：（76.3±4.8）ng/L
凝血因子	血浆因子Ⅷ促凝活性	FⅧ：C，103%±25.7%
	血浆因子Ⅸ促凝活性	FⅨ：C，98.1%±30.4%
	血浆因子Ⅺ促凝活性	FⅪ：C，100%±18.4%
	血浆因子Ⅹ促凝活性	FⅩ：C，103%±19.0%
	血浆因子Ⅶ促凝活性	FⅦ：C，103%±17.3%
	血浆因子Ⅴ促凝活性	FⅤ：C，102.4%±30.9%

续表

	检测项目	正常值
凝血项目	血浆凝血酶原时间（PT）	11~13 秒
	国际标准化比值（INR）	1.0±0.1
	凝血酶时间（TT）	10~20 秒
	部分凝血活酶时间（APTT）	20~35 秒
	纤维蛋白原（FIB）	2~4g/L
纤溶项目	纤维蛋白原降解产物	<5μg/ml
	鱼精蛋白副凝试验（3P 试验）	阴性
	血浆 D- 二聚体	0~243ng/ml
	血浆纤溶酶原活性	发色底物法：75~140%
	血浆组织纤溶酶原激活物活性	发色底物法：0.3~0.6 活化单位 /ml
抗凝因子	血浆凝血酶Ⅲ活性（AT-Ⅲ）	发色底物法：108.5%±5.3%
	血浆凝血酶Ⅲ抗原	免疫火箭电泳法：(0.29±0.06)g/L
	血浆蛋白 C 活性	100%±13.18%
	血浆游离蛋白 S	100.9%±29.1%

第四节　骨髓检查正常值

一、骨髓细胞学

骨髓细胞学见表 22-4。

表 22-4　骨髓细胞学正常值

血细胞名称			正常值（%）	
			平均值	范围
原血细胞			0.08	
粒细胞系统	原粒细胞		0.51	0~1.2
	早幼粒细胞		1.82	0~4.4
	中性粒细胞	中幼	7.25	2.2~13.8
		晚幼	11.72	4.8~18.2
		杆状	23.30	14.0~32.0
		分叶	11.09	3.4~25.4
	嗜酸粒细胞	中幼	0.60	0~2.0
		晚幼	0.79	0~2.4
		杆状	0.84	0~2.6
		分叶	1.12	0~6.8
	嗜碱粒细胞	中幼	0.004	0~0.2
		晚幼	0.03	0~0.4
		杆状	0.04	0~0.6
		分叶	0.06	0~0.6

续表

血细胞名称		正常值（%）	
		平均值	范围
红细胞系统	原始红细胞	0.40	0~1.2
	早幼红细胞	1.26	0.2~3.6
	中幼红细胞	10.16	3.4~18.0
	晚幼红细胞	7.28	2.4~17.4
	原巨红细胞		
	早巨红细胞		
	中巨红细胞		
	晚巨红细胞		
淋巴细胞系	原始淋巴细胞	0.05	
	幼稚淋巴细胞	0.17	
	淋巴细胞	19.1	7.0~36
单核细胞系	原始单核细胞	0.01	
	幼稚单核细胞	0.14	
	单核细胞	0.98	0~2.8
浆细胞系	原始浆细胞	0.094	
	幼稚浆细胞	0.104	
	浆细胞	0.60	0~1.2
其他细胞	内皮细胞	0.05	
	网状细胞	0.16	
	异常网状细胞		
	吞噬网状细胞	0.05	
	组织嗜酸细胞	0.004	
	组织嗜碱细胞	0.03	
巨核细胞	1.5~3cm 骨髓片 7~35 个，原巨核细胞 0%，幼巨核细胞 0~5%，颗粒巨核细胞 10%~27%，产板巨核细胞 44%~60%，裸核 8%~30%，血小板易见		

二、组织化学染色

组织化学染色见表 22-5。

表 22-5　骨髓细胞学组织化学染色

苏丹黑 B(SB)染色	粒系(除原始粒细胞)细胞,阳性 单核系细胞,弱阳性或阴性
α- 醋酸萘酚酯酶(α-NAE)染色(非特异性酯酶,NSE)	粒系细胞阴性或弱阳性(不被氟化钠抑制) 单核细胞阳性(可被氟化钠抑制)
抗酒石酸酸性磷酸酶染色	原粒细胞阴性,早幼粒以下阶段阳性单核细胞弱阳性
糖原染色(PAS)	淋巴细胞阴性,少数弱阳性
酸性磷酸酶(ACP)染色	T 淋巴细胞多毛细胞阳性 B 淋巴细胞、单核细胞阴性
铁染色(普鲁士蓝反应)	细胞外铁 +~++ 细胞内铁(铁粒幼细胞) 20%~90%(平均 65%)

第五节　血液病相关的实验室检测正常值

一、免疫相关检查

1. 免疫球蛋白检测

IgG　　　7.0~16.6g/L

IgA　　　0.7~3.5g/L

IgM　　　0.5~2.6g/L

IgD　　　0.6~1.2mg/L

IgE　　　0.1~0.9mg/L

2. 补体

补体 C3　　成人 0.8~1.5g/L

3. 流式细胞学检查淋巴细胞亚群

T 细胞分化抗原

CD3,61%~85%

CD4,28%~58%

CD8,19%~48%

CD4/CD8,0.9~2.1

B 细胞分化抗原

CD19$^+$,11.7%±3.37%

自然杀伤细胞活性(NK),13.8%±5.9%

4. 抗核抗体(ANA)　　　阴性

5. 狼疮抗凝物　　　阴性

二、血脂检测

1. 总胆固醇(TC)　成人 2.85~5.98mmol/L

2. 甘油三酯（TG）　0.56~1.7mmol/L

三、酶谱检测

1. 丙氨酸氨基转移酶（ALT）　　10~40U/L
2. γ- 谷氨酰转移酶（GGT）　　10~40U/L
3. 碱性磷酸酶（ALP）　　　　　<40~110U/L
4. 乳酸脱氢酶（LDH）　　　　　104~245U/L

四、电解质与肾功能

1. 血清钾　　　3.5~5.5mmol/L
2. 血清钠　　　135~145mmol/L
3. 血清氯　　　95~105mmol/L
4. 血清钙　　　2.25~2.58mmol/L
5. β 微球蛋白　0.8~2.4mg/L
6. 血肌酐　　男 53~106μmol/L　　女 44~97μmol/L
7. 血尿酸　　男 268~488μmol/L　　女 178~387μmol/L

第六节　流式细胞学、染色体、基因检测

一、流式细胞学

流式细胞分析技术（FCM）也称为流式细胞术,它集电子技术、计算机技术、激光技术、免疫单抗技术以及流体理论于一体,能在功能水平对单个细胞或生物颗粒进行定量或定性分析,在极短时间分析上万个以上细胞,为临床血液病诊断提供了方法。它可以检测细胞大小、细胞颗粒度、细胞表面积、核质比例、DNA 含量等细胞结构。也可对细胞表面 / 胞质、核的特异抗原、细胞活性、细胞内因子、酶活性、细胞受体等功能检测。

淋巴细胞亚群以及 T 细胞、B 细胞、NK 细胞绝对数,白细胞免疫表型,红细胞 CD55、CD59 测定,干细胞检测,血小板活化分析及膜糖蛋白检测。有助于免疫缺陷疾患、白血病、淋巴瘤、噬血细胞综合征、阵发性睡眠性血红蛋白尿、血小板减少性疾病诊断与鉴别诊断（表 22-6）。

淋巴细胞亚群(摘自流式细胞术临床使用手册)

T 细胞亚群

T 淋巴细胞	CD3$^+$	72%±7%
辅助 / 诱导性 T 细胞（Th）	CD3$^+$、CD4$^+$	43%±9%
抑制 / 杀伤 T 细胞（Ts,Tc）	CD3$^+$、CD8$^+$	30%±9%
Th/Ts	CD4$^+$/CD8$^+$	1.42±0.89
B 淋巴细胞	CD3$^-$、CD19$^+$	11.56%±2.54%
NK 细胞	CD3$^-$、CD(16+56)$^+$	114.91%±4.87%

表 22-6 全血细胞相关抗原

		红细胞类干细胞 CD33、CD34	定祖红细胞 CD34、CD36	幼红细胞 CD36	红细胞 CD47
	混合克隆形成细胞 骨髓类干细胞 CD34 CD33	粒细胞单核巨噬细胞类干细胞 CD34 CD33 CD13	原始粒细胞 CD13、CD15 CD33	早幼粒细胞 CD13、CD15 CD33	中性粒细胞 CD13、CD14 CD33、CD36
全能干细胞 CD34			原始单核细胞 CD13、CD14 CD15、CD33	幼稚单核细胞 CD13、CD14 CD33	单核细胞 CD13、CD14 CD33、CD36
		巨核细胞类干细胞 CD34	原始巨核细胞 CD41 CD61	巨核细胞 CD36、CD41 CD42a、CD42b	血小板 CD36、CD41 CD42a、CD42b
	淋巴细胞与浆干细胞 CD34 CD38	前 T 细胞 CD7	早期胸腺细胞 CD2、CD5 CD7、CD38	成熟胸腺细胞 CD2、CD3、CD5 CD7、CD4、CD38	T 淋巴细胞 CD2、CD3 CD5、CD4 CD7
		前 B 细胞 CD19、CD20 CD10	未成熟 B 细胞 CD19、CD20 CD21	成熟 B 细胞 CD19、CD21 CD20、CD37	浆细胞 CD38

$CD55^+$ 与 $CD59^+$ 检测

红细胞 $CD55^+$/$CD59^+$ $CD55^+$>95% $CD59^+$>90%

粒细胞 $CD55^+$/$CD59^+$ $CD55^+$>95% $CD59^+$>90%

二、染色体

染色体检查为染色体核型分析。染色体异常主要包括染色体数目异常和结构异常，按染色体则有常染色体与性染色体异常。

染色体数目异常如单倍体(n)、多倍体($3n$ 或 $4n$)及非整倍体(单体、三体)等。 染色体结构异常可见染色体断裂和重接，如缺失、易位、重复、环状染色体、等臂染色体、标记染色体、双着丝粒染色体和双微体等。

血液病染色体异常见于遗传性疾病、骨髓增生异常综合征、恶性克隆性疾病如白血病、淋巴瘤等。

正常人体细胞的核含有 46 个染色体(核型)。包括：2 个性染色体(男性 XY，女性 XX)，22 对常染色体。所以正常人体细胞一般含有 23 对同源染色体。由父方精子带来一组染色体与由母方卵子带来的一组染色体组成的染色体为二倍体。用符号 n 代表父方或母方的染色体组数目。二倍体染色体数目为 $2n$。依据染色体的长度和着丝点的位置将染色体分成 A 至 G 七组。按其长度依次排列分别命名 1~22 号。

细胞分裂时细胞核的染色质形成染色体，形成的染色单体靠着丝点连接两个染色体。每个染色体由着丝点分成两段，长为长臂，短者为短臂。

常规染色体显带时,染色体数目写为 46,XY,并以符号 P(短臂)、q(长臂)、t(易位,后面第一个括弧表示受累的染色体及易位号,第二个括弧表示染色体断裂点具体部位)。del(缺失)、inv(倒位)、ins(插入)、der(衍生染色体)、dup(重复)、mar(标记染色体)、r(环状染色体)、i(等臂染色体)表示。应用荧光原位杂交(FISH)检测时,以 ish 表示中期分裂相的 FISH 分析结果、nucish 为期间细胞的 FISH 分析结果、x 为信号数目、+ 为扩增、- 为缺失(染色体丢失或增加)、con 是融合信号等。染色体的臂分成许多区和带,常用组合字表示(见第十篇染色体检查)。

三、基因

基因检查是以遗传物质 DNA 或 RNA 为检查对象,利用分子生物学技术,如核酸分子杂交技术、DNA 测序、聚合酶链反应、基因芯片技术等技术,检测基因结构或表达量多少来诊断疾病。血液病基因异常可见于遗传性血液疾病以及恶性血液病(见第十一篇基因检查鉴别诊断)。

附件1 常见血液病鉴别诊断提纲

一、红细胞疾病

1. 贫血

首先分析是否为营养性贫血、溶血性贫血、骨髓造血障碍性贫血、继发性贫血。

进行营养性贫血、溶血性贫血、骨髓障碍性贫血过筛性相关检查。

依据特点鉴别后归类。

2. 缺铁性贫血

通过血常规证实为小细胞、低色素,实验室铁代谢检查异常。

主要与环形铁粒幼细胞贫血鉴别。

病因查找不可缺失。

3. 巨幼细胞贫血

血常规提示为大细胞贫血,实验室检查叶酸、维生素 B_{12} 减低。

主要与存在 DNA 复制异常的其他贫血鉴别,特别是 MDS。

病因查找不可缺失。

4. 再生障碍性贫血

血常规检查三系减少为线索,骨髓细胞学与活检为重要依据。

主要应与免疫性全血细胞减少、MDS、PNH 鉴别。

5. 阵发性睡眠性血红蛋白尿

临床表现提示为血管内溶血,Ham 试验阳性,CD55、CD59 异常克隆存在。

应与其他溶血性疾病、再生障碍性贫血鉴别。

6. 自身免疫性溶血

有血管外溶血证据,Coombs 试验阳性。

与遗传性红细胞异常溶血性疾病鉴别。

7. 红细胞增多症

血常规提供数值与临床表现及骨髓细胞学一致性,*JAK2* 基因检查。

主要与继发性红细胞增多症鉴别。

二、白细胞疾病

1. 白细胞减少

血常规检查,必要时骨髓细胞学检查。B 型超声检查肝脾。免疫学查抗核抗体。

除外继发性白细胞减少。

病因查找不可缺失(药物、病毒感染、肝病)。

2. 白细胞增多

血常规与骨髓细胞学检查。C 反应蛋白、降钙素原、病原体检查。

主要应鉴别恶性血液病所致白细胞增多。

反应性白细胞增高应认真查找病因。

3. 急性白血病

血常规、骨髓细胞学、流式细胞学、染色体、基因检查。

白血病应进行各型之间鉴别。

白细胞增多者应与类白血病反应鉴别。血细胞减少者应与再生障碍性贫血鉴别。

4. 慢性粒细胞白血病

血常规、骨髓细胞学、流式细胞学、染色体、基因检查。

应判断有无急变。

主要与类白血病反应鉴别。

5. 慢性淋巴细胞白血病

血常规、骨髓细胞学、流式细胞学、染色体、基因检查。

与幼淋巴细胞白血病、多毛细胞白血病鉴别。

三、淋巴瘤及其他恶性血液病

1. 淋巴瘤

B型超声、CT或磁共振成像、淋巴结组织活检病理、染色体与基因检查。

应进行各型淋巴瘤之间鉴别。

应与反应性淋巴结增生、淋巴结核、结节病、转移癌鉴别。

2. 多发性骨髓瘤

M蛋白检测、尿本周蛋白,骨髓细胞学、流式细胞学、染色体、骨骼X线。

注意冒烟型骨髓瘤、孤立性浆细胞瘤诊断。

应与华氏巨球蛋白血症、POEMS鉴别。

3. 噬血细胞综合征

血常规、骨髓细胞学、流式细胞学、染色体、基因。

应与淋巴瘤、朗格汉斯细胞组织细胞增生症、急性白血病鉴别。

应注意病因查找、原发性噬血细胞综合征与获得性噬血细胞综合征鉴别。

四、出凝血性疾病

1. 免疫性血小板减少性紫癜

血常规、骨髓细胞学、免疫相关抗体、B超肝脾。

应与骨髓疾病(再生障碍性贫血、MDS等)血小板减少、慢性肝病脾功能亢进、继发性血小板减少鉴别。

2. 血栓性血小板减少性紫癜

血常规、尿常规、凝血项目、肾功能、流式细胞学、头颅CT。

应与溶血性尿毒症综合征、DIC、Evans综合征、系统性红斑狼疮鉴别。

3. 弥散性血管内凝血

血常规、凝血项目、纤溶试验、D-二聚体。

需与重症肝炎、血栓性血小板减少性紫癜、原发性纤维蛋白溶解症鉴别。

查找致病因素。

五、骨髓增殖性疾病

1. 原发性血小板增多症

血常规、B超肝脾、骨髓细胞学、基因检测。

需与继发性血小板增多症鉴别。

2. 原发性骨髓纤维化

血常规、B超肝脾、骨髓细胞学+骨髓活检、染色体、基因检测。

应与慢性粒细胞白血病以及继发性骨髓纤维化鉴别。

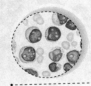

附件 2 符号与缩略语

红细胞疾病

缺铁性贫血	IDA
巨幼细胞贫血	MA
再生障碍性贫血	AA
纯红细胞再生障碍性贫血	PRCA
免疫性全血细胞减少	IRP
自身免疫性贫血	AIHA
冷凝集素综合征	CAS
阵发性冷性血红蛋白尿	PCH
药物诱发性免疫性溶血	DIHA
微血管病性溶血性贫血	MHA
阵发性睡眠性血红蛋白尿	PNH
葡糖 -6- 磷酸脱氢酶缺乏症	G6PD

白细胞疾病

传染性单核细胞增多症	IM
特发性嗜酸粒细胞增多	IHES
急性粒细胞白血病	AML
急性淋巴细胞白血病	ALL
急性早幼粒细胞白血病	APL
低增生性白血病	HL
成人 T 淋巴细胞白血病	ATL
慢性淋巴细胞白血病	CLL
慢性粒细胞白血病	CML
幼淋巴细胞白血病	PLL
多毛细胞白血病	HCL
大颗粒淋巴细胞白血病	LGL
骨髓增生异常综合征	MDS
难治性贫血	RA
难治性贫血伴有环形铁粒幼细胞	RAS
难治性血细胞减少伴有多系发育异常	RCMD
难治性贫血伴有原始细胞过多	RAEB
MDS 不能分类	MDS-U
骨髓增生异常 / 骨髓增殖性疾病	MDS/MPD

出凝血疾病

过敏性紫癜	AP
免疫性血小板减少性紫癜	ITP
血栓性血小板减少性紫癜	TTP
溶血性尿毒症综合征	HUS
血小板无力症	GT
血小板颗粒缺乏症	SPD
血管性血友病	vWD
弥散性血管内凝血	DIC

淋巴增殖性疾病与其他疾病

霍奇金病	HL
非霍奇金淋巴瘤	NHL
滤泡性淋巴瘤	FL
套细胞淋巴瘤	MCL
结节边缘区淋巴瘤	NMZL
脾边缘区淋巴瘤	SMZL
弥漫性大 B 细胞淋巴瘤	DLBCL
原发性脾淋巴瘤	PSL
多发性骨髓瘤	MM
意义未明单克隆免疫球蛋白血症	MGUS
巨球蛋白血症	WM
POEMS 综合征	POEMS
噬血细胞综合征	HPS
恶性组织细胞病	MH
朗格汉斯细胞组织细胞增生症	LCH

骨髓增殖性疾病

	MPD
骨髓纤维化	MF
原发性血小板增多症	ET
真性红细胞增多症	PV

血液病综合征

骨髓增生异常综合征	MDS
再生障碍性贫血 - 阵发性睡眠性血红蛋白尿	AA-PNH
阵发性睡眠性血红蛋白尿 - 再生障碍性贫血	PNH-AA
自身免疫性溶血合并血小板减少	Evans
冷凝集素 / 冷溶血素综合征	CAS

普 - 文二氏综合征	Plummer-Vinson	平均血红蛋白浓度	MCHC
恶性贫血综合征	Addison-Biermer	红细胞分布宽度	RDW
溶血性尿毒症综合征	HUS	血小板计数	PLT
妊娠相关溶血、肝酶升高、血小板		血小板体积	MPV
减少综合征	HELLP	网织红细胞	Ret
血色病综合征	Harot-Chauffura	血沉	ESR
遗传性球形红细胞增多症	HP	**贫血相关检查**	
遗传性粒细胞缺乏症	Kostamnn	血清叶酸	TDB
特发性嗜酸粒细胞增多	IHES	血清维生素 B_{12}	VB_{12}
传染性单核细胞增多症	IM	血清铁蛋白	SF
遗传性出血性毛细血管		血清总铁结合力	TIBC
扩张症	Rendu-Osler-Weber	红细胞内游离原卟啉	FEP
许兰 - 亨诺综合征	Schonlein-Henoch	酸溶血试验	Ham
巨大血小板病	Bernard-Sculier	抗人球蛋白试验	Coombs
血小板无力症	Glanzmann	**出凝血相关检查**	
肺出血 - 肾炎综合征或肺肾出		血小板黏附试验	PAdT
血综合征	Good-Pasture	血小板聚集试验	PAgT
抗磷脂抗体综合征	APA	血管性血友病因子抗原	vWF：Ag
先天性胸腺发育不全	DiGeorge	血管性血友病因子活性	vWF：A
网状组织发育不全	De Vaal	凝血酶原时间	PT
获得性免疫缺陷综合征	AIDS	凝血酶原时间百分活动度	PT%
原发性免疫疾病相关的淋巴增殖性疾病	LPD	凝血酶原国际标化比值	INR
巨大淋巴结病	CD	活化部分凝血活酶时间	APTT
药物超敏反应综合征	DIHS	凝血酶时间	TT
移植后淋巴组织增生性疾病	PTL	**纤维蛋白原定量**	FIB
相关实验室检查项目		D- 二聚体含量	D-D
血常规相关检查		纤维蛋白(原)降解产物	FDP
白细胞	WBC	优球蛋白溶解时间	ELT
中性粒细胞百分率	NEUT%	血浆硫酸鱼精蛋白副凝试验	3P 试验
中性粒细胞绝对值	NEUT	抗凝血酶Ⅲ活性	AT-Ⅲ-A
淋巴细胞百分率	LYMPH%	蛋白 C 活性测定	PC-A
淋巴细胞绝对值	LYMPH	蛋白 S 活性测定	PS-A
嗜酸粒细胞百分率	EO%	**生化相关检查**	
嗜酸粒细胞绝对值	EO	血清总蛋白	TP
嗜碱粒细胞百分率	BASO%	血清白蛋白	A
嗜碱粒细胞绝对值	BASO	血清球蛋白	G
单核细胞百分率	MONO%	丙氨酸氨基转移酶	ALT
单核细胞绝对值	MONO	天冬氨酸氨基转移酶	AST
红细胞计数	RBC	总胆红素	TBIL
血红蛋白	HGB	直接胆红素	DBIL
平均红细胞体积	MCV	乳酸脱氢酶	LDH
平均红细胞血红蛋白含量	MCH	碱性磷酸酶	ALP

β- 微球蛋白	β-M
甘油三酯	TG
内生肌酐清除率	Ccr
肾小球滤过率	GFR
免疫相关检查	
免疫球蛋白	Ig（G、A、M、D、E）
总补体活性	CH50
自然杀伤细胞活性	NK
类风湿因子	RF
C 反应蛋白	CRP
冷球蛋白	CG
抗核抗体	ANA
抗 DNA 抗体	抗 DNA
干燥综合征 -A 抗体	SSA

干燥综合征 -B 抗体	SSB
骨髓及化学染色	
粒 / 红	G/E
过氧化物酶染色	POX
中性粒细胞碱性磷酸酶染色	NAP
糖原染色	PAS
氯化醋酸 AS-D 萘酚酯酶染色	AS-D NCE
α- 醋酸萘酚酯酶染色	α- NAE
非特异性酯酶	NSE
其他	
血降钙素	CT
动脉血氧分压	PaO_2
动脉血二氧化碳分压	$PaCO_2$
动脉血氧饱和度	SaO_2

参考文献

一、书籍

1. 张之南,沈悌.血液病诊断及疗效标准.北京:科学出版社,2007.

2. 沈迪,王辨明,宋善俊.临床血液学,北京:人民卫生出版社,1989.

3. 叶耀光.现代实用血液病手册.杭州:浙江医科大学出版社,1984.

4. 浦权,简明血液学.重庆:重庆出版社,1990.

5. 中国医学百科全书血液病学　上海:上海科学技术出版社,1985.

6. 潘瑞彭,王鸿利.血液学及血液学检验.北京:人民卫生出版社,1992.

7. 山东医学院主编.诊断学.北京:人民卫生出版社,1982.

8. 沈阳医学院临床血液学及细胞学图谱编绘小组,临床血液学及细胞学图谱.北京:人民卫生出版社,1967.

9. 李家增,贺石林,王鸿利.血栓病学.北京:科学技术出版社,1998.

10. 王振义.血栓与止血基础理论与临床.上海:上海科学技术出版社,1996.

11. 邝贺龄.内科疾病鉴别诊断学.北京:人民卫生出版社,1993.

12. 杨崇礼.骨髓增生异常综合征 北京:中国协和医科大学出版社,1993.

13. 徐克惠.血液病综合征.青岛:青岛出版社,1990.

14. 张永增.内科综合病征.沈阳:辽宁人民出版社,1982.

15. 郑家栋.临床血液学.上海:上海科学技术出版社,1985.

16. 陈灏珠.内科学.北京:人民卫生出版社,1996.

17. 蒲权.药源性血液病.北京:人民卫生出版社,1987.

18. 梁万年.法定传染病识别与处理.北京:中国协和医科大学出版社,2005.

19. 沈志祥,朱雄增.恶性淋巴瘤.北京:人民卫生出版社,2011.

20. 陈世伦,吴永吉.多发性骨髓瘤.北京:人民卫生出版社,2004.

21. 张之南,杨天楹,郝玉书.血液病学.北京:人民卫生出版社,2003.

22. 廖淑蓉.新编临床实验诊断手册.北京:中国协和医科大学出版社,2004.

23. 刘乃丰,孙子林.临床医嘱手册.南京:江苏科学技术出版社,2007.

24. 王建中.临床流式细胞分析.北京:科学技术出版社,2005.

25. 陈文明,黄晓军.血液病学.北京:科学出版社,2012.

26. 黄晓军.牛津临床血液学手册.北京:人民卫生出版社,2006.

27. 钱林生,邵宗鸿.血液内科主治医生.北京:中国协和医科大学出版社,1999.

28. 北京中医医院,北京市中医学校.实用中医学.北京:人民卫生出版社,1975.

29. 杜传书,刘祖洞.医学遗传学.北京:人民卫生出版社,1992.

30. 李铁一.现代胸部影像诊断学.北京:科学出版社,1998.

31. 北京协和医院编.放射科诊疗常规.北京:人民卫生出版社,2003.

32. 钱蕴秋,周晓东,张军.实用超声诊断手册。北京:人民卫生出版社,2011.

33. 王爱霞.抗菌药物临床合理应用.北京:人民卫生出版社,2008.

34. 闫树旭 . 血液病鉴别诊断及用药技巧 . 北京 : 人民军医出版社 , 2000.

35. 李果珍 . 临床 CT 诊断学 . 北京 : 中国科学技术出版社 , 1994.

二、期刊

1. 伍先托 . 营养性巨幼细胞性贫血研究进展 . 临床血液学杂志 , 1991 ; 4 (3) : 115

2. 伍先托 . 营养性贫血 . 中华血液学杂志 , 1991 ; 12 (6) : 326

3. 陈维信 . 溶血性贫血 341 例临床分析 . 实用内科杂志 , 1993 ; 13 (11) : 676

4. 吕世潘 . 自身免疫性溶血性贫血 24 例的临床分析 . 中华内科杂志 , 1981 ; 20 (5) : 286

5. 杨崇礼 . 骨髓增生异常综合征的发病机制探讨 . 中华血液学杂志 , 1994 ; 15 (4) : 215

6. 吴明堂 . 双相性贫血 32 例临床分析 . 实用内科杂志 , 1989 ; 9 (10) : 521

7. 张桂如 . 贫血诊断思维及其重要性 . 实用内科杂志 , 1985 ; 5 (6) : 193

8. 王学文 . 原发性骨髓纤维化的临床和治疗学进展 . 实用内科杂志 , 1990 ; 10 (3) : 157

9. 单纯红细胞再生障碍性贫血 11 例报告 . 中华内科杂志 1981 ; 20 (12) : 728

10. 温春光 . 真性红细胞增多症 37 例临床分析 . 新医学 , 1992 ; 23 (2) : 67

11. 刘尔坤 . 红细胞增多症的临床分析 . 中华内科杂志 , 1984 ; 23 (7) : 416

12. 单渊东 . 原发性骨髓纤维化 30 例临床病理分析 . 中华内科杂志 , 1986 ; 25 (4) : 412

13. 冯宝章 . 先天性再生障碍性贫血 . 中华血液学杂志 , 1996 ; 17 (8) : 445

14. 上海第二医学院附属瑞金医院检验科 . 儿科 . 内科血液 . 血小板功能缺陷性疾病 156 例临床分析 . 中华内科杂志 , 1980 ; 19 (5) : 333

15. 出血性疾病的诊断和防治 . 中华血液杂志 , 1988 ; 9 (5) : 307

16. 张安 . 原发性血小板增多 15 例临床分析 . 中华内科杂志 , 1980 ; 19 (5) : 227

17. 吕联煌 . 循环抗凝物质增多的病因及其临床意义的探讨 . 中华内科杂志 , 1980 ; 19 (5) : 323

18. 邵宗鸿 . 血管性假血友病研究现状 . 中华血液杂志 , 1990 ; 11 (1) : 145

19. 朱跃军 . 获得性低巨核细胞性血小板减少性紫癜 . 中华血液杂志 , 1988 ; 9 (5) : 297

20. 王鸿利 . 血栓形成前的实验室检查 . 实用内科杂志 , 1984 ; 4 (5) : 235

21. 王鸿利 . 出血性疾病的诊断思维程序 . 实用内科杂志 , 1988 ; 8 (5) : 235

22. 血小板减少性紫癜 . 实用内科杂志 , 1985 ; 5 (6) : 283

23. 王学文 . 严重感染伴发血小板减少发病机理的研究进展 . 实用内科杂志 , 1990 ; 10 (11) : 207

24. 陆雪林 . 血管性免疫细胞性淋巴结病 70 例综合分析 . 中华内科杂志 . 1985 ; 24 (28) 472

25. 陈建 . 坏死性淋巴结病 6 例分析 . 中华血液学杂志 , 1987 ; 8 (10) : 607

26. 肖玉兰 . 干燥综合征的异常淋巴结病变 . 中华内科杂志 , 1987 ; 26 (25) : 263

27. 张金梅 . 恶性组织细胞病 6 例综合分析 . 实用内科杂志 , 1986 ; 6 (4) : 297

28. 关于恶性组织细胞病临床讨论 . 中华血液学杂志 , 1987 ; 8 (10) : 633

29. 陈维信 . 嗜酸性淋巴肉芽肿 . 实用内科杂志 , 1993 ; 13 (3) : 137

30. 新医学 . 皮肤粘膜淋巴结综合征 . 新医学 , 1993 ; 25 (3) : 163

31. 张文智 . 脾原性淋巴瘤 . 肿瘤临床 , 1985 ; 3 (1) : 62

32. 闫树旭 . 颈部淋巴结肿大的病因及其意义探讨 . 中华内科杂志 ; 2000, 39 (5) : 329

33. 嗜酸细胞增多症 . 实用内科杂志 1993 ; 13 (3) : 131~139

34. 陈维信 . 12 例多毛细胞白血病临床报告 . 中华血液学杂志 , 1989 ; 10 (1) : 132

35. 蒋玉玲 . 幼淋巴性白血病 8 例分析 . 中华内科杂志 , 1985 ; 24 (1) : 34

36. 陈书长 . 慢性淋巴细胞性白血病 59 例临床分析 . 中华血液学杂志 , 1985, ; 6 (1) : 129

37. 张桂茹 . 慢性粒细胞白血病急变 30 例分析 . 中华内科杂志 1981, ; 20 (4) : 194

38. 张安 . 慢性粒细胞白血病 414 例临床分析 . 中华内科杂志 , 1981 ; 20 (4) : 198

39. 高影．嗜酸性粒细胞增多综合征35例临床分析并文献复习．山西医药杂志(月刊),2011；40(11):1154

40. 孟兴法．末梢血涂片出现有核红细胞的观察．中级医刊,1993;28(12):729

41. 王学文．幼红幼粒细胞血症的临床意义　(附286例分析)1991;11(5):253

42. 冯立明．人类附红细胞体病．中华血液学杂志,1992;13(10):519

43. 陆道远．骨髓坏死22例临床分析．中华血液学杂志,1986;7(3):142

44. 庄启辉．尼曼－匹克93例综合报告．中华儿科杂志,1984;22.(1):154

45. 袁毓贤．骨髓转移癌50例临床分析．中华内科杂志,1979;18(4):280

46. 李纯义．反应性浆细胞增多症40例临床分析.1993;13(8):477

47. 武永吉．125例多发性骨髓瘤临床分析．中华血液学杂志;1992;13(7):349

48. 武永吉．多发性骨髓瘤的诊断及鉴别诊断思维程序．中国实用内科杂志.1995;15(9):516

49. 夏学鸣．其他浆细胞病的诊断和治疗．中国实用内科杂志,1995;15(9):523

50. 惠小阳．噬血细胞综合征．中华血液学杂志,1991;12(7):385

51. 冯云．噬血细胞综合征与恶性组织细胞病鉴别诊断探讨．中国实用内科杂志.1994;14(3):320

52. 张素芬．某些有脾肿大的血液病的诊断与鉴别诊断．实用内科杂志.1991;11(10):546

53. 陶仲为．淀粉样变．实用内科杂志,1991;11(8):439

54. 陈波斌．病毒感染对造血的影响．中华血液学杂志,1998;19(4):221

55. 叶根耀．电离辐射对造血系统的影响．中华血液学杂志,1996;17(3):166

56. 翟明．癌症与血液学异常．实用内科杂志,1990;10(8):444

57. 李景先．药物治疗相关性白血病．中华血液学杂志,1991;12(1):46

58. 徐年卉．肿瘤与多血症．临床血液学杂志,1991;4(2):72

59. 王振生．恶性肿瘤与血栓形成．实用内科杂志,1984;4(5):232

60. 和哄．类风湿性关节炎相关性血液学异常．中华内科杂志,2000;21(10):555

61. 孙达春．血液病的骨关节表现．实用内科杂志,1988;8(5):233

62. 陈忠．常见输血不良反应及其处理．实用内科杂志,1990;10(8):465

63. 陈苏宁．骨髓增生异常综合征的细胞和分子遗传学异常研究进展．中华血液学杂志,2011;32(12):881

64. 李英梅．表现为大红细胞性贫血的再生障碍性贫血患者长期随访研究．中华血液学杂志,2013;34(2):120

65. 董恂伟.84例成人Evans综合征临床资料分析．中华血液学杂志,2010;31(7):47

66. 韩潇．成人朗格汉斯细胞组织细胞增生症40例临床分析,中华血液学杂志,2010;31(7):475

67. 再生障碍性贫血诊断治疗专家共识．中华血液学杂志,2010;31(11):790

68. 周可树．淋巴浆细胞淋巴瘤/Waldenström巨球蛋白血症的诊断及治疗．中华血液学杂志,2010;31(4):285

69. 陈苏宁．骨髓增生异常综合征的细胞和分子遗传学异常研究进展．中华血液学杂志,2011;32(12):881

70. 代琳．弥漫性大B细胞淋巴瘤最新组化分型方法研究进展．中华血液学杂志,2011;32(9):642

71. 曾淑英．恶性血液病患者侵袭性真菌感染GM和BG抗原的检测的价值．中华血液学杂志,2011;32(1):43

72. 中国慢性髓系白血病诊断与治疗指南.中华血液学杂志,2011;32(6)426

73. 中国慢性淋巴细胞白血病的诊断与治疗指南.中华血液学杂志,2011;32(7):498

74. 中国滤泡性淋巴瘤诊断与治疗指南.中华血液学杂志,2011;32(10):717

75. 中国弥漫大 B 细胞淋巴瘤诊断与治疗指南.中华血液学杂志;2011;32(10):724

76. 成人原发性免疫性血小板减少症诊治中国专家共识.中华血液学杂志;2011;32(3):214

77. 李剑.POEMS 综合征的诊治新进展.中华血液学杂志,2012;33(10):881

78. 李晓.自身免疫性淋巴细胞增殖综合征的研究进展.中华血液学杂志;2012;33(5):425

79. 李敏.114 例套细胞淋巴瘤患者的临床病理学及分子学遗传特征研究.中华血液学杂志;2012;33(9):738

80. 李敏.中国人弥漫大 B 细胞淋巴瘤新分类模型的预后分析.中华血液学杂志;2012;33(10):801

81. 易栓症诊断中国专家共识.中华血液学杂志;2012;33(11):982

82. 邹农.76 例阵发性睡眠性血红蛋白尿症患者临床特点.中华血液学杂志;2012;33(6):471

83. 曹欣欣.弥漫大 B 细胞淋巴瘤诊断与治疗进展.中华血液学杂志;2013;34(5):458

84. 万文丽.62 例霍奇金淋巴瘤患者临床特征与预后分析.中华血液学杂志;2013;34(7):618

85. 血细胞形态学分析中国专家共识.中华血液学杂志.2013;34(5)461

86. 欧阳建.人粒细胞无形体病,一例报告并文献复习,中华血液学杂志;2009;30(8):562

87. 黄文秋.192 例成人噬血淋巴细胞增生症患者的临床分析.中华血液学杂志,;2014;35(9):797

彩 色 插 图

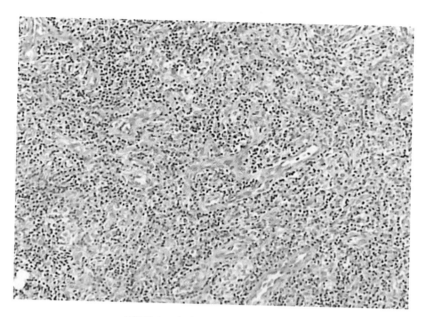

彩图 1　慢性淋巴结炎症病理

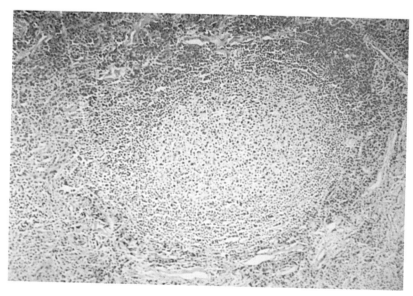

彩图 2　淋巴结反应性增生病理

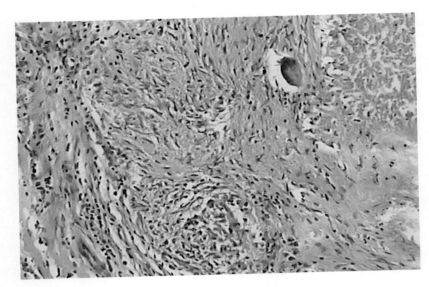

彩图 3　淋巴结核病理

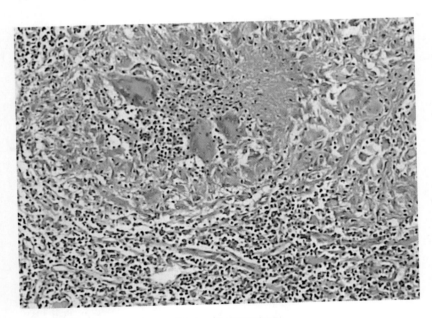

彩图 4　结节病病理

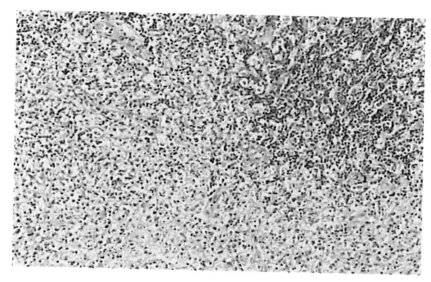

彩图 5　坏死淋巴结炎病理

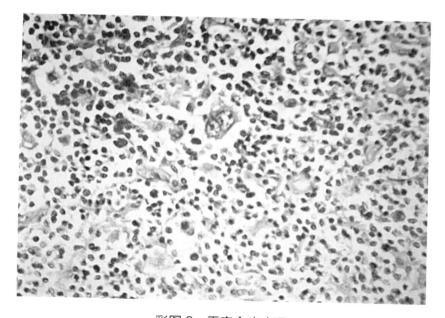

彩图 6　霍奇金病病理

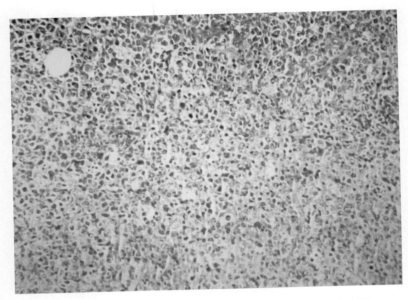

彩图 7　非霍奇金淋巴瘤（弥漫性大 B 细胞淋巴瘤）病理

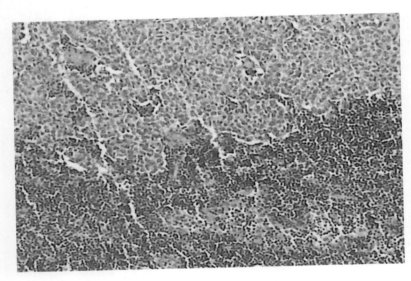

彩图 8　转移癌病理

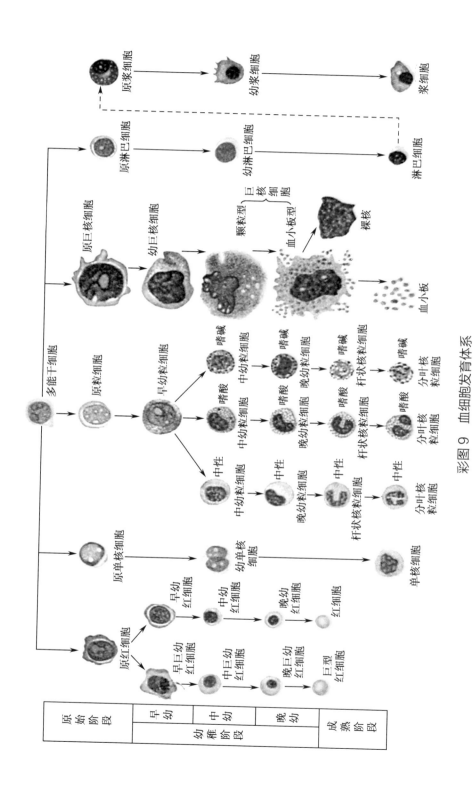

彩图 9　血细胞发育体系

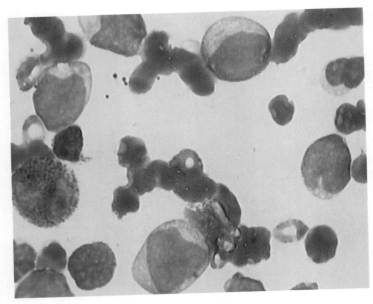

彩图 10　急性粒细胞白血病骨髓象

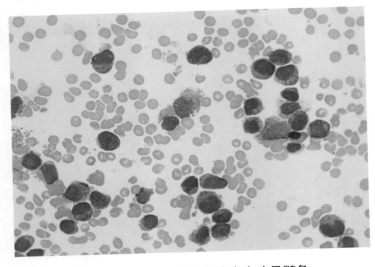

彩图 11　急性早幼粒细胞白血病骨髓象

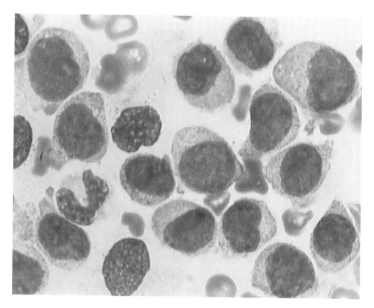

彩图 12　急性单核细胞白血病骨髓象

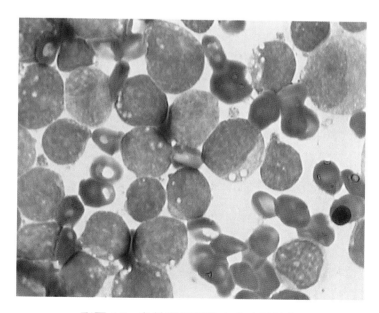

彩图 13　急性淋巴细胞白血病骨髓象

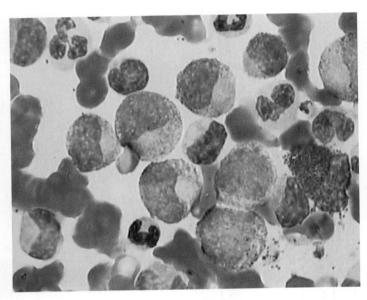

彩图 14 慢性粒细胞白血病骨髓象

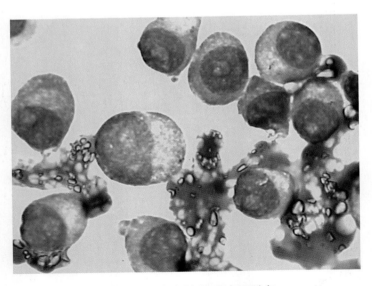

彩图 15 多发性骨髓瘤骨髓象